Praxisbuch Gynäkologische Onkologie

Edgar Petru
Walter Jonat
Daniel Fink
Ossi R. Köchli
(Hrsg.)

Praxisbuch Gynäkologische Onkologie

Mit 61 Abbildungen und 113 Tabellen

4., vollständig überarbeitete und erweiterte Auflage

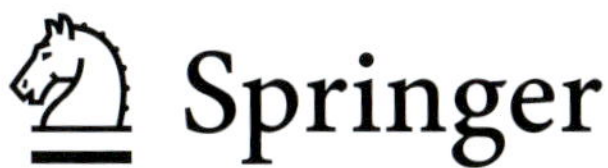

Herausgeber
Prof. Dr. med. Edgar Petru
Medizinische Universität Graz
Universitätsklinik für Frauenheilkunde und Geburtshilfe
Graz
Österreich

Prof. Dr. med. Daniel Fink
UniversitätsSpital Zürich
Klinik für Gynäkologie
Zürich
Schweiz

Prof. Dr. med. Walter Jonat
Universitätsklinikum Schleswig-Holstein
Klinik für Gynäkologie und Geburtshilfe
Kiel
Deutschland

Prof. Dr. med. Ossi R. Köchli
Privatklinik Zürich-Bethanien
Gynäkologisch-onkologische Praxis
BrustCentrum
Zürich
Schweiz

ISBN 978-3-662-43468-0
ISBN 978-3-662-43469-7 (eBook)
DOI 10.1007/978-3-662-43469-7

Die Deutsche Nationalbibliothek verzeichnet diese Publikation in der Deutschen Nationalbibliografie; detaillierte bibliografische Daten sind im Internet über http://dnb.d-nb.de abrufbar.

Springer Medizin

Planung: Dr. Sabine Höschele, Heidelberg
Projektmanagement: Hiltrud Wilbertz, Heidelberg
Lektorat: Dr. Christiane Grosser, Viernheim
Projektkoordination: Eva Schoeler, Heidelberg
Umschlaggestaltung: deblik Berlin
Fotonachweis Umschlag: © Ossi Robertson: Blood in your body – Bild des Videokünstlers Ossi Robertson aus der Serie »When human body becomes art« (www.ossirobertson.ch)
Herstellung: Crest Premedia Solutions (P) Ltd., Pune, India

Gedruckt auf säurefreiem und chlorfrei gebleichtem Papier

Springer Medizin ist Teil der Fachverlagsgruppe Springer Science+Business Media
www.springer.com

Widmung

Unseren Frauen und Kindern gewidmet

...für deren Geduld, Verständnis und kontinuierliche Unterstützung unserer Arbeit.

Für

Claudia, Katharina und Christina

Barbara

Sibylle und Aline

Lea, Gian-Luca, Nicolas und Anna Lina

Vorwort zur vierten Auflage

Die vierte Auflage des *Praxisbuch Gynäkologische Onkologie* basiert wieder auf einem soliden Konzept, in dem in erster Linie klinische Aspekte der gynäkologischen Onkologie eingearbeitet sind. Das Fundament ist wiederum eine gut funktionierende Dreiländerkooperation. Seit der letzten Auflage ist eine Änderung beim Staging des Ovarialkarzinoms erfolgt. Außerdem wurden zwei S3-Leitlinien – jene beim Ovarialkarzinom und jene beim Zervixkarzinom – publiziert. Sie wurden in die entsprechenden Kapitel integriert. Alle Kapitel wurden wesentlich überarbeitet und auf den neuesten Wissenstand gebracht. Die klare, praxisnahe Orientierung wurde in bewährter Weise erhalten.

Das Kapitel »Komplementäre Maßnahmen in der Onkologie« wurde auf der Basis der Fragestellung »Welche Evidenz gibt es dazu?« komplett neu verfasst. Den zielgerichteten Therapien gynäkologischer Malignome wird ein relevanter Platz eingeräumt. Insgesamt sorgt der wieder reiche klinische Erfahrungsschatz aller Autoren für ein inhaltsvolles, aussagekräftiges und praxistaugliches Buch.

An dieser Stelle danken wir Frau Hiltrud Wilbertz vom Springer-Verlag und Frau Dr. Christiane Grosser für deren wichtige Unterstützung.

Die Herausgeber und Autoren hoffen somit, dem interessierten Leserkreis auch mit der vierten Auflage ein praxisrelevantes Werkzeug für den Klinikalltag an die Hand zu geben. Möge das Buch als kompaktes Nachschlagewerk seinen Dienst erweisen.

Edgar Petru, Graz
Walter Jonat, Kiel
Daniel Fink, Zürich
Ossi Köchli, Zürich
im September 2014

Inhaltsverzeichnis

Verzeichnis der Autoren

Bader, Arnim, Univ. Prof. Dr. med.
Universitätsklinik für Frauenheilkunde und Geburtshilfe
Medizinische Universität Graz
Auenbruggerplatz 14
8036 Graz
Österreich
arnim.bader@medunigraz.at

Benedicic, Christoph, Dr. med.
Universitätsklinik für Frauenheilkunde und Geburtshilfe
Medizinische Universität Graz
Auenbruggerplatz 14
8036 Graz
Österreich
christoph.benedicic@medunigraz.at

Fehr, Mathias, PD Dr. med.
Frauenklinik
Kantonsspital Frauenfeld
Pfaffenholzstr. 4
8501 Frauenfeld
Schweiz
mathias.fehr@stgag.ch

Fink, Daniel, Prof. Dr. med.
Klinik für Gynäkologie
UniversitätsSpital Zürich
Frauenklinikstr. 10
8091 Zürich
Schweiz
daniel.fink@usz.ch

Geißler, Dietmar, Univ. Prof. Dr.
1. Medizinische Abteilung
Klinikum Klagenfurt
St. Veiter Str. 47
9020 Klagenfurt
Österreich
dietmar.geissler@kabeg.at

Greimel, Elfriede, Univ. Prof. Dr. phil.
Universitätsklinik für Frauenheilkunde und Geburtshilfe
Medizinische Universität Graz
Auenbruggerplatz 14
8036 Graz
Österreich
elfriede.greimel@medunigraz.at

Imesch, Patrick, Dr. med.
Klinik für Gynäkologie
UniversitätsSpital Zürich
Frauenklinikstr. 10
8091 Zürich
Schweiz
patrick.imesch@usz.ch

Jonat, Walter, Prof. Dr. med.
Klinik für Gynäkologie und Geburtshilfe
Universitätsklinikum Schleswig-Holstein
Campus Kiel
Arnold-Heller-Str. 3
24105 Kiel
Deutschland
Walter.Jonat@uksh.de

Kapp, Karin S., Univ. Prof. Dr. med.
Universitätsklinik für Strahlentherapie-Radioonkologie
Medizinische Universität Graz
Comprehensive Cancer Center Graz
Auenbruggerplatz 32
8036 Graz
Österreich
karin.kapp@medunigraz.at

Klocker, Johann G., DDr.
Humanomed Zentrum Althofen
Moorweg 30
9330 Althofen
Österreich
j.klocker@ipso.at

Klocker-Kaiser, Ursula M., Dr.
Humanomed Zentrum Althofen
Moorweg 30
9330 Althofen
Österreich
u.klocker@ipso.at

Köchli, Ossi, Prof. Dr. med.
Privatklinik Zürich-Bethanien
Gynäkologisch-onkologische Praxis
BrustCentrum
Rämistr. 35
8001 Zürich
Schweiz
praxprofkoe@gmail.com

Kühn, Thorsten, Prof. Dr. med.
Klinikum Esslingen
Hirschlandstr. 97
73730 Esslingen
t.kuehn@klinikum-esslingen.de

Lang, Peter, Prim. Univ. Doz. Dr. med.
Abteilung für Gynäkologie
Krankenhaus der Barmherzigen Brüder
Marschallgasse 12
8020 Graz
Österreich
peter.lang@bbgraz.at

Liedtke, Cornelia, PD Dr. med.
Klinik für Frauenheilkunde und Geburtshilfe
Universitätsklinikum Schleswig-Holstein
Campus Lübeck
Ratzeburger Allee 160
23538 Lübeck
Deutschland
Cornelia.Liedtke@uksh.de

Linsenmeier, Claudia, Dr. med.
Klinik und Poliklinik für Radio-Onkologie
UniversitätsSpital Zürich
Rämistr. 100
8091 Zürich
Schweiz
Claudia.linsenmeier@usz.ch

Maass, Nicolai, Prof. Dr. med.
Frauenklinik für Gynäkologie und Geburtshilfe
Universitätsklinikum Aachen
Pauwelsstr. 30
52074 Aachen
Deutschland
nmaass@ukaachen.de

Marth, Christian, Univ. Prof. Dr. med.
Universitätsklinik für Gynäkologie und Geburtshilfe
Medizinische Universität Innsbruck
Anichstr. 35
6020 Innsbruck
Österreich
christian.marth@uki.at

Mautner, Eva, Dr. Mag.
Universitätsklinik für Frauenheilkunde und Geburtshilfe
Medizinische Universität Graz
Auenbruggerplatz 14
8036 Graz
Österreich
eva.mautner@klinikum-graz.at

Moinfar, Farid, Univ. Prof. Dr. med.
Institut für Pathologie
Krankenhaus der Barmherzigen Schwestern
Seilerstätte 4
4010 Linz
Österreich

Nause, Sarah Louise
Klinik für Frauenheilkunde und Geburtshilfe
Universitätsklinikum Schleswig-Holstein
Campus Lübeck
Ratzeburger Allee 160
23538 Lübeck
Deutschland
Sarah.Nause@uksh.de

Petru, Claudia, MPH
Frauen- und Brustkrebshilfe
Ordination
Steyrergasse 38
8010 Graz
Österreich
petru@petru-ernaehrung.at

Petru, Edgar, Univ. Prof. Dr. med.
Universitätsklinik für Frauenheilkunde und Geburtshilfe
Medizinische Universität Graz
Auenbruggerplatz 14
8036 Graz
Österreich
edgar.petru@medunigraz.at

Pfisterer, Jacobus, Prof. Dr. med.
Zentrum für Gynäkologische Onkologie
Herzog-Friedrich-Str. 21
24103 Kiel
Deutschland
jacobus.pfisterer@googlemail.com

Reich, Olaf, Univ. Prof. Dr. med.
Universitätsklinik für Frauenheilkunde und Geburtshilfe
Medizinische Universität Graz
Auenbruggerplatz 14
8036 Graz
Österreich
olaf.reich@medunigraz.at

Reinthaller, Alexander, Univ. Prof. Dr. med.
Universitätsklinik für Frauenheilkunde und Geburtshilfe
Währinger Gürtel 18–20
1090 Wien
Österreich
alexander.reinthaller@meduniwien.ac.at

Schem, Christian, PD Dr. med., MaHM
Klinik für Gynäkologie und Geburtshilfe
Universitätsklinikum Schleswig-Holstein
Campus Kiel
Arnold-Heller-Str. 3
24105 Kiel
Deutschland
christian.schem@uksh.de

Sehouli, Jalid, Prof. Dr. med.
Klinik für Gynäkologie
Campus Virchow Klinikum
Augustenburgerplatz 1
13353 Berlin
Deutschland
jalid.sehouli@charite.de

Sevin, Bernd-Uwe, Professor emeritus
Mayo Clinic Florida
PO Box 2106
Ponte Vedra Beach, FL 32004
USA
sevinbernduwe@comcast.net

Tamussino, Karl, Univ. Prof. Dr. med.
Universitätsklinik für Frauenheilkunde und Geburtshilfe
Medizinische Universität Graz
Auenbruggerplatz 14
8036 Graz
Österreich
karl.tamussino@medunigraz.at

Tiechl, Johanna, Dr. med.
Universitätsklinik für Gynäkologie und Geburtshilfe
Medizinische Universität Innsbruck
Anichstr. 35
6020 Innsbruck
Österreich
johanna.tiechl@i-med.ac.at

Trutnovsky, Gerda, PD Dr. med.
Universitätsklinik für Frauenheilkunde und Geburtshilfe
Medizinische Universität Graz
Auenbruggerplatz 14
8036 Graz
Österreich
gerda.trutnovsky@medunigraz.at

Untch, Michael, Prof. Dr. med.
Frauenklinik und Brustzentrum
Helios Klinikum Berlin-Buch
Schwanebecker Chaussee 50
13125 Berlin
Deutschland
michael.untch@helios-kliniken.de

Winter, Raimund, Univ. Prof. Dr. med. emeritus
Universitätsklinik für Frauenheilkunde und Geburtshilfe
Medizinische Universität Graz
Rudolfstr. 26
8036 Graz
Österreich
raimund.winter1@gmx.at

Zeimet, Alain, Univ. Prof. Dr. med.
Universitätsklinik für Gynäkologie und Geburtshilfe
Medizinische Universität Innsbruck
Anichstr. 35
6020 Innsbruck
Österreich
alain.zeimet@i-med.ac.at

Maligne Tumoren der Mamma

Christian Schem, Walter Jonat und Nicolai Maass

1.1 Häufigkeit, Altersverteilung, Lokalisation

Das Mammakarzinom ist in den westlichen Ländern **das häufigste Malignom der Frau**. Das Erkrankungsrisiko beträgt in Deutschland 9–10%. Das entspricht etwa 72.000 Erstdiagnosen eines Mammakarzinoms pro Jahr. Bei Frauen im Alter zwischen 35 und 55 Jahren ist es die häufigste Todesursache. Das Risiko für ein Mammakarzinom steigt ab dem 45. Lebensjahr stetig an. Das **mittlere Erkrankungsalter** beträgt 63 Jahre.

Der axillare Ausläufer des Brustdrüsengewebes hat das größte Drüsenvolumen. Deshalb findet sich das Mammakarzinom in ca. 55% der Fälle im oberen äußeren Quadranten. Weitere Lokalisationen sind v. a. der innere obere und der äußere untere Quadrant sowie retromamillar mit je etwa 10–15%. Mammakarzinome finden sich aber auch in dystopem Gewebe, und zwar v. a. zwischen Lobus axillaris der Brustdrüse und Axilla (▣ Abb. 1.1).

1.2 Risikofaktoren

Zu den wichtigsten Risikofaktoren zählen

- Höheres Lebensalter
- Kontralaterales Mammakarzinom
- Familiäre Mamma- oder Ovarialkarzinombelastung
- Duktales und lobuläres Carcinoma in situ (DCIS, LCIS) bzw. andere Vorläuferläsionen wie atypische duktale Hyperplasie
- Adipositas in der Postmenopause
- Frühe Menarche
- Niedrige Geburtenzahl, erste Schwangerschaft nach dem 30. Lebensjahr, kurze Laktationsdauer
- Späte Menopause
- Hormonersatztherapie

1.2.1 Hormonersatztherapie

Das physiologische Wachstumsstimulans für das Brustwachstum sind **Östrogene**. Hinweise für eine mögliche Rolle derselben bei der Entstehung des Mammakarzinoms liefern epidemiologische Daten, die auf eine Risikoerhöhung durch frühe Menarche und späte Menopause, durch eine späte erste Schwangerschaft und nicht zuletzt über die Risikominderung nach Ovarektomie hinweisen. Daten zum Nebenwirkungsprofil einer Hormonersatztherapie zeigen eine geringe Zunahme der Mammakarzinominzidenz, v. a. unter **langjähriger Therapie**. Es handelt sich zudem um einen größeren Anteil invasiv lobulärer Mammakarzinome. Bedeutsam ist auch, dass die Aussagekraft der Mammographie als Screeninguntersuchung zum Ausschluss eines Mammakarzinoms unter einer Hormonsubstitutionstherapie vermindert ist. Allerdings kann ein kurzfristiges Aussetzen der Hormonsubstitutionstherapie zu einer signifikanten Aufhellung des Mammographiebilds führen (Keck u. Tempfer 2003).

1.3 Früherkennungsmaßnahmen und primäre Prävention

1.3.1 Früherkennung bei durchschnittlichem Risiko entsprechend der S3-Leitlinie Brustkrebsfrüherkennung

Die palpatorische und inspektorische Beurteilung der Brust und der regionären Lymphabschlussgebiete sollte zumindest ab dem 30. Lebensjahr in regelmäßigen Abständen Bestandteil der Früherkennungsuntersuchung sein. Wird ein klinisch suspekter Befund erhoben, ist eine entsprechende individuelle Strategie der Früherkennung indiziert. Hierzu zählen die Indikationen für bildgebende Verfahren.

Die derzeit einzige, allgemein als wirksam anerkannte Methode für die Früherkennung von Brustkrebsvorstufen oder frühen Tumorstadien ist die **Mammographie**. Prospektiv randomisierte Studien zeigen, dass mit Einführung des Mammographiescreenings als Röntgenreihenuntersuchung eine altersabhängige Reduktion der Brustkrebssterblichkeit um 20–40% möglich ist. Belegt ist die Wirksamkeit für Frauen zwischen 50 und 70 Jahren nur indirekt. Ob die falsche Positivrate der Screeningverfahren durch den Nutzen der sehr begrenzten Mortatilitätsreduktion aufgewogen wird, ist stetig Gegenstand aktueller Diskussionen. Allgemein gilt jedoch, dass ab dem 40. Lebensjahr der individuelle Nutzen der Mammographie überwiegt, unabhängig von den sich aus der Strahlenexposition ergebenden Risiken (Armstrong et al. 2007).

Die **Sonographie** hat sich als Zusatzuntersuchung zur Abklärung von Tastbefunden, unklaren mammographischen Verdichtungen (BIRADS IV und V) und zur Diagnostik von Zysten etabliert. Sie dient der bildgebenden Steuerung von Punktions- und Biopsiemethoden sowie von präoperativen Lokalisationen. Als alleinige Methode ist die Sonographie für die Früherkennung ungeeignet.

Die **Magnetresonanztomographie** (MRT) ist nur unter spezieller Indikationsstellung eine Zusatzuntersuchung. Zwar bestätigen Studien, dass durch ergänzende Kontrastmittel-MRT die Sensitivität für das Erkennen von invasiven und In-situ-Karzinomherden deutlich gesteigert werden kann, allerdings führt die unkritische Anwendung

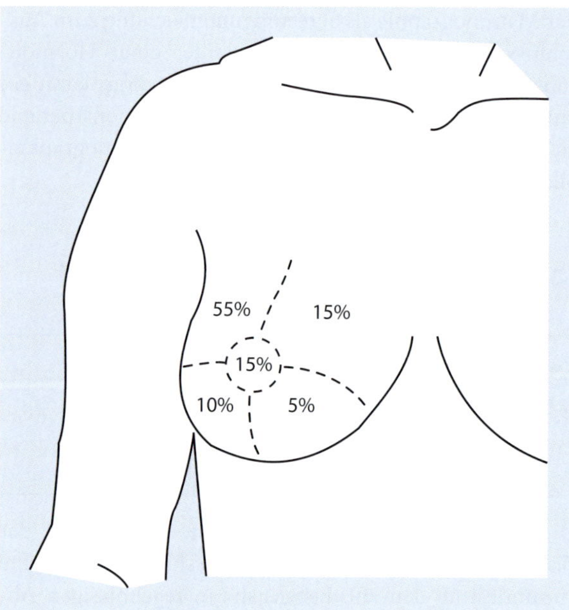

■ **Abb. 1.1** Häufigkeit des Mammakarzinoms in den 4 Quadranten und im Warzenhof. (Aus Köchli et al. 1998)

zu einer hohen Rate falsch-positiver Befunde. Ein relevanter Informationsgewinn kann sich im lokalen Staging

- bei dichtem Brustdrüsengewebe,
- invasiven lobulären Tumoren,
- zum Ausschluss von Multizentrizität,
- im Rahmen der Nachsorge,
- beim Monitoring unter neoadjuvanter Chemotherapie und
- zur Tumorsuche bei unbekanntem Primärtumor

ergeben. In Vergleichsstudien hat das MRT der Brust zu keiner Reduktion von Nachresektionen und keiner Reduktion von Lokalrezidiven geführt (S3-Leitlinie der AGO; Solin et al. 2008). Als alleinige Methode zur Früherkennung ist die MRT jedoch ungeeignet.

Die histologische Diagnostik unklarer Befunde erfolgt durch Stanzbiopsie, Vakuumbiopsie oder offene Biopsie. Die Indikation ergibt sich zur Diagnosesicherung und Therapieplanung bei mammographisch und sonographisch abklärungsbedürftigen Befunden (BIRADS IV und V).

Zusammenfassend gilt entsprechend der S3-Leitlinie zur Brustkrebsfrüherkennung in Deutschland:

- Jährliche klinische Kontrolle durch den Frauenarzt
- Zwischen dem 50. und 70. Lebensjahr alle 2 Jahre Durchführung einer Mammographie in 2 Ebenen unter Sicherung der technischen Qualität der Befundungsqualität

1.3.2 Früherkennung und primäre Prävention bei erhöhtem Erkrankungsrisiko

Bis zu 20% aller Mammakarzinome entstehen aufgrund einer **erblichen Disposition**. Bei ca. 5% der Familien mit hohem Risiko für Brustkrebserkrankungen kann die **kausale Mutation** im Erbgut eruiert werden. Generell ist ein Mutationsnachweis nur im **BRCA-1- und BRCA-2-Gen** möglich. Für Trägerinnen einer Mutation auf dem BRCA-1- und/oder BRCA-2-Gen existiert ein bis zu 80%iges Lebenszeitrisiko, an einem Mammakarzinom zu erkranken. Auch das Risiko für Zweitkarzinome ipsi- und kontralateral sowie für das Ovarialkarzinom ist mit bis zu 60% deutlich erhöht. Bei einem nicht erkrankten Familienangehörigen ist die Mutationssuche nur dann entlastend, wenn die Mutation der Familie bereits bei einem erkrankten Familienmitglied nachgewiesen wurde. Sonst kann auch bei fehlendem Mutationsnachweis eine solche nicht ausgeschlossen werden. Daher gilt, dass allein eine stark belastete Familienanamnese für eine genetische Beratung mit nachfolgendem erweitertem Vorsorgeprogramm ausreichend ist (■ Tab. 1.1). Als hohes Risiko gelten nach Leitlinie der AGO 2013 (Arbeitsgemeinschaft Gynäkologische Onkologie) mindestens eine an Brustkrebs erkrankte Person **unter 36 Jahren** oder insgesamt mehr als 3 Personen **in einer Verwandtschaftslinie**.

Aktuelle Daten sprechen dafür, dass die Prognose und damit die Therapie des hereditären Mammakarzinoms mit der eines sporadisch entstandenen Mammakarzinoms vergleichbar ist. Auch die **Lokalrezidivrate** nach brusterhaltender Therapie unterscheidet sich nicht signifikant. Bedeutsam ist dagegen das deutlich erhöhte Risiko für die Entwicklung eines Zweitkarzinoms der Mamma (25–65%), eines Ovarialkarzinoms (in Abhängigkeit von der Mutation bei 20–60%) und ein leicht erhöhtes Risiko für die Entwicklung eines Kolonkarzinoms, eines Pankreaskarzinoms oder eines malignen Melanoms. Daraus folgt die Notwendigkeit einer Beratung bezüglich intensiver Nachsorge und präventiver Maßnahmen, inklusive möglicher prophylaktischer Operationen. Für die Kinder der betroffenen Patientin existiert ein Risiko von 50%, die Genmutation geerbt zu haben.

Die **primäre Prävention** anhand von Medikamenten kann derzeit nur im Rahmen von Studien erfolgen, während **prophylaktische Operationen** allein durch die **hohe Risikokonstellation** gerechtfertigt werden können. Die bilaterale Mastektomie und Ovarektomie nach abgeschlossener Familienplanung bzw. ab dem 35.–40. Lebensjahr sind nach aktueller Datenlage die empfohlene Option bei noch nicht erkrankten Ratsuchenden mit Mutationsnachweis.

Tab. 1.1 Vorsorgeprogramm bei Hochrisikofamilien und Mutationsträgerinnen

	18.–24. Lebensjahr	25.–29. Lebensjahr	Ab dem 30. Lebensjahr
Beratung bezüglich	Prophylaktischer Operationen (Mastektomie, Adnexektomie)		
	Erhöhtem Risiko assoziierter Krebserkrankungen (Ovarialkarzinom!, malignem Melanom, Kolonkarzinom, Pankreaskarzinom, Prostatakarzinom, Hodenkarzinom)		
	Gesunder Lebensweise (Ernährung, Sport, Nikotinabstinenz usw.)		
Selbstuntersuchung der Brust	Alle 4 Wochen in der 1. Zyklushälfte		
Klinische Untersuchung	Jährlich	Halbjährlich	Halbjährlich
Mammasonographie	–	Halbjährlich	Halbjährlich
Mammographie	–	–	Jährlich[a]
MRT der Mamma	–	Jährlich	Jährlich bis zum 55. Lebensjahr
Gynäkologische Untersuchung inkl. Vaginalsonographie und CA-125-Bestimmung	Jährlich	Halbjährlich	Halbjährlich

[a] Das Mammographiescreening in dieser Risikopopulation sollte mindestens 5 Jahre vor der ersten Erkrankung in der Familie beginnen.

Dasselbe gilt auch für Ratsuchende mit auffälliger Familienanamnese ohne Mutationsnachweis (Schrag et al. 1997; Hartmann et al. 1999). Die bilaterale Mastektomie erreicht eine Risikoreduktion um 90–95%. Aufgrund des operativen und psychologischen Traumas wird dieses Vorgehen nicht generell direktiv empfohlen und im Zusammenhang mit einer simultanen Brustrekonstruktion angeboten. Probleme wie Restdrüsengewebe nach prophylaktischer Mastektomie mit verbleibendem Risiko müssen angesprochen werden. Die subkutane Mastektomie mit Zurücklassen des Mamillen-Areola-Komplexes und bis zu 10% Brustdrüsengewebe ist aus diesem Grund für Risikopatientinnen nicht das Verfahren der ersten Wahl. Neben der Reduktion des Ovarialkarzinomrisikos um ca. 90% muss bei prophylaktischer Adnexektomie ebenfalls auf das verbleibende Restrisiko eines extraovarialen Peritonealkarzinoms hingewiesen werden. Zusätzlich ist die Ovarektomie bei BRCA-1-Mutationsträgerinnen mit einem um 50–70% niedrigeren Mammakarzinomrisiko verbunden (Rebbeck et al. 1999, 2002).

1.3.3 Phytoöstrogene in der primären Prävention des Mammakarzinoms

Epidemiologische Studien unterstützen einen möglichen protektiven Effekt von Soja in erster Linie bei prämenopausalen Frauen. Allerdings beruhen die Daten zur Ermittlung des präventiven Effekts von Phytoöstrogenen auf

- Epidemiologischen Beobachtungen in Asien und Europa
- Untersuchungen zum Östrogenmetabolismus bei Phytoöstrogenexposition
- Tierexperimentellen Befunden
- In-vitro-Untersuchungen an Mammakarzinomzelllinien

Damit sind die vorliegenden Erkenntnisse **unzureichend**, um Empfehlungen zur Prävention von Brustkrebs mit Phytoöstrogenen zu proklamieren. Kontrollierte Studien sind gefordert, um den möglichen Bezug zur Erkrankung und zum Rezidiv des Mammakarzinoms zu untersuchen. Darüber hinaus sollten die Inhaltstoffe in phytoöstrogenhaltigen Lebensmitteln, die für die mögliche antikanzerogene Wirkung verantwortlich sind, analysiert werden, um damit eine Rationale zur Brustkrebsprävention abzuleiten (Adzersen u. Gerhard 2001).

1.4 Klinische Symptome

In den Frühstadien wie dem Carcinoma in situ sind häufig keine Symptome vorhanden. Typisch für das Mammakarzinom ist ein **Tastbefund** in der Brust, der nach wie vor heute leider noch in ca. 60% der Mammakarzinome von den Frauen als Knoten in der Brust selbst entdeckt wird.

Tab. 1.2 BI-RADS-Klassifikation zur Einteilung von Mammographiebefunden

BI-RADS-Kategorie	Beschreibung
I	Negativ
	Ohne pathologischen Befund; das Drüsenparenchym ist symmetrisch; es gibt keine Raumforderung, keine Unregelmäßigkeiten in der Architektur und keine suspekten Mikroverkalkungen
II	Benigner Befund
	Typische benigne Veränderung; kein Anzeichen einer malignen Veränderung
III	Wahrscheinlich benigner Befund (unklar)
	Die mammographisch sichtbaren Veränderungen sind mit hoher Wahrscheinlichkeit benigne; Kontrolle im Verlauf geboten
IV	Suspekte Veränderung
	Die Veränderung hat nicht die typische Morphologie einer malignen Läsion, aber eine gewisse Wahrscheinlichkeit, maligne zu sein
V	Mit hoher Wahrscheinlichkeit maligner Befund
VI	Histologische Sicherung eines malignen Befunds liegt vor

Klinische Symptome des Mammakarzinoms

- Tastbefund in der Brust (meist derber, verschieblicher, unregelmäßig begrenzter Knoten)
- Hauteinziehung über einem tastbaren Knoten
- Orangenhautphänomen mit Verdickung der Haut, Ödem
- Einseitige Einziehung der Mamille
- Einseitige, spontane, blutige Sekretion aus der Mamille
- Rötung der Brust ohne/mit umschriebenem Tumor
- Ekzematös, schuppend-nässende »Entzündung« der Mamille bzw. der Areola mamillae (M. Paget)
- Vergrößerte axillare und/oder supraklavikulare Lymphknoten
- Lymphödem einer oberen Extremität
- Husten, Atemnot, Knochenschmerzen, Oberbauchschmerzen: In 5–8% sind bereits zum Diagnosezeitpunkt Fernmetastasen in Knochen, Lunge oder Leber vorhanden

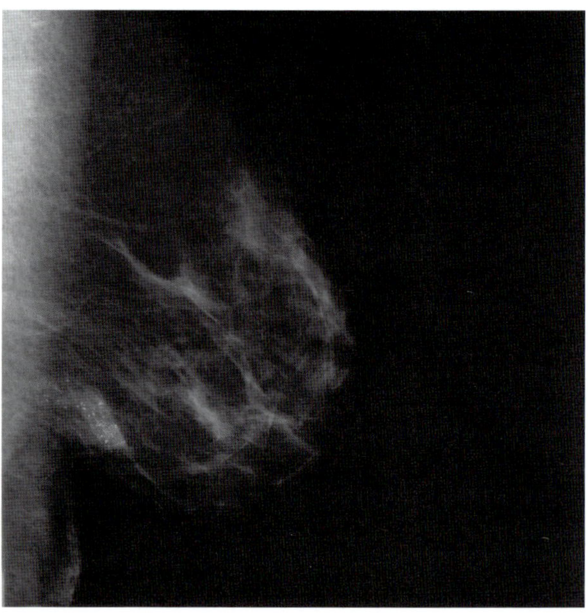

Abb. 1.2 Umschriebener, suspekter Mikrokalk – BI-RADS V; histologische Sicherung: Befund eines »high grade« DCIS

1.5 Diagnostik

Zur Untersuchung der Mammae stehen uns folgende Möglichkeiten zu Verfügung:

- Inspektion
- Palpation
- Mammasonographie
- Mammographie
- Magnetresonanztomographie (MRT)
- Stanzbiopsie, Feinnadelpunktion

Nach der klinischen Untersuchung folgt die bildgebende Diagnostik. Die **BI-RADS-Klassifikation** dient der Einteilung von möglichen Befunden (Tab. 1.2). Aus den Befunden BI-RADS-Kategorie I und II ergibt sich keine klinische Konsequenz. Die BI-RADS-Kategorie III steht für einen kontrollbedürftigen Befund, während die BI-RADS-Kategorie IV eine Indikation zur minimalinvasiven Mammadiagnostik darstellt. Ziel ist es dabei, die Rate falsch-positiver Befunde zu reduzieren und die Detektionsrate früher maligner Veränderungen zu erhöhen. Befunde der BI-RADS-Kategorie V erfordern eine operative Abklärung und können einer präoperativen minimalinvasiven Diagnostik zugeführt werden, wenn eine präoperative histologische Diagnosesicherung gewünscht wird (Abb. 1.2).

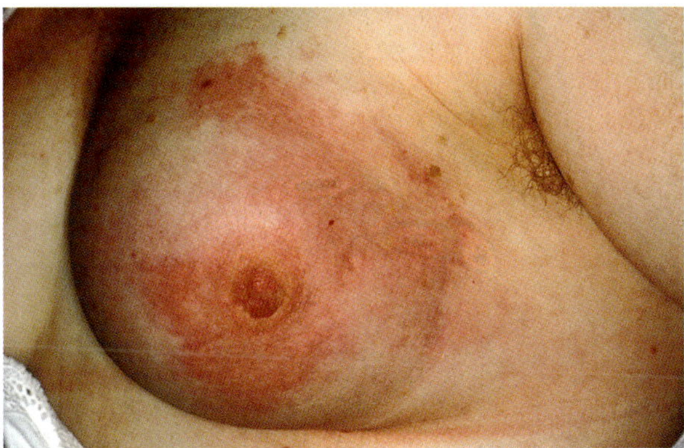

Abb. 1.3 Inflammatorisches Mammakarzinom

1.6 Pathomorphologie des Mammakarzinoms, Prognosefaktoren und prädiktive Parameter als klinische Hilfestellung

Manifestationsort des Mammakarzinoms ist das periphere duktulolobuläre Parenchym. Hierbei unterscheidet man **invasiv duktale** (invasives Karzinom NST, »of no special type«/65–80%) und **invasiv lobuläre Karzinome** (~10%) sowie ca. 20 andere spezielle Subtypen, wie papilläre, medulläre, adenoid-zystische, tubuläre oder muzinöse Karzinome. Eine besonders ungünstige Prognose hat das **inflammatorische Mammakarzinom**, das klinisch durch eine diffuse Hautrötung und histopathologisch durch eine disseminierte dermale Lymphangiosis carcinomatosa und ein diffus infiltrierendes Karzinom gekennzeichnet ist (Abb. 1.3).

Die TNM-Klassifikation (Tab. 1.3) gibt Auskunft über das Tumorstadium, den Nodalstatus und das Vorhandensein von Fernmetastasen. Sie ist von entscheidender prognostischer Bedeutung. Das Ausmaß der invasiven Komponente ist für das T-Stadium entscheidend.

Anmerkungen zur T-Kategorie

- Mikroinvasion bedeutet das Eindringen von Karzinomzellen über die Basalmembran hinaus in das angrenzende Gewebe.
- Die Brustwand schließt die Rippen, die Interkostalmuskeln und den vorderen Serratusmuskel mit ein, nicht aber die Pektoralismuskulatur.
- M. Paget kombiniert mit nachweisbarem Tumor wird nach Tumorgröße klassifiziert (Abb. 1.5).
- Das inflammatorische Mammakarzinom ist durch eine diffuse braun-rötliche Induration der Haut gekennzeichnet, im Allgemeinen ohne lokalisierten messbaren Primärtumor. Bei negativer Hautbiopsie bedeutet dies T4d bzw. pTx.
- Einziehungen der Haut oder der Mamille oder andere Hautveränderungen (außer T4b und T4d) können in T1, T2 oder T3 vorkommen, ohne die T-Klassifikation zu beeinflussen.

Anmerkungen zur N-Kategorie

- Als klinisch erkennbar werden Metastasen bezeichnet, die durch klinische Untersuchung oder durch bildgebende Verfahren (exkl. Lymphszintigraphie) diagnostiziert werden.
- Die Sentinel-Methode wurde mittlerweile in den TNM-Stadien berücksichtigt und in diese eingearbeitet (pNx (sn) und pN0(sn)).

Folgende **Ausdehnungsmuster** sind möglich:

- **Zirkumskript**: Das Karzinom ist umschrieben, oftmals medulläre Karzinome
- **Szirrhös**: sternförmige Konfiguration
- **Multizentrisch**: In bis zu 30% liegt Multizentrizität vor (Befall von mind. 2 Quadranten). Dieses Karzinom ist mit einem hohen Rezidivrisiko verbunden. Damit liegt eine Indikation zur Ablatio vor
- **Multifokal**: invasive oder intraduktale Karzinomherde in der Umgebung eines Primärtumors ohne Beteiligung anderer Quadranten

Der **axillare Lymphknotenstatus** ist neben dem biologischen Subtyp der wichtigste Prognosefaktor und direkt mit der Größe des Tumors sowie den Rezidiv- und Überlebensraten korreliert. Bisher galt als Standard, dass zur exakten Erfassung des Nodalstatus mindestens 10 Lymphknoten untersucht werden müssen. Zur Reduzierung der Mortalität nach axillarer Lymphonodektomie wird bei klinisch negativem axillaren Lymphknoten die Technik der **Sentinel-node-Biopsie** (eigentlich Exstirpation) angewendet. Der Sentinel-Knoten hat eine Indikatorfunktion inne, sodass bei negativem Sentinel-Lymphknoten auf die ausgedehnte Axilladissektion verzichtet werden kann. Auch bei brusterhaltener Therapie (T1/2-Tumore) und 1–2 positiven Lymphknoten und leitliniengerechter Therapie inklusive Radiatio im tangentialen Strahlenfeld mit Teildosisapplikation in der Axilla scheint eine komplette Axilladissektion nicht notwendig (Guilliano et al. 2011).

Als **Gradingverfahren** hat sich für die invasiven Karzinome das System von Bloom u. Richardson unter Berücksichtigung der semiquantitativen Erfassung von Einzelkriterien wie Tubulusbildung, Kernpleomorphie und Mitoserate bewährt. Man unterscheidet Grad 1–3, d. h. gut, mäßig und schlecht differenziert. Zunehmend setzt sich allerdings eine Klassifikation anhand der intrinsischen Subtypen des Mammakarzinoms durch. Eine ursprünglich molekulare Klassifikation hat sich auf der Basis

Tab. 1.3 TNM-Klassifikation beim Mammakarzinom (TNM 7, 2009, deutsche Version)

Tumor/Lymphknoten/ Metastasen	Bedeutung/Ausmaß
pT – Primärtumor[a]	
T0	Kein Tumor nachweisbar
Tis	Carcinoma in situ
Tis (DCIS)	Duktales Carcinoma in situ
Tis (LCIS)	Lobuläres Carcinoma in situ
Tis (Paget)	M. Paget der Mamille ohne nachweisbaren Tumor
T1	≤2 cm
T1mi	Mikroinvasion ≤0,1 cm in größter Ausdehnung
T1a	>0,1 cm und ≤0,5 cm in größter Ausdehnung
T1b	>0,5 cm und ≤1,0 cm in größter Ausdehnung
T1c	>1,0 cm und ≤2 cm in größter Ausdehnung
T2	>2 cm und ≤5 cm in größter Ausdehnung
T3	>5 cm in größter Ausdehnung (Abb. 1.4)
T4	Tumor jeder Größe mit direkter Ausdehnung auf Brustwand oder Haut, soweit unter T4a bis T4d beschrieben
T4a	Ausdehnung auf die Brustwand
T4b	Ödem (inkl. Apfelsinenhaut) oder Ulzeration der Brusthaut oder Satellitenknötchen der Haut derselben Brust
T4c	Kriterien T4a und T4b gemeinsam
T4d	Entzündliches (inflammatorisches) Karzinom (Abb. 1.3)
Tx	Primärtumor kann nicht beurteilt werden
N – regionale Lymphknoten (Abb. 1.6)	
Nx	Regionäre Lymphknoten können nicht beurteilt werden (z. B. vor klinischer Klassifikation bioptisch entfernt)
N0	Keine regionären Lymphknotenmetastasen
N1	Metastase(n) in beweglichen ipsilateralen axillaren Lymphknoten der Level I und II
N2	N2a oder N2b
N2a	Metastase(n) in ipsilateralen axillaren Lymphknoten, untereinander oder an andere Strukturen fixiert
N2b	Metastase(n) in klinisch erkennbaren ipsilateralen Lymphknoten entlang der A. mammaria interna in Abwesenheit klinisch erkennbarer axillarer Lymphknotenmetastasen
N3	N3a oder N3b oder N3c
N3a	Metastase(n) in ipsilateralen infraklavikularen Lymphknoten
N3b	Klinisch erkennbare Metastase(n) in ipsilateralen Lymphknoten entlang der Arteria mammaria interna in Anwesenheit axillarer Lymphknotenmetastasen
N3c	Metastase(n) in ipsilateralen supraklavikularen Lymphknoten
pN – regionale Lymphknoten	
pN1mi	Mikrometastase(n) (>0,2 mm (und/oder mehr als 200 Tumorzellen) und ≤0,2 cm)
pN1	pN1a oder pN1b oder pN1c
pN1a	Metastase(n) in 1–3 ipsilateralen axillaren Lymphknoten, mindestens eine >0,2 cm

Tab. 1.3 Fortsetzung

Tumor/Lymphknoten/ Metastasen	Bedeutung/Ausmaß
pN1b	Lymphknoten entlang der A. mammaria interna mit mikroskopischer(n) Metastase(n), nachgewiesen durch Untersuchung des Schildwächterlymphknotens, aber nicht klinisch erkennbar
pN1c	pN1a und pN1b
pN2	pN2a oder pN2b
pN2a	Metastase(n) in 4–9 axillaren Lymphknoten, mindestens eine >0,2 cm
pN2b	Klinisch erkennbare Metastase(n) in Lymphknoten entlang der A. mammaria interna ohne axillare Lymphknotenmetastasen
pN3	pN3a oder pN3b oder pN3c
pN3a	Metastase(n) in 10 oder mehr ipsilateralen axillaren Lymphknoten, mindestens eine >0,2 cm, oder in ipsilateralen infraklavikularen Lymphknoten
pN3b	Metastase(n) in klinisch erkennbaren Lymphknoten entlang der A. mammaria interna mit mindestens einer axillaren Lymphknotenmetastase oder Lymphknotenmetastasen in mehr als 3 axillaren Lymphknoten und in Lymphknoten entlang der A. mammaria interna, nachgewiesen durch Untersuchung des/der Schildwächterlymphknoten(s), aber nicht klinisch erkennbar
pN3c	Metastase(n) in ipsilateralen supraklavikularen Lymphknoten
M – Fernmetastasen[b]	
MX	Fernmetastasen können nicht beurteilt werden
M0	Keine Fernmetastasen
M1	Fernmetastasen

[a] Die pT-Kategorien entsprechen den T-Kategorien.
[b] Die pM-Kategorien entsprechen den M-Kategorien, setzen aber eine histopathologische Identifizierung von Fernmetastasen voraus.

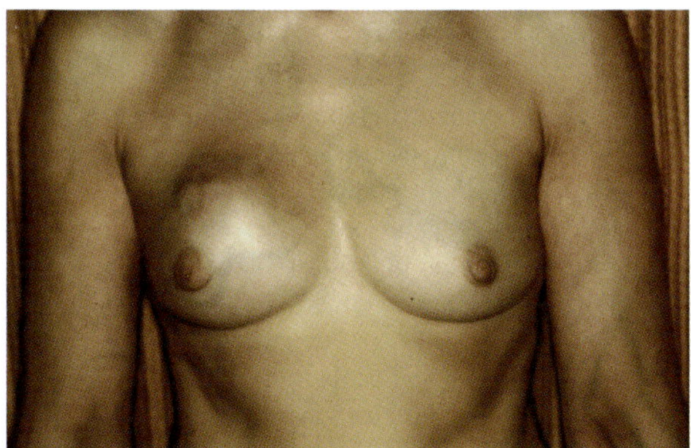

Abb. 1.4 Mammakarzinom: großer T3-Primärtumor rechts (5,5 cm)

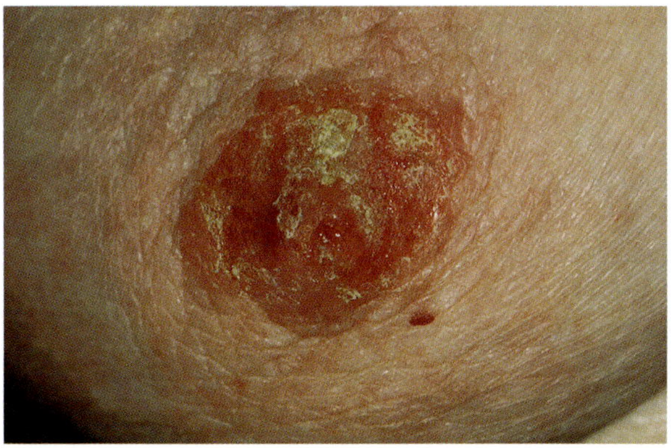

Abb. 1.5 Morbus Paget der Mamille

von Therapieoptionen und pathologischen Charakteristika gebildet und operationale Begriffe erschaffen. Durch die Konsensusempfehlungen, erstmals 2011 in St. Gallen, ist sie quasi Gegenstand täglicher Gruppierung der Patientinnen (Tab. 1.4). Allerdings ist die immunhistochemische Entsprechung dieser molekularen Klassifikation nie anhand von Schwellenwerten für beispielweise Zytokeratine nachgewiesen worden. Umgekehrt lässt sich die Klassifikation auch nicht durch RNA-Expressionsstudien validieren, da diese selbst nicht ausreichend standardisiert sind. Die Interpretation des Proliferationsmarkers Ki67 hat hierbei eine besondere Bedeutung für die Zuordnung

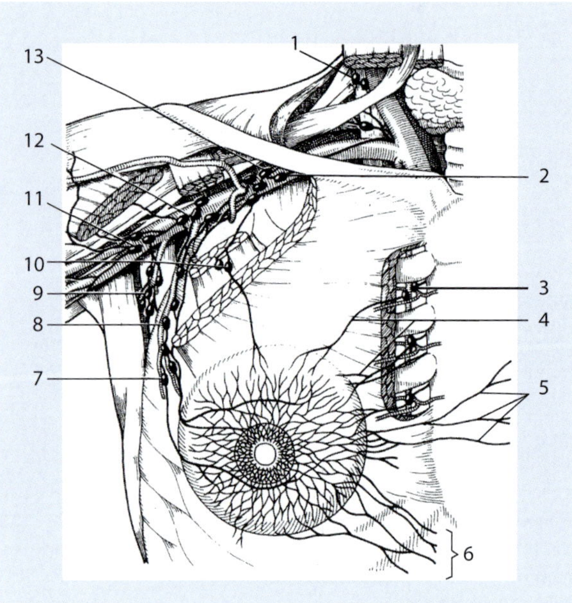

Abb. 1.6 Hauptlymphabflusswege der weiblichen Brust mit Darstellung der regionalen Lymphknotengruppe. (Aus Beller 1985)
1 Lnn. cervicales profundi,
2 Lnn. infraclaviculares,
3 Lnn. sternales,
4 Lymphweg zu den mediastinalen Lymphknoten,
5 Lymphweg zur kontralateralen Brust und Axilla,
6 Lymphweg zu den subdiaphragmatischen Lymphknoten und zur Leber,
7 Lnn. pectorales anteriores,
8 Lnn. axillares centrales,
9 Lnn. axillares subscapulares,
10 Lnn. interpectorales (Rotter),
11 Lnn. venarum brachialium,
12 Lnn. venae axillaris,
13 Lnn. venae subclaviae

der Tumore zu den intrinsischen Subtypen. Die Beurteilung dieses Markers ist allerdings selbst mit einigen Problemen behaftet.

Ein weiterer Prognosefaktor ist der **Hormonrezeptorstatus**. Er wird immunhistochemisch am Paraffinschnitt bestimmt und semiquantitativ bewertet. Es gilt eine Skala von 1–12, wobei ein immunreaktiver Score >2 als hormonrezeptorpositiv zu werten ist. Darüber hinaus ist der Hormonrezeptorstatus ein prädiktiver Faktor für das Ansprechen auf eine endokrine systemische Therapie.

Bei ca. 15–20% aller Mammakarzinome kann die Überexpression des **HER2/neu-Rezeptors** nachgewiesen werden. Die Überexpression ist mit einem rasch progredienten und häufig metastasierenden klinischen Verlauf des Mammakarzinoms korreliert und oft mit anderen prognostisch ungünstigen Faktoren assoziiert. Der Nachweis erfolgt immunhistochemisch mittels Antikörper am Paraffinschnitt. Die Ergebnisse werden mit 0 oder 1+ (negativ), 2+ (grenzwertig positiv) und 3+ (stark positiv) klassifiziert. Ergänzt wird diese Methode bei unklaren Befunden (2+) durch die Fluoreszenz-in-situ-Hybridisierung (FISH). Hierbei kann die genaue Kopienzahl des Onkogens bestimmt werden. Die HER2/neu-Überexpression ist ein prädiktiver Faktor für das Ansprechen auf eine Therapie mit dem spezifischen Antikörper Trastuzumab (Herceptin).

Durch die **tumorassoziierten Proteolysefaktoren** UPA und PAI1 sollen die Auswahl und Indikation adjuvanter systemischer Therapien bei nodalnegativen Patientinnen spezifischer erfolgen. Aktuell sind diese Marker allerdings von begrenzter klinischer Relevanz. Darüber hinaus sind unterschiedliche Risikoscores (Genchips), wie der Onkotype DX, Mammaprint oder PAM 50, bekannt. Diese Tests wurden bislang nur prospektiv retrospektiv validiert. Daten zur prospektiven Validierung sind von Onkotype und Mammaprint ab ca. 2016 zu erwarten.

Als Qualitätsbeobachtung eines histopathologischen Befunds sollten folgende Informationen immer vorliegen
- **Tumorgröße in metrischen Maßen**
- **Histologischer Tumortyp, histologischer Grad, Tumorstadium (pT), Lymphknotenstatus (pN)**
- **Angaben zum Sicherheitsabstand von DCIS und invasivem Karzinom vom Schnittrand**
- **Immunhistochemischer Hormonrezeptorstatus beim DCIS und invasiven Mammakarzinom, HER2-Status beim invasiven Karzinom**
- **Optional Ki67 in %**

Die Chiptechnologie ermöglicht die simultane Bestimmung von mehreren tausend Genen. Damit trägt sie nicht nur dazu bei, die Tumorbiologie sowie die Entstehung und Progression von Malignomen besser zu verstehen, sondern spielt auch bei der Entschlüsselung von Zielgenen für neue Behandlungsansätze eine wesentliche Rolle. Großes klinisches Interesse gilt der **Prognoseprädiktion**. Durch klinisches Staging und histopathologische Aufarbeitung können Malignome exakter klassifiziert werden. Trotzdem sind Aussagen zu Rezidivwahrscheinlichkeit, der Wahrscheinlichkeit von Metastasenbildung oder der Gesamtprognose nur ungenau zu treffen. In Folge werden viele Patientinnen übertherapiert, während auf der anderen Seite eine Reihe von Patientinnen – vor allem mit niedrigem Tumorstadium – unter Umständen von einer zusätzlichen Therapie profitieren würden. Im Rahmen einer unabhängigen prospektiv randomisierten Studie (MINDACT Trial) wird dieser Sachverhalt überprüft.

Tab. 1.4 St. Gallen Konsensuskriterien 2011 entsprechend den verfügbaren klinischen Subtypen beim Mammakarzinom. (Aus Kreipe 2012)

	ER	PR	Ki-67	Alternative Marker	HER2	Endokrine Therapie	Chemotherapie	Anti-HER2-Therapie
Luminal A	+	+ oder –	<14%	G1–G2, Genexpressionsprofile	–	+	–	–
Luminal B	+	+ oder –	≥14%	G3, Genexpressionsprofile	–	+	+	–
Luminal B HER2-positiv	+	+ oder –	Jeder Wert	ISH oder Immunhistochemie	+	+	+	+
HER2-positiv	–	–	Jeder Wert	ISH oder Immunhistochemie	+	–	+	+
Triplenegativ	–	–	Jeder Wert	Keine	–	–	+	–

ER Östrogenrezeptor; *PR* Progesteronrezeptor; *ISH* In-situ-Hybridisierung; *HER2* »human epidermal growth factor receptor 2«

1.7 Präinvasive Karzinome

1.7.1 Duktales Carcinoma in situ (DCIS)

Nach WHO ist das DCIS als unmittelbare Vorläuferläsion des invasiven Karzinoms definiert. Die Ausdehnung erfolgt innerhalb der Brustdrüsengänge bei intakter Basalmembran und folglich ohne Stromainvasion. Zirka 70–95% der intraduktalen Karzinome sind mit mammographisch detektierbaren **Kalzifikationen** assoziiert. In den letzten Jahren ist durch den Einsatz der Mammographie der Anteil des DCIS an den neu diagnostizierten Karzinomen auf 10–20% gestiegen. Das DCIS tritt üblicherweise unizentrisch auf (98%) und zeigt häufig ein multifokales bzw. diskontinuierliches Ausbreitungsmuster. Der Abstand zwischen den Herden übersteigt dabei selten 1 cm (Faverly et al. 1994).

Diagnostik

- Das DCIS ist häufig mit Mikrokalk assoziiert. Damit ist die Mammographie richtungsweisend.
- Als erster Schritt der Diagnosesicherung erfolgt ein stereotaktisches Biopsieverfahren. In dem Stanzpräparat muss der vordiagnostizierte Mikrokalk enthalten sein.
- Nach histologischer Sicherung muss immer eine großzügige Exzision des suspekten Areals erfolgen. Bei nicht eindeutig palpablen Befunden ist die Lokalisation des Befunds mittels präoperativer Markierung erforderlich (Draht- oder Farbmarkierung).

Therapie

Das betroffene Areal muss **operativ vollständig exzidiert** werden. Als therapeutische Maxime wird ein tumorfreier Randsaum von mindestens 2 mm angestrebt. Fakt ist, dass eine inadäquate Resektion des DCIS beim brusterhaltenden Vorgehen mit einer hohen Zahl von Rezidiven belastet ist, eine zu großzügige Resektion allerdings zu ungünstigen kosmetischen Ergebnissen führt (AGO Behandlungsempfehlung 2013: ► http://www.ago-online.de/de/fuer-mediziner/leitlinienempfehlungen/mamma/).

Kann eine adäquate Resektion nicht erreicht werden, ist die Mastektomie die lokale Therapie der Wahl. Das Exzidat muss so markiert werden, dass bei nicht tumorfreien Rändern die topographische Zuordnung durch den Pathologen für eine evtl. Nachresektion eindeutig ist. Grundsätzlich ist das Rezidivrisiko erhöht, wenn

- der Tumor präoperativ palpabel ist,
- der Resektionsrand nicht oder nur fraglich tumorfrei ist,
- Komedonekrosen vorliegen,
- eine alleinige Tumorektomie erfolgt ist.

Nach brusterhaltender Operation senkt die **Bestrahlung der Restbrust** (50 Gy in konventioneller Fraktionierung) die Rate an invasiven und nichtinvasiven Rezidiven. Die Nachbestrahlung ist allgemein indiziert, hat aber bei günstigem Risiko nur einen minimalen Effekt. Damit kann bei kleinen Tumoren <2 cm, bei einem »Non-high-grade«-Karzinom und bei einem Resektionsrand >1 cm darauf verzichtet werden. Vorteile einer nichtbestrahlten Brust sind die persistierende Bestrahlungsoption im Fall eines invasiven Rezidivs und eine bessere Wundheilung bei Nachresektion oder rekonstruktiven Operationen. Bei einer Ausdehnung >5 cm muss in bis zu 59% der Fälle von einer okkulten Mikroinvasion ausgegangen werden (Lagios et al. 1982). Lymphknotenbefall wird dann in bis zu 2% – bezogen auf das Gesamtkollektiv – beobachtet. Ab einer Gesamtausdehnung von 4–5 cm kann aufgrund des erhöhten Risikos, eine okkulte Invasion zu übersehen, die Lymphonodektomie in Form einer Wächterlymphknotenbiopsie diskutiert werden.

Der Stellenwert einer **adjuvanten systemischen Therapie** mit Tamoxifen wurde in der NSABP-B-24-Studie untersucht. Tamoxifen reduziert das Risiko eines invasiven Karzinoms sowohl ipsi- als auch kontralateral. Das Risiko eines DCIS wird nicht gesenkt. Zirka 70% der DCIS sind vom Komedotyp und damit hormonrezeptornegativ. Es gibt bisher keine Subgruppenanalyse, welche die Effektivität von Tamoxifen nach Rezeptorstatus und Resektionsrand untersucht hat (Fisher et al. 1999a,b; Schwartz et al. 2000). Der Nutzen von GnRH-Analoga nach DCIS ist bisher nicht belegt. Aktuell wird in Präventionsstudien der Einsatz von GnRH-Analoga bei Hochrisikopatientinnen überprüft. Unter anderem ist DCIS in der Anamnese Einschlusskriterium.

Standard des Vorgehens bei nachgewiesenem DCIS

- Das betroffene Areal muss operativ vollständig exzidiert werden. Als therapeutische Maxime wird ein tumorfreier Randsaum von 2 mm angestrebt.
- Nach brusterhaltender Operation senkt die Bestrahlung der Restbrust mit 50 Gy in konventioneller Fraktionierung die Rate an invasiven und nichtinvasiven Rezidiven.
- Derzeit gibt es keine prospektive Untersuchung, die einen gesicherten Nutzen einer adjuvanten endokrinen systemischen Therapie nach DCIS belegt.

1.7.2 Lobuläre Neoplasien

Unter der Bezeichnung lobuläre Neoplasie (LN) werden atypische Hyperplasien (ALH) und das lobuläre Carcinoma in situ (LCIS) zusammengefasst. Lobuläre Neoplasien stellen eine neoplastische Epithelproliferation von dissoziiert wachsenden monomorphen Tumorzellen mit pagetoider Ausbreitung dar. Die Inzidenz liegt bei etwa 2% aller nichtinvasiven und invasiven Mammatumoren. Die Tumoren sind oftmals nicht palpabel und selten wegen Kalzifikation mammographisch darstellbar. Die Ausbreitung ist in bis zu 70% der Fälle multizentrisch und in bis zu 60% bilateral. Gemäß WHO wird die klassische LN in Abhängigkeit von der Ausdehnung innerhalb der terminalen duktulolobulären Einheit und dem Ausmaß der Azinuserweiterung in LIN 1 (lobuläre intraepitheliale Neoplasie) und LIN 2 unterschieden. LIN 3 ist wesentlich seltener und umfasst eine pleomorphe und eine Siegelringzellvariante sowie den nekrotischen Typ mit massiver Azinuserweiterung (Bratthauer et al. 2002). Das Risiko für synchrone invasive Karzinome hängt von der Differenzierung der LN ab. Die LIN 3 ist am häufigsten mit einem invasiven Karzinom assoziiert, vorzugsweise vom lobulären Typ.

Üblicherweise ist die Diagnose einer klassischen LN in der Stanz- oder Vakuumbiopsie ein Zufallsbefund. Es ist dann keine weitere Operation erforderlich, wenn sich die Bildgebung durch eine zusätzliche histopathologische Diagnose in der Stanzbiopsie erklärt. Findet sich kein weiteres histopathologisches Korrelat, muss bei Vorliegen einer LN eine erneute Stanze oder eine diagnostische Exzisionsbiopsie durchgeführt werden. Findet man die LN in einem Operationspräparat, ist es in der Regel keine Indikation für eine Nachresektion. Die Ausnahme bildet laut aktueller WHO-Klassifikation (2003) der Nachweis einer LIN 3 unmittelbar am oder in der Nähe des Resektionsrandes.

Zusammenfassend wird die LN als Indikatorläsion und direkte Vorläuferläsion eines invasiven Karzinoms eingeschätzt. Das relative Risiko in vergleichbaren Altersgruppen, ein invasives Karzinom zu entwickeln, ist auf das 5,4- bis 12fache erhöht. Daraus begründet sich eine intensivierte Vorsorge durch jährliche Mammographiekontrollen.

1.8 Adjuvante Therapie des histologisch gesicherten Mammakarzinoms

Beim Mammakarzinom ist seit Jahrzehnten der primär operative Ansatz Standard. Randomisierte klinische Studien haben gezeigt, dass unter Berücksichtigung bestimmter klinischer und histologischer Parameter die brusterhaltende Therapie identische Überlebensraten wie die Mastektomie erzielt (Early Breast Cancer Trialists' Collaborative Group 1995; Fisher et al. 2002; Veronesi et al. 2002). Bei einem lokal fortgeschrittenen Tumor oder dem inflammatorischen Mammakarzinom wird die **neoadjuvante oder primäre Chemotherapie** genutzt und ist heute in diesen Fällen als Standardmethode etabliert. Im Vordergrund steht hierbei die Verkleinerung des klinischen Befunds, um damit die Resektion im Gesunden und den primären Wundverschluss zu ermöglichen (Hortobagyi et al. 1988). Alternativ kann auch die primäre Strahlentherapie eingesetzt werden, die gegenüber der Chemotherapie höhere Ansprechraten und eine geringere allgemeine Toxizität aufweist. Der Vorteil der Chemotherapie ist jedoch, dass gleichzeitig eine systemische Wirkung erzielt wird, die bei fortgeschrittenen Tumorstadien auch eine wahrscheinliche Mikrometastasierung behandelt. Darüber hinaus sind Wundheilungsstörungen nach Chemotherapie und dem sekundären operativen Eingriff geringer als nach Strahlentherapie.

In den letzten Jahren wurden zunehmend die Vorteile einer neoadjuvanten Chemotherapie auch bei einem erweiterten Patientinnenkollektiv genutzt. Diese Überlegungen sind untrennbar mit der Entwicklung der brusterhaltenden Chirurgie beim primär operablen Mammakarzinom verbunden. In vielen Fällen ist es nicht mehr onkologische Notwendigkeit, sondern der kosmetische Aspekt, der einer Brusterhaltung im Wege steht. Neben neuen onkoplastischen Techniken wie intramammären oder muskulokutanen Schwenklappenplastiken wurde durch die Idee der präoperativen zytostatischen Verkleinerung des Tumorknotens eine Brusterhaltung ermöglicht.

1.8.1 Operative Therapie

Ihr Ziel ist die komplette Exstirpation des Tumors mit tumorfreien Resektionsrändern. Sie stellt damit die Basis für alle nicht fortgeschrittenen Mammakarzinome dar. Angestrebt wird ein mikroskopisch gemessener Resektionsrand von 1 mm (Bilchert-Toft et al. 1997). Beim invasiven Karzinom kann das Vorliegen einer assoziierten ausgedehnten, intraduktalen Komponente v. a. jenseits der invasiven Tumorgrenzen das Lokalrezidivrisiko steigern, weil die Wahrscheinlichkeit, dass der Tumor nicht vollständig entfernt wurde, erhöht ist. Dementsprechend erscheint es empfehlenswert, bei invasiven Karzinomen mit extensiver intraduktaler Komponente einen minimalen Sicherheitsabstand von 2 mm für die intraduktale Komponente einzuhalten, auch wenn hierfür bislang eindeutige Daten fehlen. Die Sicherheitsabstände sollten topographisch differenziert betrachtet werden. Wurde eine Segmentresektion bis zur Pektoralisfaszie durchgeführt, so ist in Richtung der Faszie auch ein Sicherheitsabstand von weniger als 1 bzw. 2 mm akzeptabel, sofern der Resektionsrand mikroskopisch tumorfrei ist (R0). Grundsätzlich ist somit die makroskopische und mikroskopische Beurteilung der Resektionsränder und die Angabe des minimalen Sicherheitsabstandes unter Berücksichtigung der topographischen Orientierung und des Tumortyps (DCIS oder invasiv) eine unabdingbare Voraussetzung für die brusterhaltende Therapie. Unabhängig davon, ob eine primäre operative Therapie oder Operation nach primärer Chemotherapie angestrebt wird, ist folgendes Vorgehen Standard:

Brusterhaltende Therapie Es erfolgen Tumorexstirpation und axillare Lymphonodektomie bzw. Sentinel-Lymphknoten-Biopsie der betroffenen Seite:
- Die Hautinzision erfolgt semizirkulär, parallel zur Areola bzw. entsprechend den Hautlinien über dem palpablen oder markierten Tumor.
- Der Tumor wird unter digitaler Palpation identifiziert und möglichst mit einem makroskopisch tumorfreien Absetzungsrand präpariert.
- Eine Markierung der Absetzungsränder des Tumorpräparats ist insbesondere für den Fall späterer Nachresektionen sinnvoll.
- Größere Defekte können durch einen intramammären Schwenklappen korrigiert werden.
- Die Einlage einer Redon-Dränage ohne Sog dient zur Prophylaxe einer Dellenbildung der Haut.
- Die ipsilaterale axillare Lymphonodektomie erfolgt falls notwendig über einen getrennten Zugang entlang der Hautspaltenlinien dorsal des Vorderrands des M. pectoralis major (▪ Abb. 1.7).
- Entfernt werden sollten bei der konventionellen axillaren Lymphadenektomie **mindestens 10 Lymphknoten aus dem Level I und II der Axilla**. Level I entspricht dem axillaren Fettkörper unterhalb der V. axillaris, lateral des M. latissimus dorsi, frontal vom M. subscapularis und lateral vom Rand des M. pectoralis minor (Sorgius-Gruppe). Level II entspricht dem Fettkörper zwischen Unterrand der V. axillaris und hinter dem M. pectoralis minor. Die Präparation muss unter Darstellung und Schonung des N. thoracicus longus und N. thoracodorsalis erfolgen. Im Fall einer Verletzung des N. thoracicus longus kann der Arm nicht mehr kraftvoll gehoben werden, und die Skapula steht flügelartig ab (Scapula alata). Bei Verletzung des N. thoracodorsalis ist die Retroversion des Arms eingeschränkt.

Modifizierte radikale Mastektomie Die Ablatio bzw. modifizierte radikale Mastektomie beinhaltet die Entfernung des gesamten Brustdrüsengewebes inklusive des Nippel-Areola-Komplexes und der Pektoralisfaszie. Die Operation wird in folgenden Schritten durchgeführt:
- Die Brustdrüse wird wetzsteinförmig oder fischmaulartig umschnitten.
- Die weitere Ablösung der Brust erfolgt scharf oder mit dem Diathermiemesser.
- Die Pektoralisfaszie wird grundsätzlich unter Erhaltung der Pektoralismuskulatur mitentfernt.
- Die axillare Lymphonodektomie erfolgt, wie oben beschrieben, aus dem gleichen Schnitt (**erweiterte Mastektomie/Ablatio und axillare Lymphonodektomie**).

Folgende Konstellationen schließen ein brusterhaltendes Vorgehen aus und stellen somit eine **Indikation** zur **Ablatio** bzw. **Mastektomie** dar (Fisher u. Anderson 1994; Voogd et al. 2001):

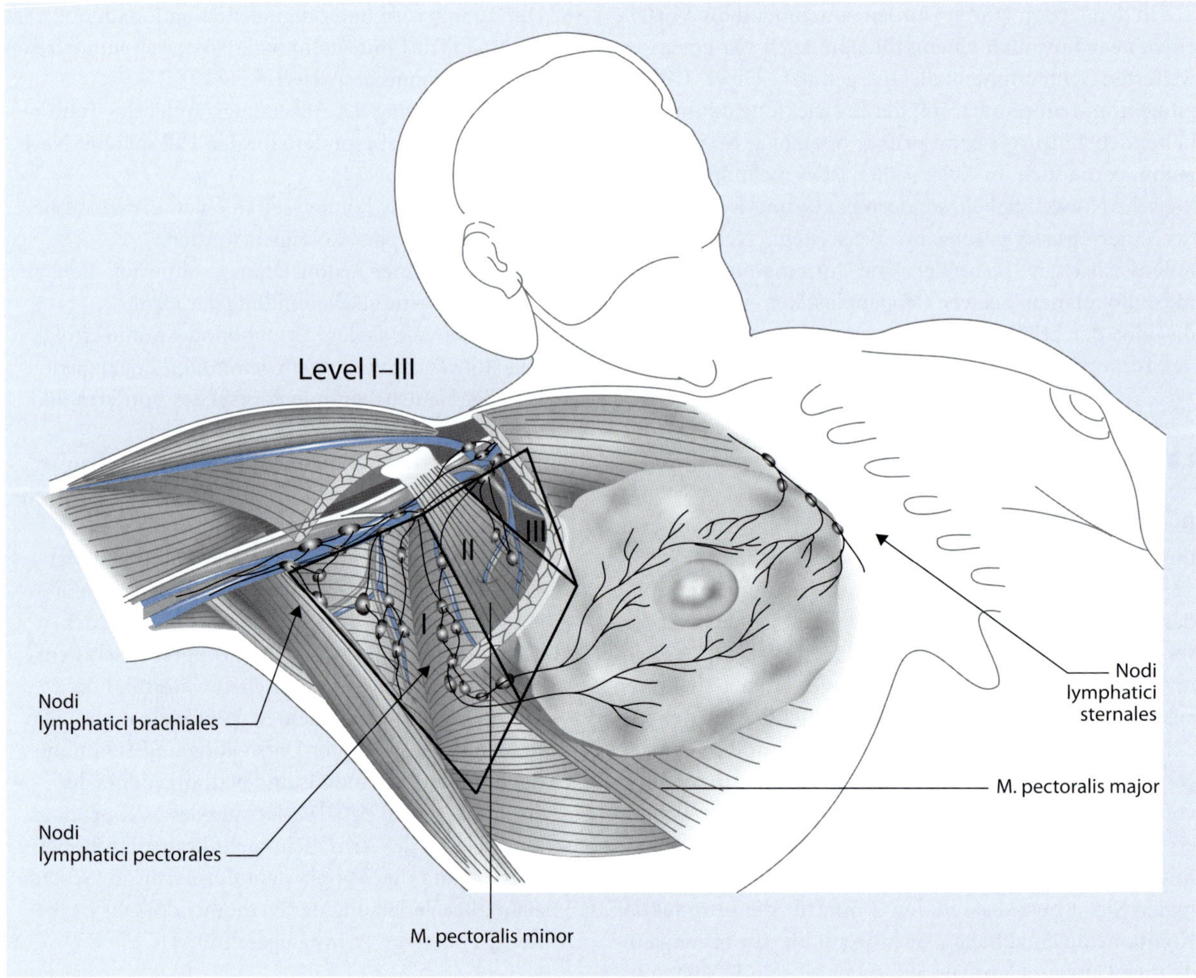

Abb. 1.7 Lymphabflusswege der Mamma und schematische Darstellung der Level I–III. (Aus Kaufmann et al. 2003)

- Multizentrische Tumorausdehnung (Befall von mind. 2 Quadranten)
- Diffuse ausgedehnte Kalzifikationen
- Überwachbarkeit der Brust durch Bildgebung nicht möglich
- Ausgedehntes assoziiertes intraduktales Karzinom (>4–5 cm)
- Inflammatorisches Mammakarzinom
- Ausgeprägte Lymphangiosis carcinomatosa
- Ungünstiges Tumor-Brust-Verhältnis
- Inkomplette Tumorentfernung trotz Nachresektion
- Ablehnung der Nachbestrahlung oder aus technischen bzw. medizinischen Gründen nicht mögliche Nachbestrahlung
- Wunsch der Patientin

Gegenstand der aktuellen Forschung in der operativen Therapie des Mammakarzinoms ist der Einsatz der **subkutanen, hautsparenden Mastektomie** unter Erhalt des **Nippel-Areola-Komplexes** (Niemeyer et al. 2009). Die bisher erhobenen Daten sind überzeugend. Trotzdem sind weitergehende Studien notwendig sowie eine genaue Indikationsstellung, um die Gleichwertigkeit der Methode zu evaluieren.

Axillare Lymphonodektomie Die axillare Lymphonodektomie ist bei 3 oder mehr positiven Sentinel-Lymphknoten, klinisch positiver Axilla, SLN mit perinodalem Wachstum oder Lymphangiosis carcinomatosa essenzieller Bestandteil des operativen Vorgehens beim invasiven Mammakarzinom. Bei Lymphknotenbefall ist die Entfernung nicht nur eine diagnostische, sondern auch eine therapeutische Maßnahme (Fischer et al. 1981). Auf die axillare Lymphonodektomie kann verzichtet werden bei:

- Mikroinvasiven Karzinomen (≤2 mm)
- Tubulären Karzinomen
- Sehr alten Patientinnen ohne klinischen oder sonomorphologischen Hinweis auf Lymphknotenbefall

- Negativer Sentinel-Lymphknoten-Biopsie
- 1–2 pos. SLN bei brusterhaltener Therapie und anschliessender Radiatio

Die axillare Lymphonodektomie ist z. T. mit einer sehr belastenden Morbidität wie **Lymphödem** und Bewegungseinschränkung verbunden.

Axillare Sentinel-Lymphknoten-Entfernung Die Sentinel-node-Biopsie ist eine selektive Entnahme und Untersuchung der Lymphknoten mit der höchsten Wahrscheinlichkeit einer Metastasierung und kann nach der heutigen Datenlage die Prädiktion eines axillaren Lymphknotenbefalls ermöglichen. Es sind Konkordanzraten von 97–100% und eine Rate falsch-negativer Befunde von 0–5% evaluiert worden (Veronesi et al. 2003). Die anerkannten **Indikationen** nach der S3-Leitlinie der AGO (Evidenzniveau 1b–2b) sind:

- Klinisch (cN0) bzw. sonographisch negative Axilla
- T1-T2-Karzinome
- Multifokales und multizentrisches Karzinom
- DCIS >5 cm kann diskutiert werden
- Nach neoadjuvanter Chemotherapie, jedoch mit erhöhter, klinisch eher nicht akzeptabler falsch negativ-Rate (SENTINA-Studie; Kühn et al. 2013)
- Bei der älteren Patientin
- Sentinel-Lymphknoten entlang der A. mammaria interna
- Nach vorausgegangener Tumorektomie (Cave: Detektionsraten können je nach Tumorlokalisation deutlich schlechter sein)
- Während Schwangerschaft und Stillzeit

Identifizierung des Sentinel-Lymphknotens

- Eine lymphgängige Substanz [blauer Farbstoff (Patentblau V), nuklearmedizinische Markierung mit an Albumin gebundenem ^{99}Tc] wird entweder peritumoral, intra- oder subdermal oder subareolär injiziert.
- Die anschließende Lymphszintigraphie sorgt für eine Darstellung der abfließenden Lymphbahnen, des relativen Uptakes der Lymphknoten sowie der vermuteten Anzahl von Sentinel-Lymphknoten.
- Mit einer mobilen Handsonde wird zunächst transkutan der Punkt der maximalen Aktivitätsintensität festgelegt und im Anschluss der darunter liegende vermutete Sentinel-Lymphknoten exzidiert.
- Die Farbstoffmethode wird additiv eingesetzt und kann das Aufsuchen des Sentinel-Lymphknotens erleichtern.

Plastisch-rekonstruktive Operationen Sie sind im Rahmen des Primäreingriffs oder im Intervall möglich. Sie dienen zum einen der Defektdeckung und dem Volumenersatz und zum anderen der Rekonstruktion der körperlichen Integrität. Bestimmend für die individuelle Empfehlung zur Verfahrenswahl sind der Allgemeinzustand, der Konstitutionstyp und der Wunsch der Patientin. Nach bereits bestrahlter Brust ist der Wiederaufbau mit körpereigenem Gewebe dem Einsatz von Expandern und Prothesen vorzuziehen, da vorbestrahltes Gewebe nicht uneingeschränkt dehnbar ist oder der Einsatz von Implantaten mit einer erhöhten Rate an Kapselfibrosen einhergeht. Bei bereits implantierten Expandern soll die definitive Prothesenimplantation möglichst erst nach Abschluss der Strahlentherapie erfolgen, um die Gewebereaktion besser einschätzen zu können (Tran et al. 2001; Calabrese et al. 2001). Bei Patientinnen nach Brustrekonstruktion ist bisher kein Unterschied bezüglich Lokalrezidivraten und Überlebenszeit im Vergleich zu entsprechenden Kontrollgruppen nachgewiesen worden (Noguchi et al. 1992; Vandeweyer et al. 2000, 2001). Folgende Techniken sind die am häufigsten verwendeten Verfahren zur Rekonstruktion und Defektdeckung nach Mammakarzinom:

- Subpektorale Expander- und Silikonkissenimplantate
- Sofortrekonstruktion mit Silikonprothesenimplantation subpektoral nach Ablösung der Insertion an der Rippe und Abdeckung im unteren Anteil durch gewebeverstärkendem Netzmaterial oder azellulärer Dermis porcinem oder humanen Ursprungs
- Rekonstruktion mit M.-latissimus-dorsi-Lappen (evtl. mit Silikonimplantat)
- Rekonstruktion mit Eigengewebe vom Unterbauch (TRAM-Lappen: transversaler M.-rectus-abdominis-Lappen/DIEP-Lappen: »deep inferior epigastric perforator«)
- Rekonstruktion des Nippel-Areola-Komplexes durch Eigengewebe (B-Lappen-Plastik/modifizierte Regnault-Technik, Teil der Mamille der kontralateralen Mamma, Haut aus der Oberschenkelinnenseite) oder Tätowierung
- Lokale Verschiebelappenplastik
- Omentum-majus- und Spalthauttransplantation
- Gestielte Haut-Muskel-Lappenplastiken
- Kontralaterale Reduktionsplastik

Standard der operativen Therapie

Komplette Exstirpation des Tumors über:

- Segmentektomie und axillare Sentinel-Biopsie oder
- Modifizierte radikale Mastektomie und axillare Lymphonodektomie, ggf. Sentinel-Lymphknoten-Biopsie (s. oben)

1.8.2 Strahlentherapie

Bestrahlung nach Brusterhaltung Im Fall von brusterhaltendem Vorgehen ist die Bestrahlung der Restbrust obligat. Durch die postoperative Bestrahlung wird das Risiko intramammärer Rezidive signifikant gesenkt. Während durch alleinige Operation in Kombination mit systemischer Therapie das Rezidivrisiko nach 10 Jahren bei 30–40% liegt, wird es durch die adjuvante Bestrahlung auf 5–10% gesenkt (Early Breast Cancer Trialists' Collaborative Group 2000; Whelan et al. 2000).

Die Strahlentherapie sollte innerhalb von 4–8 Wochen postoperativ stattfinden. Es gibt keine Daten zur Überlegenheit einer Sequenz von Systemtherapie und Bestrahlung. Bei indizierter adjuvanter Chemotherapie sollte die Bestrahlung nach deren Abschluss erfolgen, während endokrine Therapien parallel zur Bestrahlung durchgeführt werden können. Die Bestrahlung der Restbrust erfolgt mit 50 Gy in konventioneller Fraktionierung und einem Tumorbettboost von 10 Gy.

Bestrahlung nach Mastektomie Folgende Konstellationen ergeben eine Indikation zur postoperativen **Bestrahlung der Thoraxwand nach Mastektomie**, unabhängig von der geplanten systemischen Therapie. Bei Risikopatientinnen wird die 10-Jahres-Überlebenswahrscheinlichkeit durch die adjuvante Bestrahlung um bis zu 10% verbessert (Whelan et al. 2000; Buchholz et al. 2002; S3-Leitlinie der AGO):

- Fehlende radikale Tumorresektion (R1, R2)
- Ausgedehnter axillarer Lymphknotenbefall (≥4 Lymphknoten)
- 1–3 positive Lymphknoten bei perinodalem Wachstum oder Lymphangiosis carcinomatosa
- Karzinome mit einer Ausdehnung >5 cm (pT3) und T4-Karzinome
- **Eventuell** Kombinationen ungünstiger Prognosefaktoren
  - pT2-Karzinome >3 cm mit Lymphknotenbefall
  - nach primärer systemischer Therapie basierend auf prätherapeutischem Stadium: cN+, cT3/4
  - peritumorale Gefäßinvasion
  - Befall der Pektoralisfaszie oder Sicherheitsabstand <5 mm
  - R0-Resektionen mit einem Sicherheitsabstand <1 mm
  - Hormonrezeptornegativität, schlecht differenzierte Karzinome (G3)

Bestrahlung der Axilla Als mögliche Indikationen gelten (S3-Leitlinie der AGO):

- R2-Resektion der Axilla
- Inkomplette axillare Dissektion
- Ablehnung der axillaren Dissektion/Kontraindikation
- Klinischer Befall (N1, N2a), SN+ **und** inkompletter bzw. nicht erfolgter Axillaausräumung

Bestrahlung der supra- und infraklavikularen Lymphabflussgebiete Indikationen sind:

- pN1a (1–3 positive Lymphknoten)
- pN2a (4–9 positive Lymphknoten)
- (p)N3 (≥10 positive Lymphknoten)

Standard der Strahlentherapie

- Bei brusterhaltendem Vorgehen Bestrahlung der Restbrust mit 50 Gy in konventioneller Fraktionierung und einem Tumorbettboost von 10 Gy obligat
- Postoperative Radiatio der Thoraxwand und der Lymphabflussgebiete erfolgt nach spezieller Indikation und mit 40–50 Gy in konventioneller Fraktionierung
- Diskutiert wird aktuell die Ausweitung des Strahlenfeldes auch schon bei 1–3 positiven Lymphknoten und komplett operierter Axilla und die Möglichkeit der Hypofraktionierung ohne Erhöhung der Nebenwirkungen auf die Kosmetik.

1.8.3 Systemische adjuvante oder neoadjuvante Therapie des Mammakarzinoms

Die »Early Breast Cancer Trialists' Group« führt regelmäßig aktualisierte Metaanalysen randomisierter Studien zur adjuvanten systemischen Behandlung des Mammakarzinoms durch. Entsprechend der 15-Jahres-Analyse randomisierter Studien (Early Breast Cancer Trialists' Group 2005) bewirkten 5 Jahre Tamoxifen-Therapie eine absolute Verbesserung des rezidivfreien Überlebens um 11,8% und eine absolute Reduktion der Mortalität um 9,2%.

Prämenopausale Patientinnen wiesen nach Anwendung einer Polychemotherapie ein um absolut 12,3% verbessertes rezidivfreies Überleben auf als jene ohne Chemotherapie. Die Überlebensrate unterschied sich in dieser Gruppe um absolut 10% zugunsten des Chemotherapiearms. Der Effekt bei den 50- bis 69-Jährigen war deutlich geringer. So war das rezidivfreie Überleben nach 15 Jahren in der Polychemotherapiegruppe nur um absolut 4,2% höher als in der Kontrollgruppe, und das Überleben unterschied sich um 3% zugunsten jener Patientinnen, die eine Chemotherapie erhielten.

Empfehlungen zur systemischen Therapie des Mammakarzinoms berücksichtigen Tumorgröße, Nodalstatus,

Grading, Hormonrezeptorstatus, Menopausenstatus und Alter der Patientin. Die Risikoeinstufung erfolgt bei bereits operierten Patientinnen in 3 Gruppen. Zusätzlich finden die biologischen und intrinsischen Subtypen des Karzinoms an Bedeutung. Noch ist die Klassifikation jedoch ein Versuch, mittels immunhistochemischer Parameter einen molekularen Subtyp zu klassifizieren. Erst bei Vorliegen der Daten zu den Genchips wird es möglicherweise neue absolute Subgruppen geben.

Als niedriges Risiko gilt folgende Konstellation, wenn alle Faktoren zutreffen: pT1, pN0, G1, hormonrezeptorpositiv, Alter ≥35 Jahre, keine Lymph- bzw. Hämangiosis carcinomatosa, keine HER2/neu-Überexpression (Intrinsischer Subtyp Luminal A). Allein in dieser Gruppe wird seit den Empfehlungen der Konsensuskonferenz St. Gallen 2011 auf eine adjuvante Chemotherapie verzichtet. Die adjuvante endokrine Therapie ist fakultativ. Die Entscheidung über Durchführung und Art der adjuvanten Therapie bei Patientinnen mit Mammakarzinom sollte jedoch nach einem ausführlichen Informationsgespräch getroffen werden.

Adjuvante endokrine Therapie Patientinnen mit hormonrezeptorpositiven Tumoren sollten endokrin systemisch behandelt werden. Ist zusätzlich eine zytostatische Therapie indiziert, sollte diese vorher durchgeführt werden. Die endokrine Therapie kann parallel zur Strahlentherapie erfolgen.

In der Vergangenheit galt bei **postmenopausalen Patientinnen** die Therapie mit dem Selektiven Östrogenrezeptormodulator (SERM) **Tamoxifen 20 mg/Tag über 5 Jahre** bzw. bis zum Nachweis einer Progression (Lokalrezidiv oder Metastasierung) der Grunderkrankung als Standard (Early Breast Cancer Trialists' Collaborative Group 1998a, b). Doch die langfristige Einnahme von Tamoxifen geht mit einem erhöhtem thrombembolischen Risiko sowie dem Risiko für Endometriumkarzinome einher. Die ATAC-Studie hat den Effekt und die Verträglichkeit von Tamoxifen und **Anastrozol** (Arimidex) alleine und in Kombination evaluiert. Es zeigte sich nicht nur ein verbessertes Nebenwirkungsprofil unter der Einnahme von Anastrazol, sondern auch ein signifikanter Vorteil bezüglich rezidivfreiem Überleben. Die Kombination beider Medikamente erbrachte keinen Vorteil (The ATAC Trialists Group 2003, 2008). Eine Analyse der BIG-1–98-Studie zeigte die Überlegenheit von **Letrozol** (Femara) im Vergleich zu Tamoxifen in Bezug auf das rezidivfreie Überleben (Thürlimann 2005, The BIG-1–98 Collaborative Group).

Therapiestudien zur sequenziellen Gabe eines Aromatasehemmers nach 2- bis 5-jähriger Tamoxifen-Behandlung (ARNO, IES, ICCG Study 96, MA 17) zeigten auch einen günstigen Einfluss auf das krankheitsfreie Überleben (Coombes et al. 2004; Goss et al. 2003; Coombes et al. 2007).

Nach 5 Jahren Tamoxifen kann bei Frauen mit einem hohen Rückfallrisiko weitere 2,5–5 Jahre Letrozol verabreicht werden (MA-17-Studie).

Auch die verlängerte Gabe von Tamoxifen über 10 Jahre konnte einen Vorteil im rezidivfreien Überleben zeigen. Allerdings zeigt sich auch die Verdopplung des Endometriumskarzinomrisikos.

Tip

Standard endokrine systemische Therapie für die postmenopausale Patientin nach den Konsensusempfehlungen St. Gallen 2007 (Goldhirsch et al. 2007)

- Aromatasehemmer 5 Jahre
- Die Sequenz Tamoxifen (2–3 Jahre), gefolgt von einem Aromatasehemmer (Coombes et al. 2007, Jakesz et al. 2005) oder
- Tamoxifen 20 mg/Tag 5 Jahre

Bei **prämenopausalen Patientinnen** wird durch Ausschaltung der Ovarialfunktion z. B. mittels **GnRH-Analoga/LHRH-Analoga** ein ähnlich günstiger Effekt erzielt. Die Kombination mit Tamoxifen kann diesen noch verstärken. Die Ovarsuppression sollte **über mindestens 2 Jahre** erfolgen (Early Breast Cancer Trialists' Collaborative Group 1996). Die Kombination mit einem Aromatasehemmer zeigt eine ähnliche Effektivität wie jene mit Tamoxifen (Gnant et al. 2012). Allerdings ist die Datenlage für diese Therapie eher dünn und somit wird in großen Zentren die Indikation zu GNRH-Analoga sehr zurückhaltend gestellt.

Standard endokrine systemische Therapie für die prämenopausale Patientin

- Tamoxifen 20 mg/Tag über 5 Jahre

Adjuvante Chemotherapie Die aktuelle Empfehlung nach St. Gallen 2013 sieht die **Kombination eines Anthrazyklins mit Cyclophosphamid** vor. In einzelnen Studien konnte die Überlegenheit anthrazyklinhaltiger Schemata allerdings nur in der Dreierkombination 5-Fluoruracil/Epirubicin (Adriamycin)/Cyclophosphamid (FEC/FAC) gegenüber Cyclophosphamid/Methotrexat/5-Fluoruracil (CMF) gehalten werden. Der direkte Vergleich zwischen FEC und EC ergab jedoch keinen Vorteil für FEC. Somit kann auf die Hinzunahme von Fluoruracil verzichtet werden. Die Dosierung der adjuvanten Chemotherapie muss adäquat erfolgen. Mit sinkender Dosisintensität ist ein überproportionaler Verlust der Effektivität der Behandlung zu erwarten. Dies gilt insbesondere für Tumoren, die eine Überexpression von HER2 aufweisen. **Epirubicin soll mindestens mit einer Dosierung von 30 mg/m² Körperoberfläche (KOF)/Woche und Doxorubicin mit mindestens 20 mg/m² KOF/Woche verabreicht werden.** Eine dosisdichte Therapie ist bei mehr als 3 befallenen LK vorteilhaft (Möbus et al. 2010). Der Einsatz von Taxanen in der adjuvanten Therapie ebenfalls vom Vorteil. Dies wurde z. B. für Patientinnen mit positivem Nodalstatus und negativem Hormonrezeptorstatus nachgewiesen (Henderson et al. 2001).

Standard zytostatische systemische Therapie für die prä- und postmenopausale Patientin

- Epirubicin/Cyclophosphamid 100/600 mg/m² KOF alle 3 Wochen 4-mal, gefolgt von Paclitaxel 80 mg /m² 1-mal/Woche 12-mal
- Hochrisiko: TAC (Docetaxel/Adriamycin/Cyclophosphamid) 75/50/500 mg/m² KOF alle 3 Wochen 6-mal
- Möbus Schema dosisdicht: (Epirubicin/Cyclophosphamid EC90/600 mg/m² alle 3 Wochen 4-mal, gefolgt von Paclitaxel), 175 mg/m² alle 3 Wochen 4-mal.
- Anthrazyklinfrei: TCH-Schema: (Carboplatin AUC6, Docetaxel 75 mg/m², +/-Trastuzumab, 2 mg/kg wöchentlich 6-mal (»loading dose«: 4 mg/kg bei 1. Gabe) alle 3 Wochen 6-mal

Adjuvante Therapie mit dem Antikörper Trastuzumab Bei 15–20% aller invasiven Mammakarzinome findet cman eine HER2/neu-Überexpression. Bei Nachweis einer Überexpression immunhistochemisch (3+) oder einer Amplifikation mittels FISH-Technik ist der Einsatz von Trastuzumab beim mittleren oder hohen Risiko nach den Empfehlungen von St. Gallen 2013 in der adjuvanten Therapie indiziert (u. a. HERA-Studie: Smith et al. 2007). Therapiert wird immer für 1 Jahr. Eine längere Gabe über ein Jahr hinaus ergab keinen Vorteil.

Neoadjuvante oder primäre Chemotherapie Standard ist die primäre systemische Chemotherapie bei Patientinnen mit inoperablem oder inflammatorischem Mammakarzinom, da mit operativen Maßnahmen allein keine ausreichende lokale Tumorkontrolle erreicht wird. Andererseits stellt die primäre Chemotherapie eine Behandlungsalternative für Patientinnen dar, die bei großem Primärtumor dringend eine Brusterhaltung wünschen. Dies gelingt in ca. 75% der Fälle.

Eine weitere wichtige Kausalität konnte aufgezeigt werden: Patientinnen mit guter Remission, insbesondere mit **pathologischer Komplettremission**, zeigten deutlich bessere Überlebensraten als Patientinnen mit schlechter Remission oder Progression unter der Therapie. Für bestimmte Subgruppen, etwa den Patientinnen mit einem HER2neu überexprimierenden Tumor oder triple-negativen Tumoren, können pathologisch komplette Remissionsraten von 50–60% erreicht werden. Insbesondere die doppelte Blockade des HER2-Rezeptors mit Trastuzumab und Pertuzumab (Inhibierung der Homogenisierung von Rezeptorkomplexen wie HER2- und HER3-R) oder in der Kombination von Trastuzumab mit Lapatinib (»small molecule« zur intrazellulären Inhibierung der HER-Rezeptorfamilie) und die Implementierung von Carboplatin in die Behandlung der triple-negativen Karzinome im neoadjuvanten Setting haben hier deutliche Fortschritte gebracht. Insbesondere die doppelte Blockade der HER-Rezeptorfamilie hat dieses Ziel ohne wesentliche Steigerung der Nebenwirkungen erreichen können. Somit bietet die neoadjuvante Chemotherapie die Möglichkeit einer Response-gesteuerten Therapie, die in der adjuvanten Therapie ansonsten nicht überwacht werden kann.

Zusammenfassend ergeben sich folgende Rationalen für eine neoadjuvante systemische Therapie:
- Direkte Kontrolle des Ansprechens auf die Therapie ist möglich.
- Das Ansprechen der Therapie korreliert mit der Prognose.
- Die Tumorexzision ist in den neuen Tumorgrenzen möglich, allerdings mit erhöhter Lokalrezidivrate.
- Die Sequenz Chemotherapie–Operation zeigt keinen Nachteil bezüglich Rezidivrate und Überlebenswahrscheinlichkeit.
- Bei Tumorrest kann eine post-neoadjuvante Therapie angeschlossen werden. Konzepte hierzu sind derzeit Gegenstand der klinischen Forschung.
- Die primär endokrine Therapie ist bei postmenopausalen Patientinnen mit hormonrezeptorpositivem Mammakarzinom möglich, wenn Operation und Chemotherapie kontraindiziert sind. Dies gilt insbesondere für G1-Tumoren.

Ein Beispiel für den Einsatz einer neoadjuvanten oder primären Chemotherapie zeigt ◘ Abb. 1.8. Gut zu erkennen ist ein ca. 2,9 cm großes invasiv-duktales Mammakarzinom mit Mikroverkalkungen.

Einsatz von Bisphosphonaten in der adjuvanten Therapie des Mammakarzinoms In mehreren Studien konnte in der adjuvanten Situation gezeigt werden, dass das krankheitsfreie Überleben mit der Behandlung von Bisphosphonaten signifikant verlängert werden kann. Allerdings zeigt sich dieser positive Effekt nur bei postmenopausalen Patientinnen oder prämenopausalen Patientinnen mit

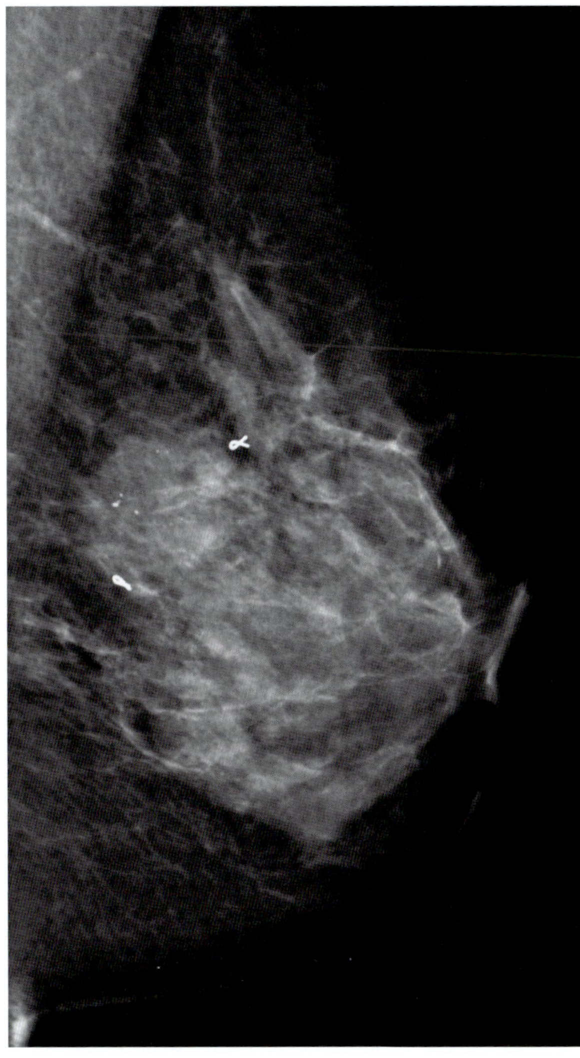

Abb. 1.8 Invasiv-duktales Mammakarzinom mit Mikroverkalkungen, kraniale und kaudale Clipmarkierung

Ausschaltung der ovariellen Funktion für 3 Jahre. Ob dieser Effekt auch mit dem Einsatz von Antikörpern gegen den RANK-Liganden, Denosumab, erreicht oder gar gesteigert werden kann, ist Gegenstand aktueller klinischer Forschung.

Standard primär systemische Therapie

- Große, nicht brusterhaltend operable Tumoren
- Inoperable Tumoren
- Inflammatorisches Mammakarzinom
- Tumoren mit tastbaren bzw. sonographisch darstellbaren vergrößerten axillaren Lymphknoten

1.9 Nachsorge

1.9.1 Früherkennung von lokoregionären oder intramammären Rezidiven und Fernmetastasen

Die Nachsorge beginnt nach Abschluss der Primärbehandlung, d. h. spätestens 6 Monate nach der Operation. Im Gegensatz zur Situation beim Auftreten von Fernmetastasen besteht beim Nachweis eines **Lokalrezidivs** eine kurative Therapiechance. Es lässt sich am besten durch die klinische Untersuchung in Kombination mit Mammographie, Mammasonographie und in schwer zu beurteilenden Einzelfällen durch Magnetresonanztomographie diagnostizieren. Die S3-Leitlinien zur Nachsorge sind in Tab. 1.5 dargestellt. Nach bisherigen Erkenntnissen führt die Früherkennung von Fernmetastasen und deren frühzeitige Behandlung zu keinem Überlebensvorteil. Daraus folgt, dass bei **Symptomfreiheit** in Bezug auf apparative und laborchemische Diagnostik äußerste Zurückhaltung geboten ist (S3-Leitlinie der AGO).

1.9.2 Diagnose und Therapie von Folgen und Nebenwirkungen der vorausgegangenen Behandlung

Klimakterisches Syndrom Es ist eines von einer Vielzahl möglicher langfristiger Nebenwirkungen der adjuvanten Therapie des Mammakarzinoms. Ursache hierfür ist in vielen Fällen die adjuvante Therapie selbst. Probleme haben aber auch Patientinnen, die z. B. unter laufender Hormonersatztherapie ihre Erkrankung entwickelten und diese nach Diagnosestellung abgesetzt haben. Darüber hinaus durchleben viele Patientinnen auch gemäß ihres biologischen Alters das Klimakterium nach Abschluss der Primärtherapie. Als zumindest symptomorientiert optimale Behandlung der Beschwerden (klimakterisches Syndrom, urogenitale Atrophie, erhöhtes Risiko für Osteoporose, kardiovaskuläre Erkrankungen, neurodegenerative Prozesse) wäre eine Hormonersatztherapie zu diskutieren. Es fehlen aber Studien, die belegen, dass eine solche beim Mammakarzinom das rezidivfreie Intervall und das Gesamtüberleben nicht verkürzt. Andererseits weiß man, dass eine Antiöstrogenbehandlung beim hormonrezeptorpositiven Mammakarzinom eine hochwirksame Therapie ist. Zumindest für die therapieinduzierte Osteoporose ist die Behandlung mit Bisphosphonaten und Denosumab zugelassen und wird empfohlen.

Tab. 1.5 Nachsorgeempfehlung entsprechend der S3-Leitlinie der AGO

	Jahre nach Primärtherapie		
	1–3	4–5	≥6
Selbstuntersuchung der Brust	1-mal monatlich		
Klinische Nachsorge[a]	Alle 3 Monate	Halbjährlich	Jährlich
Mammographie	Jährlich[b]	Jährlich	Jährlich
Gynäkologische Untersuchung[c]	Jährlich	Jährlich	Jährlich
Bildgebende Diagnostik[d] und Laboruntersuchungen inkl. Tumormarker	Nur bei klinischem Verdacht auf Rezidiv oder Fernmetastasen		

[a] Anamnese, körperliche Untersuchung, Information.
[b] Bei brusterhaltender Therapie in den ersten 3 Jahren nach Erstdiagnose halbjährlich mammographische Kontrolle der erkrankten Mamma.
[c] Inklusive transvaginaler Sonographie
[d] Thoraxröntgen, Oberbauchsonographie, Skelettszintigraphie.

Die Deutsche Gesellschaft für Senologie hat eine Konsensusempfehlung herausgegeben, nach der folgende Punkte beachtet werden müssen:

- Die Patientin muss vor Einleitung einer Hormonersatztherapie umfassend über potenzielle Risiken aufgeklärt werden. Diese Aufklärung ist forensisch verwertbar zu dokumentieren.
- Als potenzielle Risiken gelten der möglicherweise negative Einfluss auf Rezidiv und Gesamtüberleben, die erschwerte Diagnostik eines Rezidivs durch Dichteerhöhung des Drüsenkörpers, eine Gewichtszunahme und Thrombosen.
- Die Dosis der Östrogene sollte möglichst niedrig gewählt werden.
- In regelmäßigen Abständen sollten Auslassversuche unternommen werden, um die weitere Notwendigkeit der Einnahme zu überprüfen.

Mögliche **Alternativen** zur hormonellen Behandlung des klimakterischen Syndroms sind:

- Symptomatische Maßnahmen wie der Einsatz von Homöopathika und Phytotherapeutika wie Cimicifuga-Präparate.
- Medikamentöse, nicht hormonelle Maßnahmen wie α-adrenerge Agonisten (Clonidin, Methyldopa), Antidepressiva, Gabapentin oder Pregabalin.
- Begleitend zu den oben genannten Maßnahmen sind die Hydro- und Bewegungstherapie, Entspannungsverfahren wie autogenes Training, das Meiden von Alkohol, Koffein, scharfen Gewürzen, heißen Speisen und Getränken sowie eine Gewichtsreduktion bei Adipositas sinnvoll (Keck u. Tempfer 2002).

Lymphödem und Erysipel nach axillarer Lymphonodektomie Im Zustand nach axillarer Lymphonodektomie kann wegen des eingeschränkten Lymphabflusses auch durch kleinste Verletzungen eine lokale Weichteilentzündung entstehen. Am häufigsten tritt das Streptokokken-induzierte Erysipel auf. Die gängige Therapie umfasst:

- Antibiotische Therapie (Penizillin, Erythromycin)
- Ruhigstellung des Arms
- Beratung der Patientin

Zur Prävention von Lymphödem und Erysipel sind folgende Maßnahmen sinnvoll:

- Aufklärung über Entstehungsmechanismus
- Meiden von direkter Hitzeeinwirkung (heißes Bad, Sauna, heißes Spülwasser, Sonnenbad)
- Meiden von Hautverletzungen (Risse, Schnitte, Brandwunden, Insektenstiche, i. v.-Injektionen)
- Häufiges Hochlagern des Arms, beim Schlafen Vermeidung des Liegens auf dem ödematösen Arm
- Zeitlich begrenzte Pumpübung der gesamten Armmuskulatur
- Versorgung mit einem Armkompressionsstrumpf
- Lymphdränage
- Evtl. mikrochirurgische Lymphgefäßtransplantation
- Gewichtsabnahme

Ziele der Nachsorge

- Früherkennung von Lokalrezidiven
- Diagnose und Therapie von Folgen und Nebenwirkungen der vorausgegangenen Behandlung
- Diagnose von Fernmetastasen nach **symptomorientiertem** Staging

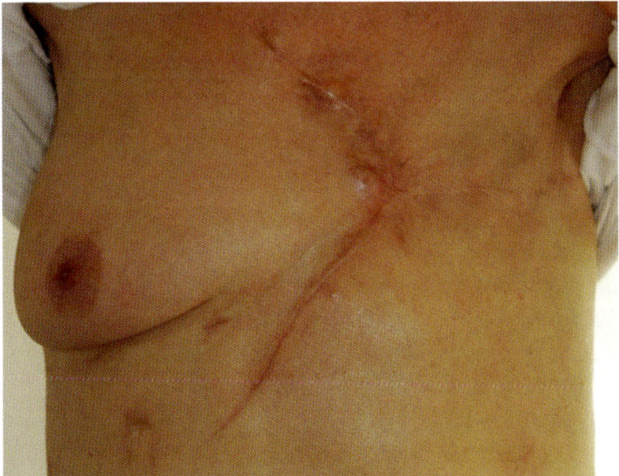

■ **Abb. 1.9** Lokalrezidiv eines Mammakarzinoms nach Ablation und partieller Thoraxwandresektion links (Resektion im Gesunden) sowie adjuvanter Strahlentherapie der Thoraxwand links

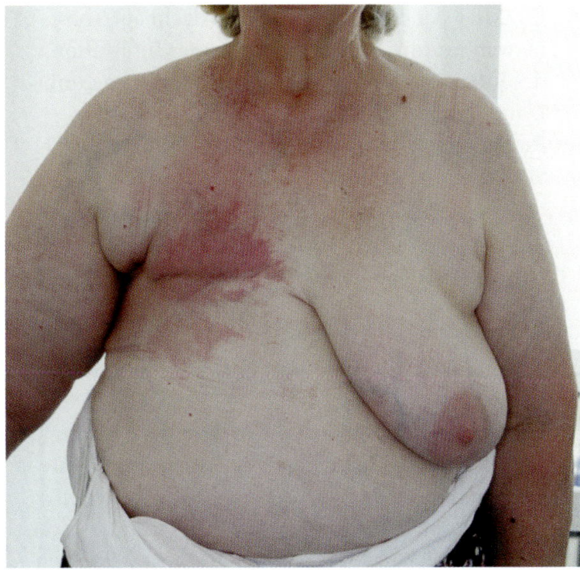

■ **Abb. 1.10** Inflammatorisches Lokalrezidiv eines HER2-positiven Mammakarzinoms nach primärer Chemotherapie, sekundärer Ablatio, adjuvanter Strahlentherapie sowie adjuvanter Trastuzumabtherapie

1.10 Diagnostik und Therapie von Lokalrezidiven

Das **Lokalrezidiv** oder **lokoregionäre Rezidiv** bedeutet ein Wiederauftreten des Mammakarzinoms in der ipsilateralen Brust bzw. der ipsilateralen Thoraxwand inklusive der darüber liegenden Haut, der regionalen Lymphknoten der Axilla, der Supra- und Infraklavikularregion und entlang der Mammaria-interna-Gefäße. Die Früherkennung eines isolierten lokalen Rezidivs hat einen günstigen Einfluss auf das Gesamtüberleben (■ Abb. 1.9 u. ■ Abb. 1.10). Damit ist die **lokale Tumorkontrolle das wichtigste Ziel der Nachsorge**, um einen erneuten kurativen Therapieansatz zu ermöglichen. Unabhängig von der Lokalisation eines Lokalrezidivs ist der Verlauf der Erkrankung vom Tumorstadium bei der Erstdiagnose, der Resektabilität, dem am Rezidivgewebe bestimmten Grading, dem Hormonrezeptorstatus und der HER2/neu-Überexpression sowie der Dauer des rezidivfreien Intervalls abhängig.

Das frühe Auftreten eines Lokalrezidivs innerhalb von 2 Jahren ist mit einer höheren Rate an Folgerezidiven und zeitgleich auftretenden Fernmetastasen korreliert. Solche Rezidive haben damit eine schlechtere Prognose.

1.10.1 Häufigkeit und Prognose von Lokalrezidiven

- Ein **Lokalrezidiv** nach brusterhaltender Operation und Bestrahlung tritt mit einer Häufigkeit von 5–10% nach 10 Jahren auf. Hiernach beträgt die mediane 5-Jahres-Überlebensrate 65%.
- Ein Lokalrezidiv der **Thoraxwand** wird in ca. 4% nach 10 Jahren diagnostiziert. Die anschließende 5-Jahres-Überlebensrate beträgt im Median 50%.
- **Rezidive der Axilla** liegen nach 10 Jahren in ca. 1% vor. Hierbei wird von einer medianen 5-Jahres-Überlebensrate von 55% ausgegangen.
- Zeitgleich an verschiedenen Stellen auftretende Lokalrezidive werden mit einer Häufigkeit von 16% beobachtet und sind mit einem 5-Jahres-Überleben von ca. 16% verbunden.
- In 25–55% muss zeitgleich mit einer **Fernmetastasierung** gerechnet werden (Koscielny u. Tubiana 1999; Van Teinhoven et al. 1999; Haffty et al. 1991)

1.10.2 Diagnostik bei Verdacht auf Lokalrezidiv

Zur Festlegung der weiteren Therapie sollten bei Verdacht auf ein Lokalrezidiv folgende diagnostische Schritte durchgeführt werden:

- Mammasonographie/Sonographie der Thoraxwand
- Mammographie
- Mammasonographie und Mammographie der kontralateralen Mamma
- Gegebenenfalls ergänzend MRT der Mammae
- Probeentnahme zur histologischen Sicherung (Rezeptorstatus?)

- CT/MRT der Thoraxwand bei Verdacht auf Thoraxwandrezidiv zum Ausschluss einer Infiltration des Interkostalraums, einer Pleurabeteiligung und Lymphknotenbefall
- Restaging mit Thoraxröntgen, Lebersonographie, Skelettszintigraphie

1.10.3 Therapie des Lokalrezidivs

Sie besteht v. a. in der operativen Intervention in Kombination mit lokaler Bestrahlung (Haffty et al. 1991; Aberzk et al. 1986).

- Bei **intramammären Rezidiven** wird die höchste Tumorkontrolle durch die sekundäre Mastektomie erreicht. Ein erneutes brusterhaltendes Vorgehen kann bei günstigen Ausgangkriterien diskutiert werden, z. B. bei langem rezidivfreiem Intervall, fehlendem Hautbefall und großem Abstand zur primären Tumorlokalisation oder bei alleinigem Nachweis von DCIS. Ergänzend sollte das betroffene Gebiet lokal nachbestrahlt werden, sofern noch keine Radiatio im Rahmen der Primärtherapie durchgeführt worden war. Ggf. kommt eine Radiatio mit Afterloadingsonden in Betracht.
- Das **Thoraxwandrezidiv** ist ebenfalls nach Möglichkeit vollständig operativ zu entfernen. Bei größeren Thoraxwandexzisionen können plastisch-chirurgische Operationstechniken zur Defektdeckung notwendig sein. Ergänzend sollte das betroffene Gebiet lokal nachbestrahlt werden, sofern noch keine Radiatio im Rahmen der Primärtherapie durchgeführt worden war. Bei nicht operablen Befunden kann bei noch bestehender Bestrahlungsoption primär eine Radiatio durchgeführt werden.
- Sind bei **lokoregionären Lymphknotenrezidiven** operative Behandlungsmöglichkeiten nicht kurativ durchführbar, stellt die lokale Strahlentherapie die aussichtsreichste kurative Therapiemodalität dar.
- Eine **zusätzliche Chemotherapie** kann das krankheitsfreie Intervall und Überleben entsprechend der randomisierten CALOR-Studie v. a. in der Subgruppe Hormonrezeptor-negativer Karzinome verlängern (Aebi et al. 2012).

Ziel der Behandlung des Lokalrezidivs

- Möglichst lokal operative Sanierung anstreben
- Zusätzlich lokale Bestrahlung, falls die befallene Region noch nicht vorbestrahlt ist

1.11 Diagnostik und Therapie von Fernmetastasen

Liegen Fernmetastasen vor, ist nach heutigen Erkenntnissen die Langzeitheilung nur in Einzelfällen möglich. Ein günstiger Verlauf ist bei solitär auftretenden Fernmetastasen oder jenen, die ausschließlich Knochen oder die Haut betreffen, zu erwarten. Ziel der Behandlung ist die Erhaltung einer möglichst hohen Lebensqualität und **Symptomfreiheit**. Die Therapieentscheidung erfolgt deswegen krankheitsadaptiert und individualisiert nach:

- Erwartungen und Wünschen der Patientin
- Beschwerdebild
- Aggressivität der Erkrankung
- Lokalisation der Metastasen

1.11.1 Diagnostik bei Verdacht auf Fernmetastasen

Typische Lokalisationen von Fernmetastasen sind:

- Skelettsystem in 50–85% (Wirbelkörper, Femur, Becken, Rippen, Sternum, Schädelkalotte, Humerus)
- Lunge und Pleura (60%)
- Leber (40–50%), selten intraabdominelle Metastasen
- ZNS/Meningeosis carcinomatosa (15–20%)
- Haut- und Weichteilmetastasen

Zu den Standard-Staging-Untersuchungen gehören:

- Thoraxröntgen
- Oberbauchsonographie
- Skelettszintigraphie

Bei der Diagnose von Fernmetastasen können neben gezielter Zytologie-/Histologiegewinnung durch Feinnadelpunktion, Aszites- oder Pleurapunktion und Ähnliches, v. a. zur Rezeptorbestimmung auch gezieltere Untersuchungen indiziert sein:

- Dünnschicht-Spiral-CT der Lunge bei Nachweis von pulmonalen Metastasen
- CT oder MRT des Abdomens bzw. der Leber beim Nachweis von hepatischen Metastasen
- Röntgenzielaufnahmen metastasensuspekter Befunde im Skelettsystem ggf. ergänzt durch CT oder MRT zur Beurteilung einer möglichen Stabilitätsgefährdung
- Mammographie
- Weitere symptomorientierte Untersuchungen: Schädel-CT, MRT des Neurocraniums zum Nachweis von Tumorausbreitung im Spinalkanal usw.
- Eventuell Tumormarkerbestimmung (CEA, CA 15-3)

1.11.2 Therapie bei Fernmetastasen

Systemische endokrine Therapie Bei hormonrezeptor-positiven Tumoren zieht man in der palliativen Behandlung nach dem Ausschluss besonders belastender Symptome, wie z. B. schwere Atemnot, die endokrine und damit weniger belastende Therapieform vor. Nach Möglichkeit sollte eine **Biopsie** samt Rezeptorbestimmung der Läsion erfolgen. Die Patientin wird, wenn der Remissionsdruck es zulässt, gerne endokrin mit einem nichtsteroidalen Aromataseinhibitor (Letrozol oder Anastrazol; nur bei postmenopausaler Patientin) oder Tamoxifen behandelt. Spricht eine Patientin auf die endokrine Therapie an, wird diese bis zur Progression der Grunderkrankung fortgeführt. Im Anschluss ist der Einsatz alternativer endokriner Substanzen indiziert (steroidale AI wie Exemestan oder Fulvestrant). In der First-line kann Exemestan auch mit dem mTOR-Inhibitor Everolimus kombiniert werden. Hier konnte in der Bolero-II-Studie ein deutlicher Überlebensvorteil für diese Kombination gezeigt werden. Erst nach Ausschöpfung der endokrinen Behandlungsmaßnahmen oder bei Nichtansprechen auf die endokrine Therapie wird auf zytostatische Behandlung umgestellt.

Die kombinierte chemoendokrine Therapie kann die Remissionsraten erhöhen, führt aber zu gesteigerter Toxizität ohne Verlängerung des progressionsfreien Intervalls oder des Gesamtüberlebens (Ellis et al. 2000; Fossati et al. 1998; Robertson et al. 2003; Klijn et al. 2001).

Ausschlusskriterien für eine endokrine Therapie sind (Fossati et al. 1998):

- Ausgeprägte klinische Symptomatik durch die Metastasierung
- Negativer Hormonrezeptorstatus
- Hirnmetastasen

Systemische zytostatische Therapie Aufgrund der Heterogenität der Metastasen und der individuellen Krankheitsverläufe kann keine einheitliche Therapiestrategie vorgegeben werden. Indikationen zur palliativen Chemotherapie sind:

- Hormonrezeptor-negative Tumoren
- Starke klinische Symptomatik (z. B. ausgeprägte Dyspnoe bei pulmonaler Lymphangiosis carcinomatosa, Leberkapselschmerz)
- Rasche Progredienz
- Viszerale Metastasierung
- Nichtansprechen auf endokrine Therapie
- Ausreizung der endokrinen Therapiemöglichkeiten

Folgendes Vorgehen sollte bei Durchführung einer palliativen Chemotherapie eingehalten werden (Fossati et al. 1998):

- Bestimmung eines geeigneten Messparameters vor Therapiebeginn (Zielläsion = Leitmetastase, Symptome, Tumormarker)
- Evaluierung des Therapieeffekts alle 3 Monate
- Eine intermittierende Chemotherapie bei Nachweis von Progress ist einer Dauertherapie, die allenfalls die Toxizität erhöht, vorzuziehen.
- Eine Polychemotherapie hat gegenüber einer Monotherapie eine höhere Toxizitätsrate, führt aber möglicherweise zu einem geringen Überlebensvorteil und sollte bei hohem Remissionsdruck eingesetzt werden.
- Sofern in der adjuvanten Therapie noch keine Anthrazykline eingesetzt worden sind, sollten diese primär verwendet werden, da hierunter die höchsten Ansprechraten zu erwarten sind.
- Die höchsten Remissionsraten werden mit einem Taxan in Kombination mit einem Anthrazyklin oder Trastuzumab (Herceptin) erreicht.
- Als weitere Zytostatika der ersten Wahl gelten Anthrachinone und Vinkaalkaloide als Monosubstanzen oder in Kombination.
- Dosisintensivierte Therapien und Hochdosistherapien (Stadtmauer et al. 2000) zeigen in der metastasierten Situation keine Verbesserung des Überlebens.

Therapie mit dem Antikörper Trastuzumab Im Fall der HER2/neu-Überexpression sollte eine Antikörpertherapie mit Trastuzumab (Herceptin) eingesetzt werden. Trastuzumab sollte bevorzugt mit einem Taxan kombiniert werden. Als Behandlung nach Progression ist die Kombination von Trastuzumab und Capecitabin indiziert (S3-Leitlinie der AGO). Auch eine Kombinationsbehandlung mit endokrinen Therapieoptionen ist wirksam. Aufgrund möglicher Kardiotoxizität ist die Überwachung der Herzfunktion vor Beginn und während der Therapie alle 3 Monate unerlässlich (Slamon et al. 2001). Die duale Blockade spielt hier eine entscheidende Rolle. Kombinationen von Trastuzumab mit Lapatinib oder Pertuzumab zeigen deutliche Überlebensvorteile. Auch Lapatinib kombiniert mit Letrozol ist sehr wirksam. Darüber hinaus konnte die gekoppelte Substanz T-DM1 (Alkylans Emtansine gekoppelt an den monoklonalen Antikörper Trastuzumab) erstaunliche Ansprechraten bei geringer Toxizität zeigen. Der aktive stark zytotoxische Bestandteil wird erst nach Internalisiertem T-DM1 durch Degradation im lysosomalen Komplex aktiv.

ErbB-Tyrosinkinase-Hemmer (»Kleine Moleküle«). Sie richten sich vorwiegend gegen Rezeptoren der Signaltransduktion (»epidermal growth factor« = EGF = epidermaler Wachstumsfaktor). **Lapatinib** (Tyverb) ist solch ein kleines Molekül mit dualer HER1- und HER2-Blockade. Ein Vorteil der kleinen Moleküle ist deren orale Anwendbarkeit. Bei HER2/neu-positivem, metastasiertem Mammakarzinom bewirkte Lapatinib in klinischen Studien in 30% der Fälle eine objektive Tumorrückbildung, so auch bei trastuzumabresistenten bzw. -refraktären Tumoren sowie bei Gehirnmetastasen (Geyer et al. 2006). Die Therapieergebnisse der Kombination von **Lapatinib** und **Trastuzumab** sind besonders eindrucksvoll (Blackwell et al. 2010). Die Wirksamkeit von Lapatinib zeigt auch im Rahmen (neo)adjuvanter Therapiestudien eindrucksvolle pCR-Raten.

Trastuzumab-Zytostatikum-Konjugat Das intravenös zu verabreichende T-DM1 ist so zusammengesetzt, dass das Zytostatikum Maytansin erst in der Zelle freigesetzt wird.

Pertuzumab Dieser i.v.-Antikörper hemmt die Dimerisation der HER-Rezeptorenfamilie (Baselga et al. 2010).

Bevacizumab Die Entwicklung von Blutgefäßen ist eine Grundvoraussetzung für die Entwicklung von Metastasen. Tumorzellen können angiogenetische Faktoren wie VEGF (»vascular endothelial growth factor«) sezernieren. Der humanisierte Antikörper Bevacizumab bindet VEGF und setzt es damit außer Funktion. Die Wirksamkeit des Antikörpers in Kombination mit unterschiedlichen Zytostatika wie v. a. Paclitaxel wurde bereits in mehreren Studien nachgewiesen. Allerdings liegen nur überzeugende Daten für die first-line Therapie vor. In der neo-/adjuvanten oder »multi-line« Situtation hat sich der Einsatz von Bevacizumab in den Phase-III-Studien als nicht vorteilhaft erwiesen. (O'Shaughnessy et al. 2009, Brufsky et al. 2009).

PARP-Inhibitoren Die Hemmung von Poly-ADP-Ribose-Polymerase stellt ein hoffnungsvolles Therapieprinzip bei BRCA-1- und -2-mutierten Tumoren dar. PARP-Inhibitoren hemmen die Basenexzisionsreparatur und führen so zum Zugrundegehen der Tumorzellen. Erste klinische Resultate mit **Olaparib** als Monotherapie haben relevante Remissionsraten um 33% und eine Verbesserung des rezidivfreien Überlebens gezeigt (Tutt et al. 2010). Eine Ausweitung der Indikation für diese Substanzen auf das triple-negative Mammakarzinom konnte in Studien nicht bestätigt werden.

Therapie mit Bisphosphonaten bzw. Denosumab, einem Antikörper gegen den RANK-Liganden, bei ossärer Metastasierung Bei Knochenmetastasen sollten sie zusätzlich eingesetzt werden. Neben einem schmerzlindernden Effekt führen sie zur Rekalzifizierung der betroffenen Knochen und weisen evtl. auch einen zytostatischen Effekt auf.

Palliative Strahlentherapie Bestrahlung bzw. nuklearmedizinische Therapien sind in folgenden Konstellationen sinnvoll:

- Schmerzhafte osteolytische oder gemischt osteolytisch-osteoplastische **Knochenmetastasen** sprechen in 70–90% auf eine palliative Strahlentherapie an. Dosis und Fraktionierung müssen sich nach der Lokalisation und der zu erwartenden Prognose richten. Wenn bei kurzer Überlebenszeit rasche Schmerzlinderung im Vordergrund steht, bieten sich höhere Einzeldosen in wenigen Fraktionen an. Bei wahrscheinlich längerer Überlebenszeit sollten im Hinblick auf eine möglichst lange Analgesiedauer und Stabilisierung konventionelle Dosen und Fraktionen gewählt werden. Bei Osteolysen kommt es nach 2–3 Monaten in 75% der Fälle zur Rekalzifizierung. Bei generalisierter Knochenmetastasierung kann durch eine Halbkörperbestrahlung schnell Schmerzlinderung erzielt werden. Darüber hinaus gibt es bei stabilitätsgefährdenden ossären Metastasen eine Indikation zur Strahlentherapie, insbesondere bei Mobilitäts- und Funktionseinschränkung. Ggf. erfolgt diese in Kombination mit operativer orthopädischer Sanierung oder als alleinige Therapie bei Kontraindikation zur operativen Versorgung (Hoskin et al. 2001; Brown u. Colemann 2003).
- Bei symptomatischen **Hirnmetastasen** kann durch Ganzhirnbestrahlung (meist 30 Gy) und gleichzeitige Applikation von Kortikoiden (Anfangsdosis 40 mg/Tag) und Mannit intravenös in den meisten Fällen eine Verbesserung der neurologischen Funktion erreicht werden (Kopfschmerzen, Paresen, generalisierte Krampfanfälle, zerebelläre Dysfunktionen, Erbrechen). Es resultieren eine verminderte Ödembildung, reduzierte Liquorproduktion und eine Volumenreduktion der Tumormasse.
- Bei **isolierten Hirnmetastasen** und **Befunden**, die **operativ schwer zugänglich** sind, ist auch eine stereotaktische Radiotherapie durch Linearbeschleunigungsbestrahlung oder Gammamesser als Einzeitbestrahlung möglich.
- Die **Meningeosis carcinomatosa** kann durch intrathekale Zytostatikagabe (u. a. Methotrexat) und/oder Radiotherapie behandelt werden.
- **Umschriebene Rückenmarkmetastasen** mit neurologischer Symptomatik können ebenfalls durch Bestrahlung in Kombination mit Kortikoiden behandelt werden.
- Bei **Haut-** und **Weichteilmetastasen** ist die lokale Therapie durch Bestrahlung oder auch Brachytherapie möglich. Häufig kann dadurch eine funktionelle Verbesserung oder Schmerzlinderung erreicht werden.

Palliative operative Therapie Sie erfolgt zur Schmerzbehandlung und zur Wiederherstellung oder dem Erhalt von Funktion und Stabilität im Sinne der Lebensqualität. Als absolute Operationsindikationen gelten:

- Pathologische Frakturen an den langen Röhrenknochen (Femur, Humerus, Tibia) und am Azetabulum, um die Mobilität der Patientin zu bewahren. Das Operationsprinzip besteht aus einer Metastasenresektion im metaphysären Bereich und einer anschließenden osteosynthetischen Stabilisierung mittels Plattenosteosynthese oder Marknagelung und dem Knochenersatz durch Zement, Schaftprothesen oder Spacer. Bei gelenknaher Lokalisation muss ggf. das gesamte Gelenk ersetzt werden.
- Neurologisch-symptomatische Wirbelsäulenmetastasen sollten operativ stabilisiert werden. Eine Stabilisierung ist von ventral über eine Tumorausräumung und Ersatz des Wirbelkörpers durch ein Titankörbchen möglich. Weniger belastend sind die Laminektomie und Stabilisierung über einen Fixateur interne von dorsal. Bei pathologischen Frakturen erfolgen ein stabile Verbundosteosynthese bzw. der endoprothetische Gelenkersatz.

Weitere Operationsindikationen

- Drohende Frakturen oder nicht beherrschbare Schmerzzustände (Radiotherapie, Bisphosphonate, Analgetika) bedingt durch ossäre Metastasen
- Isolierte Hirnmetastase mit sonst günstigen Kriterien in Kombination mit Nachbestrahlung
- Kleine, gut erreichbare Haut- und Weichteilmetastasen
- Isolierte Lungen- und Lebermetastasen und intraabdominelle Metastasen können in Einzelfällen reseziert werden.
- Intraabdominelle Metastasen bedürfen bei metastasenbedingtem Obstruktionsileus evtl. einer Laparotomie.

Weitere palliative Maßnahmen

- Die systemische antiproliferative Therapie kann bei kleinen Exsudatmengen eines **Pleuraergusses** hilfreich sein. Große Exsudatmengen mit klinischer Symptomatik (Dyspnoe, Druckgefühl) sollten mittels Punktion/Dränage entlastet werden. Nach maximaler Volumenentlastung kann bei rezidivierenden Pleuraergüssen eine Pleurodese erfolgen. Hierbei soll eine Verklebung der Pleurablätter erreicht werden (Mitoxantron, Bleomycin, Tetrazyklin-HCl, Talkum, Fibrinkleber)
- **Hautmetastasen** können durch Exzision entfernt werden.
- **Aszites** kann durch regelmäßige Punktion symptomatisch gelindert werden. Intraperitoneale Applikation von erwärmten Substanzen (5-FU, Bleomycin, Mitoxantron) ist zur Verzögerung oder Verhinderung von Rezidiven möglich, aber mit meist gravierenden Nebenwirkungen vergesellschaftet.
- Der **Perikarderguss** kann ebenfalls über eine Dränage entlastet werden. Auch hier ist die Instillation von Mitoxantron und Bleomycin zur Prophylaxe von Rezidiven möglich.
- **Hyperkalzämie** ist meist die Folge von ausgedehnten Osteolysen. Therapie der Wahl ist eine Therapie mit Bisphosphonaten und bei akuter Symptomatik forcierte Diurese.
- **Meningeosis carcinomatosa** kann u. a. durch intrathekale Gaben von Methotrexat und/oder Thiotepa behandelt werden. Darüber hinaus ist eine Bestrahlung sinnvoll.
- Chemotherapie von **Hirnmetastasen** (Kortison, systemische Chemotherapie) evtl. mit Capecitabin, Topotecan und/oder Lapatinib
- Gabe von Gestagenen zur Roborierung bei **Tumorkachexie**

Standard in der Therapie des metastasierten Mammakarzinoms

- Bei hormonrezeptorpositivem Tumor ohne Ausschlusskriterien immer primär systemische endokrine Therapie, ggf. in Kombination mit einer zielgerichteten Therapie (e. g. Lapatinib, Trastuzumab, Everolimus)
- Bei ossären Metastasen immer supplementäre Behandlung mit Bisphosphonaten oder Denosumab.
- Anthrazykline und Taxane sind Mittel der ersten Wahl in der palliativen Chemotherapie, die immer unter Kontrolle des Tumoransprechens und unter Abwägung der Toxizität durchgeführt werden muss.
- Strahlentherapie und operative Maßnahmen nach Indikationsstellung
- Adäquate begleitende symptomatische Therapie

1.12 Mammakarzinom in der Schwangerschaft

Nach dem Zervixkarzinom ist das Mammakarzinom das häufigste Malignom in der Schwangerschaft. Die Inzidenz liegt bei ca. 4 von 10.000 Schwangerschaften. In der Schwangerschaft und in der Stillzeit führen physiologische Umbauvorgänge zu einer Volumenzunahme und Konsistenzveränderung der Mammae. Diese physiologischen, z. T. nodulären Veränderungen, sind oft schwer von pathologischen Palpationsbefunden zu unterscheiden. Die bildgebende **Diagnostik** ist durch die mögliche

Strahlenbelastung limitiert, und Indikationen zur operativen Diagnostik werden zurückhaltend gestellt, sodass Mammakarzinome in der Schwangerschaft und Laktationsperiode oftmals sehr spät erkannt werden. Die **Prognose** des Mammakarzinoms in der Schwangerschaft ist bestimmt durch:

- Verzögerte Diagnosestellung ($p<0{,}001$)
- Größere Primärtumoren ($p=0{,}03$)
- Höhere Tumorstadien ($p=0{,}04$)
- Höheren Lymphknotenbefall ($p<0{,}001$)
- Negative Hormonrezeptoren ($p=0{,}002$)
- Höheren Anteil HER2-positiver Tumoren
- Schwangerschaftsassoziierte physiologische Veränderungen (Neoangiogenese, Hormone, Zytokine, immunologische Veränderungen)
- Konflikt zwischen Therapieoptionen und dem Risiko für den Fetus

Daraus ergibt sich, dass sowohl das krankheitsfreie Überleben als auch das Gesamtüberleben beim schwangerschaftsassoziierten Mammakarzinom signifikant schlechter ist (Bonnier et al. 1997). Es hat sich ebenfalls gezeigt, dass die Erstdiagnose eines Mammakarzinoms innerhalb von 2 Jahren nach einer Schwangerschaft mit einer schlechteren Prognose verbunden ist. Das Mortalitätsrisiko sinkt pro verstrichenem Jahr nach einer Schwangerschaft um 15% (Guinee et al. 1994; Kroman et al. 1997).

Prinzipiell stehen während Schwangerschaft und Stillzeit die gleichen diagnostischen Möglichkeiten offen wie für nichtschwangere Patientinnen. Die Palpation bildet die Grundlage der **Diagnostik**, und unklare Palpationsbefunde werden primär sonographisch abgeklärt. Neu entstandene solide Herdbefunde müssen histologisch abgeklärt werden. Vorzugweise sollte diese mit einer sonographisch gesteuerten Hochgeschwindigkeitsstanze durchgeführt werden. Der dabei gesetzte Gewebedefekt führt im Vergleich zur offenen Probeexzision seltener zu postinterventionellen Komplikationen wie Milchgangfisteln. Bei unklaren oder malignen Befunden muss zunächst eine Mammographie zum Ausschluss möglicher weiterer suspekter Befunde durchgeführt werden.

Anschließend wird die Patientin entsprechend dem Vorgehen bei nicht schwangeren Patientinnen einer **operativen Therapie** zugeführt. Eine Sentinel-Lymphknoten-Exstirpation kann nur mit Technetium durchgeführt werden (S3-Leitlinie der AGO). Das Morbiditäts- und Mortalitätsrisiko der operativen Therapie ist niedrig. Eine **zytostatische Therapie** kann nach Abschluss der Organogenese, d. h. ab dem 2. Trimenon, durchgeführt werden. Hierbei hat sich gezeigt, dass eine anthrazyklinhaltige Chemotherapie (meist AC) zu unauffälligem Geburtsgewicht, APGAR-Werten und postpartaler Gesundheit führt. Klinische Untersuchungen bis zum 11. Lebensjahr zeigten bei den Kindern keine neurokognitiven Entwicklungsstörungen.

Lokale **Bestrahlungen** sollten postpartal durchgeführt werden. Zur systemischen **endokrinen Therapie** in der Schwangerschaft gibt es bisher keine klinischen Daten.

Zusammenfassung

Das Mammakarzinom ist in den westlichen Ländern das häufigste Malignom der Frau. Manifestationsort ist das periphere duktulo-lobuläre Parenchym. Man unterscheidet invasiv-duktale Karzinome oder Mammakarziom NST (»no special type«; 65–80%) und invasiv-lobuläre Karzinome (ca. 10%) sowie ca. 20 andere spezielle Subtypen, wie u. a. papilläre, medulläre, adenoid-zystische, tubuläre und muzinöse Karzinome. Als Qualitätsmerkmale eines histopathologischen Befunds sollten beim Nachweis eines Mammakarzinoms Informationen zur Tumorgröße in metrischen Maßen, zum histologischen und intrinsischen Tumortyp, dem histologischen Grad, dem pT- und pN-Stadium, der Proliferationsaktivität (Ki67 in %), zum minimalen Sicherheitsabstand vom Schnittrand sowie eine immunhistochemische Hormon- und HER2-Rezeptoranalyse vorliegen.

Seit Jahrzehnten ist der primär operative Ansatz Standard. Beim lokal fortgeschrittenen Tumor oder dem inflammatorischen Mammakarzinom wird die neoadjuvante oder primäre Chemotherapie als Standard eingesetzt. Im Vordergrund steht die Verkleinerung des klinischen Befunds, um damit die Resektion im Gesunden und den primären Wundverschluss zu ermöglichen. Heute wird die neoadjuvante Chemotherapie auch bei einem erweiterten Patientinnenkollektiv mit kleineren Tumoren >2 cm, bei denen eine adjuvante Chemotherapie indiziert gewesen wäre, eingesetzt. Dies gilt auch für Patientinnen mit klinischem Lymphknotenbefall der Axilla.

Diese Überlegungen sind untrennbar mit der Entwicklung der brusterhaltenden Chirurgie beim primär operablen Mammakarzinom verbunden. In vielen Fällen ist es nicht mehr onkologische Notwendigkeit, sondern der kosmetische Aspekt, der einer Brusterhaltung im Weg steht. Neben neuen onkoplastischen Techniken, wie z. B. der intramammären oder muskulokutanen Schwenklappenplastiken, wurde infolge der präoperativen Verkleinerung des Tumorknotens durch neoadjuvante Chemotherapie eine Brusterhaltung ermöglicht. Darüber hinaus ist die quasi In-vivo-Beurteilung der Wirksamkeit der Chemotherapie ein wichtiger prognostischer Marker für das Gesamtüberleben. Neue post-neoadjuvante Therapiekonzepte bieten hier möglicherweise die Chance, diese spezifischen Risikositutationen besser herauszufiltern und zu behandeln.

Standard der operativen Therapie ist die komplette Exstirpation des Tumors über Segmentektomie und axillare Lymphonodektomie bzw. Sentinel-Lymphknoten-Biopsie bei brusterhaltendem Vorgehen. Alternativ besteht die Möglichkeit zur erweiterten modifizierten radikalen Mastektomie. Randomisierte klinische Studien haben gezeigt, dass unter Berücksichtigung bestimmter klinischer und histologischer Parameter die brusterhaltende Therapie identische Überlebensraten wie die Mastektomie erzielt. Dieses gilt auch für den Verzicht auf eine sekundäre Lymphonodektomie bei 1–3 positiven Lymphknoten und brusterhaltenem Vorgehen. Bei brusterhaltendem Vorgehen ist die Bestrahlung der Restbrust in konventioneller Fraktionierung und einem Tumorbettboost obligat. Eine Hypofraktionierung scheint aus onkologischer Sicht ebenfalls vertretbar. Postoperative Bestrahlung der Thoraxwand und der Lymphabflussgebiete erfolgt nach spezieller Indikation in konventioneller Fraktionierung.

Empfehlungen zur systemischen Therapie des Mammakarzinoms richten sich nach der Risikoeinstufung. Als niedriges Risiko gilt die Konstellation pT1, pN0, G1, hormonrezeptorpositiv, Alter ≥35 Jahre, keine Angioinvasion und negativer HER2-Status (Heute Luminal A Ki67 < 14%). Allein in dieser Gruppe wird auf eine adjuvante Chemotherapie verzichtet. Die Entscheidung über Durchführung und Art der adjuvanten Therapie bei Mammakarzinompatientinnen in dieser Gruppe sollte jedoch nach einem ausführlichen Informationsgespräch getroffen werden. Moderne molekulare Tests und die Bestimmung von Ki67 können helfen, sind jedoch bislang nur retrospektiv prospektiv validiert. Daten hierzu werden nicht vor 2016 erwartet. Die aktuelle Empfehlung nach St. Gallen 2013 sieht bei erhöhtem Rezidivrisiko die Kombination eines Anthrazyklins mit Cyclophosphamid vor. Die Dosierung der adjuvanten Chemotherapie muss adäquat erfolgen. Mit sinkender Dosisintensität ist ein überproportionaler Verlust der Effektivität der Therapie zu erwarten. Epirubicin soll mindestens mit einer Dosierung von 30 mg/m² KOF/Woche und Doxorubicin mit mindestens 20 mg/m² KOF/Woche verabreicht werden. In Hochrisikosituationen sollte eine dosisdichte Chemotherapie erwogen werden. In jedem Fall erfolgt diese unter einem entsprechenden Schutz mit Antibiotika und GCSF. Die systemische endokrine Therapie ist bei positivem Hormonrezeptorstatus immer indiziert. Postmenopausalen Patientinnen wird derzeit primär Anastrozol oder Letrozol oder nach 2–3 Jahren Tamoxifen ein Aromatasehemmer, wie z. B. Exemestan, empfohlen. Bei der prämenopausalen Patientin wird durch Ausschaltung der Ovarialfunktion z. B. mittels GnRH-Analoga/LHRH-Analoga ein ähnlich günstiger Effekt erzielt. Die Kombination mit Tamoxifen kann diesen noch verstärken. Die Ovarsuppression sollte, wenn indiziert, über 2–3 Jahre erfolgen.

Die Nachsorge beginnt nach Abschluss der Primärbehandlung, d. h. spätestens 6 Monate nach der Operation. Im Gegensatz zur Situation beim Auftreten von Fernmetastasen besteht beim Nachweis eines Lokalrezidivs eine kurative Therapiechance. Es lässt sich am besten durch die klinische Untersuchung in Kombination mit Mammographie, Mammasonographie und in schwer zu beurteilenden Einzelfällen durch Magnetresonanztomographie diagnostizieren. Ziel der Behandlung des Lokalrezidivs ist die lokal operative Sanierung, möglichst mit Ergänzung einer lokalen Bestrahlung, falls die befallene Region noch nicht vorbestrahlt worden war. Eine zusätzliche systemische Therapie kann das krankheitsfreie Intervall verlängern, führt jedoch nicht zur Verbesserung der Überlebensrate. Nach bisherigen Erkenntnissen erreichen die Früherkennung von Fernmetastasen und deren frühzeitige Behandlung keinen Überlebensvorteil. Daraus folgt, dass bei Symptomfreiheit äußerste Zurückhaltung in Bezug auf apparative und laborchemische Diagnostik geboten ist. Liegen Fernmetastasen vor, ist nach heutigen Erkenntnissen die Langzeitheilung nur in Einzelfällen möglich. Ein günstiger Verlauf ist bei solitär auftretenden Fernmetastasen oder jenen, die ausschließlich Knochen oder die Haut betreffen, zu erwarten. Ziel der Behandlung ist die Erhaltung einer möglichst hohen Lebensqualität und Symptomfreiheit.

Die Therapieentscheidung erfolgt deswegen krankheitsadaptiert und individualisiert. Bei hormonrezeptorpositiven Tumoren ohne Ausschlusskriterien erfolgt zunächst immer primär die systemische endokrine Therapie. Hierbei sind Aromatasehemmer die First-line-Therapie, gefolgt von Fulvestrant und alternativen Aromatasehemmern (steroidal bzw. nichtsteroidal je nach Vorbehandlung) sowie Gestagenen. Die Kombination mit zielgerichteten Therapien hat in Studien deutliche Überlebensvorteile zeigen können. Allerdings werden die Effekte auch mit einer gesteigerten Rate an Nebenwirkungen erkauft. Bei ossären Metastasen erfolgt immer zusätzlich eine supplementäre Behandlung mit Bisphosphonaten oder Denosumab. Anthrazykline und Taxane sind Mittel der ersten Wahl in der palliativen Chemotherapie, die immer unter Kontrolle der Tumoransprechens und unter Abwägung der Toxizität durchgeführt werden muss. Strahlentherapie und operative Maßnahmen erfolgen nur nach spezifischer Indikationsstellung. Besonders wichtig ist eine adäquate begleitende symptomatische Therapie zur Steigerung der Lebensqualität.

Literatur

Aberzk WJ, Siver B, Henderson IC, Cady B, Harris JR (1986) The use of radiotherapy for treatment of isolated locoregional recurrence of breast carcinoma after mastectomy. Cancer 58: 1214–1218

Adzersen KH, Gerhard I (2001) Phytoöstrogene und Brustkrebs – Senken Pflanzenöstrogene das Risiko? Geburtshilfe Frauenheilkd 61: 234–241

Aebi S, Gelber S, Lang I, Anderson S, Robidoux A, Martin M et al (2012) Chemotherapy prolongs survival for isolated local or regional recurrence of breast cancer: The CALOR trial. Cancer Res 72 (24 Suppl) 96s (Abstr. S3-2)

Armstrong K, Moye E, Wiliams S, Berlin J A, Reynolds E E (2007) Screening mammography in women 40 to 49 years of age: a systematic review for the American College of Physicians. Ann Intern Med 146: 516–526

ATAC Trialists Group (2008) Effect of anastrazole and tamoxifen as adjuvant treatment for early breast cancer: 100-month analysis of the ATAC trial. Lancet Oncol 9: 45–53

Baselga J, Gelmon KA, Verma S et al. (2010) Phase II trial of pertuzumab and trastuzumab in patients with human epidermal growth factor receptor 2-positive metastatic breast cancer that progressed during prior trastuzumab therapy. J Clin Oncol 28: 1138–44

BIG 1-98 Collaborative Group (2005) A comparison of letrozole and tamoxifen in postmenopausal women with early breast cancer. N Engl J Med 353: 2747–2757

Bilchert-Toft M, Smola MG, CataliottiL, O'Higgins N (1997) Principles and guidelines for surgeons – management of symptomatic breast cancer. European Society of Surgical Oncology. Eur J Surg 23: 101–109

Blackwell KL, Burstein HJ, Storniolo AM et al. (2010) Randomized study of lapatinib alone or in combination with trastuzumab in women with ErbB2-positive, trastuzumab-refractory metastatic breast cancer. J Clin Oncol 28: 1124–30

Bonnier P, Romain S, Dilhuydy JM et al. (1997) Influence of pregnancy on the outcome of breast cancer: a case-control study. Societe Francaise de Senologie et de Pathologie Mammaire Study Group. Int J Cancer 4: 720–727

Bratthauer GL, Tavassoli FA (2002) Lobular intraepithelial neoplasia: previously unexplored aspects assessed in 775 cases and their clincal implications. Virchows Arch 440: 134–138

Brown JE, Coleman RE (2003) Metastatic bone disease: developing strategies to optimize management. Am J Can 2: 269–281

Brufsky A, Rivera R, Hurvitz A et al. (2010) Progression-free survival in patient subgroups in RIBBON-2, a phase II trial of chemotherapy plus or minus bevacizumab for second-line treatment of Her2-negative, locally recurrent or metastatic breast cancer. J Clin Oncol 28 (Suppl) Abstr. 1021

Buchholz TA, Katz A, Strom EA et al. (2002) Pathologic tumor size and lymph node status predict for different rates of locoregional recurrence after mastectomy for breast cancer patients treated with neoadjuvant versus adjuvant chemotherapy. Int J Radiat Oncol Biol Phys 53: 880–888

Calabrese C, Distante V, Orzalesi L et al. (2001) Immediate reconstruction with mammaplasty in conservative breast cancer treatment: long-term results. Focus Rec Breast Cancer Surg Osp Ital Chir 7: 38–46

Coombes RC, Hall E, Gibson LJ et al. (2004) A randomized trial of exemestane after two years of tamoxifen therapy in postmenopausal women with primary breast cancer. N Engl J Med 350: 1081–1092

Coombes R, Kilburn L, Snowdown C (2007) Survival and safety of exemestane versus tamoxifen after 2–3 years' tamoxifen treatment (Intergroup exemestane study): a randomised controlled trial. Lancet 369: 559–570

Dunne C, Burke JP, Morrow M, Kell MR (2009) Effect of margin status on local recurrence after breast conservation and radiation therapy for ductal carcinoma in situ. J Clin Oncol 27: 1615–20

Early Breast Cancer Trialists' Collaborative Group (1995) Effects of radiotherapy and surgery in early breast cancer: an overview of the randomized trials. N Engl J Med 335: 1444–1455

Early Breast Cancer Trialists' Collaborative Group (1996) Ovarian ablation in early breast cancer. Overview of randomized trials. Lancet 348: 1189–1198

Early Breast Cancer Trialists' Collaborative Group (2000) Favourable and unfavourable effects on long-term survival of radiotherapy for early breast cancer: an overview of the randomized trials. Lancet 355: 1757–1770

Early Breast Cancer Trialists Group (2005) Effects of chemotherapy and hormonal therapy for early breast cancer on recurrence and 15-year survival: An overview of the randomised trials. Lancet 365: 1687–1717

Ellis MJ, Hayes DF, Lippmann ME (2000) Treatment of metastatic breast cancer. Cancer 2000: 749–797

Faverly DR, Burgers L, Bult P, Holland R (1994) Three dimensional imaging of mammary ductal carcinoma in clinical implications. Semin Diagn Pathol 11: 193–198

Fisher B, Anderson S (1994) Conservative surgery for the management of invasive and noninvasive carcinoma of the breast: NSABP trials. World J Surg 18: 63–69

Fisher B, Wolmark N, Bauer M, Redmond C, Gebhardt M (1981) The accuracy of clinical nodal staging and of limited axillary dissection as a determinant of histologic and nodal status in carcinoma of the breast cancer. Surg Gynecol Obstet 152: 765–772

Fisher B, Anderson S, Bryant J et al. (2002) Twenty-year follow-up a randomized trial comparing total mastectomy, lumpectomy plus irradiation for the treatment of invasive breast cancer. N Engl J Med 347: 1233–1241

Fossati R, Confalonieri C, Torri V et al. (1998) Cytotoxic and hormonal treatment for metastatic breast cancer: a systematic review of published randomized trials involving 31510 women. J Clin Oncol 16: 3439–3460

Geyer, C, Forster J, Lindquist D et al. (2006) Lapatinib plus capecitabine for her2-positive advanced breast cancer. N Engl J Med 355: 2733–2743

Giuliano AE, Hunt KK, Ballman KV et al. (2011) Axillary dissection vs no axillary dissection in women with invasive breast cancer and sentinel node metastasis: a randomized clinical trial. JAMA 305(6): 569–575. doi: 10.1001/jama.2011.90

Gnant M, Mlineritsch B, Stoeger H et al.; Austrian Breast and Colorectal Cancer Study Group (2011) Adjuvant endocrine therapy plus zoledronic acid in premenopausal women with early-stage breast cancer: 62-month follow-up from the ABCSG-12 randomised trial. Lancet Oncol 12(7): 631–641. doi: 10.1016/S1470-2045(11)70122-X. Epub 2011 Jun 5.

Goldhirsch A, Wood W, Gelber R et al. (2007) Progress and promise: highlights of the international expert consensus on the primary therapy of early breast cancer 2007. Ann Oncol 18: 1133–1144

Goss PE, Ingle JN, Martino S et al. (2003) A randomized trial of letrozole in postmenopausal women after five years of tamoxifen for early-stage breast cancer. N Engl J Med 349: 1793–1802

Guinee VF, Olsson H, Moller T et al. (1994) Effect of pregnancy on prognosis for young women with breast cancer. Lancet 343: 1587–1589

Haffty BG, Fischer D, Beinfield M, Mckhann C (1991) Prognosis following local recurrence in the conservatively treated breast cancer patient. Int J Radiat Oncol Biol Phys 21: 293–298

Hartmann LC, Schaid DJ, Woods JE et al. (1999) Efficacy of bilateral prophylactic mastectomy in women with family history of breast cancer. N Engl J Med 340: 77–84

Henderson IC, Berry DA, Demetri GD et al. (2001) Improved outcomes from adding sequential Paclitaxel but not from escalating Doxorubicin dose in adjuvant chemotherapy regimen for patients with node-positive primary breast cancer. J Clin Oncol 21: 976–983

Hortobagyi GM, Ames FC, Buzdar AU et al. (1988) Management of stage III primary breast cancer with primary chemotherapy, surgery, and radiation therapy. Cancer 62: 2507

Hoskin PJ, Yarnold JR, Roos DR, Bentzen S (2001) Second Workshop on palliative radiotherapy and symptom control: radiotherapy for bone metastases. Clin Oncol 13: 88–90

Interdisziplinäre S3-Leitlinie für die Diagnostik, Therapie und Nachsorge des Mammakarzinoms. AWMF-Register-Nummer: 032–045OL. Kurzversion 3.0. Juli 2012

Jakesz R, Jonat W, Gnant M et al. (2005) Switching of postmenopausal women with endocrine-responsive early breast cancer to anastrazole after 2 years' adjuvant tamoxifen: Combined results of ABCSG trial 8 and ARNO 95 trial. Lancet 366: 455–462

Kaufmann M, Costa SD, Scharl A (Hrsg) (2003) Die Gynäkologie. Springer, Berlin Heidelberg New York

Keck C, Tempfer C (2002) Hormonersatztherapie bei Frauen nach Brustkrebserkrankung. Geburtshilfe Frauenheilkd 62: 1053–1059

Keck C, Tempfer C (2003) Hormonsubstitution und Mammakarzinomscreening. Geburtshilfe Frauenheilkd 63: 999–1003

Klijn JG, Blamey RW, Boccardo F et al. (2001) Combined tamoxifen and luteinizing hormone-releasing hormone (LHRH) agonist versus LHRH agonist alone in premenopausal advanced breast cancer: a meta-analysis of four randomized trials. J Clin Oncol 19: 343–353

Köchli OR, Sevin BU, Benz J, Petru E (1998) Gynäkologische Onkologie. Springer, Berlin Heidelberg New York

Koscielny S, Tubiana M (1999) The link between local recurrence and distant metastases in breast cancer. Int J Radiat Oncol Biol Phys 43: 245–246

Kreipe HH (2012) Translationale Forschung und Diagnostik beim Mammakarzinom. Pathologe (Suppl 2) 33:282–290

Kroman N, Wohlfahrt J, Andersen KW, Mouridsen HT, Westergaard T, Melbye M (1997) Time since childbirth and prognosis in primary breast cancer: population based study. Int J Cancer 72: 720–727

Kuehn T, Bauerfeind I, Fehm T, Fleige B, Hausschild M, Helms G, et al. (2013) Sentinel-lymph-node biopsy in patients with breast cancer before and after neoadjuvant chemotherapy (SENTINA): a prospective, multicentre cohort study. Lancet Oncol. 14:609–618

Lagios MD, Westdahl PR, Margolin FR, Rose MR (1982) Ductal carcinoma in situ. Relationship or extent of noninvasive to the frequency of occult invasion, multicentricity, lymph node metastases, and short-term treatment failures. Cancer 50: 1309–1314

Levine MN, Bramwell VH, Pritchard KI et al. (1998) Randomized trial of intensive cyclophosphamide, epirubicin, and fluorouracil chemotherapy compared with cyclophosphamide, methotrexate and fluorouracil in premenopausal women with node-positive breast cancer. National Cancer Institute of Canada Clinical Trial Group. J Clin Oncol 16: 2651–2658

LHRH-agonists in Early Breast Cancer Overview group (2007) Use of luteinising-hormone-releasing hormone agonists as adjuvant treatment in premenopausal patients with hormone-receptor-positive breast cancer: A meta-analysis of individual patient data from randomised adjuvant trials. Lancet 369: 1711–1723

Miller K, Wang M, Gralow J et al. (2007) Paclitaxel plus bevacizumab versus paclitaxel alone for metastastic breast cancer. N Engl J Med 357: 2666–2676

Moebus V, Jackisch C, Lueck HJ et al. (2010) Intense dose-dense sequential chemotherapy with epirubicin, paclitaxel, and cyclophosphamide compared with conventionally scheduled chemotherapy in high-risk primary breast cancer: mature results of an AGO phase III study. J Clin Oncol 28: 2874–2880

Niemeyer M, Paepke S, Schmied R et al. (2009) Subcutaneous mastectomy including skin conservation of the nipple areola complex: broadening the indications. Cancer Res. 69 (Suppl) Abstr. 3107

Noguchi M, Fukushima W, Ohta N et al. (1992) Oncological aspects of immediate breast reconstruction im mastectomy patients. J Surg Oncol 50: 241–246

O'Shaughnessy J, Dieras V, Glaspy J, et al. (2009) Comparison of subgroup analyses of PFS from three phase III studies of bevacizumab in combination with chemotherapy in patients with HER2-negative metastatic breast cancer. Cancer Res 69 (Suppl) Abstr. 207

Paradiso A, Schittuli F, Cellamare G et al. (2001) Randomized clinical trial of adjuvant fluorouracil, epirubicin, and cyclophosphamide chemotherapy for patients with fast-proliferation, node-negative breast cancer. J Clin Oncol 19: 3929–3937

Rebbeck TR, Levin AM, Eisen A et al. (1999) Breast cancer risk after bilateral prophylactic oophorectomy BRCA1 mutation carriers. J Natl Cancer Inst 91: 1475–1479

Rebbeck TR, Lynch HT, Neuhausen SL et al. (2002) Prevention and observation of surgical end points study group. N Engl J Med 346: 1616–1622

Robertson JF, Osborne CK, Howell A et al. (2003) Fulvestrant versus anastrozole for the treatment of advanced breast carcinoma in postmenopausal women: a prospective combined analysis of two multicenter trials. Cancer 98: 229–238

Schrag D, Kuntz KM, Garber JE, Weeks JC (1997) Decision analysis – effects of prophylactic mastectomy and oophorectomy on life expectancy among women with BRCA1 and BRCA2 mutations. N Engl J Med 336: 1465–1471

Schwartz GF, Solin LJ, Olivotto IA, Ernster VL, Pressmann PI (2000) Consensus Conference on the Treatment of In Situ Ductal Carcinoma in the Breast, April 22–25, 1999. Cancer 15: 946–954

Silverstein MJ, Craig PH, Lagios MD et al. (1996) Developing a prognostic index for ductal carcinoma in situ of breast. Cancer 78: 1138–1140

Slamon DJ, Leyland-Jones B, Shak S et al. (2001) Use of chemotherapy plus monoclonal antibody against HER2 for metastatic breast cancer that overexpress HER2. N Engl J Med 3444: 783–792

Smith I, Procter M, Gelber R et al. (2007) 2-year follow-up of trastuzumab after adjuvant chemotherapy in HER2-positive breast cancer: A randomized controlled trial. Lancet 369: 29–36

Solin L, Orel S, Hwang W et al (2008) Relationship of breast magnetic resonance imaging after breast conservation treatment with radiation for women with early-stage invasive breast carcinoma or ductal carcinoma in situ. J Clin Oncol 26: 386–391

Stadtmauer EA, O'Neill A, Goldstein LJ et al. (2000) Conventional-dose chemotherapy compared with high-dose chemotherapy plus autologous hematopoietic stem-cell transplantation for metastatic breast cancer. N Engl J Med 342: 1069–1076

The ATAC Trialists Group (2003) Anastozole alone or in combination with tamoxifen versus tamoxifen alone for adjuvant treatment of postmenopausal women with early breast cancer: results of the ATAC Trial Efficacy and Safety Update Analysis. Cancer 98: 1802–1810

Thürlimann B (2005) BIG-1–98. A prospective randomized phase III study to evaluate letrozol as adjuvant endocrine therapy for postmenopausal women with receptor-positive breast cancer. Breast 14: 4

Tran NV, Chang DW, Gupta A, Kroll SS, Robb GL (2001) Comparison of immediate and delayed free TRAM flap breast reconstruction in patients receiving postmastectomy radiation therapy. Plast Reconstr Surg 108: 78–82

Tutt A, Robson M, Garber J et al. (2010) Oral poly (ADP-ribose) polymerase inhibitor olaparib in patients with BRCA1 or BRCA2 mutations and advanced breast cancer: a proof of concept trial. Lancet 376: 235–244

Vandeweyer E, Deraemaecker R, Nogaret JM, Hertens D (2000) Institution immediate breast reconstruction with implants and adjuvant chemotherapy: a good option? Eur J Cancer [Suppl 5] 36: 59

Vandeweyer E, Hertens D, Nogaret JM, Deraemaecker R (2001) Immediate breast reconstruction with saline filled implants: no Interference with the oncologic outcome? Plast Reconstr Surg 107: 1409–1412

Van Teinhoven G, Voogd AC, Peterse JL et al. (1999) Prognosis after treatment for loco-regional recurrence after mastectomy and breast-conserving therapy in two randomised studies (EORTC 10801 and DBCG-82TM). EORTC Breast Cancer Cooperative Group and the Danish BREast Cancer Cooperative Group. Eur J Cancer 35: 32–38

Veronesi U, Cascinelli N, Mariani L et al. (2002) Twenty-year follow-up of a randomized study comparing breast-conserving surgery with radical mastectomy for early breast cancer. N Engl J Med 347: 1277–1232

Veronesi U, Paganelli G, Viale G et al. (2003) A randomized comparison of sentinel-node biopsy with routine axillary dissection in breast cancer. N Engl J Med 349: 546–553

Voogd AC, Nielsen M, Peterse JL et al. (2001) Differences in risk factors for local and distant recurrence after breast-conserving therapy or mastectomy for stage I and II breast cancer: pooled results of two large European randomized trials. J Clin Oncol 19: 1688–1697

Whelan TJ, Julian J, Wright J, Jadad AR, Levine ML (2000) Does locoregional radiation therapy improve survival in breast cancer? A metaanalysis. J Clin Oncol 18: 1220–1229

Maligne Tumoren der Mamma: Fertilität, Kontrazeption und Hormonersatz

Edgar Petru

2.1 Häufigkeit, Besonderheiten bei jungen Patientinnen

Etwa 12% der Brustkrebserkrankungen treten bei Patientinnen vor dem 35. Lebensjahr auf. Deshalb stellen der Fertilitätserhalt und/oder die Planung einer Schwangerschaft nach Abschluss der zytotoxischen Therapie aus ethischer, onkologischer und psychologischer Sicht besonders relevante Themen dar.

Neben der 5- bis 6-monatigen Therapie mit Zytostatika benötigt ein großer Anteil von Patientinnen auch eine **sequenzielle langjährige** antihormonelle **Therapie**. Deshalb müssen junge Patientinnen bei Diagnosestellung ihre Schwangerschaft oft über viele Jahre auf einen Zeitpunkt verschieben, zu dem die Wahrscheinlichkeit, schwanger zu werden, *per se* reduziert ist.

Patientinnen mit Mammakarzinom vor dem 35. Lebensjahr weisen *per se* eine schlechtere Prognose als ältere Patientinnen auf. Zur späteren Fertilisierung entferntes Ovarialgewebe junger Frauen kann viable Tumorzellen beherbergen. Prämenopausale Patientinnen weisen eine höhere Prävalenz für eine **BRCA-Genmutation** auf als ältere (Petru et al. 2009). Falls die Ovarien bei jungen Frauen belassen werden, kann das Ovarialkarzinomrisiko deutlich erhöht sein.

2.2 Onkologische Therapien und Ovarialfunktion

Bei der Geburt beträgt die Anzahl der Primordialfollikel ca. 1 Mio., während der Pubertät ca. 400.000 und mit 40 Jahren ca. 70.000. Wird eine systemische Therapie angewendet, ist der physiologische Prozess der Reduktion des Pools an Primordialfollikeln beschleunigt. Sein Grad ist vom Behandlungsschema, von der Dosis und der Dauer der Therapie abhängig. Die Reduktion der Primordialfollikel hängt weder vom individuellen Alter noch vom Zyklus ab. Alkylierende Substanzen wie Cyclophosphamid sind am meisten gonadotoxisch (Lee et al. 2006). Am häufigsten werden Kombinationsschemata verwendet, die teilweise additive oder potenzierende Effekte aufweisen.

Tamoxifen hat keinen Effekt auf die ovarielle Reserve, und auch Gonadotropin-Releasing-Hormon-Analoga sind nicht gonadotoxisch.

Wenig ist über eine potenzielle Gonadotoxizität neuer **zielgerichteter Therapien** bekannt, z B. von Antikörpern gegen den epidermalen Wachstumsfaktorrezeptor (EGFR), den vaskulären endothelialen Wachstumsfaktor (VEGF) oder kleiner Moleküle wie Tyrosinkinaseinhibitoren. Trastuzumab scheint keinen Einfluss auf die Amenorrhörate zu haben (Lee et al. 2006).

2.3 Ovarialfunktion

Ein Hauptsymptom der Ovarialinsuffizienz ist die **Amenorrhö**, das Ausbleiben der Menstruation, falls nicht Steroidhormone verabreicht werden. Die wesentlichen Risikofaktoren für eine persistierende Amenorrhö sind in ■ Tab. 2.1 aufgelistet. Auch eine Radiotherapie des Beckens/Abdomens führt ab 15 Gy zu 100%iger Amenorrhö.

Ein normaler Menstruationszyklus nach Chemo- und/oder antihormoneller Therapie schließt eine vorzeitige Ovarialinsuffizienz nicht aus.

2.4 Untersuchungen zur Feststellung der Ovarialfunktion

Nach antineoplastischer Therapie wird empfohlen, mindestens 2 Monate abzuwarten, bevor die Ovarialfunktion untersucht wird. Der zuverlässigste Parameter der Ovarialreserve ist das **Anti-Müller-Hormon** bzw. der Anti-Müller-Faktor (AMH bzw. AMF; Petru et al. 2009). Im Gegensatz zum follikelstimulierenden Hormon (FSH) und Inhibin β, deren Konzentrationen durch exogene Steroide beeinflusst werden, ist dies bei AMH nicht der Fall.

Um die Ovarialfunktion beurteilen zu können, ist auch die Bestimmung von Östradiol in den ersten Tagen des Menstruationszyklus, die Follikulometrie der Ovarien und die sonographische Bestimmung der Endometriumdicke zusätzlich sinnvoll.

Gerade bei primär **perimenopausalen** Patientinnen, die nach der Chemotherapie als postmenopausal eingestuft werden, sollte vor und während der Therapie mit **Aromatasehemmern** alle 2–3 Monate eine Hormonbestimmung (FSH, Östradiol) erfolgen. Auch sollte besonders auf Metrorrhagien/Menstruationen und das etwaige Sistieren klimakterischer Beschwerden geachtet werden. Bei einigen Serien von perimenopausalen Patientinnen wurden während der Therapie mit Aromatasehemmern Schwangerschaften beobachtet.

2.5 GnRH-Analoga eignen sich nicht zur Ovarialprotektion bei hormonrezeptorpositivem Mammakarzinom

Die Reduktion der Gonadotropinsekretion mittels GnRH-(Gonadotropin-Releasing-Hormon-)Analoga behindert die Follikelreifung, was zu deren Atresie führt. Die Hypothese war, dass die Rekrutierung präantraler Follikel in den proliferierenden Pool reduziert wird und so die Ovarien durch Unterdrückung von Mitosen vor Chemotherapie geschützt seien.

Die vorliegenden **randomisierten Studien** zum möglichen Ovar-protektiven Effekt eines GnRH-Analogons

Tab. 2.1 Risikofaktoren für eine persistierende Amenorrhö nach adjuvanter Chemotherapie des Mammakarzinoms

Risikofaktor	Amenorrhörate	Anmerkungen
Alter >40 Jahre	–	Klinisch wesentlichster Faktor
Vorübergehendes Ausbleiben der Regelblutung während der Chemotherapie	–	Insbesondere Cyclophosphamid
CMF versus EC/FEC	20 % höher als nach EC/FEC	–
EC/FEC versus Taxane	15–20 % höher als nach Taxanen	–
6 versus 3–4 Chemotherapiezyklen, 12 versus 6 Zyklen	–	Längere Behandlungsdauer repräsentiert einen starken Risikofaktor
Dosisdichte Chemotherapieschemata	–	Insbesondere bei Cyclophosphamid-haltigen Schemata
3-mal FEC gefolgt von D versus 6-mal FEC	35% versus 25%	Die Therapiesequenz mit Taxanen scheint relevant
Tamoxifen	–	Signifikanter Risikofaktor
Vorausgegangene Geburten	–	Auf der Basis einiger weniger Studien

C Cyclophosphamid; *M* Methotrexat; *F* 5-Fluoruracil; *E* Epirubicin; *D* Docetaxel

während einer Chemotherapie haben einander widersprechende Ergebnisse erbracht. Eine begleitende Verabreichung von GnRH-Analoga mit zytostatischer Therapie (Badaway et al. 2009; Gerber et al. 2011; Del Maestro et al. 2010) kann deshalb bei hormonrezeptor positivem Mammakarzinom **nicht empfohlen** werden (Loren et al. 2013). Onkologischerseits ist die potenzielle Interferenz am Hormonrezeptorniveau mit dem Ansprechen auf Chemotherapie nicht ausgeschlossen.

2.6 Ovulationshemmer als mögliche Ovarialprotektion?

Ein Beweis für die Effektivität von Ovulationshemmern zum Erhalt der Ovarialfunktion ist **nicht** vorliegend. Trotzdem hat sie sich bei **hämatologischen Neoplasien** aus Gründen der Kontrazeption und zur Vermeidung von uterinen Blutungen bewährt, ist jedoch beim Mammakarzinom wegen dessen (häufiger) Hormonabhängigkeit kontraindiziert.

2.7 »Notfall-in-vitro-Fertilisierung«

Abklärung und Behandlung sind nur in hochspezialisierten zertifizierten Zentren indiziert.

Zwischen Diagnosestellung und adjuvanter Chemotherapie wird ein IVF-Zyklus mit Stimulation der Ovarien mit der Dauer von **10 und 20 Tagen** durchgeführt. Die kontrollierte Überstimulierung der Ovarien erfolgt mit Gonadotropinen, Aromatasehemmern (z. B. Letrozol) oder SERMS (selektiven Östrogenrezeptormodulatoren) wie Tamoxifen (Oktay et al. 2005). Nach der Gewinnung von Eizellen erfolgt meist die extrakorporale Befruchtung in vitro. Über potenzielle Risiken u. a. aufgrund vorübergehend besonders hoher Östrogenspiegel (Östradiol >1000 pg/ml) muss die Patientin umfassend aufgeklärt werden (Loren et al. 2013).

2.8 Kryokonservierung von Embryonen

- Abklärung und Behandlung nur in hochspezialisierten zertifizierten Zentren
- Voraussetzung: Partnerschaft
- Am **meisten etabliertes und erfolgsversprechendes** Verfahren bei stabiler Partnerschaft (Schwangerschaftsrate von ca. 35%, Rate an Lebendgeburten ca. 27%; Loren et al. 2013)
- Punktion von Eizellen nach ovarieller Stimulation mit Gonadotropinen (Zyklusphase der Patientin nicht relevant)
- Extrakorporale Befruchtung: meist ICSI (intrazytoplasmatische Spermieninjektion)
- Die sich daraus entwickelnden Embryonen können im 2-, 4-, oder 8-Zell-Stadium zwecks Fertilitätserhalt konventionell (langsam) oder mittels ultraraschem Gefriervorgang (Vitrifikation) tiefgefroren (kryokonserviert) werden
- Ein intrauteriner Transfer zu einem späteren Zeitpunkt ist prinzipiell möglich

Tab. 2.2 Häufigste Kontrazeptionsmaßnahmen bei Patientinnen mit Mammakarzinom

Prinzipielle Möglichkeiten	Bemerkungen
Kupfer-IUD (Intrauterinpessar)	Häufigste und etablierteste Methode
Mechanische Barrieremethoden	V. a. Kondome
Beidseitige Adnexexstirpation	V. a. bei hereditärem Mamma-/Ovarialkarzinom und bei Hormonrezeptorpositivität des Mammakarzinoms überlegenswert
Tubensterilisation	Dadurch auch Reduktion des Ovarialkarzinomrisikos

2.9 Kryokonservierung von reifen Oozyten

- Abklärung und Behandlung nur in hochspezialisierten zertifizierten Zentren
- Typischerweise bei Frauen ohne stabile Partnerschaft flexible **hormonelle Stimulation**, ultraschallgelenkte Ovarialfollikelpunktion und Aufbewahrung **unfertilisierter Eizellen** im Anschluss daran (Loren et al. 2013). Die Schwangerschaftsraten liegen deutlich niedriger als nach Embryotransfer
- Es bestehen heute **Präimplantationstechnologien**, die neben Chromosomenanalysen zum Ausschluss v. a. einer Trisomie 21 z. B. BRCA-Mutationen entdecken können und somit die Transmission solcher Mutationen vermeiden lassen
- Neuere, rasche Einfrierungsmethoden wie **Vitrifikation** können die Qualität der Oozyten deutlich steigern, da dabei keine Kristallformationen entstehen
- Prinzipiell ist die Gewinnung von Eizellen auch im **unstimulierten Zyklus** zwischen dem 10. und 14. Zyklustag möglich, allerdings ist die Ausbeute deutlich geringer als nach Oozytenstimulation

2.10 »Ovarian tissue banking« und Transplantation in der Zukunft

- Abklärung und Behandlung nur in hochspezialisierten zertifizierten Zentren
- Nach **Laparoskopie** und möglichst atraumatischer Entfernung einer Hälfte des Ovars/von mehreren Streifen des **Ovarialkortex mit Primordialfollikeln** erfolgt die Kryokonservierung, um zu einem späteren Zeitpunkt potenziell funktionsfähiges Ovarialgewebe reimplantieren zu können
- Experimenteller Ansatz (Loren et al. 2013)
- Vorteil: keine hormonelle Stimulation nötig
- Indikation: v. a. präpubertäre Mädchen mit Malignomen
- Bei Kinderwunsch nach Abschluss der Chemotherapie, einem mindestens 2-jährigen rezidivfreien Verlauf und fehlender Funktion des verbliebenen Restovars bzw. der Restovarien kann das konservierte Eierstockgewebe wieder orthotop in das Becken im Restovar oder der Fossa ovarica **retransplantiert** werden. Eine auftretende Ischämie kann die Ovarialreserve jedoch stark einschränken. Alternativ könnte evtl. auch an eine heterotope Autotransplantation im Bereich des Unterarms, Oberarms oder des Fettgewebes im Unterbauch gedacht werden
- **Standardisierte Einfrierungsmethoden und Lagerungsbedingungen** über mehrere Jahre sind für die definitive Etablierung auch dieser Methode essenziell. Auch die **onkologische Sicherheit**, dass das entnommene Ovarialgewebe frei von metastatischen Tumorzellen ist, muss garantiert sein

2.11 In-vitro-Maturation unreifer Eizellen

- Experimentelle Methode
- Unreife Eizellen werden mittels transvaginaler Ovarialpunktion gewonnen und danach extrakorporal mit **HCG stimuliert**. So können reife Eizellen gewonnen werden. Danach erfolgt eine intrazytoplasmatische Spermieninjektion
- Die Erfolgsrate ist deutlich geringer als bei Behandlung von reifen Eizellen

2.12 Kontrazeption während und nach der Therapie

Die Auswahl des Verfahrens zur Kontrazeption ist der individuellen Familienplanung anzupassen (Petru et al. 2009). **Tamoxifen** als SERM ist kein Kontrazeptionsschutz. Werden aus onkologischer Sicht **GnRH-Analoga** verordnet, ist für die Dauer der GnRH-Gabe keine zusätzliche kontrazeptive Maßnahme notwendig. Tab. 2.2 zeigt die häufigsten Kontrazeptionsmaßnahmen bei Patientinnen mit Mammakarzinom. Beim Levonorgestrel-IUD (»intrauterin device«) ist die systemische Gestagenexposition nur minimal. Klinische Studien, welche die Sicherheit von Levonorgestrel beweisen, liegen jedoch nicht vor (Trinh et al. 2008).

2.13 Schwangerschaft nach Mammakarzinom

Das Eintreten einer Schwangerschaft nach Mammakarzinom verschlechtert die Prognose entsprechend den meisten vorliegenden Daten nicht. Das gelegentlich publizierte günstigere Überleben von Patientinnen mit Mammakarzinom, die schwanger werden, könnte auf einem sog. »**healthy mother bias effect**« beruhen, d. h., dass vor allem gesunde Frauen mit günstiger Prognose schwanger werden.

Aus onkologischer Sicht ist eine Schwangerschaft aufgrund der erhöhten Wahrscheinlichkeit von Rezidiven in den ersten 2–3 Jahren nach Diagnosestellung möglichst erst nach diesem Zeitpunkt zu erwägen. In jedem Fall ist die gesamte Lebenssituation der Patientin (Alter, Parität, individuelles Rezidivrisiko, Art der adjuvanten Therapie) in die Beratung einzubeziehen.

2.14 Hormonsubstitution nach onkologischen Erkrankungen

> **Grundsätzlich gilt: Laut Fachinformationen ist bei Patientinnen mit Mammakarzinom jegliche Form einer Hormonersatztherapie kontraindiziert.**

Nach ausführlicher Risiko-Nutzen-Abklärung und nur bei **stark belastendem klimakterischem Syndrom** und nach Versagen der Änderung von Lebensstilmaßnahmen sowie nichthormonellen Maßnahmen (z. B. Cimicifuga racemosa, Venlafaxin, z. B. Efectin®; Gabapentin, z. B. Neurontin®) kann eine Hormonersatztherapie diskutiert werden.

Das **erhöhte Rezidivrisiko** (Holmberg et al. 2004, 2008; Kenemans et al. 2009) durch einen Hormonersatz ist gegenüber der Belastung durch starke klimakterische Beschwerden abzuwägen und mit der Patientin detailliert zu besprechen. Die Behandlungsdauer sollte so kurz wie möglich, die Dosierung so niedrig wie notwendig gewählt werden (individuelle Dosisanpassung, halbjährliche Ausschleichversuche). Bei hormonrezeptorpositiven Patientinnen sollte die Anwendung einer HRT besonders zurückhaltend beurteilt werden.

Nach Hysterektomie scheint bei therapieresistentem, stark belastendem klimakterischem Syndrom auf der Basis der Studiendaten der WHI (Women's Health Initiative) eine Östrogenmonotherapie prinzipiell überlegenswert.

Bei **erhaltenem Uterus** und therapieresistentem, stark belastendem klimakterischem Syndrom erscheint aufgrund theoretischer Überlegungen prinzipiell eine niedrigdosierte Östrogentherapie mit oraler Gestagengabe, z. B. alle 3–6 Monate über 10–14 Tage, zur sekretorischen Transformation überlegenswert, wenngleich Studiendaten fehlen.

Tibolon (Livial®, Liviel®) führt bei postmenopausalen Patientinnen mit hormonrezeptorpositivem Mammakarzinom zu einem signifikant erhöhten Rezidivrisiko (HR 1,56). Dieses Risiko war bei gleichzeitiger Gabe von Aromatasehemmern deutlich höher (HR 2,42) als bei Tamoxifen (1,25). Bei hormonrezeptornegativem Mammakarzinom war das Rezidivrisiko nicht signifikant erhöht (HR 1,15). Insgesamt ist die **Mortalität** durch Tibolon **nicht erhöht** (Bundred et al. 2009, Kenemans et al. 2009).

Eine **lokale vaginale Östrioltherapie (E3)** ist bei symptomatischer urogenitaler Atrophie prinzipiell möglich. Demgegenüber führt eine vaginale Östradioltherapie (E2) zu erhöhten Östradiolspiegeln im Serum und sollte deshalb nicht verwendet werden (Kendall et al. 2006).

Systemische parenterale und transdermale **Androgene** zeigen sehr gute Wirksamkeit bei Libidoverlust. Daten zur onkologischen Sicherheit fehlen.

Zusammenfassung

Neben der 5-6 monatigen Therapie mit Zytostatika benötigt ein grosser Anteil der jungen Patientinnen mit Mammakarzinom auch eine sequenzielle langjährige antihormonelle Therapie. Patientinnen mit Mammakarzinom vor dem 35. Lebensjahr weisen per se eine schlechtere Prognose als ältere Patientinnen auf. Bei der Geburt beträgt die Anzahl der Primordialfollikel ca. 1 Mio. Wird eine systemische Therapie angewendet, ist der physiologische Prozess der Reduktion des Pools an Primordialfollikeln beschleunigt. Die Reduktion der Primordialfollikel hängt weder vom individuellen Alter noch vom Zyklus ab. Alkylierende Substanzen wie Cyclophosphamid sind am meisten gonadotoxisch. Ein Hauptsymptom der Ovarialinsuffizienz ist die Amenorrhö, falls nicht Steroidhormone verabreicht werden. Der wesentlichste Risikofaktor für eine persistierende Amenorrhö ist ein Alter > 40 Jahre. Nach antineoplastischer Therapie wird empfohlen, mindestens 2 Monate abzuwarten, bevor die Ovarialfunktion untersucht wird. Der zuverlässigste Parameter der Ovarialreserve ist das Anti-Müller-Hormon (AMH). Es wird exogene Steroidzufuhr nicht beeinflusst. Um die Ovarialfunktion beurteilen zu können, ist auch die Bestimmung von Östradiol in den ersten Tagen des Menstruationszyklus, die Follikulometrie der Ovarien und die sonographische Bestimmung der Endometriumdicke zusätzlich sinnvoll. Gerade bei primär perimenopausalen Patientinnen, die nach der Chemotherapie als postmenopausal eingestuft werden, sollte vor und während der Therapie mit Aromatasehemmern alle 2-3 Monate eine Hormonbestimmung (FSH, Östradiol) erfolgen. Eine begleitende Verabreichung von GnRH-Analoga mit zytostatischer Therapie kann bei hormonrezeptorpositivem Mammakarzinom in der Prämenopause nicht empfohlen werden. Onkologischerseits ist die potentielle Interferenz am Hormonrezeptorniveau mit dem Ansprechen auf Chemotherapie nicht ausgeschlossen.

Eine Notfalls-in vitro Fertilisierung mit Stimulation der Ovarien mit der Dauer von 10 und 20 Tagen kann zwischen Diagnosestellung und adjuvanter Chemotherapie erfolgen. Nach der Gewinnung von Eizellen erfolgt meist die extrakorporale Befruchtung in vitro.

Die Kryokonservierung von Embryonen ist das am meisten etablierte und erfolgsversprechende Verfahren bei stabiler Partnerschaft. Die sich entwickelnden Embryonen können im 2-, 4-, oder 8-Zellstadium zwecks Fertilitätserhalt tiefgefroren werden. Ein intrauteriner Transfer zu einem späteren Zeitpunkt ist prinzipiell möglich.

Literatur

Badaway A, Elnashar A, El-Ashry M, Shahat M (2009) Gonadotropn-releasing hormone agonists for prevention of chemotherapy-induced ovarian damage: Prospective randomized study. Fertil Steril 91: 674–697

Bundred N, Kenemans P, Beckmann M, Foidart J, Kubista et al. (2009) Effect of tibolone on breast cancer recurrence: Liberate trial bone sub-study. Cancer Res 69 (Suppl) 79s

Del Maestro L, Boni L, Michelotti A et al. (2010) Role of luteinizing hormone-releasing hormone analog LHRH triptorelin in preserving ovarian function during chemotherapy for early breast cancer patients: Results of a multicenter phase III trial of Gruppo Italiano Mammella (GIM) group. J Clin Oncol 28 Suppl 74s (Abstr. 528)

Gerber B, Von Minckwitz G, Stehle H, Reimer T, Felberbaum R, Maass N et al. (2011) Effect of luteinizing hormone agonist on ovarian function after modern adjuvant breast breast cancer chemotherapy: The GBG 37 ZORO study. J Clin Oncol 29: 2334–2341

Holmberg L, Anderson H (2004) HABITS (hormonal replacement therapy after breast cancer – is it safe ?), a randomised comparison: trial stopped. Lancet 363: 453–455

Holmberg L, Iversen O, Rudenstam C et al. (2008) Increased risk of recurrence after hormone replacement therapy in breast cancer survivors. J Natl Cancer Inst 100: 475–482

Kendall A, Dowsett M, Folkerd E, Smith I (2006) Caution: Vaginal estradiol appears to be contraindicated in postmenopausal women on adjuvant aromatase inhibitors. Ann Oncol 17: 584–587

Kenemans P, Bundred N, Foidart JM, Kubista E et al. (2009) Safety and efficacy of tibolone in breast cancer patients with vasomotor symptoms: a double-blind, randomised, non-inferiority trial. Lancet Oncol 10(2):135–46

Lee S, Schover L, Partridge A et al. (2006) American Society of Clinical Oncology recommendations on fertility preservation in cancer patients. J Clin Oncol 24: 1–11

Loren A, Mangu P, Beck L, Brennan L, Magdalinski A, Partridge A et al (2013) Fertility preservation for patients with cancer: American society of clinical oncology clinical practice guideline update. J Clin Oncol 31: 2500–2510

Oktay K, Buyuk E, Libertella N, Akar M, Rosenwaks Z (2005) Fertility preservation in breast cancer patients: A prospective controlled comparison of ovarian stimulation with tamoxifen and letrozole for embryo cryopreservation. J Clin Oncol 23: 4347–4353

Petru E, Wildt L, Stummvoll W, Singer C, Speiser P, Fischerlehner, Reitsamer R et al. (2009) Konsensus der österreichischen Gesellschaft für Gynäkologie und Geburtshilfe/Arbeitsgemeinschaft für Gynäkologische Onkologie: Fertilität, Kontrazeption und Hormonersatz bei onkologischen Patientinnen unter besonderer Berücksichtigung des Mammakarzinoms. Geburtsh Frauenheilk 69: 1071–1077

Trinh XB, Tjalma W, Makar A, Buytaert G, Weyler J, Van Dam P (2008) Use of levonorgestrel-releasing intrauterine system in breast cancer patients. Fertil Steril 91: 17–2

Maligne epitheliale Tumoren des Corpus uteri (ausschließlich des Karzinosarkoms)

Patrick Imesch, Mathias K. Fehr und Daniel Fink

3.1 Häufigkeit, Altersverteilung

Das Korpusmalignom ist in Mitteleuropa nach den Malignomen von Brust, Kolorektum und Lunge die vierthäufigste Krebserkrankung der Frau. Mit ca. 41% der weiblichen Genitalmalignome ist es die **häufigste gynäkologische Neoplasie im engeren Sinn**. Die Inzidenz des Endometriumkarzinoms ist in der Schweiz, Österreich und Deutschland hoch und beträgt ca. 24–25 pro 100.000 Frauen/Jahr. Die lebenslange Inzidenz beträgt 2,6%. Seine altersstandardisierte Mortalität ist mit 3,4 pro 100.000 Frauen/Jahr jedoch relativ gering, da 75% der Endometriumkarzinome im Stadium I diagnostiziert werden.

Das **mittlere Erkrankungsalter** liegt bei 68 Jahren, und 75% der Patientinnen sind postmenopausal. Nur 5% erkranken vor dem 40. Lebensjahr.

Zunehmend mehr Autoren zählen auch das **Karzinosarkom** [maligner Müller-Mischtumor, maligner gemischter mesodermaler Tumor (MMMT)] zu den Typ-2-Endometriumkarzinomen, da beide morphologischen Komponenten monoklonalen epithelialen Ursprungs sind. Der besseren Abgrenzbarkeit halber wird aus klinischen Überlegungen den Karzinosarkomen jedoch ein eigenes Kapitel gewidmet (► Kap. 4).

3.2 Risikofaktoren

Klinisch, histologisch und pathogenetisch muss der **klassische Karzinomtyp** (endometrioid, **Typ 1**) vom **östrogenunabhängigen, unüblichen Karzinomtyp (Typ 2)** unterschieden werden. Zum Typ 2 zählen das seröse (serös-papilläre, ca. 5–10% der Fälle), das klarzellige (hellzellige) Endometriumkarzinom (ca. 1–5% aller Fälle) sowie das undifferenzierte Endometriumkarzinom.

3.2.1 Risikofaktoren für den östrogenabhängigen Typ 1 des Endometriumkarzinoms

Die Risikofaktoren sind jenen beim hormonempfindlichen Brustkrebs ähnlich (■ Tab. 3.1).

Während Östrogene für das Endometriumkarzinom als kanzerogen gelten, stellen **Gestagene** einen Schutz für die Gebärmutterschleimhaut dar. Die optimale Dauer für eine zusätzliche Gestagengabe beträgt bei zyklischer **Östrogensubstitution** 12 Tage.

Adipositas als Risikofaktor kann u. a. durch die Hyperöstrogenisierung via Aromatisierung von Androstendion zu Östron in Fettzellen erklärt werden. Eine Metaanalyse konnte zeigen, dass jeglicher Anstieg des BMI um 5 kg/m^2 das Risiko eines Endometriumkarzinoms signifikant steigert (Renehan et al. 2008). Adipositas erhöht zudem direkt wie indirekt die Mortalität beim Endometriumkarzinom. In multivariaten Analysen stellten Diabetes und Hypertonie, welche oft mit Adipositas vergesellschaftet sind, keine unabhängigen Risikofaktoren dar.

Tamoxifen ist ein weiterer Risikofaktor, da es als SERM (selektiver Östrogenrezeptormodulator) am Endometrium als Östrogenagonist wirkt. Bei 1000 Frauen, welche über 5 Jahre täglich 20 mg **Tamoxifen** einnehmen, findet man etwa 4 zusätzliche Endometriumkarzinome (Senkus-Konefka et al. 2004). Glücklicherweise werden auch diese Endometriumkarzinome wegen uteriner Blutung meist im Frühstadium diagnostiziert. Oftmals sind sie vom hormonabhängigen, endometrioiden Typ mit guter Prognose. Das Risiko eines Endometriumkarzinoms unter Tamoxifen nimmt mit der Einnahmedauer zu. Der andere auf dem Markt erhältliche SERM Raloxifen führt im Gegensatz zu Tamoxifen nicht zu einer Erhöhung der Inzidenz des Endometriumkarzinoms.

Rund 5% der Endometriumkarzinome entstehen aufgrund einer genetischen Prädisposition. Das autosomal-dominant vererbte **hereditäre Non-Polyposis-Kolonkarzinom** (HNPCC), auch Lynch-Syndrom genannt, ist dabei für die meisten Fälle der vererbten Endometriumkarzinome verantwortlich. Dem Syndrom liegt eine Mutation im DNA-Mismatch-Repair-System zugrunde, was sich sekundär in fehlerhafter DNA-Replikation manifestiert. Bei diesen Patientinnen besteht ein 60- bis 80%iges Risiko für ein Kolonkarzinom und ein 40- bis 60%iges Risiko für ein Endometriumkarzinom. Das Durchschnittsalter bei Diagnosestellung des Endometriumkarzinoms ist bei diesem Patientinnenkollektiv mit 45 Jahren zudem niedrig.

3.2.2 Risikofaktoren für den östrogenunabhängigen Typ 2 des Endometriumkarzinoms

Das **hormonunabhängige Endometriumkarzinom** kommt bevorzugt bei älteren, aber auch bei jüngeren, schlanken Frauen ohne oben genannte Risikofaktoren vor. Endometriumkarzinome, die nach Radiotherapie des Beckens auftreten, sind oft vom Typ 2. Das seröse Endometriumkarzinom ist bei Afrikanerinnen häufiger als bei kaukasischen Frauen, was die schlechtere Prognose der Endometriumkarzinome bei farbigen Frauen erklären kann.

Frauen mit BRCA-1- oder BRCA-2-Mutationen erkranken bevorzugt an einem serösen Endometriumkarzinom, ebenso Patientinnen nach primärer Radiotherapie eines Zervixkarzinoms (Pothuri et al. 2005).

Tab. 3.1 Risikofaktoren für das klassische Endometriumkarzinom (Typ 1)

Risikofaktor	Relatives Risiko
Regionale Herkunft: USA, Europa	3–18
Höheres Lebensalter	2,2
Höherer sozioökonomischer Status	2
Adipositas (prä- und postmenopausal)	2–5
Nulliparität/Infertilität, Anovulation	2–3
Späte Menopause (>52 Jahre vs. <49 Jahre)	2–3
Östrogen-produzierende Tumoren wie Granulosazelltumoren (endogener Hyperöstrogenismus)	>5
Exogene Östrogensubstitution ohne Gestagenantagonisierung[a]	6–9
Tamoxifen-Einnahme bei Brustkrebs	1,5–3
Vorausgegangene Radiotherapie eines Zervixkarzinoms	>1 (Pothuri et al. 2005)

[a] Zunächst Entwicklung einer Endometriumhyperplasie.

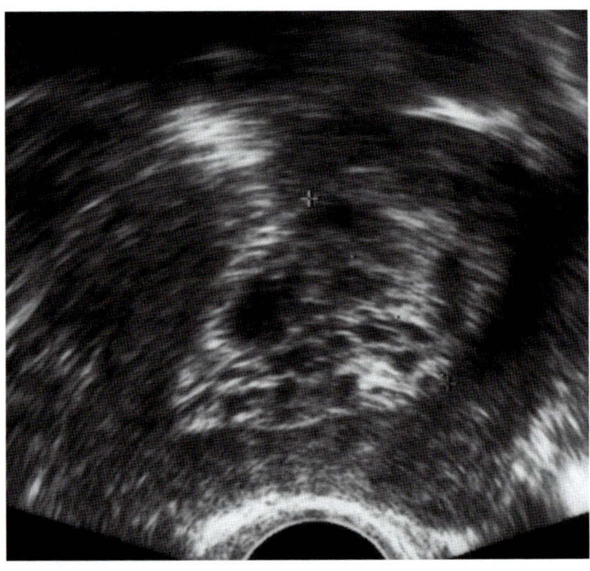

Abb. 3.1 Typische Endometriumsonographie unter Tamoxifen-Therapie

3.3 Screening, Früherkennung

Weder Vaginalsonographie noch transzervikale Endometriumbiopsie oder Zervixzytologie stellen geeignete Screeningtests für das Endometriumkarzinom dar. Dass **kein effektives Screening** existiert, liegt u. a. daran, dass die **uterine Blutungsstörung** meist ein **Frühsymptom**, das unmittelbar zur Diagnose eines Endometriumkarzinoms führt, darstellt (S2k-Leitlinie der AGO 2008).

Umstritten ist die **transvaginale Sonographie** auch als Screeningtest in **Hochrisikopopulationen**, wie z. B. Familien mit **hereditärem Non-Polyposis-Kolonkarzinom** (HNPCC), massiver Adipositas, alleiniger Östrogen- oder Tamoxifentherapie. Da einerseits das Risiko, unter **Tamoxifen** ein Endometriumkarzinom zu entwickeln, relativ gering ist, andererseits unter Tamoxifen in mehr als der Hälfte der Fälle sonographisch ein verdicktes Endometrium >5 mm und/oder eine Hyperechogenität des Endometriums und »submuköse« Zystenbildung beobachtet werden, wird die **transvaginal-sonographische Kontrolle** des Endometriums bei Patientinnen unter Tamoxifen **nicht empfohlen**.

Histologisch findet sich meist ein zystisch atrophes Endometrium mit subepithelialer Stromahypertrophie (Abb. 3.1). Bei ca. einem Viertel der mit Tamoxifen behandelten Frauen finden sich Endometriumpolypen. Bis zu einer Endometriumdicke von 9 mm ist bei Symptomfreiheit mit einem minimalen Risiko eines Endometriumkarzinoms zu rechnen. Beträgt die Endometriumdicke bei einer asymptomatischen Frau ≥10 mm, liegen immer noch in weniger als 5% ein Karzinom oder eine atypische Hyperplasie vor. Kommt es jedoch unter Tamoxifen zu einer postmenopausalen Blutung, muss immer, ungeachtet der gemessenen Endometriumdicke, eine histologische Abklärung erfolgen. Ob unter Tamoxifen bei einem verdickten Endometrium >10 mm **ohne klinische Symptomatik** eine **histologische Abklärung** des Endometriums erfolgen sollte, ist **umstritten**. Das Risiko für das Vorliegen eines asymptomatischen Endometriumkarzinoms ist mit <2% gering. Ein Vorschlag ist die ambulante Entnahme einer Aspirationshistologie. Einerseits wird dadurch sichergestellt, dass keine Zervikalkanalstenose vorliegt, welche eine uterine Blutung durch das Karzinom verhindern kann, andererseits schließt ein negatives Resultat ein Karzinom praktisch aus.

Das »United Kingdom Collaborative Trial of Ovarian Cancer Screening« (UKCTOCS) ist eine prospektive Studie zur Evaluierung eines Ovarialkarzinomscreenings. Sie bietet die einmalige Gelegenheit, bei einem großen Kollektiv auch das Endometrium sonographisch zu beurteilen. Die Studie konnte 50.639 Frauen einschließen, wovon die Daten von 37.038 verwertet werden konnten. Es wurden die Endometriumsbreite und endometriale Auffälligkeiten aufgezeichnet. Mittels nationalen Registern und Fragebögen wurden die innerhalb eines Jahres aufgetretenen Endometriumkarzinome registriert.

Während der Beobachtung entwickelten 125 Frauen ein Endometriumkarzinom, 6 ein endometriales Stromasarkom, 6 ein Karzinosarkom und 13 komplex-atypische Hyperplasien. Gemäß den Ergebnissen dieser Studie scheint es grundsätzlich möglich, einen relativ großen Anteil an Endometriumkarzinomen bereits vor Symptombeginn zu entdecken. Der Effekt des Screenings auf das Überleben und die Mortalität ist allerdings nicht beantwortet.

Klinische Symptome des Korpuskarzinoms

Uterine Blutungsstörung: schmerzlose **postmenopausale Blutung**, rezidivierende **Menometrorrhagie** oder rezidivierende **Metrorrhagie**. Rund 90% der Frauen mit Endometriumkarzinom weisen Blutungsstörungen auf. Diese sind ein zuverlässiges Frühsymptom. So werden 75% aller Endometriumkarzinome im Stadium I diagnostiziert. Die Wahrscheinlichkeit, dass eine vaginale Blutung in der Postmenopause durch ein Karzinom verursacht wird, beträgt ca. 11%.

- **Unterbauchschmerzen**: Bei Patientinnen mit (seltener) **Zervikalkanalstenose** können sich Endometriumkarzinome aufgrund einer Hämatometra oder eines metastatischen Adnextumors als Unterbauchtumoren sowie mit Unterbauchschmerzen äußern.
- Abnormer **Fluor**: typischerweise blutig oder eitrig (Pyometra).

3.4 Tumorausbreitung

Das Korpuskarzinom kann lymphogen wie auch hämatogen metastasieren, es kann aber auch durch direkte Ausbreitung in die umliegenden Strukturen oder via transtubare Aussaat streuen. Der **lymphogene Abfluss** des Uterus ist kompliziert und hat direkte Auswirkungen auf die operative Sanierung des Endometriumkarzinoms. Die fundalen Anteile des Corpus uteri drainieren via Lig. infundibulopelvicum in die paraaortalen Lymphknoten, und der Isthmusbereich in die pelvinen Lymphknoten. Aus diesem Grund kann ein sehr unterschiedliches lymphogenes Metastasierungsmuster resultieren. Bei insgesamt 10% aller Patientinnen ist mit Metastasen in den pelvinen und bei 6% in den paraaortalen Lymphknoten zu rechnen (Tab. 3.2). 62% der Patientinnen mit befallenen pelvinen Lymphknoten weisen auch paraaortale Lymphknotenmetastasen, typischerweise in der Region zwischen A. mesenterica inferior und den Nierengefäßen, auf. Ein isolierter paraaortaler Lymphknotenbefall ohne pelvine Lymphknotenmetastasierung ist aber selten (Abb. 3.2).

Tab. 3.2 Lymphknotenmetastasen in Bezug auf Invasion des Myometriums und Grading. (Nach Creasman et al. 1998; FIGO-Statistik, n=2609)

Myometriumsinvasion	Grading	Befallene pelvine Lymphknoten [%]	Befallene paraaortale Lymphknoten [%]
Keine	G1	0,4	0
	G2	0,5	0,5
	G3	3	2
<50%	G1	1,2	0,2
	G2	3	0,8
	G3	5,5	2,4
>50%	G1	15,4	3,5
	G2	15,7	6
	G3	23,8	10,2

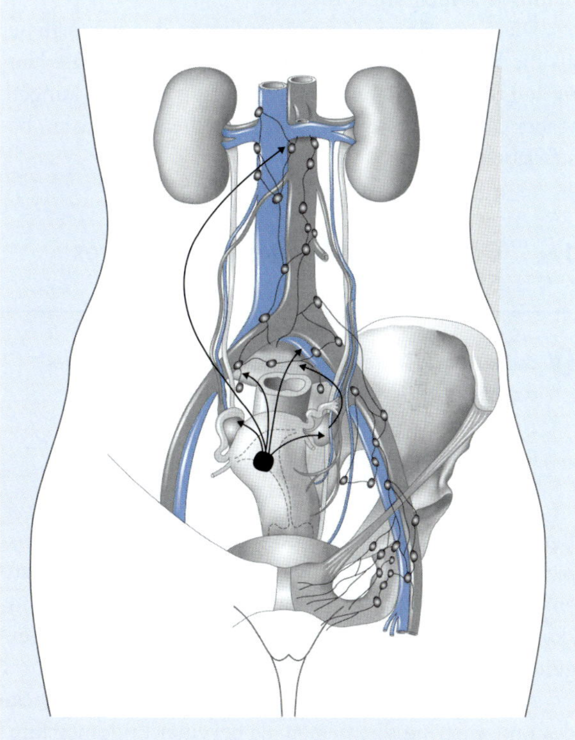

Abb. 3.2 Lymphabflusswege beim Korpuskarzinom. (Aus Kaufmann et al. 2003)

Die zweithäufigste Metastasierungsart ist **per continuitatem** in die **Adnexe** (bei ca. 6% aller neudiagnostizierten Endometriumkarzinome), wobei die meisten Adnexmetastasen nur mikroskopisch nachweisbar sind. Mit pelvinen **peritonealen** Tumorimplantaten ist in 2% und

Tab. 3.3 Charakteristika der Subtypen I und II beim Endometriumkarzinom

Karzinomtyp	1	2
Histologie	Endometrioid	Serös-papillär, klarzellig, undifferenziert, Karzinosarkom (maligner Müller-Mischtumor, ► Kap. 4)
Krebsvorstufe	Atypische Hyperplasie	Scharf begrenztes intraepitheliales Karzinom
Risikofaktoren	Hyperöstrogenismus	Vorgängige Radiotherapie?
	Tamoxifen	
Präoperative Endometriumsonographie	Verdicktes Endometrium	Häufig sonographisch unauffälliges Endometrium
FIGO-Stadium	79% Stadium I	26% Stadium I (serös-papillär)
		58% Stadium I (klarzellig)
Molekularbiologie	PTEN, kRAS-Mutation, Mikrosatelliteninstabilität	p53-Mutation, Verlust der Heterozygotie (LOH), p16-Inaktivierung, HER2/neu-Überexpression
Hormonrezeptoren	Exprimiert	Nicht exprimiert

mit extrapelvinen in 3% zu rechnen, wobei diese dann häufig im Omentum vorliegen.

Die hämatogene Metastasierung ist deutlich seltener als die lymphogene, kommt aber ebenfalls vor. Die häufigste Lokalisation von **Fernmetastasen** sind die Lungen, wobei aber auch Leber- und Knochenmetastasen beschrieben werden.

3.5 Diagnosestellung, präoperatives Staging

Bei jeder postmenopausalen Blutung sowie bei rezidivierenden Menometrorrhagien oder rezidivierenden Metrorrhagien bei Frauen in der Prä- bzw. Perimenopause ist ein Endometriumkarzinom histologisch auszuschließen.

Bei der **Spekulumeinstellung** wird die Vaginalwand inspiziert, um v. a. suburethrale Vaginalwandmetastasen bzw. einen Tumor im Zervikalkanal zu erfassen. Mittels Kolposkopie wird ein Zervixkarzinom als Blutungsursache ausgeschlossen.

Mit der **transvaginalen Sonographie** wird die Dicke des Endometriums gemessen, da bei einer Endometriumdicke <5 mm und postmenopausaler uteriner Blutung die Wahrscheinlichkeit eines Endometriumkarzinoms weniger als 2/1000 beträgt. Somit kann bei einer Endometriumdicke <5 mm bei postmenopausaler Blutung eine Nachkontrolle in 3 Monaten erfolgen.

Umgekehrt beträgt die Wahrscheinlichkeit des Vorliegens eines Endometriumkarzinoms bei postmenopausaler Blutung und einer Endometriumdicke von ≥5 mm 18% (Karlsson et al. 1995).

Eine wiederholte uterine postmenopausale Blutung bei einer sonographisch gemessenen Endometriumdicke <5 mm muss jedoch histologisch abgeklärt werden, da Typ-2-Endometriumkarzinome in einem sonographisch atrophen Endometrium entstehen können (Tab. 3.3). 35% der **serösen Endometriumkarzinome** zeigen bei Diagnosestellung eine sonographische Endometriumdicke <5 mm. In einer neueren Arbeit von Timmerman et al. (2010) wird der Cut-off-Wert deshalb gar auf 3 mm reduziert, um bei Frauen mit postmenopausaler Blutung ein Endometriumkarzinom mit größtmöglicher Sicherheit auszuschließen.

Mit der transvaginalen Sonographie können die Infiltrationstiefe ins Myometrium und evtl. auch ein Zervixbefall abgeschätzt sowie Adnextumoren oder Aszites als extrauterine Metastasierungsmanifestationen festgestellt werden (Abb. 3.3). Das MRT des Beckens zeigt hier keine entscheidenden Vorteile.

Für **prämenopausale Frauen** gilt für das sonographische Endometriumecho ein Schwellenwert von 5 mm am 4.–6. Zyklustag und von 12 mm, unabhängig vom Zyklustag (Dreher et al. 2004).

Bei hoch aufgebautem Endometrium kann es sinnvoll sein, mittels ambulanter **Aspirationskürettage** (z. B. Pipelle de Cornier oder Vabra-Aspirationskürettage) zu versuchen, frühzeitig zur Diagnose zu kommen. Endometriumkarzinome lassen sich häufig mittels Aspirationskürettage nachweisen, nicht jedoch die anderen Ursachen einer uterinen Blutung wie Polypen, submuköse Myome usw. Es kann jedoch nur eines von fünf **serösen Endometriumkarzinomen**, die nicht in einem hyperplastischen Endometrium entstehen, mittels Aspirationshistologie diagnostiziert werden. Die Aspirationskürettage kann deshalb Malignität nur beweisen, sie aber nicht ausschließen.

Sie sollte deshalb bei negativem Resultat nicht verwertet werden. Ist der Zervikalkanal nicht für die Aspirationskürettage passierbar (**Zervikalkanalstenose**), muss zum sicheren Ausschluss eines Malignoms die **Hysteroskopie mit getrennter Kürettage** des Endometriums erfolgen.

Bei der rektovaginalen, bimanuellen Palpation wird auf eine Auftreibung der Zervix und des Corpus uteri, eine Infiltration der Parametrien, des Douglas-Raums, der Rektum- oder Blasenwand sowie auf Adnextumoren geachtet.

Standard der Diagnostik des Endometriumkarzinoms

Die Hysteroskopie und getrennte Kürettage sind der goldene Standard in der Diagnostik des Endometriumkarzinoms.

Die **Hysteroskopie** garantiert, dass der intrakavitär festgestellte Befund auch biopsiert bzw. entfernt wird. Die zusätzliche Hysteroskopie erhöht die Sensitivität gegenüber der alleinigen Kürettage, die Polypen häufig nicht zuverlässig entfernen kann. Ein weiterer Vorteil der Hysteroskopie ist, dass auch der **Zervikalkanal** beurteilt werden kann. Die Falsch-negativ-Rate einer hysteroskopischen Diagnose eines Zervixbefalls beträgt jedoch 8%.

Die **fraktionierte Kürettage** führt zur Gewinnung eines Abradats vom Zervikalkanal und vom Uteruscavum, welche getrennt zur histologischen Untersuchung eingeschickt werden. Sie soll **Hinweise** auf einen **endozervikalen Befall** geben. Ist die Zervikalkanalkürettage negativ, ist ein Zervikalkanalbefall beinahe ausgeschlossen. Eine **positive Zervikalkanalkürettage** ist jedoch für ein Stadium II nicht diagnostisch, da nur die am Uterusresektat histologisch nachgewiesene Zervikalkanalinfiltration des Stromas als beweisend gilt und das Material der Zervikalkanalkürettage häufig durch Korpusmukosa kontaminiert ist. Nur bei 50% der Patientinnen mit Karzinom in der endozervikalen Fraktion wird Zervixbefall auch histologisch-pathologisch bestätigt.

Durch ein **Thoraxröntgen** werden Lungenmetastasen und ein Pleuraerguss ausgeschlossen. Durch eine bildgebende Untersuchung des Abdomens (**Sonographie** oder **Computertomographie**) können Metastasen der Leber, des Peritoneums, der retroperitonealen Lymphknoten, der Adnexe sowie eine Ureterstauung nachgewiesen werden. Letztere weist auf eine Infiltration der Parametrien hin. Bei adipösen Patientinnen wird häufig primär eine Computertomographie des Abdomens durchgeführt, da das Retroperitoneum und das Leberparenchym sonographisch oft schlecht einsehbar sind. Eine **Magnetresonanztomographie-Untersuchung** des Beckens ist nur speziellen Fragestellungen, wie z. B. Verdacht auf Zervixbefall oder zur Abgrenzung von einem primären Zervixkarzinom vorbehalten. Bezüglich der Beurteilung der Adnexe und des Endometriums ist ihr die transvaginale Sonographie jedoch mindestens ebenbürtig. Beim (seltenen) klinischen, palpatorischen und/oder sonographischen Verdacht auf eine Blasenwand- oder Rektuminfiltration sind entsprechende Endoskopien indiziert.

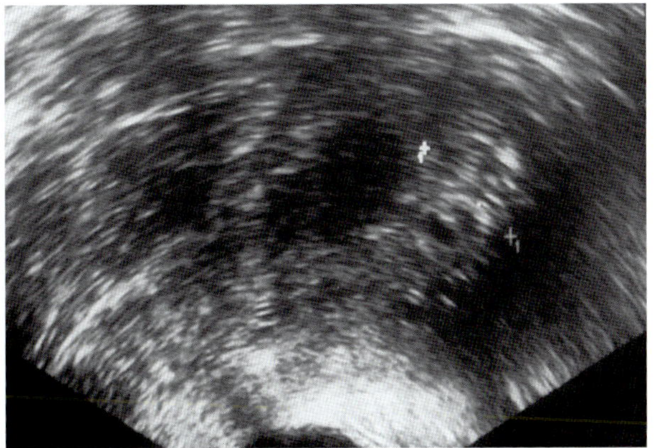

Abb. 3.3 Endometriumsonographie bei Karzinom

Der erhöhte **Tumormarker CA-125** kann auf das Vorhandensein von Lymphknotenmetastasen oder anderen extrauterinen Metastasen hinweisen, seine Sensitivität ist jedoch niedrig.

3.6 Histopathologie und Prognosefaktoren

3.6.1 Endometriumhyperplasie

Endometriumhyperplasien werden in einfache Hyperplasien mit oder ohne Atypien und komplexe Hyperplasien mit oder ohne Atypien unterteilt. Jeder Subtyp weist dabei unterschiedliche Wahrscheinlichkeiten zur Progression in ein Endometriumkarzinom auf. **Komplexe Hyperplasien mit Atypien** entwickeln sich in ca. 30% zu Endometriumkarzinomen. Zu beachten gilt zudem, dass im definitiven Hysterektomiepräparat, nach vorgängiger Diagnose einer komplexen Hyperplasie mit Atypien, in bis zu 43% bereits ein koexistentes invasives Endometriumkarzinom gefunden wird (Kurman et al)

Die relativ häufige atypische Hyperplasie gilt als Präkanzerose. Die einfache, atypische Hyperplasie hingegen ist sehr selten. Insgesamt ist die Reproduzierbarkeit der Histologie unter den Pathologen niedrig und variabel, so dass nach neuen Klassifikationssystemen gesucht wird.

Vorstufen der Typ-II-Karzinome
Sie werden als intraepitheliale endometriale Neoplasien bezeichnet.

3.6.2 Endometriumkarzinom

Die Prognose wird v. a. vom histologischen Typ bestimmt. Die **nichtendometrioiden Subtypen (Typ 2)** wie das seröse und klarzellige Endometriumkarzinom sowie das Karzinosarkom weisen eine deutlich schlechtere Prognose als das **klassische, endometrioide Adenokarzinom (Typ 1) auf** (▶ Abschn. 3.2, ◻ Tab. 3.1). Das Typ-1-Karzinom unterscheidet sich auch auf **molekulargenetischer** Ebene klar vom Typ-2 Karzinom. Sind bei den Typ-1-Karzinomen vor allem Funktionsverluste im PTEN Tumorsuppressor zu finden (83% der endometrioiden Karzinome), sind es beim Typ-2-Karzinom vorwiegend p53-Mutationen (in bis zu 90% der serösen Karzinome). Diese Erkenntnisse dürften in Zukunft zu zielgerichteteren Therapieverfahren führen.

Alle Stadien zusammengenommen, weist das endometrioide Endometriumkarzinom ein 5-Jahres-Überleben >80% auf, während es für das seröse Karzinom 55% und für das klarzellige Karzinom ca. 65% beträgt. Differente Genexpressionsmuster der beiden Karzinomtypen sind für die unterschiedliche Prognose verantwortlich (◻ Tab. 3.3).

Histologische Einteilung der Endometriumkarzinome (WHO, Silverberg et al. 2003)

- Endometrioides Adenokarzinom (ca. 85%)
  - Variante mit plattenepithelialer Differenzierung
  - Villoglanduläre Variante
  - Sekretorische Variante
  - Variante mit zilientragenden Zellen
- Muzinöses Adenokarzinom (ca. 9%)
- Seröses Adenokarzinom (5–10%)
- Klarzelliges Adenokarzinom (1–5%)
- Gemischtes Adenokarzinom
  - Endometrioides oder muzinöses Adenokarzinom gemischt mit mindestens 10% eines hellzelligen oder serösen Karzinoms
- Plattenepithelkarzinom: extrem selten
- Übergangsepithelkarzinom: extrem selten
- Kleinzelliges Karzinom: <1%
- Undifferenziertes Karzinom

Typ-I-Endometriumkarzinom

Für das klassische **endometrioide Korpuskarzinom** ist in multivariaten Analysen das **chirurgische FIGO-Stadium** der stärkste Prognosefaktor (◻ Tab. 3.4). Klassische Endometriumkarzinome im Stadium I weisen eine Heilungsrate von 85–95% auf. Die histologische Differenzierung ist der zweitwichtigste Prognosefaktor. Als G1 werden Karzinome bezeichnet, deren endometrioide Drüsenschläuche weniger als 5% solide Anteile aufweisen. Wenn der solide Anteil 6–50% beträgt, spricht man von G2, und wenn mehr als 50% des Tumors aus soliden Zellverbänden besteht, von G3.

Die prognostische Relevanz **maligner Zellen** in der **Abdomenspülzytologie** bei der Primäroperation ist umstritten, insbesondere dann, wenn ein komplettes chirurgisches Staging vorangegangen ist und keine extrauterinen Metastasen im klinischen FIGO-Stadium I nachgewiesen wurden. Die Abdomenspülzytologie ist für die neue FIGO-Stadieneinteilung nicht mehr relevant. Obwohl eine vorgängige Hysteroskopie das Risiko einer peritonealen Kontamination mit malignen Zellen erhöht, besteht derzeit keine Evidenz, dass diese Patientinnen tatsächlich eine schlechtere Prognose aufweisen als Patientinnen ohne Hysteroskopie. Gut belegt ist jedoch die ungünstige prognostische Relevanz der Spülzytologie bei extrauterinem Befall ohne intraabdominale Metastasen außerhalb des kleinen Beckens.

Die Expression von **Hormonrezeptoren** korreliert mit dem Differenzierungsgrad und dem FIGO-Stadium. Ob es sich um einen unabhängigen Prognosefaktor bezüglich des Überlebens handelt, ist nicht gesichert.

Lymphangiosis carcinomatosa im Primärtumor korreliert in prospektiven Studien signifikant mit dem Gesamtüberleben, ist jedoch unter Berücksichtigung des Gradings und der Invasionstiefe kein unabhängiger Prognosefaktor mehr (Creutzberg et al. 2004).

Die Aneuploidie ist kein eigenständiger, unabhängiger Prognosefaktor (◻ Tab. 3.5).

Beim endometrioiden Endometriumkarzinom korreliert die **Invasionstiefe** ins Myometrium gut mit dem extrauterinen Befall.

Typ-II-Endometriumkarzinom

Hier ist auch das FIGO-Stadium der wichtigste Prognosefaktor. Typ-2-Karzinome werden nach dem Atypiegrad der Zellkerne klassifiziert. Beim **serösen Endometriumkarzinom** korreliert die Invasionstiefe nicht mit dem extrauterinen Befall (◻ Tab. 3.6). 40–50% der serösen Karzinome ohne Myometriuminfiltration (Stadium IA) zeigen extrauterine Ableger. Bei diesen Patientinnen liegt das 5-Jahres-Überleben nur bei 57%. Dies unterstreicht die

Tab. 3.4 FIGO- und TNM-Stadieneinteilung des Endometriumkarzinoms sowie 5-Jahres-Gesamtüberlebensraten (Pecorelli et al. 2009)[a]

FIGO-Stadium		T	N	M	5-Jahres-Überlebensrate [%]
I	Tumor auf das Corpus uteri beschränkt				
IA	Keine Tumorinvasion oder Infiltration der inneren Myometriumhälfte	T1a	N0	M0	90
IB	Infiltration der äußeren Myometriumhälfte	T1b	N0	M0	81
II	Tumorausdehnung auf das Stroma der Cervix uteri (die alleinige endozervikale Drüseninfiltration entspricht dem Stadium I)	T2	N0	M0	72
III	Extrauterine Tumorausdehnung, jedoch nicht über das kleine Becken hinaus				
IIIA	Tumorausdehnung auf Uterusserosa oder Adnexe	T3a	N0	M0	63
IIIB	Befall der Vagina per continuitatem oder metastatisch oder Parametrienbefall	T3b	N0	M0	39
IIIC	Metastasen in pelvinen oder paraaortalen Lymphknoten	T1–3b	N1	M0	51
IIIC1	Positive pelvine Lymphknoten				
IIIC2	Positive paraaortale Lymphknoten mit oder ohne positive pelvine Lymphknoten				
IVA	Invasion der Blasen- oder Rektummukosa	T4	N0/1	M0	20
IVB	Fernmetastasen (inkl. inguinale oder andere Lymphknoten, außer pelvine oder paraaortale; exklusive Metastasen der Vagina, Adnexe oder des Beckenperitoneums)	Jedes T	N0/1	M1	17

[a] Positive Spülzytologie soll rapportiert werden, verändert jedoch das Stadium nicht.

Wichtigkeit des chirurgischen Stagings. Das 10-Jahres-Überleben beträgt für das seröse Endometriumkarzinom im Stadium I nach einer Studie bei 2118 Patientinnen trotz adjuvanter Therapie ca. 80%, im Stadium II 50% und im Stadium III 40% (Hamilton et al. 2006). Die meisten Rezidive dieses histologischen Subtyps treten extrapelvin auf.

3.7 Stadieneinteilung und Prognose

Die Stadieneinteilung des Endometriumkarzinoms erfolgt seit 1988 **chirurgisch-pathologisch**, wobei im Mai 2009 eine Überarbeitung des Staging-Systems stattgefunden hat. In diesem Zusammenhang gilt es zu beachten, dass die existierende Literatur sich meist noch am alten Klassifikationssystem orientiert. Die Bestimmung des histologischen Gradings führt, zusammen mit dem chirurgischen Staging, zu einer besseren Abschätzung der Prognose als das präoperative klinische Staging der FIGO 1971 (Tab. 3.4).

Für die als **inoperabel** betrachteten Patientinnen, welche meist primär bestrahlt werden, gilt weiterhin die **FIGO-Einteilung von 1971**, wobei ein spezieller Vermerk

Tab. 3.5 Chirurgisch-pathologische Risikofaktoren für die Mortalität beim Endometriumkarzinom (GOG; Morrow et al. 1991)

Prognosefaktoren	Relatives Risiko	Häufigkeit [%]
Intrauterin (n = 675)		
Schlechter Differenzierungsgrad (G3)	15	19
Infiltration des Myometriums ins äußere Drittel	4,3	17
Gefäßinvasion	2,5	7
Zervikale Stromainvasion	1,5	15
Extrauterin (n = 220)		
Befallene paraaortale Lymphknoten	12	5
Befallene pelvine Lymphknoten	12	5
Adnexmetastasen	12	4
Makroskopischer intraabdomineller Befall	12	4
Positive Spülzytologie des Abdomens	2,4	6
Alter ≥75 Jahre	1,8	16

Tab. 3.6 Fehlende Korrelation zwischen Myometriuminvasion und extrauterinem Befall beim serösen Endometriumkarzinom (Goff et al. 1994)

Myometriuminfiltration	Extrauteriner Tumorbefall [%]
Keine	40
Inneres Drittel	43
Mittleres Drittel	37
Äußeres Drittel	35

bei der Diagnose nicht fehlen darf (Tab. 3.7). Auf der Basis dieser Stadieneinteilung und der bekannten Prognosefaktoren wird von der FIGO die in Tab. 3.8 dargestellte Risikogruppeneinteilung empfohlen.

3.8 Operative Therapie

Klinisch-pathologische Risikofaktoren leiten die individualisierten chirurgischen Therapieentscheide. Beim Stadium I des endometrioiden Endometriumkarzinoms beträgt die Heilungsrate mit alleiniger Operation 85–95%.

Das **operative Staging** erfolgt klassisch über eine untere **mediane Längslaparotomie**, damit eine extrauterine Metastasierung besser diagnostiziert oder ausgeschlossen bzw. therapiert werden kann. Beim frühen Endometriumkarzinom scheint aufgrund von Metaanalysen (Galaal et al. 2012) das **laparoskopische Staging** hinsichtlich Gesamt- und krankheitsfreiem Überleben der Laparotomie aber gleichwertig zu sein. Die Laparoskopie bringt den zusätzlichen Vorteil von reduzierter operativer Morbidität und einem kürzeren Krankenhausaufenthalt.

Nach Eröffnung des Abdomens bzw. nach Erstellung eines Pneumoperitoneums sollte eine **Abdomenspülzytologie** entnommen und die ganze Peritonealhöhle sorgfältig inspiziert und palpiert werden. Suspekte peritoneale Veränderungen müssen biopsiert werden. **Extrapelvine Tumormanifestationen** bedeuten eine massive Prognoseverschlechterung.

Patientinnen mit Tumorausdehnung in die Abdominalhöhle (Stadium IV) profitieren von einer möglichst vollständigen Entfernung der Tumormanifestationen (Bristow et al. 2000, 2003; Chi et al. 1997). Im Gegensatz zu den endometrioiden Endometriumkarzinomen ist ein Omentumbefall bei den **serösen und klarzelligen Endometriumakarzinomen** häufig, weshalb bei diesen histologischen Typen zusätzlich eine Omentektomie erfolgen soll (Slomovitz et al. 2003; S2k-Leitlinie der AGO 2008). Beim endometrioiden Endometriumkarzinom ist eine Omentektomie nicht indiziert, da nur ca. 3% der klinisch auf den Uterus beschränkten Endometriumkarzinome Omentummetastasen aufweisen (Studie an 134 Patientinnen: Fujiwara et al. 2007).

Bei palpatorisch unauffälliger Cervix uteri und unauffälligen Parametrien erfolgt die **extrafasziale Hysterektomie mit beidseitiger Adnexektomie**, da Letztere nach den Lymphknoten die zweithäufigsten Metastasierungsorte darstellen.

3.8.1 Zervixbefall

Wenn präoperativ oder intraoperativ ein klinisch feststellbarer Befall der Cervix uteri vorliegt, sollte die **radikale Hysterektomie**, d. h. die Mitentfernung der Parametrien erfolgen. Einen Vorteil der radikalen gegenüber der einfachen Hysterektomie bei klinisch aufgetriebener Zervix konnten zwei retrospektive Studien und die SEER-Daten nachweisen. Falls nur ein mikroskopischer Befall des Zervikalkanals vorliegt, ist eine radikale Hysterektomie mit Entfernung der Parametrien nicht indiziert.

3.8.2 Lymphonodektomie

Sie führt nicht nur zu einer **genaueren Stadieneinteilung** und **Prognoseabschätzung**, sondern kann auch **retroperitoneale Rezidive verhindern**. Die Stadieneinteilung beruht somit auf der Vollständigkeit der operativen Therapie und wird die weitere adjuvante Therapie mitbeeinflussen. In der GOG-33-Studie erfolgte durch die chirurgische Stadieneinteilung inklusive Lymphonodektomie bei 20% der Patientinnen eine höhere Stadieneinteilung als dies durch Inspektion und Bildgebung erfolgt wäre.

Das Ausmaß der Lymphonodektomie ist derzeit allerdings nicht standardisiert und gibt Anlass zu kontroversen Diskussionen. Die wichtigsten Streitpunkte sind dabei, ob alle Patientinnen mit vermutetem Stadium I eine vollständige, d. h. pelvine und paraaortale Lymphonodektomie, benötigen. Zudem stellt das Ausmaß der paraaortalen Lymphonodektomie einen weiteren Konfliktpunkt dar.

Der Entscheid zur pelvinen und paraaortalen Lymphonodektomie richtet sich nach der Wahrscheinlichkeit von Lymphknotenmetastasen und der **Komorbidität** der Patientin. In einer Studie an 328 Patientinnen mit G1- und G2-Karzinomen mit weniger als 50% Myometriumsinvasion und ohne Anhaltspunkte für ein extrauterines Wachstum haben Mariani et al. gezeigt, dass bei einer Tumorgrösse unter 2 cm keine Lymphknotenmetastasen auftreten. Patientinnen der **Niedrigrisikogruppe** nach FIGO bedürfen somit **keiner** Lymphonodektomie (Tab. 3.4).

Tab. 3.7 Klinische FIGO-Stadieneinteilung des Endometriumkarzinoms von 1971 für inoperable Patientinnen

TNM			FIGO	
Tis	N0	M0	0	Carcinoma in situ (präinvasives Karzinom)
T1	N0	M0	I	Tumor auf Corpus uteri beschränkt
	N0	M0	IA	Sondenlänge ≤8 cm
	N0	M0	IB	Sondenlänge >8 cm
T2	N0	M0	II	Übergang des Tumors auf die Cervix uteri
T1–2	N1	M0	III	Ausdehnung des Tumors über den Uterus hinaus (Adnexe, Vagina), aber auf das kleine Becken beschränkt
T3	N0–1	M0		
T4	N0–1	M0	IVA	Tumoreinbruch in Blase und/oder Rektum und/oder Ausdehnung des Tumors über das kleine Becken hinaus
T1–4	N0–1	M1	IVB	Fernmetastasen

NX regionale Lymphknoten können nicht beurteilt werden, *N0* keine regionalen Lymphknoten, *N1* regionaler Lymphknotenbefall

Tab. 3.8 Gebräuchliche klinische Risikokategorien nach FIGO beim Endometriumkarzinom und davon abgeleitete Therapieempfehlungen

Risikokategorie	Anteil aller Patientinnen [%]	Rezidivfreies 5-Jahres-Überleben [%]	Therapieempfehlungen
Niedriges Risiko: endometrioides Karzinom Stadium IA (<50% Myometriuminvasion), G1 oder G2	55	95	Keine Lymphonodektomie gefordert, keine adjuvante Radiotherapie
Intermediäres Risiko: endometrioides Karzinom Stadium IA (<50% Myometriuminvasion), G3 endometrioides Karzinom Stadium IB (>50% Myometriuminvasion), G1 oder G2	30	80–85	Lymphonodektomie gefordert, adjuvante intravaginale Brachytherapie
Hohes Risiko: alle serösen oder klarzelligen Karzinome endometrioide Karzinome Stadium IB (>50% Myometriuminvasion) G3 Stadium II, III, IV	15	20–70	Lymphonodektomie gefordert, je nach individueller Situation adjuvante pelvine Radiotherapie, adjuvante intravaginale Brachytherapie + Chemotherapie oder pelvine Radiotherapie + Chemotherapie

Zwei prospektive, randomisierte Studien konnten **keinen Vorteil der Lymphonodektomie** bezüglich des Gesamtüberlebens bzw. krankheitsspezifischen Überlebens aufzeigen. Diese Studien untersuchten 1408 (ASTEC 2009) bzw. 500 Patientinnen (Panici et al. 2008). In beide Studien waren v. a. Patientinnen mit niedrigem Risiko eingeschlossen worden, sodass nur bei 9 bzw. 13% der Patientinnen Lymphknotenmetastasen nachgewiesen wurden. Des Weiteren erfolgte in der ersten britischen Studie nur selten und in der italienischen Studie nur bei 26% der Patientinnen eine paraaortale Lymphonodektomie.

Für die Lymphonodektomie als Bestandteil des Stagings spricht, dass in beiden randomisierten Studien Patientinnen, welche nicht lymphonodektomiert wurden, tendenziell häufiger eine pelvine Radiotherapie aufgrund von Risikofaktoren des Primärtumors und Unsicherheit bezüglich des Nodalstatus erhalten hatten. Auf der Basis der zwei genannten Studien kann gefolgert werden, dass Patientinnen der Niedrigrisikogruppe keiner Lymphonodektomie bedürfen.

Das Ausmaß der Lymphonodektomie ist ein weiterer Streitpunkt. In einer prospektiven Analyse von 422 konsekutiven Fällen mit Intermediate- oder High-Risk-Karzinomen wiesen 67% der pelvin nodalpositiven Frauen einen paraaortalen Lymphknotenbefall auf und 16% sogar einen isolierten paraaortalen Lymphknotenbefall. Wenn man sich den lymphogenen Abfluss des Corpus uteri vor Augen hält, einschließlich des Abflusses entlang des Lig. infundibulopelvicum, erstaunen diese Zahlen allerdings nicht. Beim Großteil der Frauen mit paraaortalem Lymphknotenbefall (77%) fanden sich die Metastasen oberhalb der A. mesenterica inferior. In einer weiteren Studie (Chan et al. 2007) zeigte die statistische Auswertung, dass die Entfernung von 21–25 Lymphknoten die größte Aussagekraft bezüglich der Identifikation befallener Lymphknoten aufweist. Die Entfernung von mehr als 25 Lymphknoten brachte keinen weiteren signifikanten Nutzen in der Detektion mindestens eines befallenen Lymphknotens. Dies bedeutet, dass bei Indikation zur Lymphonodektomie diese sowohl pelvin als auch paraaortal erfolgen sollte (S2k-Leitlinie der AGO 2008). Die paraaortale Lymphonodektomie soll dabei kranial bis zu den Nierengefäßen durchgeführt werden. Insgesamt sollten mindestens 25 Lymphknoten (15 pelvine und 10 paraaortale Lymphknoten entfernt werden).

Ob die Lymphonodektomie nebst dem prognostischen Nutzen auch einen therapeutischen Benefit aufweist, ist bei Patientinnen der intermediären und hohen Risikogruppe nach wie vor umstritten.

Die überzeugendsten Daten liefert eine retrospektive Kohortenstudie, die einen Überlebensvorteil für Patientinnen mit höherem Risiko nach paraaortaler Lymphonodektomie nachweisen konnte (SEPAL-Studie; Todo et al. 2010). Patientinnen mit Lymphonodektomie waren jedoch jünger als die in der Kontrollgruppe, was per se eine günstigere Prognose bedingt.

Ob die chirurgische Entfernung von Mikrometastasen zu einer Prognoseverbesserung führt, ist nicht belegt und schwierig nachzuweisen, da auch Patientinnen im Stadium I, welche nicht lymphonodektomiert, jedoch aufgrund der vorliegenden Risikofaktoren nachbestrahlt worden sind, eine gute Prognose aufweisen. Andererseits sind Adenokarzinome des Corpus uteri **weniger** strahlensensibel als z. B. Plattenepithelkarzinome der Cervix uteri, was für die chirurgische Entfernung von Lymphknotenmetastasen spricht. Schließlich ist ein wesentlicher Nutzen der Lymphonodektomie jener, dass **Patientinnen identifiziert** werden können, die aufgrund der Risikofaktoren des Primärtumors einer **pelvinen Radiotherapie** zugeführt werden müssten, bei **negativem Nodalstatus** aber nicht bestrahlt werden müssen.

Der Einfluss der Lymphonodektomie auf das Überleben scheint auch von der Anzahl entfernter Lymphknoten abhängig zu sein. Eine retrospektive Studie an 11.433 Patientinnen zeigte, dass die Entfernung von mehr als 20 Lymphknoten zu einer signifikanten Verbesserung des Überlebens bei Patientinnen der mittleren und hohen Risikogruppe führte. Bei Patientinnen mit einem auf das Stadium bezogenen niedrigen Risiko führte die Lymphonodektomie erwartungsgemäß zu keiner Prognoseverbesserung (Chan et al. 2007).

Typ-2-Endometriumkarzinome gehören definitionsgemäß zur **Hochrisikogruppe**. Generell wird ein komplettes chirurgisches Staging einschließlich pelviner und paraaortaler Lymphonodektomie, infrakolischer Omentektomie und bei Notwendigkeit Tumordebulking gefordert, da bei diesen histologischen Subtypen ein hohes Risiko für Metastasen in den Lymphknoten und der Peritonealhöhle besteht (Mariani et al. 2010).

Zunehmend wird in der Therapie des Endometriumkarzinoms die **Sentinel-Technik** als mögliche Alternative zur kompletten Lymphonodektomie diskutiert. Ein Vorteil dieser Methode wäre sicherlich eine weitere Reduktion der operationsbedingten Morbidität. Studien geben derzeit Detektionsraten des Sentinel-Lymphknotens von 69–87% an, allerdings sind mehrere Fragen nicht abschließend geklärt. So stellt sich einerseits die Frage nach der besten Tracersubstanz, andererseits nach der idealen Applikationsstelle sowie dem besten Zeitpunkt der Applikation. Bis zur Klärung dieser Fragen kann diese vielversprechende Technik derzeit nicht als Routineeingriff angesehen werden.

3.8.3 Vaginalbefall

Dessen Ausmaß ist wesentlich. Breitet sich der Tumor in den oberen zwei Dritteln der Vagina aus, ist ein primär operatives Vorgehen mit Kolpektomie gerechtfertigt, ansonsten sollte der Strahlentherapie der Vorzug gegeben werden. Die Radikalität der Hysterektomie muss dem Einzelfall angepasst werden. Bei isolierten Metastasen sind eine Exzision im Gesunden und eine Radiotherapie indiziert (◘ Abb. 3.4).

3.8.4 Operationen bei Blasen- bzw. Rektumeinbruch, Fernmetastasen

Bei diesen seltenen Situationen ist **individuell vorzugehen**. Bei Blasen- und/oder Darmeinbruch ist eine primäre Operation von der einfachen Hysterektomie bis zur Exenteration gerechtfertigt. Dies gilt auch bei **isolierten Fernmetastasen**, z. B. des Skeletts oder der Lunge. Die primäre Strahlentherapie sollte in solchen Fällen jedoch zuerst in Betracht gezogen werden.

3.8.5 Laparoskopische Operation

Mehrere Studien haben deren Durchführbarkeit inklusive Lymphonodektomie bei **frühen Endometriumkarzinomen** nachgewiesen. Die verlängerte Operationszeit wird mit einer niedrigeren Komplikationsrate wie Wunddehis-

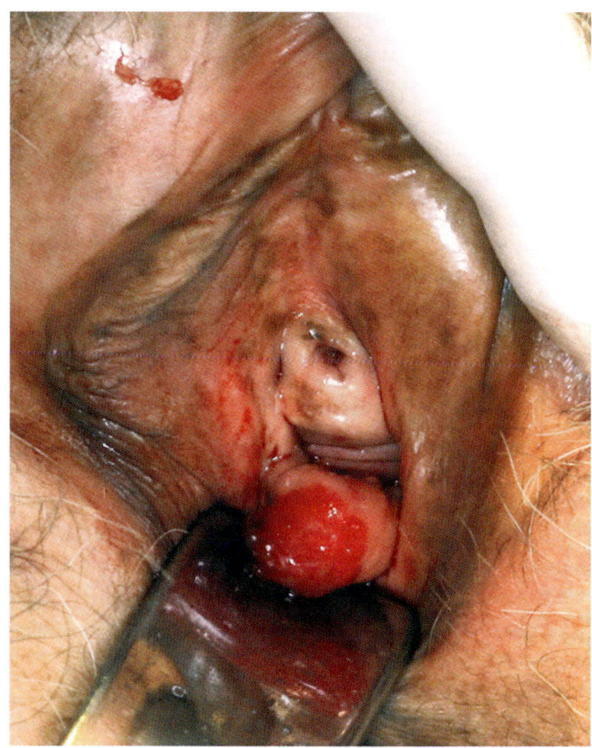

Abb. 3.4 Vaginalmetastase eines Endometriumkarzinoms

zenzen und einer kürzeren Hospitalisationszeit teilweise kompensiert. Auch eine **paraaortale Lymphonodektomie** mit adäquaten Lymphknotenzahlen kann in spezialisierten Zentren erreicht werden. Die **randomisierte Studie der Gynecologic Oncology Group** zur laparoskopischen Operation versus Laparotomie beim frühen Endometriumkarzinom zeigte kurzfristig eine bessere Lebensqualität nach laparoskopischer Operation. Nach 6 Monaten war die Lebensqualität jedoch in beiden Gruppen gleich (Kornblith et al. 2009). In einer Metaanalyse von acht randomisierten, kontrollierten Studien zeigte sich, dass beim frühen Endometriumkarzinom das laparoskopische Vorgehen zur klassischen Laparotomie hinsichtlich Gesamt- und krankheitsfreiem Überleben gleichwertig ist. Die operative Morbidität scheint beim laparoskopischen Ansatz zudem vermindert zu sein.

3.9 Radiotherapie

3.9.1 Alleinige Radiotherapie

Selten gilt eine Patientin aufgrund ihres anästhesiologischen Status oder ihrer Tumorausbreitung als inoperabel. Dann können mittels **intrakavitärer Brachytherapie** eine Tumorkontrolle und/oder auch eine effektive Blutstillung erreicht werden. **Komplikationen** der Brachytherapie sind Perforation des Uterus, sekundäre Entwicklung einer Sero- bzw. Pyometra durch Verlötung des Zervixkanals und eine mögliche Tumorzellverschleppung durch Manipulation am Uterus.

Ist bei Patientinnen lokaltechnisch keine intrakavitäre Einlage möglich, kann eine alleinige **Perkutanbestrahlung** durchgeführt werden. Die nötige Dosis von >60 Gy verursacht jedoch vermehrt Dünndarmkomplikationen, weshalb diese Therapiemodalität nur in Ausnahmesituationen verwendet werden sollte.

3.9.2 Adjuvante, postoperative Radiotherapie

Die Indikation für die **perkutane Radiotherapie (Teletherapie)** zur Senkung der Beckenwandrezidive oder der **intravaginalen Brachytherapie** zur Vermeidung von Scheidenstumpfrezidiven richtet sich nach dem geschätzten Risiko für ein solches Ereignis, was wiederum von der Vollständigkeit der chirurgischen Exploration abhängt. Die Prognose von Patientinnen mit niedrigem Risiko, d. h. mit endometrioidem Endometriumkarzinom im Stadium IA G1 oder G2, ist ausgezeichnet, sodass sich in dieser Situation eine adjuvante Therapie erübrigt.

Zur **postoperativen Radiotherapie beim frühen Endometriumkarzinom** gibt es mehrere randomisierte Studien, welche auch in einem Cochrane Review analysiert wurden. Keine dieser Arbeiten und auch dementsprechend die Metaanalyse konnte einen positiven Einfluss auf das Gesamtüberleben nachweisen.

Die Studie von Sorbe et al. 2009 untersuchte 645 Low-Risk-Endometriumkarzinomfälle. 319 Patientinnen wurden chirurgisch und mittels Brachytherapie behandelt, 326 dienten als Kontrollgruppe und wurden einzig chirurgisch behandelt. Insgesamt ereigneten sich 26 Rezidive (4%), wobei die Lokalrezidivrate bei 2,6% lag und die Fernmetastasenrate bei 1,4%. Die Rate an lokoregionären Rezidiven war in der Kontrollgruppe zwar etwas höher, die Differenz aber statistisch nicht signifikant. Die Studie kam zum Schluss, dass der Benefit der postoperative Brachytherapie bei Patientinnen mit Low-Risk-Endometriumkarzinomen limitiert ist. Das Gesamtüberleben und die Gesamtrezidivirate war in beiden Gruppen zudem gleich.

In einer weiteren Studie an 540 Patientinnen im klinischen Stadium I ohne Lymphknotenstaging erfolgte nach vaginaler Brachytherapie in einem Arm eine zusätzliche perkutane pelvine Radiotherapie (Aalders et al. 1980). Die zusätzliche pelvine Radiotherapie **reduzierte** zwar die **Vaginal- und Beckenwandrezidivrate** von 6,9 auf 1,9%, das 5-Jahres-Überleben wurde aber nicht verbessert (89 vs. 91%). Nur die Subgruppe mit Grad-3-Tumoren und

Myometriuminvasion >50% zeigte mit pelviner Radiotherapie sowohl eine verbesserte lokale Kontrolle als auch ein verbessertes Überleben. Hieraus lässt sich ableiten, dass Patientinnen mit diesen Risikofaktoren, bei welchen keine Lymphonodektomie durchgeführt wurde, von der kombinierten, adjuvanten Radiotherapie profitieren. Aktuelle Auswertungen dieser randomisierten Studie, die vor 21 Jahren begonnen worden war, haben bei Frauen, die jünger als 60 Jahre waren, eine signifikant erhöhte Mortalität durch **Sekundärneoplasien** wie Blasen- und Kolorektalkarzinom beobachtet (Onsrud et al. 2013). Diese aktuellen Daten raten zur besonderen Vorsicht bei der Indikationsstellung einer adjuvanten Teletherapie beim Endometriumkarzinom.

Eine weitere randomisierte Studie (PORTEC 1) verglich bei 714 Patientinnen mit mittlerem Risiko, d. h. G1 mit Invasion von mehr als der Hälfte der Myometriumdicke, G2 mit jeglicher Myometriuminvasion und G3-Tumoren mit Myometriuminvasion <50%, die postoperative pelvine Radiotherapie mit expektativem Vorgehen (Creutzberg et al. 2000). Eine Lymphonodektomie wurde nicht durchgeführt. Es konnte kein Vorteil einer postoperativen Radiotherapie bezüglich Überleben gezeigt werden (91% 5-Jahres-Überleben vs. 94% ohne Radiotherapie). Allerdings konnte in der Radiotherapiegruppe die Anzahl der **Lokalrezidive gesenkt** werden. Das rezidivfreie Überleben betrug für die Gruppe mit postoperativer Radiotherapie 96 versus 86% für die expektative Gruppe. Durch die perkutane Radiotherapie wurden die **5-Jahres-Scheidenstumpfrezidivrate** von 6,4 auf 1,6% und die **Beckenwandrezidivrate** von 3,4 auf 2% gesenkt. Viele der initial nicht bestrahlten Patientinnen, welche ein lokoregionäres Rezidiv erlitten, konnten durch die danach erfolgte Radiotherapie geheilt werden. Diese verursachte in 2% schwere Nebenwirkungen, welche meist den Gastrointestinaltrakt betrafen.

Die **postoperative vaginale Brachytherapie** kann die Lokalrezidivrate im Scheidenstumpf reduzieren. Sie ist eine nebenwirkungsarme Therapieform, welche im deutschsprachigen Raum großzügig indiziert wird. Bei Patientinnen ohne Invasion des Myometriums konnte die vaginale Rezidivrate von 3,4% auf null und beim Stadium IA von 8,3 auf 4,3% gesenkt werden. Die Komplikationsrate der alleinigen vaginalen Brachytherapie wird mit 1,4% angegeben und besteht meist in einer chronischen Diarrhö. Auch Vaginalstenosen sind häufig. Aufgrund der vorliegenden Daten profitieren Patientinnen mit Stadium-IA-G1-Endometriumkarzinomen nicht von einer adjuvanten Brachytherapie, Patientinnen mit G3-Karzinomen jedoch deutlich. Andererseits ist das Vaginalstumpfrezidiv, wenn es früh diagnostiziert wird, einer kurativen Therapie zugänglich, sodass mehrere Zentren auch bei den Stadien IA G3 und IB G1–2 keine adjuvante Radiotherapie durchführen.

Die **PORTEC-2-Studie** randomisierte 427 Patientinnen mit alleiniger Hysterektomie und Adnexektomie ohne Lymphonodektomie im Stadium IB G1–2 oder IA G3 in eine Gruppe mit pelviner Radiotherapie oder in eine Gruppe mit alleiniger vaginaler Brachytherapie (Nout et al. 2010). Es fanden sich keine signifikanten Unterschiede nach 5 Jahren: 1,6 versus 1,8% Vaginalstumpfrezidive und 2,1 versus 5,1% lokoregionäre Rezidive für die pelvine Radiotherapie versus intravaginale Radiotherapie. Die Lebensqualität war jedoch, v. a. bezüglich Diarrhö und Urininkontinenz, bei den Patientinnen mit vaginaler Brachytherapie signifikant besser.

In der GOG-99-Studie (**GOG 99**) wurden 392 Patientinnen im Stadium IA oder IB nach komplettem chirurgischem Staging inklusive Lymphonodektomie in eine Gruppe mit pelviner Radiotherapie und eine ohne randomisiert. Nach 2 Jahren zeigte sich in der Radiotherapiegruppe eine signifikante Reduktion der lokoregionären Rezidive (12 vs. 3%), jedoch keine Verbesserung des Überlebens nach 4 Jahren (92 vs. 86%). 8% der Patientinnen in der Radiotherapiegruppe wiesen schwere Nebenwirkungen auf.

Die **ASTEC/EN5-Studie** randomisierte 905 Patientinnen mit intermediärem Risiko in einen pelvinen Radiotherapiearm und einen expektativen Arm, wobei nicht alle Patientinnen einem kompletten operativen Staging unterzogen worden waren. Auch in dieser fünften Studie zeigte sich nach 5 Jahren eine signifikante Reduktion der lokoregionären Rezidive (7 vs. 4%) ohne Einfluss auf das Überleben (84% in beiden Armen).

Zusammenfassend kann die pelvine Radiotherapie im Stadium I lokoregionäre Rezidive verhindern, jedoch keinen Überlebensvorteil bewirken. Sie verschlechtert die Lebensqualität. Somit wird in der Gruppe mit niedrigem Risiko keine adjuvante Therapie empfohlen und bei intermediärem Risiko die nebenwirkungsarme intravaginale Brachytherapie. Beim Stadium I mit hohem Risiko kann auch die intravaginale Brachytherapie empfohlen werden, wenn ein vollständiges operatives Staging inklusive Lymphonodektomie erfolgt war.

Nach **Scheidenstumpfrezidiv** beträgt das 3-Jahres-Überleben 69% und nach pelvinem Rezidiv oder Fernmetastasen 13%. Die Überlebensrate ist bei Patientinnen, welche noch keine Radiotherapie erhalten hatten, deutlich besser als bei vorbestrahlten Patientinnen.

Bei **metastatisch befallenen Lymphknoten** kann vielfach alternativ zur adjuvanten Chemotherapie eine adjuvante externe Bestrahlung des kleinen Beckens und der paraaortalen Lymphknoten erfolgen. Bei positiven pelvinen Lymphknoten kann durch die perkutane Radiotherapie ein 5-Jahres-Überleben von 68% erzielt werden, jedoch von nur 26–47% bei positiven paraaortalen Lymphknoten. Eine Lymphonodektomie erhöht das Risiko für schwere Komplikationen auch bei adäquater Radiotherapietechnik von 2% auf 7–8%. In der GOG-99-Studie, welche nach komplettem chirurgischem Staging inklusive Lymphonodektomie die pelvine Radiotherapie mit einem Beobachtungsarm verglich, betrug die Rate schwerer Komplikationen 8%. Die Langzeitmorbidität der pelvinen Radiotherapie wird mit 22% angegeben und besteht v. a. aus chronischer Diarrhö, rezidivierender rektaler Blutung, Harninkontinenz und Dünndarmileus.

3.10 Systemische Therapie

3.10.1 Adjuvante Hormontherapie beim frühen Endometriumkarzinom

Sie erbrachte bei Patientinnen mit hohem Rezidivrisiko enttäuschende Resultate. Sechs randomisierte Studien mit insgesamt 4.351 Patientinnen konnten **keinen Überlebensvorteil** der adjuvanten Gestagentherapie zeigen (Martin-Hirsch et al. 1999; Fehr et al. 1999). Die Todesrate aufgrund interkurrenter Krankheiten, wie v. a. Thromboembolien, war in der gestagentherapierten Gruppe höher. Auch scheint die adjuvante Therapie mit Tamoxifen keinen Vorteil zu bewirken (von Minckwitz et al. 2002). Eine Cochrane Kollaboration Metaanalyse konnte ebenfalls keinen Benefit für die adjuvante Behandlung mit Gestagenen beim Endometriumkarzinom zeigen.

3.10.2 Palliative Hormontherapie beim fortgeschrittenen oder rezidivierenden Endometriumkarzinom

Das klassische Typ-1-Endometriumkarzinom gilt als **hormonsensitiv**. Unglücklicherweise sind es jedoch gerade die wenig differenzierten, hormonrezeptornegativen Endometriumkarzinome, welche rezidivieren, sodass in dieser Situation von der Hormontherapie nur wenig Nutzen erwartet werden kann.

Beim Vorhandensein des **Progesteronrezeptors** kann in ca. **40%** mit dem **Ansprechen auf Gestagene** gerechnet werden. Ohne Berücksichtigung des Hormonrezeptorstatus lag die Ansprechrate auf p. o. Medroxyprogesteronazetat nur bei 14% (komplette Remission in 8%). Das mediane Überleben betrug 10,5 Monate.

Die **Erhöhung der Gestagendosis** (Medroxyprogesteronazetat 1000 vs. 200 mg p. o.) konnte die Ansprechrate in einer randomisierten GOG-Studie nicht verbessern. Diese betrug 22% und die Überlebenszeiten waren ähnlich (Thigpen et al. 1999). Gestagene sind zwar untoxischer als Zytostatika, können aber zu Flüssigkeitsretention, Gewichtszunahme, Phlebitis und Thromboembolien führen, insbesondere da es sich häufig um multimorbide Patientinnen mit Diabetes, Adipositas und/oder kardiovaskulären Erkrankungen handelt. Im deutschsprachigen Raum wird als Gestagen meist 200 mg/Tag Medroxyprogesteronazetat (MPA) p. o. oder Megestrolazetat 160–320 mg/Tag eingesetzt.

Kleine Studien mit den **Aromatasehemmern** Letrozol und Exemestan zeigten geringe Ansprechraten von ca. 12 %.

Tamoxifen wies in prospektiven Studien nur eine Ansprechrate von 10% auf.

Eine Kombination von Tamoxifen und Megestrolazetat ist einer Gestagenmonotherapie nicht überlegen. Auch **Gonadotropin-Releasing-Hormon-Analoga** weisen eine bescheidene Ansprechrate von ca. 11% auf. Eine **Kombination einer Hormontherapie mit Zytostatika** bewirkt keine Verbesserung des Ansprechens gegenüber der alleinigen Chemotherapie und ist daher nicht indiziert.

3.10.3 Adjuvante Chemotherapie

Die **adjuvante Monochemotherapie** mit 8 Zyklen 60 mg/m^2 Doxorubicin nach vorheriger externer Radiotherapie scheint nach einer **GOG-Studie** gegenüber ausschließlicher Radiotherapie bei Patientinnen mit **erhöhtem Rezidivrisiko** wie tiefer Myometriuminfiltration, Lymphknoten- oder Adnexmetastasen, oder okkultem Zervixbefall keinen Nutzen zu bringen (Morrow et al. 1990). Das 5-Jahres-Überleben für die Patientinnen mit **paraaortalen Lymphknotenmetastasen** betrug 26%.

Vier randomisierte Studien untersuchten den Stellenwert der **adjuvanten Kombinationschemotherapie** beim Endometriumkarzinom in verschiedenen Risikogruppen. Zwei von diesen bewirkten eine signifikante Verbesserung des Überlebens.

Die Studie von Maggi et al. (2006) verglich die adjuvante Kombinationschemotherapie mit der pelvinen Radiotherapie bei endometrioidem Endometriumkarzinom im FIGO-Stadium IC G3 bis zum FIGO-Stadium III. Es zeigte sich insgesamt kein Unterschied bezüglich des progessionsfreien Überlebens und des Gesamtüberlebens. Klinisch signifikante Unterschiede in den Rezidivraten konnten nicht aufgezeigt werden, auch wenn die Radiotherapie tendenziell eher den lokalen Rezidiven und die Chemotherapie eher den Fernmetastasen vorbeugen konnte.

Auch eine japanische Studie verglich die Kombinationschemotherapie mit der pelvinen Radiotherapie. Hier wurde ebenso durch die Chemotherapie eine der Radiotherapie vergleichbare Reduktion der Rezidive im Stadium I erzielt (Susumu et al. 2008).

Eine europäische/skandinavische Studie verglich bei mehrheitlich frühen Stadien von Endometiumkarzinom die **sequenzielle Gabe von 4 Zyklen Kombinationschemotherapie gefolgt von einer pelvinen Radiotherapie** mit der pelvinen Radiotherapie allein. Ähnlich wie bei der GOG-122-Studie, bei welcher fortgeschrittene Stadien untersucht wurden, zeigte sich mit dieser Strategie nach 5 Jahren ein Überlebensvorteil von 8 %. Bei jenen Patientinnen, welche alle 4 geplanten Zyklen der Chemotherapie erhielten, betrug der Unterschied im progressionsfreien Überleben 14% (Hogberg et al. 2007).

Auf der Basis dieser Studiendaten sollte somit bei hohem Risiko für extrapelvine Rezidive/Metastasen eine Kombinationschemotherapie mit mindestens 4 Zyklen zusätzlich zu einer pelvinen Radiotherapie in Betracht gezogen werden.

Dass eine adjuvante Chemotherapie beim Endometriumkarzinom mit hohem Rezidivrisiko eine Verlängerung des Überlebens herbeiführen kann, wurde erstmals mit der Kombinationschemotherapie **Cisplatin plus Doxorubicin** gezeigt. In der randomisierten, 10 Jahre dauernden GOG-Studie, die 422 Patientinnen in den Stadien III und IV mit Resttumor <2 cm nach der Operation einschloss, erhielten die Patientinnen entweder 7 Zyklen Cisplatin/Doxorubicin plus einen 8. Zyklus Cisplatinmonotherapie oder eine postoperative **Ganzabdomenbestrahlung** mit zusätzlichem Boost auf das Becken oder paraaortal, falls die Lymphknoten befallen waren (Randall et al. 2003). Im Chemotherapiearm zeigte sich ein signifikant längeres progressionsfreies Überleben und auch Gesamtüberleben. Die Chemotherapie vermochte v. a. Rezidive außerhalb des Beckens zu reduzieren. Somit scheint nachgewiesen, dass diese Form der adjuvanten Chemotherapie beim Endometriumkarzinom mit hohem Rezidivrisiko einen Nutzen bringt und der Ganzabdomenbestrahlung überlegen ist.

Beim **serösen Endometriumkarzinom**, das sich biologisch wie ein Ovarialkarzinom verhält, haben Patientinnen ein hohes Risiko für ein extrapelvines Rezidiv. Viele Zentren verwenden bei diesem Subtyp adjuvant – analog dem Ovarialkarzinom – die **Kombination** von **Carboplatin** und **Paclitaxel**.

3.10.4 Chemotherapie beim fortgeschrittenen oder rezidivierenden Endometriumkarzinom

Doxorubicin, Epirubicin, Paclitaxel, Cisplatin, Carboplatin und Ifosfamid sind beim Endometriumkarzinom am wirksamsten. Anthrazykline und Platine führen je nach Vortherapie zu Remissionsraten zwischen 20 und 30%. **Paclitaxel** kann Ansprechraten von >35% und nach anderer zytostatischer Vortherapie von ca. 20% bewirken. Dennoch liegen die medianen Überlebenszeiten für die aktivsten Zytostatika nur zwischen 7 und 9,5 Monaten mit Überlebensvorteilen für Patientinnen mit Remission.

Drei große randomisierte Studien haben eine Monotherapie mit einer **Kombinationstherapie verglichen**. In der ersten **GOG-Studie** war **Doxorubicin** 60 mg/m^2 plus Cyclophosphamid 500 mg/m^2 alle 3 Wochen bezüglich Ansprechen und Dauer des Ansprechens nicht signifikant besser als eine Doxorubicin-Monotherapie. Das mediane Überleben war bei der Kombination gering, aber signifikant besser (7,3 vs. 6,7 Monate; Thigpen et al. 1994).

In der zweiten **Phase-III-GOG-Studie** war **Doxorubicin** 60 mg/m^2 + **Cisplatin** 50 mg/m^2 alle 3 Wochen signifikant wirksamer als Doxorubicin als Monotherapie (Ansprechen von 42 vs. 25%; progressionsfreies Überleben von 5,7 vs. 3,8 Monaten; Thigpen et al. 2004). Das Gesamtüberleben lag vergleichbar um 9 Monate. Ein ähnliches Resultat erbrachte die EORTC-Studie (Aapro et al. 2003), bei der **Cisplatin** und **Doxorubicin** gegenüber Doxorubicin allein auch keinen Überlebensvorteil bewirkt haben.

Als nächster Schritt wurden die beiden Kombinationen **Doxorubicin** plus **Cisplatin** und Doxorubicin plus Paclitaxel randomisiert verglichen (Fleming et al. 2004a). Es zeigte sich jedoch kein Vorteil für die Taxankombination.

Die **Dreierkombination Doxorubicin** (45 mg/m^2), **Cisplatin** (50 mg/m^2) und **Paclitaxel** (160 mg/m^2) + G-CSF wurde mit der Zweierkombination Doxorubicin (60 mg/m^2) plus Cisplatin (50 mg/m^2) an 263 Patientinnen randomisiert verglichen (Fleming et al. 2004b). Die Dreierkombination bewirkte eine signifikant höhere Ansprechrate (57 vs. 34%), ein längeres progressionsfreies Überleben (8,3 vs. 5,3 Monate) und ein signifikant längeres Gesamtüberleben (15,3 vs. 12,3 Monate). Allerdings wurde unter der Dreierkombination signifikant mehr Grad-2- bzw. -3-Neurotoxizität beobachtet (40 vs. 5% bei der Zweierkombination). Die Hämatotoxizität war aufgrund der G-CSF-Gabe im Dreierkombinationsarm in beiden Armen gleich. Dies ist die erste Studie, die einen **Überlebensvorteil** durch eine **Kombinationschemotherapie** aufzeigen konnte.

Sowohl Doxorubicin/Cisplatin als auch Doxorubicin/Cisplatin/Paclitaxel sind relativ aggressive Chemotherapieschemata, die von den meist älteren Patientinnen mäßig bis schlecht vertragen werden.

In Phase-II-Studien hat die Kombination aus Paclitaxel und **Carboplatin** Ansprechraten von 60–70% bewirkt, wobei die **Verträglichkeit** hier **höher** zu sein schien als bei den oben genannten anthrazyklinhaltigen Schemata. Dieser Umstand hat dazu geführt, dass viele Zentren letztere Kombination bevorzugt anwenden.

▫ Tab. 3.9 gibt einen Überblick über randomisierte Studien zur adjuvanten Kombinationschemotherapie beim Endometriumkarzinom.

Tab. 3.9 Randomisierte Studien zur adjuvanten Kombinationschemotherapie beim Endometriumkarzinom

Randomisierte Studie	Therapiearme	Patientinnen (n)	Patientinnenkollektiv	Progressionsfreies 5-Jahres-Überleben	5-Jahres Gesamtüberleben
Randall et al. 2006 (GOG 122)	8-mal Doxorubicin/Cisplatin vs. Ganzabdomenbestrahlung	396	FIGO III (73%) FIGO IV (27%) (Anteil seröser Karzinome 20%)	50% vs. 38% (signifikanter Unterschied)	55% vs. 42% (signifikanter Unterschied)
Maggi et al. 2006	5-mal Cyclophosphamid/Doxorubicin/Cisplatin vs. pelvine ± paraaortale Radiotherapie	340	FIGO Ic (27%) FIGO II (9%) FIGO III (65%) (nur endometrioider Subtyp)	63% vs. 63% (nicht signifikanter Unterschied)	66% vs. 69% (nicht signifikanter Unterschied)
Susumu et al. 2008 (JGOG)	Cyclophosphamid/ Doxorubicin/Cisplatin vs. pelvine Radiotherapie	385	FIGO I (60%) > 50% Myometriuminvasion 55% G1-Tumoren	82% vs. 84% (nicht signifikanter Unterschied)	87% vs. 86% (nicht signifikanter Unterschied)
Hogberg et al. 2007 (NSGO/ EORTC)	4-mal Doxorubicin/Cisplatin oder Paclitaxel/Cisplatin oder Paclitaxel/Doxorubicin/ Cisplatin oder Paclitaxel/Epirubicin/Cisplatin jeweils gefolgt von pelviner Radiotherapie vs. pelvine Radiotherapie	382	FIGO I (90%) FIGO II (6%) FIGO III (2%) (Anteil seröser/ klarzelliger Karzinome 36%)	79 % vs. 72 % (signifikanter Unterschied)	82 % vs. 74 % (signifikanter Unterschied)

3.10.5 Zielgerichtete Therapien

Das zunehmende molekulare Verständnis der Endometriumkarzinome lässt Hoffnungen auf zielgerichtete Therapien aufkommen. Der PI3K/AKT7mTOR Pathway ist dabei der häufigste veränderte Signalweg mit der Konsequenz einer Aktivierung der mTOR-Signalkaskade. Mehrere mTOR-Inhibitoren wurden bisher untersucht, bislang liegen hierzu aber nur geringe Effektivitätsdaten vor. Moderate Wirksamkeit bei signifikanter Toxizität (Mukositis, Fatigue, Übelkeit und Erbrechen) zeigte Everolimus (RAD001). Monoklonale Antikörper gegen VEGF (Bevacizumab) zeigten als Monotherapien ebenfalls nur bescheidene Wirkung, ebenso Inhibitoren des VEGF-Rezeptors. Ob die Wirksamkeit dieser Substanzen gegebenenfalls in Kombination mit Zytostatika verbessert werden kann, wird derzeit geprüft.

3.11 Nachsorge

Ein mögliches Nachsorgeschema ist in Tab. 3.10 dargestellt.

70% der Rezidive treten innerhalb der ersten 3 Jahre auf, wobei sich 80% der Scheidenstumpfrezidive in den ersten 2 Jahren manifestieren.

Werden **vaginale** Rezidive früh diagnostiziert, sind sie durch eine erneute Operation oder Strahlentherapie oder eine Kombination beider Modalitäten u. U. auch kurativ zu behandeln. Patientinnen mit isoliertem Scheidenstumpfrezidiv, welche keine adjuvante Radiotherapie erhalten haben, weisen ein 5-Jahres-Überleben von immerhin 65% auf. Ist bei **isoliertem Scheidenstumpfrezidiv** vorgängig eine pelvine Radiotherapie erfolgt, sodass nur noch die chirurgische Exzision als Therapie des Scheidenstumpfrezidivs erfolgt, beträgt das 5-Jahres-Überleben ca. 43%.

Standard Nachsorge

Engmaschige gynäkologische Kontrolluntersuchungen inklusive Spekulumeinstellung, Kolposkopie sowie bimanueller rektovaginaler Untersuchung vierteljährlich in den ersten 2–3 Jahren erscheinen gerechtfertigt, da ein frühzeitig diagnostiziertes vaginales Rezidiv erfolgreich behandelt werden kann.

Tab. 3.10 Empfehlungen zur Nachsorge beim Endometriumkarzinom (adaptiert nach AGO)

	1.–3. Jahr	4.–5. Jahr	Ab 6. Jahr
Anamnese, klinische Untersuchung	Alle 3 Monate	Alle 6 Monate	1-mal/Jahr
PAP-Abstrich der Vagina	Alle 3 Monate[a]	Alle 6 Monate[a]	1-mal/Jahr
Ultraschall der Vagina	Alle 3 Monate	Alle 6 Monate	–
Ultraschall von Oberbauch und Nieren	Alle 6 Monate	Alle 6 Monate	–
Mammographie	1-mal/Jahr	1-mal/Jahr	1-mal/Jahr
Sonstige Bildgebung	Bei klinischem Verdacht	Bei klinischem Verdacht	Bei klinischem Verdacht
Tumormarker (CEA[b])	Nicht in der Routine	Nicht in der Routine	Nicht in der Routine

[a] Die meisten Institutionen führen die PAP-Abstrichkontrollen des Scheidenabschlusses nur 1-mal/Jahr durch.
[b] Die meisten Institutionen führen, wenn überhaupt, statt der Kontrolle des CEA (karzinoembryonales Antigen) eine Bestimmung des CA-125 (Cancer Antigen 125) durch.

Bei niedrigem Risiko in den Stadien IA G1 und G2 bzw. IB G1 ist mit einer Rezidivrate von 5% zu rechnen. Apparative Untersuchungen wie eine Computertomographie sollten nur bei klinischem Verdacht erfolgen.

Der **zytologische Abstrich** des Scheidenstumpfs in der Nachkontrolle ist umstritten, da die Rezidivdiagnose nur selten mittels Zytologie allein gestellt wird. Die Früherkennung von Metastasen durch Blutuntersuchungen oder bildgebende Verfahren ergibt hinsichtlich des Überlebens keinen therapeutischen Vorteil.

Die Prognose **pelviner Rezidive**, insbesondere der Beckenwand und von **Fernmetastasen** ist ungünstig. Das 3-Jahres-Überleben nach pelvinem Rezidiv beträgt 8% und das nach Fernmetastasen 14% (Creutzberg et al. 2003).

Die systemische kombinierte **Östrogen-Gestagen-Substitution** bei niedrigem Rezidivrisiko bei belastenden klimakterischen Beschwerden ist vertretbar.

Die Nachkontrollen nach Endometriumkarzinom müssen auch **Zweitkarzinome** wie v. a. Mamma-, Blasen- und Kolonkarzinome im Auge behalten (Onsrud et al. 2013; Schünemann u. Jourdain 1994). Bei mehr als 1500 Patientinnen mit Endometriumkarzinom wiesen 10,8% multiple Karzinome auf (Schünemann u. Jourdain 1994).

Zusammenfassung

Das Malignom des Corpus uteri ist in Mitteleuropa das häufigste Genitalmalignom.

Es existiert kein effektives Screening. Die uterine Blutungsstörung stellt meist ein Frühsymptom dar, das unmittelbar zur Diagnose eines Endometriumkarzinoms führt. Bei palpatorisch unauffälliger Cervix uteri und unauffälligen Parametrien erfolgt die extrafasziale Hysterektomie mit beidseitiger Adnexektomie. Eine Lymphadenektomie wird in jedem Fall von serösem und klarzelligem Karzinom empfohlen, des Weiteren beim endometrioiden Typ beginnend ab dem Stadium IB G3.

Beim Stadium I des Endometriumkarzinoms beträgt die Heilungsrate mit alleiniger Operation 85–95%. Eine adjuvante Radiotherapie reduziert die Anzahl lokoregionaler Rezidive, verbessert aber nicht das Überleben. Eine adjuvante Chemotherapie, v. a. mit Cisplatin/Doxorubicin, ist im Stadium III–IV indiziert. Auch im Stadium I–II kann eine Chemotherapie, v. a. bei ungünstiger Histologie, tiefer myometraner Invasion und/oder G3-Tumoren in Sequenz mit der Strahlentherapie des Beckens diskutiert werden. Nach Scheidenstumpfrezidiv beträgt das 3-Jahres-Überleben 69 und nach pelvinem Rezidiv oder Fernmetastasen 13%, wobei die Überlebensrate bei Patientinnen, welche noch keine Radiotherapie erhalten hatten, deutlich besser ist als bei vorbestrahlten Patientinnen.

Literatur

Aalders J, Abeler V, Kolstad P, Onsrud M (1980) Postoperative external irradiation and prognostic parameters in stage I endometrial carcinoma: clinical and histopathologic study of 540 patients. Obstet Gynecol 56: 419–427

Aapro MS, Wijk FH van, Bolis G et al. (2003) European Organisation for Research and Treatment of Cancer Gynaecological Cancer Group. Doxorubicin versus doxorubicin and cisplatin in endometrial carcinoma: definitive results of a randomised study (55872) by the EORTC Gynaecological Cancer Group. Ann Oncol 14: 441–448

ASTEC Writing Committee (2009) Efficacy of systematic pelvic lymphadenectomy in endometrial cancer (MRC ASTEC trial): a randomised study. Lancet 373: 125–136

Bristow RE, Zerbe MJ, Rosenshein NB, Grumbine FC, Montz FJ (2000) Stage IVB endometrial carcinoma. The role of cytoreductive surgery and determinants of survival. Gynecol Oncol 78: 85–91

Bristow RE, Zahurak ML, Alexander CJ, Zellars RC, Montz FJ (2003) FIGO stage IIIC endometrial carcinoma: resection of macroscopic nodal disease and other determinants of survival. Int J Gynecol Cancer 13: 664–672

Chan J K, Urban R, Cheung M K, Shin J Y et al. (2007) Lymphadenectomy in endometrioid uterine cancer staging: how many lymph nodes are enough? A study of 11,443 patients. Cancer 109: 2454–2460

Chi DS, Welshinger M, Venkatraman ES, Barakat RR (1997) The role of surgical cytoreduction in stage IV endometrial carcinoma. Gynecol Oncol 67: 56–60

Creasman W, Odicino F, Maisonneuve P et al. (1998) Carcinoma of the corpus uteri. FIGO Annual Report on the Results of Treatment in Gynaecological Cancer. J Epidemiol Biostatics 1: 35–61

Creasman W, Odicino F, Maisonneuve P et al. (2001) Carcinoma of the corpus uteri. FIGO Annual Report on the Results of Treatment in Gynaecological Cancer. J Epidemiol Biostatics 6: 45–86

Creutzberg CL, Putten WL van, Koper PC et al. (2000) Surgery and postoperative radiotherapy versus surgery alone for patients with stage-1 endometrial carcinoma: multicentre randomised trial. PORTEC Study Group. Post operative radiation therapy in endometrial carcinoma. Lancet 355: 1404–11

Creutzberg CL, Putten WL van, Koper PC et al. (2003) PORTEC Study Group. Survival after relapse in patients with endometrial cancer: results from a randomized trial. Gynecol Oncol 89: 201–209

Creutzberg CL, Putten WL van, Warlam-Rodenhuis CC et al. (2004) Postoperative Radiation Therapy in Endometrial Carcinoma Trial. Outcome of high-risk stage IC, grade 3, compared with stage I endometrial carcinoma patients: the Postoperative Radiation Therapy in Endometrial Carcinoma Trial. J Clin Oncol 22: 1234–1241

Dreher E, Bronz L, Eggimann T, Maurer F, Munz E, Haller U (2004) Guideline: Abklärung von perimenopausalen Blutungsstörungen. Schweiz Ärztez 85: 169–181

Fehr MK, Wight E, Haller U (1999) Stellenwert der Chemotherapie in der Behandlung des Endometriumkarzinoms. Gynakol Geburtshilfe Rundsch 39: 110–120

Fleming GF, Filiaci VL, Bentley RC et al. (2004a) Phase III randomized trial of doxorubicin + cisplatin versus doxorubicin + 24-h paclitaxel + filgrastim in endometrial carcinoma: a Gynecologic Oncology Group Study. Ann Oncol 15: 1173–1178

Fleming GF, Brunetto VL, Cella D et al. (2004b) Phase III trial of doxorubicin plus cisplatin with or without paclitaxel plus filgrastim in advanced endometrial carcinoma: a Gynecologic Oncology Group Study. J Clin Oncol 22: 2159–2166

Fujiwara H, Saga Y, Takahashi K, Ohwada M (2008) Omental metastases in clinical stage I endometrioid adenocarcinoma. Int J Gynecol Cancer 18: 165–167

Galaal K, Bryant A, Fisher A D, Al-Khaduri M, Kew F, Lopes A D (2012) Laparoscopy versus laparotomy for the management of early stage endometrial cancer. Cochrane Database of Systematic Reviews 12,9

Goff BA, Kato D, Schmidt RA et al. (1994) Uterine papillary serous carcinoma: patterns of metastatic spread. Gynecol Oncol 54: 264–268

Hamilton C A, Cheung M K, Osann K, Chen L (2006) Uterine papillary serous and clear cell carcinomas predict for poorer survival compared to grade 3 endometrioid corpus cancers. Br J Cancer 94: 642–646

Hogberg T, Rosenberg P, Kristensen G (2007) A randomized phase-III study on adjuvant treatment with radiation chemotherapy in early-stage high-risk endometrial cancer (NSGO-EC-9501/EORTC 55991). J Clin Oncol 25: 274s

Jacobs I, Gentry-Maharaj A, Burnell M et al. (2011) Sensitivity of transvaginal ultrasound screening for endometrial cancer in postmenopausal women: a case-control study within the UKCTOCS cohort. Lancet Oncol 12(1): 38–48

Karlsson B, Granberg S, Wikland M et al. (1995) Transvaginal ultrasonography of the endometrium in women with postmenopausal bleeding – a Nordic multicenter study. Am J Obstet Gynecol 172: 1488–1494

Kaufmann M, Costa SD, Scharl A (Hrsg) (2003) Die Gynäkologie. Springer, Berlin Heidelberg New York

Kornblith AB, Huang HQ, Walker JL, Spirtos NM, Rotmensch J, Cella D (2009) Quality of life of patients with endometrial cancer undergoing laparoscopic international federation of gynecology and obstetrics staging compared with laparotomy: a Gynecologic Oncology Group study. J Clin Oncol 27: 5337–5342

Maggi R, Lissoni A, Spina F (2006) Adjuvant chemotherapy vs radiotherapy in high-risk endometrial carcinoma: results of a randomised trial. Br J Cancer 95: 266–271

Mariani A, Dowdy S, Cliby W et al. (2008) Prospective assessment of lymphatic dissemination in endometrial cancer: A paradigm shift in surgical staging. Gynecol Oncol 109 (2008) 11–18

Mariani A, El-Nashar SA (2010) Lymphadenectomy in endometrial cancer. Which is the right question? Int J Gynecol Cancer 20: S52–S54

Martin-Hirsch P L, Jarvis G, Kitchener H, Lilford R (1999) Progestagens for endometrial cancer. Cochrane Database of Systematic Reviews, Issue 4. Art. No.: CD001040. DOI: 10.1002/14651858. CD001040

Minckwitz von G, Loibl S, Brunnert K (2002) Adjuvant endocrine treatment with medroxyprogesterone acetate or tamoxifen in stage I and II endometrial cancer – a multicentre, open, controlled, prospectively randomised trial. Eur J Cancer 38: 2265–2271

Morrow CP, Bundy BN, Homesley HD et al. (1990) Doxorubicin as an adjuvant following surgery and radiation therapy in patients with high-risk endometrial carcinoma, stage I and occult stage II: a Gynecologic Oncology Group Study. Gynecol Oncol 36: 166–171

Morrow CP, Bundy BN, Kurman RJ et al. (1991) Relationship between surgical-pathological risk factors and outcome in clinical stage I and II carcinoma of the endometrium: a Gynecologic Oncology Group Study. Gynecol Oncol 40: 55–65

Nout RA, Smit VT, Putter H et al.; PORTEC Study Group (2010) Vaginal brachytherapy versus pelvic external beam radiotherapy for patients with endometrial cancer of high-intermediate risk (PORTEC-2): an open-label, non-inferiority, randomised trial. Lancet 375: 816–823

Onsrud M, Cvancarova M, Hellebrust T et al. (2013) Long-term outcomes after pelvic radiation for early-stage endometrial cancer. J Clin Oncol 31: 3951–3956

Panici BD, Basile S, Maneschi R et al. (2008) Systematic pelvic lymphadenectomy versus no lymphadenectomy in early-stage endometrial carcinoma: randomized clinical trial. J Natl Cancer Inst 100: 1707–1716

Pecorelli S (2009) Revised FIGO staging for carcinoma of the vulva, cervix, and endometrium. Int J Gynaecol Obstet 105: 103–105

Pothuri B, Ramondetta L, Deavers M et al. (2005) Prognosis of radiation-associated endometrial cancers compared to sporadic endometrial cancers. Gynecol Oncol 96: 1004

Randall ME, Brunetto G, Muss H et al. (2003) Whole abdominal radiotherapy versus combination doxorubicin-cisplatin chemotherapy in advanced endometrial carcinoma: a randomized phase III trial of the Gynecologic Oncology Group. Proc Am Soc Clin Oncol 22: 2

Randall M E, Filiaci V L, Muss H, Spirtos N M, Mannel R S, Fowler J, Thigpen J T, Benda J A; Gynecologic Oncology Group Study (2006) Randomized phase III trial of whole-abdominal irradiation versus doxorubicin and cisplatin chemotherapy in advanced endometrial carcinoma: a Gynecologic Oncology Group Study. J Clin Oncol 24: 36–44

Renehan AG, Tyson M, Egger M, Heller RF, Zwahlen M. (2008) Body-mass index and incidence of cancer: a systematic review and meta-analysis of prospective observational studies. Lancet 371(9612): 569–578. doi: 10.1016/S0140-6736(08)60269-X. Review

Schünemann H, Jourdain M (1994) Double and triple neoplasms in endometrial carcinoma. Zentralbl Gynäkol 116: 522–526

Senkus-Konfeka E, Konfeka T, Jassem J (2004) The effects of tamoxifen on the female genital tract. Cancer Treat Rev 30: 291–301

Silverberg SG, Kurman RJ, Nogales F, Mutter GL, Kubik-Huch RA, Tavassoli FA (2003) Tumours of the uterine corpus. In: Tavassoli FA, Devilee P (eds) Tumours of the breast and female genital organs. IARC Press, Lyon, pp 221–232

Slomovitz B M, Burke T W, Eifel P J (2003) Uterine papillary serous carcinoma (UPSC): a single institution review of 129 cases. Gynecol Oncol 91: 463–469

Susumu N, Sagae S, Udagawa Y (2008) Randomized phase III trial of pelvic radiotherapy versus cisplatin-based combined chemotherapy in patients with intermediate- and high-risk endometrial cancer: a Japanese Gynecologic Oncology Group study. Gynecol Oncol 108: 226–233

Thigpen JT, Blessing JA, DiSaia PJ, Yordan E, Carson LF, Evers C (1994) A randomized comparison of doxorubicin alone versus doxorubicin plus cyclophosphamide in the management of advanced or recurrent endometrial carcinoma: a Gynecologic Oncology Group Study. J Clin Oncol 12: 1408–1414

Thigpen JT, Brady MF, Alvarez RD et al. (1999) Oral medroxyprogesterone acetate in the treatment of advanced or recurrent endometrial carcinoma: a dose-response study by the Gynecologic Oncology Group. J Clin Oncol 17: 1736–1744

Thigpen JT, Brady MF, Homesley HD et al. (2004) Phase III trial of doxorubicin with or without cisplatin in advanced endometrial carcinoma: a Gynecologic Oncology Group Study. J Clin Oncol 22: 3902–3908

Timmerman A, Opmeer BC, Khan KS et al. (2010) Endometrial thickness measurement for detecting endometrial cancer in women with postmenopausal bleeding: a systematic review and meta-analisys. Obstet Gynecol 116: 160–167.

Todo Y, Kato H, Kaneuchi M et al. (2009) Survival effect of para-aortic lymphadenectomy in endometrial cancer (SEPAL study): a retrospective cohort study. Lancet 375: 1165–1172

Karzinosarkome des Uterus (maligne Müller-Mischtumoren des Uterus, maligne mesodermale Mischtumoren, maligne gemischte mesenchymale Tumoren)

Patrick Imesch, Mathias K. Fehr und Daniel Fink

Nach neueren Erkenntnissen sind Karzinosarkome **epithelialen** Ursprungs. Sie werden dennoch aus Gründen der Übersichtlichkeit und zu deren besserer Abgrenzung nicht unter den anderen epithelialen Malignomen des Uterus, sondern eigens in diesem Kapitel behandelt.

4.1 Häufigkeit, Altersverteilung

Karzinosarkome machen nur etwa 3–4% aller Malignome des Uterus aus. Sie sind aber für 16% der Todesfälle durch uterine Tumoren verantwortlich (Bosquet et al. 2010). Gewöhnlich treten sie in der Postmenopause mit einem Durchschnittsalter von ca. **70 Jahren** auf und damit im Schnitt rund 10 Jahre später als die reinen Sarkome. In einem kleineren Teil der Fälle werden Karzinosarkome allerdings bereits bei Frauen unter 40 Jahren beschrieben (Major et al. 1993; Bansal et al. 2008).

4.2 Histopathologie und Prognosefaktoren

Folgende Übersicht gibt die histologische Einteilung der gemischten mesenchymalen Tumoren des Corpus uteri nach WHO wieder (Hendrickson 2003; McCluggage 2003).

Gemischte mesenchymale und epitheliale Tumoren

- Karzinosarkom (Maligner Müller-Mischtumor [MMMT]) am häufigsten
- Adenosarkom
- Karzinofibrom
- Adenofibrom (benigne)
- Adenomyom (benigne)

Beide Komponenten des Karzinosarkoms sind **monoklonaler epithelialer Herkunft** (McCluggage et al. 2003). Die **glanduläre maligne Komponente** ist vorwiegend serös (53%), kann aber auch endometrioid (26%), oder klarzellig sein. In 92% der Fälle ist die karzinomatöse Komponente mäßig oder schlecht differenziert (G2/G3; Ferguson et al. 2007). Die **mesenchymale Komponente** kann aus homologen oder heterologen Elementen bestehen. Beim homologen Karzinosarkom handelt es sich meist um ein undifferenziertes Sarkom oder Leiomyosarkom. Die heterologe Komponente besteht meist aus malignen Knorpel- oder Skelettmuskelzellen. Bei der sarkomatösen Komponente sind in 60% der Fälle epitheliale Marker nachweisbar, wohingegen die Expression mesenchymaler Marker in der karzinomatösen Komponente selten ist. Dies unterstützt die Theorie, dass es sich beim Karzinosarkom um ein **metaplastisches Karzinom** handeln dürfte.

Studien zeigen, dass der Typ der mesenchymalen Komponente **keine** prognostische Bedeutung aufweist (Silverberg et al. 1990). Charakteristika der epithelialen Komponente (v. a. seröser oder klarzelliger Typ) scheinen die Prognose in erster Linie ungünstig zu beeinflussen (Silverberg et al. 1990). Dies hat die meisten Autoren dazu veranlasst, Karzinosarkome den aggressiven Typen der Endometriumkarzinome zuzuordnen und nicht mehr den Sarkomen. Diese Hypothese wird dadurch unterstützt, dass Karzinosarkome häufig mit endometrialen Adenokarzinomen im gleichen Hysterektomiepräparat auftreten, dass sich Rezidive des Karzinosarkoms regelmäßig als reine Adenokarzinome manifestieren und dass das Metastasierungsmuster dem der endometrioiden Adenokarzinome gleicht. Allerdings weisen uterine Karzinosarkome eine deutlich schlechtere Prognose als undifferenzierte Endometriumkarzinome oder Hochrisikotypen des Endometriumkarzinoms auf (Amant et al. 2005; Bansal et al. 2008). Faktoren, die ein vergleichsweise schlechteres Überleben zur Folge haben, sind v. a. höheres Lebensalter und höheres Stadium bei Diagnosestellung (Bansal et al. 2008).

Ungünstige **Prognosefaktoren der Karzinosarkome** sind insbesondere höheres chirurgisches Stadium, extrauterine Ausbreitung wie Adnexmetastasierung, tiefe Myometriuminvasion und höheres Lebensalter (Bansal et al. 2008; Garg et al. 2010).

Adenosarkome sind ebenfalls gemischte epithelial-mesenchymale Tumoren mit niedrigem malignem Potenzial und deutlich günstigerer Prognose als Karzinosarkome. Sie treten bei jüngeren Patientinnen in früheren Stadien als Karzinosarkome auf (Arend et al. 2010). Klinisch imponieren sie meist als Polypen, weisen häufig das Stadium I auf und kommen etwas vermehrt unter Tamoxifen-Therapie vor. In einer GOG-Studie zeigten 6 von 31 Patientinnen (31%) einen extrauterinen Befall (Vagina, Lymphknoten, positive Spülzytologie, Parametrium oder Ovar).

Tiefe Myometriuminvasion und extrauteriner Befall stellen die wesentlichen Risikofaktoren für eine Rezidivierung bzw. Metastasierung dar (Kaku et al. 1992). Etwa 24–30% der Adenosarkome rezidivieren nach der Operation lokoregionär, etwa 2–5% der Patientinnen entwickeln Fernmetastasen.

4.3 Risikofaktoren

Karzinosarkome weisen ähnliche Risikofaktoren wie rein epitheliale Karzinome des Uterus auf. Assoziationen werden mit Adipositas, Nulliparität und exogenem Öst-

■ **Tab. 4.1** FIGO- und TNM-Stadieneinteilung des Adenosarkoms

FIGO-Stadium		T	N	M
I	Tumor auf den Uterus beschränkt			
IA	Tumor auf Endometrium/endozervikale Mukosa beschränkt und ohne myometrane Invasion	T1a	N0	M0
IB	Infiltration der inneren Myometriumhälfte	T1b	N0	M0
IC	Infiltration der äußeren Myometriumhälfte	T1c	N0	M0
II	Tumorausdehnung auf das Becken	T2	N0	M0
IIA	Infiltration der Adnexe	T2a	N0	M0
IIB	Infiltration des extrauterinen Gewebes	T2b	N0	M0
III	Infiltration von intraabdominalen Strukturen			
IIIA	Infiltration einer Lokalisation	T3a	N0	M0
IIIB	Infiltration von mehr als einer Lokalisation	T3b	N0	M0
IIIC	Metastasen in den pelvinen und/oder paraaortalen Lymphknoten	T1–3b	N1	M0
IVA	Invasion der Blasen- oder Rektummukosa	T4	N0/1	M0
IVB	Fernmetastasen (inkl. inguinaler oder anderer Lymphknoten mit Ausnahme pelviner oder paraaortaler; exkl. Metastasen der Adnexe oder der intraabdominalen Gewebe)	Jedes T	N0/1	M1

rogenstimulus beschrieben. Die Inzidenzrate der Karzinosarkome ist bei **afrikanischstämmigen** Frauen zudem zweifach erhöht (Brooks et al. 2004; Sherman u. Devesa 2003). Für das Karzinosarkom und das Adenosarkom wird eine geringe Assoziation mit langjähriger **Tamoxifen-Einnahme** postuliert (Evans et al. 1995; McCluggage et al. 2003). Neuerdings wurde eine Häufung von **BRCA-Mutationen** bei Karzinosarkomen beschrieben. In bis zu 37% der Fälle weisen Patientinnen mit einem Karzinosarkom zudem anamnestisch eine Bestrahlung des Beckens auf (Pothuri et al. 2006; D'Angelo u. Prat 2010). Oralen Kontrazeptiva wird ein protektiver Effekt zugeschrieben.

4.4 Symptome

In den meisten Fällen manifestiert sich das Karzinosarkom mit abnormen vaginalen Blutungen und einer Vergrößerung des Uterus, teils mit Protrusion polypoider Strukturen aus dem Zervikalkanal. Vaginale Blutungen (82%), vermehrter wässriger oder blutiger Ausfluss (10%) und Schmerzen (13%) wurden in einem Kollektiv von 300 Patientinnen als die häufigsten klinischen Symptome angegeben (Callister et al. 2004). Das CA 125 ist in den meisten Fällen erhöht. Bei Diagnosestellung findet sich in einem Drittel der Fälle bereits extrauterines Wachstum (D'Angelo u. Prat 2010).

4.5 Tumorausbreitung

Karzinosarkome des Uterus neigen zu frühzeitiger lymphogener und intraabdominaler Metastasierung. Bei den Metastasen handelt es sich vorwiegend um die epitheliale Komponente (Silverberg et al. 1990; Sreenan u. Hart 1995). Von 62 Patientinnen mit ausschließlich klinischem Befall des Uterus fanden sich bei 31% pelvine und bei 15% paraaortale **Lymphknotenmetastasen**. 30% wiesen eine positive Abdomenspülzytologie und 20% Omentummetastasen auf (Yamada et al. 2000). Die häufigste Lokalisation von Fernmetastasen ist die Lunge, gehäuft finden sich zudem Metastasen in Nebenniere und Knochen.

4.6 Diagnosestellung und präoperatives Staging

▶ Kap. 3 »Maligne epitheliale Tumoren des Corpus uteri«

4.7 Stadieneinteilung

Bei den Karzinosarkomen erfolgt ein Staging wie bei den anderen epithelialen Malignomen des Uterus (▶ Kap. 3). Das FIGO-Staging des Adenosarkoms ist in ■ Tab. 4.1 aufgeführt.

4.8 Operative Therapie

4.8.1 Karzinosarkom

Bei Patientinnen ohne Anhaltspunkte für eine Metastasierung ist ein ausgedehntes operatives Staging mit abdomineller Hysterektomie, beidseitiger Adnexektomie, Omentektomie sowie pelviner und paraaortaler Lymphadenektomie via Längslaparotomie indiziert (Nemani et al. 2008). Rund 10-15% der Frühstadien von Karzinosarkomen sind bereits mit Lymphknotenmetastasen assoziiert. Die Lymphonodektomie scheint in den Stadien I–III das Überleben zu verbessern (Garg et al. 2011; Nemani et al. 2008). Bei 61% der Patientinnen, bei welchen präoperativ nur ein Uterusbefall angenommen wird, zeigen sich allerdings extrauterine Ableger in den retroperitonealen Lymphknoten oder intraperitoneal (Yamada et al. 2000). Patientinnen mit fortgeschrittener Erkrankung scheinen, in Analogie zum Ovarialkarzinom, ebenfalls von einer zytoreduktiven Chirurgie zu profitieren, wobei hier die Datenlage insgesamt ungenügend ist (Tanner et al. 2011).

4.8.2 Adenosarkom

Die Standardtherapie besteht bei der **postmenopausalen** Patientin in der Hysterektomie mit beidseitiger Adnexektomie und Inspektion/operativem Staging der Peritonealhöhle. Eine Lymphonodektomie ist nicht etabliert, da erstens ein Lymphknotenbefall nur bei 6,5% der Fälle auftritt und zweitens bei Lymphknotenbefall keine effektive adjuvante Therapie existiert.

Bei der **prämenopausalen** Frau scheint das Belassen der makroskopisch unauffälligen Adnexe vertretbar zu sein. Allerdings zeigen 31% der Patientinnen extrauterinen Tumorbefall, welcher die Vagina, die Lymphknoten, die Spülzytologie, das Parametrium oder das Ovar betreffen kann (Kaku et al. 1992).

4.9 Radiotherapie

Beim **Karzinosarkom** kann durch eine **adjuvante** Radiotherapie die **Lokalrezidivrate reduziert** werden (Gerszten et al. 1998; Reed et al. 2008), das Gesamtüberleben und das krankheitsfreie Überleben scheinen jedoch nicht günstig beeinflusst zu werden (Chi et al. 1997; Reed et al. 2008; Nemani et al. 2008). In einer retrospektiven Studie mit vollständigem chirurgischem Staging wiesen Patientinnen mit auf den Uterus beschränktem Karzinosarkom ohne adjuvante Therapie ein krankheitsfreies Überleben von 73% auf (Yamada et al. 2000). Die adjuvante Radiotherapie verbesserte in dieser Arbeit weder die Lokalrezidivrate noch das Überleben.

In der randomisierten GOG-Studie Nr. 150 wurde bei Patientinnen im Stadium I–IV und optimalem Debulking eine adjuvante Ganzabdomenbestrahlung mit pelvinem Boost mit einer Chemotherapie von 3 Zyklen Cisplatin plus Ifosfamid verglichen. Durch die Radiotherapie wurden lediglich die Vaginalstumpfrezidive signifikant gesenkt (Wolfson et al. 2007). Andere pelvine Rezidive waren in beiden Armen gleich häufig. Intraabdominale Rezidive waren im Chemotherapiearm seltener. In einer weiteren Studie wurden retrospektiv 121 Patientinnen mit Karzinosarkomen und unterschiedlichen Behandlungsoptionen analysiert. Hier konnte die alleinige Radiotherapie das Risiko eines Vaginalstumpfrezidivs reduzieren, allerdings wies sie keinen Einfluss auf das Gesamtüberleben auf.

Somit ist im Stadium I nach komplettem chirurgischem Staging der Nutzen einer adjuvanten pelvinen Radiotherapie unwahrscheinlich, bei höheren Stadien kann durch die Strahlentherapie jedoch eine Reduktion der Lokalrezidivrate erreicht werden. Somit kann eine Brachytherapie des Vaginalstumpfs aufgrund der niedrigen Morbidität und der Reduktion von Vaginalstumpfrezidiven in Analogie zu den Ergebnissen mit der pelvinen Radiotherapie in der GOG-Studie Nr. 150 empfohlen werden.

Beim **Adenosarkom** scheint die adjuvante Radiotherapie keinen Vorteil zu bringen (Clement u. Scully 1990).

4.10 Chemotherapie

4.10.1 Karzinosarkom

Im Vergleich zu uterinen Sarkomen haben Karzinosarkome eine höhere Ansprechrate auf Monochemotherapieschemata. Die bestuntersuchen Substanzen sind dabei Cisplatin mit einer Ansprechrate von 19–42%, Ifosfamid (18–36%) Doxorubicin (19%) und Paclitaxel (18%). Kombinationschemotherapien haben eine ca. 50% höhere Ansprechrate als Monochemotherapien.

Daten **adjuvanter Studien** beziehen sich in erster Linie auf Cisplatin und Ifosfamid (Sutton et al. 2005; Wolfson et al. 2007 (▫ Tab. 4.2).

Im Chemotherapiearm traten v .a. häufiger Anämien und Neuropathien auf, während in der Radiotherapiegruppe mehr Hauttoxizität beobachtet wurde (Wolfson et al. 2007). Im Radiotherapiearm wurden Vaginalstumpfrezidive von 10 auf 4% gesenkt, nicht jedoch die übrigen Beckenrezidive. Intraperitoneale Rezidive traten mit 19% im Chemotherapiearm deutlich seltener als im Radiotherapiearm auf (29%). Nach Korrektur in Bezug auf Alter und Stadium fand sich im Chemotherapiearm eine Reduktion

Tab. 4.2 Randomisierte Phase-III-GOG-Studie Nr. 150 zur adjuvanten Therapie des Karzinosarkoms des Uterus im Stadium I-IV mit postoperativem Resttumor <1 cm nach vorherigem Ausschluss einer extraperitonealen Metastasierung

	Therapieschema	Anzahl Patientinnen	Progressionsfreies Überleben	Gesamtüberleben
Wolfson et al. (2007)	Cisplatin 20 mg /m²/Tag + Ifosfamid 1,5g/m²/Tag Tag 1–4 alle 3 Wochen, 3 Zyklen versus Ganzabdomenbestrahlung + pelvine Radiotherapie	206	52 vs. 58% (nicht signifikanter Unterschied)	45 vs. 35% (nicht signifikanter Unterschied)

Tab. 4.3 Phase-III-Chemotherapiestudien beim rezidivierenden/metastasierten Karzinosarkom des Uterus

	Chemotherapieschema alle 3 Wochen	Anzahl Patientinnen	Ansprechrate	Progressionsfreies Überleben	Gesamtüberleben
Sutton et al. (2000)	Cisplatin 20 mg/m² + Ifosfamid 1,5 g/m²/Tag, Tag 1–4, 8 Zyklen versus Ifosfamid 1,5 g/m²/Tag, Tag 1–5, 8 Zyklen	194	54 vs. 36%	6 vs. 4 Monate (signifikanter Unterschied)	9,4 vs. 7,6 Monate (nicht-signifikanter Trend; p = 0,07)
Homesley et al. (2007)	Paclitaxel 135 mg /m² Tag 1 + Ifosfamid 1,6 g/m²/Tag, Tag 1–3, 8 Zyklen versus Ifosfamid 2 g/m² Tag Tag 1–3, 8 Zyklen	179	45 vs. 29%	5,8 vs. 3,6 Monate (signifikanter Unterschied)	13,5 vs. 8,4 Monate (signifikanter Unterschied)

der Rezidiv- und Mortalitätsrate um 21 bzw. 29%, was jedoch statistisch nicht signifikant war (Wolfson et al. 2007).

In einer Phase-II-Studie der GOG zeigte sich bei 65 Patientinnen im Stadium I und II, die nach kompletter Resektion eine adjuvante Chemotherapie mit Ifosfamid und Cisplatin erhielten, aber keine Radiotherapie, ein 5-Jahres-Gesamtüberleben von 62% (Sutton et al. 1989).

Auch in einer retrospektiven Analyse von 121 Patientinnen mit Karzinosarkom wurde für die adjuvante platinhaltige Chemotherapie ein signifikanter Nutzen bezüglich des tumorfreien Überlebens und des tumorspezifischen Überlebens beobachtet (Gonzalez Bosquet et al. 2010).

Trotz der mäßigen Chemo- und Radiosensitivität der Karzinosarkome des Uterus kann aufgrund der hohen 4-Jahres-Mortalitätsrate von 35% im Stadium I (Wolfson et al. 2007) dennoch nur eine aggressive, multimodale Therapie bestehend aus kompletter Stagingoperation einschließlich maximaler Tumorreduktion, Radio- und Chemotherapie empfohlen werden. Eine Arbeitsgruppe berichtete damit im Stadium I–II eine 5-Jahres-Überlebensrate von >90% (Manolitsas et al. 2001).

Möglicherweise stellt unter Abwägung des Nutzen-Risiko-Verhältnisses, v. a. auf der Basis der GOG-Studie Nr. 150, eine sequenzielle Kombinationschemotherapie und vaginale Brachytherapie die am ehesten geeignete adjuvante Therapieform dar.

Im **metastasierten Stadium** sind Ansprechraten auf Einzelsubstanzen von um 20% mit Cisplatin, ca. 30% auf Ifosfamid (1,5 mg/m²/Tag Tag 1–5 alle 3 Wochen; Sutton et al. 2000), um 18% auf Paclitaxel und ca. 10% auf Doxorubicin zu erwarten (Omura et al. 1983; Muss et al. 1985).

Zwei randomisierte Phase-III-Studien haben beim metastasierten Karzinosarkom bezüglich der Ansprechraten eine Überlegenheit der Kombinationschemotherapie gegenüber einer Monotherapie gezeigt (Tab. 4.3). In der Arbeit von Sutton et al. (2000) war jedoch im Kombinationsarm die Toxizität wesentlich höher (v. a. ZNS-Toxizität, periphere Neuropathie, Neutropenie). Die Kombinationschemotherapie mit Paclitaxel und Ifosfamid ist bisher die einzige Chemotherapieform, welche einen Überlebensvorteil gegenüber der Monotherapie mit Ifosfamid nachweisen konnte. Die relative Verminderung des Mortalitätsrisikos betrug 31%. Hochgradige Alopezie, sensorische Neuropathie und Thrombopenien traten im Kombinationsarm jedoch deutlich vermehrt auf (Homesley et al. 2007). In einer Phase-II-Studie der GOG zeigte die Kombination von Carboplatin und Paclitaxel eine Remissionsrate von 54% (Powell et al. 2010).

In einer Cochrane-Analyse zeigt sich, dass im metastasierten Stadium wie auch im Rezidivfall die Kombinationschemotherapie mit Ifosfamid in erster Linie in Betracht gezogen werden sollte. Kombinationschemotherapien mit Ifosfamid und Paclitaxel sind dabei mit einer niedrigeren Krebs-Mortalität assoziiert als mit Ifosfamid als Monotherapie. Gleichzeitig zeigte sich auch, dass eine Radiotherapie des Abdomens keinen Nutzen hinsichtlich der Überlebens mit sich bringt (Galaal et al. 2013).

4.10.2 Adenosarkom

Eine gesonderte adjuvante oder palliative Chemotherapieform existiert hier nicht. Am ehesten kommen Therapieschemata, die beim Karzinosarkom existieren, in Betracht.

4.11 Nachsorge

Karzinosarkom

Karzinosarkomrezidive treten trotz vorausgegangener Operation und adjuvanter Therapie bei 50% der Frauen auf. Selbst in Frühstadien wird die Rezidivrate in der Literatur mit 47–64% angegeben (Generver et al 2011). Rund 80% der Rezidive manifestieren sich als Fernmetastasen. Diese Zahlen verdeutlichen, dass Karzinosarkome besonders aggressive Tumoren darstellen. Die mediane Zeit bis zum Rezidiv liegt im Mittel bei unter 2 Jahren. Deshalb werden in den ersten 2–3 Jahren nach Diagnosestellung 3-monatliche Nachkontrollen empfohlen. Methode der Wahl ist neben einer genauen Anamnese die Inspektion der Vagina und rektovaginale Palpation des kleinen Beckens. Beim Karzinosarkom findet sich jedes vierte Rezidiv isoliert im Becken (Major et al. 1993). Ob eine regelmäßige Bildgebung und/oder Blutuntersuchung, wie v. a. eine CA-125-Bestimmung, die Prognose beeinflussen kann, ist unklar.

Adenosarkom

Rezidive treten in einem Drittel der Fälle erst nach 5 Jahren auf (Zaloudek u. Norris 1981).

Zusammenfassung

Karzinosarkome des Uterus sind epithelialen Ursprungs und machen ca. 3–4% aller Malignome der Uterus aus. Charakteristika der epithelialen Komponente wie seröser oder klarzelliger Subtyp scheinen die Prognose neben einem höheren Tumorstadium, höherem Lebensalter, tiefer myometraner Invasion und extrauteriner Ausbreitung, z. B. Adnexmetastasen, ungünstig zu beeinflussen. Beim uterinen Karzinosarkom erfolgt die FIGO-Stadienzuordnung wie bei den anderen epithelialen Malignomen des Uterus. Ein ausgedehntes operatives Staging mit abdomineller Hysterektomie, beidseitiger Adnexektomie, Omentektomie sowie pelviner und paraaortaler Lymphadenektomie via Längslaparotomie ist Therapiestandard.

Durch eine adjuvante Radiotherapie kann die Lokalrezidivrate reduziert werden. Eine adjuvante Ganzabdomenbestrahlung mit pelviner Aufsättigung ist einer Chemotherapie mit 3 Zyklen Cisplatin und Ifosfamid bezüglich abdominaler Rezidive und Überleben unterlegen. Durch die Radiotherapie können lediglich die Vaginalstumpfrezidive signifikant gesenkt werden, Beckenrezidive im Vergleich zur Chemotherapie jedoch nicht. Im metastasierten Stadium sind mit Cisplatin, Ifosfamid oder Paclitaxel Ansprechraten von 18–30% zu erwarten. Kombinationschemotherapien, z. B. mit Cisplatin und Ifosfamid sind zwar wirksamer, weisen jedoch auch signifikant höhere Toxizität auf.

Literatur

Amant F, Cadron I, Fuso L et al. (2005) Endometrial carcinosarcomas have a different prognosis and pattern of spread compared to high-risk epithelial epithelial endometrial cancer. Gynecol Oncol 98: 274–280

Arend R, Herzog T, Sun X et al. (2010) Long-term outcome and natural history of uterine adenosarcomas. Gynecol Oncol 116: S92 (Abstr. 232)

Bansal N, Herzog T, Hershman D et al. (2008) Uterine carcinosarcomas versus grade 3 endometrioid cancers: The debate revisited. Gynecol Oncol 108: 145

Gonzalez Bosquet J, Terstriep S A, Cliby W A, Brown-Jones M, Kaur JS, Podratz KC, Keeney GL (2010) The impact of multi-modal therapy on survival for uterine carcinosarcomas. Gynecol Oncol 116: 419–423

Brooks SE, Zhan M, Cote T, Baquet CR (2004) Surveillance, epidemiology, and end results analysis of 2677 cases of uterine sarcoma 1989–1999. Gynecol Oncol 93: 204–208

Callister M, Ramondetta LM, Jhingran A, Burke TW, Eifel PJ (2004) Malignant mixed Müllerian tumors of the uterus: analysis of patterns of failure, prognostic factors, and treatment outcome. Int J Radiat Oncol Biol Phys 58: 786

Chi DS, Mychalczak B, Saigo PE, Rescigno J, Brown CL (1997) The role of whole-pelvic irradiation in the treatment of early-stage uterine carcinosarcoma. Gynecol Oncol 65: 493–498

Clement PB, Scully RE (1990) Müllerian adenosarcoma of the uterus: a clinicopathologic study of 100 cases with a review of the literature. Hum Pathol 21: 363–381

D'Angelo E, Prat J (2009) Uterine sarcomas: a review. Gynecol Oncol 116: 131–139

Dinh TV, Slavin RE, Bhagavan BS, Hannigan EV, Tiamson EM, Yandell RB (1989) Mixed mullerian tumors of the uterus: a clinicopathologic study. Obstet Gynecol 74: 388–392

Evans MJ, Langlois NE, Kitchener HC, Miller ID (1995) Is there an association between long-term tamoxifen treatment and the development of carcinosarcoma (malignant mixed Mullerian tumor) of the uterus? Int J Gynecol Cancer 4: 310–313

Ferguson SE, Tornos C, Hummer A, Barakat RR, Soslow RA (2007) Prognostic features of surgical stage I uterine carcinosarcoma. Am J Surg Pathol 31: 1653–1661

Galaal K, van derHeijden E, Godfrey K, Naik R, Kucukmetin A, Bryant A, Das N, Lopes AD (2013) Adjuvant radiotherapy and/or chemotherapy after surgery for uterine carcinosarcoma. Cochrane Datab Systemat Rev 2. Art. No.: CD006812

Garg G, Kruger M, Christensen C, Deppe G, Toy EP (2011) Stage III uterine carcinosarcoma: 2009 International Federation of Gynecology and Obstetrics Staging System and Prognostic Determinants. Int J Gynecol Cancer 21: 1606–1612

Garg G, Shah J, Kumar S et al. (2010) Ovarian and uterine carcinosarcomas. Int J Gynaecol Cancer 20: 888–894

Genever AV, Abdi S (2011) Can MRI predict the diagnosis of endometrial carcinosarcoma? Clin Radiol 66: 621–624

Gerszten K, Faul C, Kounelis S, Huang Q, Kelley J, Jones MW (1998) The impact of adjuvant radiotherapy on carcinosarcoma of the uterus. Gynecol Oncol 68: 8–13

Gonzalez Bosquet J, Terstriep SA, Cliby WA, Brown-Jones M, Kaur JS, Podratz KC, Keeney GL (2010) The impact of multi-modal therapy on survival for uterine carcinosarcomas. Gynecol Oncol 116: 419–423

Hendrickson MR, Tavassoli FA, Kempson RL, McCluggage WG, Haller U, Kubik-Huch RA (2003) Mesenchymal tumours and related lesions. In: Tavassoli FA, Devilee P (eds.) Tumours of the Breast and female genital organs. IARC Press, Lyon, pp. 233–244

Homesley H, Filiaci V, Markman M et al. (2007) Phase III trial of ifosfamide with or without paclitaxel in advanced uterine carcinosarcoma: A Gynecologic Oncology Group study. J Clin Oncol 25: 526–531

Kaku T, Silverberg SG, Major FJ, Miller A, Fetter B, Brady MF (1992) Adenosarcoma of the uterus: a Gynecologic Oncology Group clinicopathologic study of 31 cases. Int J Gynecol Pathol 11: 75–88

Manolitsas TP, Wain GV, Williams KE, Freidlander M, Hacker NF (2001) Multimodality therapy for patients with clinical stage I and II malignant mixed Müllerian tumors of the uterus. Cancer 91: 1437–1443

Major FJ, Blessing JA, Silverberg SG, Morrow CP, Creasman WT, Currie JL, Yordan E, Brady MF (1993) Prognostic factors in early-stage uterine sarcoma. A Gynecologic Oncology Group study. Cancer 71: 1702–1709

Mc Cluggage WG, Haller U, Kurman RJ, Kubik-Huch RA (2003) Mixed epithelial and mesenchymal tumours. In: Tavassoli FA, Devilee P (eds.) Tumours of the Breast and female genital organs. IARC Press, Lyon, pp. 245–249

Muss HB, Bundy BN, DISaia PJ, Homesley HD, Fowler WC, Creasman W, Yordan E (1985) Treatment of recurrent or advanced uterine sarcoma: a randomized trial of doxorubicin versus doxorubicin and cyclophosphamide: a phase III trial of the Gynecologic Oncology Group. Cancer 55: 1648–1653

Nemani D, Mitra N, Guo M et al. (2008) Assessing the effects of lymphadenectomy and radiation therapy in patients with uterine carcinosarcoma: A SEER analysis. Gynecol Oncol 111: 82–88

Omura GA, Major FJ, Blessing JA, Sedlacek TV, Thigpen JT, Creasman WT, Zaino RT (1983) A randomized study of adriamycin with and without dimethyl triazenoimidazole carboxamide in advanced uterine sarcomas. Cancer 52: 626–632

Pothuri B, Ramondetta L, Eifel P, Deavers MT, Wilton A, Alektiar K, Barakat R, Soslow RA (2006) Radiation-associated endometrial cancers are prognostically unfavorable tumors: a clinicopathologic comparison with 527 sporadic endometrial cancers. Gynecol Oncol 103(3): 948–951

Powell M, Filiaci V, Rose P, Mannel R, Hanjani P, DeGeest K et al (2010) Phase II evaluation of paclitaxel and carboplatin in the treatment of carcinosarcoma of the uterus: A Gynecologic Oncology Group study. J Clin Oncol 28: 2727–2731

Reed NS, Mangioni C, Malmstrom H et al. (2008) Phase III randomised study to evaluate the role of adjuvant pelvic radiotherapy in the treatment of uterine sarcomas stages I and II: an EORTC Gynaecological Cancer Group study (protocol 55874). Eur J Cancer 44: 808–818

Sherman ME, Devesa SS (2003) Analysis of racial differences in incidence, survival, and mortality for malignant tumors of the uterine corpus. Cancer. 98:176–186

Sreenan JJ, Hart WR (1995) Carcinosarcomas of the female genital tract. A pathologic study of 29 metastatic tumors: further evidence for the dominant role of the epithelial component and the conversion theory of histogenesis. Am J Surg Pathol 19: 666–674

Silverberg SG, Major FJ, Blessing JA, Fetter B, Askin FB, Liao SY et al. (1990) Carcinosarcoma (malignant mixed medodermal tumor) of the uterus. A Gynecologic Oncology Group pathologic study of 203 cases. Int J Gynecol Pathol 9: 1–19

Sutton GP, Blessing JA, Rosenshein N, Photopoulos G, DiSaia PJ (1989) Phase II trial of ifosfamide and mesna in mixed mesodermal tumors of the uterus: a Gynecologic Oncology Group study. Am J Obstet Gynecol 161: 309–312

Sutton G, Brunetto VL, Kilgore L et al. (2000) A phase III trial of ifosfamide with or without cisplatin in carcinosarcoma of the uterus: A gynecologic oncology group study. Gynecol Oncol 79: 147–1453

Sutton G, Kauderer J, Carson LF, Lentz SS, Whitney CW, Gallion H (2005) Adjuvant ifosfamide and cisplatin in patients with completely resected stage I or II carcinosarcomas (mixed mesodermal tumors) of the uterus: a Gynecologic Oncology Group study. Gynecol Oncol 96: 630–634

Tanner EJ, Leitao MM Jr, Garg K, Chi DS, Sonoda Y, Gardner GJ, Barakat RR, Jewell EL (2011) The role of cytoreductive surgery for newly diagnosed advanced-stage uterine carcinosarcoma. Gynecol Oncol 123(3): 548–52. Epub 2011 Sep 25

Wolfson AH, Brady MF, Rocereto T et al. (2007) A gynecologic oncology group randomized phase III trial of whole abdominal irradiation (WAI) vs. cisplatin-ifosfamide and mesna (CIM) as post-surgical therapy in stage I-IV carcinosarcoma (CS) of the uterus. Gynecol Oncol 107: 177–185

Yamada SD, Burger RA, Brewster WR, Anton D, Kohler MF, Monk BJ (2000) Pathologic variables and adjuvant therapy as predictors of recurrence and survival for patients with surgically evaluated carcinosarcoma of the uterus. Cancer 88: 2782–2786

Zaloudek CJ, Norris HJ (1981) Adenofibroma and adenosarcoma of the uterus: a clinicopathologic study of 35 cases. Cancer 48: 354–366

Maligne, nichtepitheliale Tumoren des Corpus uteri (ausschließlich des Karzinosarkoms)

Patrick Imesch, Mathias K. Fehr und Daniel Fink

5.1 Häufigkeit, Altersverteilung

Uterine Sarkome stellen eine heterogene Gruppe von Neoplasien dar, welche ca. 4% der Malignome des Uterus ausmachen (Brooks et al. 2004). Die **Inzidenz** der Sarkome liegt bei 1,0–1,5/100.000 Frauen pro Jahr.

Leiomyosarkome stellen mit 63% die häufigsten Sarkome des Uterus dar (Abeler et al. 2009; Brooks et al. 2004). Sie treten typischerweise in der Perimenopause in einem Durchschnittsalter von **51 Jahren** auf (Giuntoli et al. 2003). 15% der Patientinnen sind jünger als 40 Jahre.

Endometriale Stromasarkome machen ca. 21% der uterinen Sarkome aus. Das Durchschnittsalter bei der Diagnose beträgt 42–58 Jahre, und 10–25% dieser Frauen sind prämenopausal. Undifferenziert endometriale/uterine Sarkome machen ungefähr 6% der Sarkome aus.

5.2 Risikofaktoren

Eine große Studie zur Ätiologie der uterinen Sarkome hat gezeigt, dass sich die Risikofaktoren der Sarkome jenen der endometrioiden Endometriumkarzinome grundsätzlich ähneln (Felix et al. 2013). **Leiomyosarkome** treten gehäuft bei **afrikanischstämmigen Frauen** auf (Brooks et al. 2004). Der Großteil der Fälle tritt sporadisch auf. Extrauterine **endometriale Stromatumoren** können sehr selten innerhalb von extrauterinen **Endometrioseherden** entstehen.

Klinische Symptome

Sie bestehen meist in Form von
- unregelmäßigen uterinen Blutungen,
- Vergrößerung des Uterus und/oder
- Unterbauchschmerzen.

Leiomyome zeigen häufig eine ähnliche klinische Symptomatik wie die Leiomyosarkome.

Prinzipiell ist rasches Wachstum des Knotens in der Menopause auffällig für malignes Geschehen. Leiomyosarkome entstehen allerdings nur sehr selten aus einem Leiomyom.

5.3 Tumorausbreitung

Allen Sarkomen gemeinsam ist ihr Hang zur hämatogenen Dissemination. Die häufigste Metastasenlokalisation ist dabei die Lunge. Andere Metastasenlokalisationen sind Leber, Knochen und Gehirn.

Leiomyosarkome sind aggressive Tumoren. Sie metastasieren selten lymphogen (3,5–8%), in die Adnexe (ca. 3,5%) oder intraperitoneal (ca. 5%; Major et al. 1993; Leitao et al. 2003). Bei makroskopisch auf den Uterus beschränktem Tumor finden sich nur in ca. 2% Lymphknotenmetastasen und in 3% mikroskopische Ovarialmetastasen. Die Tumorausbreitung verläuft auch hier am häufigsten hämatogen in die **Lunge**. In einer prospektiven GOG-Studie, welche Patientinnen mit Leiomyosarkomen im Stadium I einschloss, war die Lunge mit 41% die häufigste Lokalisation des Rezidivs. Nur 13% wiesen ein Rezidiv im Becken auf (Major et al. 1993).

Low-grade ESS können insbesondere entlang der Gefäße des Ligamentum latum und der Adnexe vorwachsen. Ihre Neigung zu Lymphgefäßinvasion drückt sich in der früher geläufigen Terminologie »endolymphatische Stroma-Myosis« aus. Lymphknotenmetastasen treten bei einem Drittel der Patientinnen auf (Riopel et al. 2005).

5.4 Diagnosestellung und präoperatives Staging

Leiomyosarkome des Uterus werden deutlich seltener als epitheliale Malignome des Uterus durch vaginale Blutungsstörungen auffällig. Häufig werden sie erst anhand des Hysterektomiepräparats diagnostiziert.

Eine gegenüber dem Vorbefund deutlich größere, unilokuläre, intramurale Raumforderung des Uterus bei der Palpation bzw. im Ultraschall sollte an ein Leimomyosarkom denken lassen. Sie kann in der Bildgebung nicht von Myomen unterschieden werden. Ein singulärer, rasch wachsender Myomknoten ist prinzipiell verdächtig auf ein Leiomyosarkom, obwohl weniger als 0,5% der »rasch wachsenden« Leiomyome tatsächlich Sarkome sind (Parker et al. 1994).

Eine diagnostische Kürettage ergibt nur selten den Verdacht auf ein **Stromasarkom**.

5.5 Stadieneinteilung

Die FIGO-Stadieneinteilung für das Leiomyosarkom und das endometriale Stromasarkom ist in ◘ Tab. 5.1 aufgeführt.

5.6 Histopathologie und Prognosefaktoren

Nach WHO werden die mesenchymalen Tumoren des Uterus in drei Subgruppen unterteilt (◘ Tab. 5.2).

Leiomyosarkome sind typischerweise solitäre intramurale Tumoren mit einem durchschnittlichen Durchmesser von 8 cm. Nekrotische Areale und Gefäßeinbrüche sind häufig.

Tab. 5.1 FIGO- und TNM-Stadieneinteilung des Leiomyosarkoms und des endometrialen Stromasarkoms des Uterus gegenübergestellt

FIGO-Stadium		T	N	M
I	Tumor auf den Uterus beschränkt			
IA	Größter Tumordurchmesser 5 cm oder weniger	T1a	N0	M0
IB	Größter Tumordurchmesser über 5 cm	T1b	N0	M0
II	Tumorausdehnung über den Uterus hinaus, aber auf das Becken beschränkt	T2	N0	M0
IIA	Infiltration der Adnexe	T2a	N0	M0
IIB	Infiltration anderer extrauteriner Strukturen des Beckens	T2b	N0	M0
III	Infiltration abdominaler Strukturen			
IIIA	Infiltration einer Lokalisation	T3a	N0	M0
IIIB	Infiltration von mehr als einer Lokalisation	T3b	N0	M0
IIIC	Befall der pelvinen und/oder paraaortalen Lymphknoten	T1–3b	N1	M0
IVA	Invasion der Blasen- und/oder Rektummukosa	T4	N0/1	M0
IVB	Fernmetastasen (inkl. inguinaler oder anderer Lymphknoten mit Ausnahme der pelvinen oder paraaortalen Lymphknoten; exkl. Metastasen der Adnexe oder intraabdominaler Gewebe)	Jedes T	N0/1	M1

Tab. 5.2 Histologische Einteilung der mesenchymalen Tumoren des Corpus uteri nach WHO. (Adaptiert nach Hendrickson et al. 2003; McCluggage et al. 2003)

Mesenchymale Tumoren	Endometriale Stromatumoren	Endometrialer Stromaknoten (benigne)	
		Endometriales Stromasarkom (ESS)	Low-grade ESS
			Undifferenziertes ESS
	Tumoren der glatten Muskulatur	Leiomyosarkom	Epitheloide Variante
			Myxoide Variante
		Tumor mit unsicherem malignem Potenzial	
		Leiomyom	
	Übrige mesenchymale Tumoren	Gemischter Tumor des endometrialen Stromas und der glatten Muskulatur	Perivaskulärer epitheloidzelliger Tumor (PEComa)
			Adenomatoider Tumor

Zur Diagnose eines Leiomyosarkoms werden die Kriterien Mitose-Index, Grad der zellulären Atypie und das Vorhandensein von Koagulationsnekrosen herangezogen. Keines dieser Kriterien ist jedoch für sich allein genommen diagnostisch. Die meisten Leiomyosarkome zeigen >10 Mitosen pro 10 Gesichtsfeldern mit hoher Vergrößerung (HPF). Der Mitose-Index kann jedoch aufgrund der unterschiedlichen Zelldichte stark variieren. **Zur Diagnosestellung werden daher 5 oder mehr Mitosen pro 10 Gesichtsfeldern mit hoher Vergrößerung (HPF) gefordert**. So gelten auch Tumoren mit <10 Mitosen pro 10 HPF als Leiomyosarkome, wenn Koagulationsnekrosen und moderate bis schwere zelluläre Atypien vorliegen. Umgekehrt gelten Tumoren mit bis zu 20 Mitosen pro 10 HPF als Leiomyome mit erhöhter mitotischer Aktivität, wenn Atypien und Koagulationsnekrosen fehlen. Die Prognose von Leiomyomen mit erhöhter mitotischer Aktivität ist gut. Die Rezidivrate beträgt nur 1%. In ca. 30–40% exprimieren Leiomyosarkome Östrogen- und/oder Progesteronrezeptoren. Leiomyosarkome zeigen gehäuft eine Überexpression von p16, was als zusätzlicher Marker zur Unterscheidung eines Malignoms von einem gutartigen glattmuskelzelligen uterinen Tumor verwendet werden kann.

Das 5-Jahres-Überleben von Patientinnen mit Leiomyosarkom liegt zwischen 42 und 50% (Brooks et al. 2004). Bei einer auf den Uterus beschränkten Erkrankung (Stadium I) beträgt das 5-Jahres-Überleben 40–70%. Gleichwohl wird selbst in Frühstadien eine Rezidivrate von 53–71% angegeben (Abeler et al. 2009), wobei die meisten Rezidive in den ersten 2 Jahren auftreten (Berchuck et al. 1988; Burns et al. 1979).

Der **wichtigste Prognosefaktor** ist die **extrauterine Ausbreitung**. Ist das Sarkom auf den Uterus beschränkt, stellt der **Tumordurchmesser >5 cm** einen wichtigen Prognosefaktor dar (Evans et al. 1988; Jones u. Norris 1995). Bei einem Tumordurchmesser <5 cm beträgt die Gesamtüberleben 86%, verglichen mit 18% bei einem Tumordurchmesser von >10 cm. Der mitotische Index ist als Prognosefaktor umstritten (Gaducci et al. 1996; Larson et al. 1990; Major et al. 1993; Evans et al. 1988).

Tumoren mit milder bis mäßiger zellulärer Atypie und 5–10Mitosen pro 10HPF werden als Tumoren der glatten Muskulatur mit unsicherem malignem Potenzial klassifiziert. Patientinnen mit solchen Tumoren weisen ein 5-Jahres-Überleben von 92% und ein rezidivfreies Überleben von 66% auf (Peters et al. 1994).

Endometriale Stromatumoren leiten sich von den Stromazellen des Endometriums ab. Endometriale Stromaknoten sind meist rundlich, aber nicht abgekapselt. Stromaknoten wachsen nicht infiltrierend, während die malignen **low-grade endometrialen Stromasarkome (ESS)** und **undifferenzierten ESS** infiltrierende Tumorränder aufweisen. Beide Subtypen werden durch das Ausmaß der zytologischen Atypien und nicht durch den Mitoseindex unterschieden. So gibt es auch low-grade ESS mit einem hohen mitotischen Index, die eine ähnlich gute Prognose wie low-grade ESS mit wenigen Mitosen aufweisen. Low-grade ESS exprimieren fast immer Östrogen- und/oder Progesteronrezeptoren und sind indolente Tumoren mit der Neigung zu Rezidiven, selbst nach Jahrzehnten. Etwa die Hälfte der Frauen mit low-grade ESS rezidivieren pelvin oder abdominell und ca. 10% entwickeln trotz eines Stadiums I unter Umständen erst nach Jahren bis Jahrzehnten Lungenmetastasen. Trotz häufiger Rezidive liegt die 5-Jahres-Überlebensrate zwischen 67 und 100%. Das chirurgische Stadium stellt neben der myometranen Invasion den wichtigsten Prognosefaktor dar (Bodner et al. 2001; Chang et al. 1990; Malouf et al. 2010).

Undifferenzierte ESS zeigen häufig extrauterine Ausbreitung und exprimieren weder Östrogen- noch Progesteronrezeptoren. Die Rezidivrate ist selbst bei auf das Corpus uteri beschränktem Tumor mit 55% hoch (Gadducci et al. 1996).

Die 5-Jahres-Überlebensrate von undifferenzierten ESS beträgt 72–80% und scheint somit höher zu liegen als die der Leiomyosarkome (Brooks et al. 2004).

5.7 Operative Therapie

5.7.1 Leiomyosarkom

Eine **abdominelle Hysterektomie** mit **beidseitiger Adnexektomie ohne pelvine Lymphonodektomie** stellt die Standardbehandlung dar. Der Lymphknotenbefall ist sehr selten (3,5%). Die Adnexektomie wird bei abgeschlossener Familienplanung empfohlen, da ca. 40% der Leiomyosarkome Östrogen- und Progesteronrezeptoren exprimieren (Leitao et al. 2004). Zudem wurde die Regression von Leiomyosarkomrezidiven auf Hormonentzug durch Ovarektomie, Gestagentherapie oder Therapie mit Aromatasehemmern beschrieben (Hardmann et al. 2007). Bei **jungen** Patientinnen scheint es jedoch zulässig, makroskopisch unauffällige Ovarien zu belassen. Adnexbefall ist in 3% zu erwarten, und die Rezidivhäufigkeit scheint bei belassenen Adnexen nicht erhöht zu sein (Giuntoli et al. 2003; Berchuck et al.1988; Gadducci et al. 1996).

Sogar ein **fertilitätserhaltendes Vorgehen** scheint bei jungen Patientinnen mit Kinderwunsch in ausgewählten Fällen vertretbar zu sein. Von acht organerhaltend operierten Patientinnen konnten zwei eine Spontanschwangerschaft austragen, während eine ein Rezidiv entwickelte und verstarb (Lissoni et al. 1998).

5.7.2 Endometriales Stromasarkom (ESS)

Endometriale Stromaknoten haben eine hervorragende Prognose und können durch die alleinige Hysterektomie geheilt werden. Organerhaltende Operationen sind denkbar, vorausgesetzt, der endometriale Stromaknoten kann vollständig im Gesunden entfernt werden.

Die Therapie der Wahl des endometrialen Stromasarkoms beinhaltet Hysterektomie mit beidseitiger Adnexektomie, Lymphknotenevaluation und möglichst komplettem Tumordebulking. Da ein lokales Vorwachsen in die Lymphbahnen und dementsprechend Lymphknotenmetastasen häufig sind (33%), wird wenigstens beim fortgeschrittenen ESS eine pelvine und paraaortale Lymphonodektomie empfohlen (Riopel et al. 2005). Berchuck et al. (1990) berichteten von einer 100%igen Rezidivrate bei 6 Patientinnen mit belassenen Adnexen. Demgegenüber betrug die Rezidivrate bei 13 Patientinnen mit bilateraler Adnexektomie nur 43%.

Die Erfahrungen von Li et al. (2007) mit 37 **low-grade ESS** sind ähnlich. Die Rezidivrate war signifikant höher beim Belassen der Ovarien, verglichen mit jenen Patientinnen, bei denen eine beidseitige Adnexektomie durchgeführt worden war.

Andererseits wurde von **fertilitätserhaltender Chirurgie** bei 5 jungen Patientinnen mit low-grade ESS berichtet. Nach einer medianen Nachkontrollzeit von 51 Monaten zeigte sich nur bei einer Patientin ein Rezidiv in der Uteruswand. Eine Schwangerschaft konnten 2 von 5 Patientinnen austragen (Lissoni et al.1997). Die Autoren argumentierten, dass sich eine Schwangerschaft wegen der Gestageneinwirkung günstig auf den Krankheitsverlauf auswirken könnte.

5.8 Radiotherapie

Mehrere retrospektive Analysen haben sich mit der postoperativen Radiatio beim Leiomyosarkom befasst. Ihnen gemeinsam ist die Beobachtung, dass zwar die lokale Kontrolle verbessert werden kann, sich allerdings kein wesentlicher Benefit im Gesamtüberleben zeigt (Mahdavi et al 2009). Die EORTC-55874-Studie ist die einzige randomisierte Phase III-Untersuchung, welche eine adjuvante pelvine Radiotherapie bei uterinen Sarkomen im Stadium I und II mit einem Beobachtungsarm verglichen hat. In dieser Studie wurden 103 Leiomyosarkome, 92 Karzinosarkome und 28 ESS über 13 Jahre eingeschlossen. Die **pelvine Rezidivrate** konnte in der Gesamtgruppe durch die Radiotherapie signifikant von 24 auf 14% gesenkt werden ($p=0{,}004$), das progressionsfreie und das Gesamtüberleben waren jedoch in beiden Armen gleich. Eine Subgruppenanalyse der Leiomyosarkome konnte für die adjuvante Radiotherapie weder bezüglich des progressionsfreien noch des Gesamtüberlebens einen Nutzen nachweisen (Reed et al. 2008).

Bei frühen Leiomyosarkomen treten Beckenrezidive in der Mehrzahl der Fälle zusammen mit Lungenmetastasen auf (Major et al. 1993), weshalb die adjuvante Radiotherapie nicht empfohlen werden kann, obwohl diese das Risiko des Lokalrezidivs senkt (Giuntoli et al. 2003). Somit ist beim Leiomyosarkom eine adjuvante pelvine Radiotherapie nur bei positiven Resektionsrändern indiziert.

Endometriale Stromasarkome scheinen trotz der geringen Datenlage immerhin strahlenempfindlich zu sein, da nach alleiniger Radiotherapie komplette pathologische Remissionen beschrieben wurden (Weitmann et al. 2001). Auch nach Hysterektomie scheint sich die Rezidivrate durch eine adjuvante Radiotherapie verringern zu lassen, sodass sie bei **undifferenzierten** ESS empfohlen werden kann, Dies insbesondere deshalb, da deren Rezidivrate im Stadium I 55% beträgt (Gadduci et al. 1996; Li et al. 2007). Beim **low-grade** ESS im Stadium I kann eine adjuvante Radiotherapie nicht empfohlen werden, da die Rezidivrate geringer (25%) und das 5-Jahres-Überleben ausgezeichnet ist.

5.9 Hormontherapie

Hohe Rezidivraten und häufiges Auftreten von Fernmetastasen machen diese Tumoren zu Kandidaten für eine systemische Therapie. **Low-grade endometriale Stromasarkome** (ESS) zeigen oft ein Ansprechen auf eine Hormontherapie. Auch können Metastasen von niedriggradig-malignen Leiomyosarkomen auf einen Hormonentzug durch Ovarektomie (prämenopausale Patientinnen) oder Aromatasehemmer (bei postmenopausalen Patientinnen) ansprechen (Abu Rustum et al. 1997; Hardman et al. 2007). Tamoxifen ist bei Leiomyosarkomen kontraindiziert.

Undifferenzierte **Leiomyosarkome** und undifferenzierte endometriale Stromasarkome zeigen jedoch kein Ansprechen auf eine Antihormontherapie. Im Gegensatz zum Endometriumkarzinom scheint ein positiver **Hormonrezeptorstatus** bei diesen Sarkomen nicht mit dem Ansprechen auf eine Hormontherapie zu korrelieren (Wade et al. 1990). Da bei low-grade ESS Fernmetastasen oder lokale Rezidive meist erst nach Jahren bis Jahrzehnten auftreten, ist eine adjuvante Hormontherapie bei vollständig exzidiertem Tumor **nicht** indiziert. Bei nicht resezierbaren Fernmetastasen wird bei low-grade ESS die Gestagentherapie oder eine Therapie mit einem Aromatasehemmer empfohlen (Leunen et al. 2004). Aufgrund der Seltenheit des Tumors sind allerdings nur Fallberichte Basis dieser Empfehlungen.

5.10 Chemotherapie

Die häufige Fernmetastasierung der uterinen Sarkome, auch in frühen Stadien, legt eine zytostatische **adjuvante Therapie** nahe. In der ersten randomisierten Studie bei 156 Patientinnen mit uterinen Sarkomen im Stadium I oder II erhielten Patientinnen im Studienarm 8 adjuvante Zyklen Doxorubicin 60 mg/m^2 alle 3 Wochen nach der Operation mit oder ohne Radiotherapie. Es konnte weder für das progressionsfreie noch für das Gesamtüberleben ein Vorteil gefunden werden. Das 2-Jahres-Gesamtüberleben lag um 60% (Omura et al. 1985). Patientinnen im Kontrollarm erhielten lediglich eine pelvine Radiotherapie.

5.10.1 Leiomyosarkom

Es existiert kein etabliertes adjuvantes Chemotherapieschema. Leiomyosarkome sprechen nur minimal auf Cisplatin an. Epirubicin/Doxorubicin (Sutton et al. 1996a; Omura et al. 1983), Ifosfamid (Sutton et al. 1992), Gemcitabin und Taxane zeigen moderate Aktivität mit Ansprechraten zwischen 10 und 20%.

Die Kombination von **Doxorubicin 50 mg/m2 und Ifosfamid 5 g/m2** alle 3 Wochen weist beim Leiomyosarkom eine Ansprechrate um 30% auf (Sutton et al. 1996a). Die Kombination von **Gemcitabin** 900 mg/m^2/Tag am Tag 1 und 8 und **Docetaxel** 100 mg/m^2 am Tag 8 alle 3 Wochen konnte bei 34 Patientinnen eine höhere Ansprechrate von 53% bei geringer Nebenwirkungsrate erreichen (Hensley et al. 2002). Jene Patientinnen, die auf diese Kombinationschemotherapie ansprachen, zeigten über 7 Monate einen stabilen Krankheitsverlauf. Somit kann aktuell diese Therapie mit Docetaxel und Gemcitabin beim metastasierten Leiomyosarkom empfohlen werden. Als weitere Option kommt auch **Trabectedin** 1,5 mg/m^2 als 24-h-Infusion infrage (Demetri et al. 2009). Auch Pazopanib, eine perorale zielgerichtete Therapie mit einem Tyrosinkinase-Inhibitor, der gegen VEGF, c-kit und den »platelet-derived growth factor receptor« gerichtet ist, stellt eine effektive palliative Therapieform mit akzeptabler Toxizität dar (Van der Graad et al. 2012).

5.10.2 Endometriales Stromasarkom

Nach einer Monotherapie mit **Ifosfamid** wurden komplette und partielle Remissionsraten von 14 bzw. 19% beschrieben (Sutton et al. 1996b). Beim seltenen fortgeschrittenen undifferenzierten ESS könnte die Kombination von **Doxorubicin** und Ifosfamid die vielversprechendste Chemotherapieform darstellen, da nur diese zwei Chemotherapeutika relevante Ansprechraten zeigen.

5.11 Nachsorge

Leiomyosarkome und undifferenzierte Stromasarkome sind aggressive Tumoren, und die mediane Zeit bis zum Rezidiv liegt im Mittel unter 2 Jahren. Deshalb werden in den **ersten 2–3 Jahren** nach der Diagnose 3-monatliche Nachkontrollen empfohlen. Methode der Wahl ist neben einer genauen Anamnese die Inspektion der Vagina und rektovaginale Palpation des kleinen Beckens. Allerdings ist beim **Leiomyosarkom** nur jedes 6. Rezidiv isoliert im Becken lokalisiert, und etwa die Hälfte der Patientinnen mit Rezidiv weisen zuerst Lungenmetastasen auf (Gadducci et al. 1996). Ob eine regelmäßige Bildgebung und/oder Blutuntersuchung zur Fernmetastasensuche die Prognose beeinflussen kann, muss aufgrund der (negativen) Erfahrungen in der Mammakarzinomnachsorge bezweifelt werden.

Nur bei **low-grade endometrialen Stromasarkomen** könnten sich jährliche bildgebende Untersuchungen lohnen, da die Rezidivrate auch nach Jahren hoch ist und neu entdeckte Fernmetastasen ohne Beeinträchtigung der Prognose wiederholt operativ entfernt werden können.

Zusammenfassung

Leiomyosarkome treten häufiger auf als endometriale Stromasarkome. Zur Diagnose eines Leiomyosarkoms werden die Kriterien Mitose-Index, Grad der zellulären Atypie und das Vorhandensein von Koagulationsnekrosen herangezogen. Keines dieser Kriterien ist jedoch für sich genommen allein diagnostisch. Zur Diagnosestellung eines Leiomyosarkoms werden 5 oder mehr Mitosen pro 10 Gesichtsfelder mit hoher Vergrößerung (HPF) gefordert. Leiomyosarkome metastasieren bevorzugt hämatogen.

Beim Leiomyosarkom wird bei abgeschlossener Familienplanung eine Hysterektomie und beidseitige Adnexektomie empfohlen, da ca. 40% dieser Tumoren Hormonrezeptoren exprimieren und ein Ansprechen auf eine Antihormontherapie dokumentiert ist. Bei jungen Patientinnen scheint es jedoch zulässig, makroskopisch unauffällige Ovarien zu erhalten. Beim Leiomyosarkom ist eine Chemotherapie mit Docetaxel und Gemcitabin die wirksamste zytostatische Therapie.

Eine adjuvante pelvine Radiotherapie kann bei uterinen Sarkomen im Stadium I die pelvine Rezidivrate signifikant senken, ohne dass das progressionsfreie Überleben und Gesamtüberleben signifikant beeinflusst wird.

Endometriale Stromasarkome neigen zur Lymphgefäßinvasion. Lymphknotenmetastasen treten bei einem Drittel der Patientinnen auf. Eine Hysterektomie mit beidseitiger Adnexektomie, Lymphknotenstaging und möglichst komplettem Tumordebulking ist die Therapie der Wahl.

Literatur

Abeler VM, Røyne O, Thoresen S, Danielsen HE, Nesland JM, Kristensen GB (2009) Uterine sarcomas in Norway. A histopathological and prognostic survey of a total population from 1970 to 2000 including 419 patients. Histopathology 54: 355–364

Berchuck A, Rubin SC, Hoskins WJ, Saigo PE, Pierce VK, Lewis JL Jr (1990) Treatment of endometrial stromal tumors. Gynecol Oncol 36: 60–65

Berchuck A, Rubin SC, Hoskins WJ, Saigo PE, Pierce VK, Lewis JL Jr (1988) Treatment of uterine leiomyosarcoma. Obstet Gynecol 71: 845–50

Bodner K, Bodner-Adler B, Obermair A et al. (2001) Prognostic parametersin endometrial stromal sarcoma: a clinicopathologic study in 31 patients. Gynecol Oncol 81: 160–165

Brooks SE, Zhan M, Cote T, Baquet CR (2004) Surveillance, epidemiology, and end results analysis of 2677 cases of uterine sarcoma 1989–1999.Gynecol Oncol 93: 204–208

Burns B, Curry RH, Bell ME (1979) Morphologic features of prognostic significance in uterine smooth muscle tumors: a review of eighty-four cases. Am J Obstet Gynecol 135: 109–114

Chang KL, Crabtree GS, Lim-Tan SK, Kempson RL, Hendrickson MR (1990) Primary uterine endometrial stromal neoplasms. A clinicopathologic study of 117 cases. Am J Surg Pathol 14: 415–438

Demetri G, Chawla S, Mehren M et al. (2009) Efficacy and safety of trabectedin in patients with advanced or metastatic liposarcoma or leiomyosarcoma after failure of prior anthracycline and ifosfamide: Results of a randomized phase II study of two different schedules. J Clin Oncol 27: 4188–4194

Edmonson JH, Blessing JA, Cosin JA, Miller DS, Cohn DE, Rotmensch J (2002) Phase II study of mitomycin, doxorubicin, and cisplatin in the treatment of advanced uterine leiomyosarcoma: a Gynecologic Oncology Group study. Gynecol Oncol 85: 507–510

Evans HL, Chawla SP, Simpson C, Finn KP (1988) Smooth muscle neoplasms of the uterus other than ordinary leiomyoma. A study of 46 cases, with emphasis on diagnostic criteria and prognostic factors. Cancer 62: 2239–2247

Felix AS, Cook LS, Gaudet MM, Rohan TE, Schouten LJ, Setiawan VW et al (2013) The etiology of uterine sarcomas: a pooled analysis of the epidemiology of endometrial cancer consortium. Br J Cancer 108: 727–734

Gadducci A, Sartori E, Landoni F et al. (1996) Endometrial stromal sarcoma: analysis of treatment failures and survival. Gynecol Oncol 63: 247–253

Giuntoli RL 2nd, Metzinger DS, DiMarco CS et al. (2003) Retrospective review of 208 patients with leiomyosarcoma of the uterus: prognostic indicators, surgical management, and adjuvant therapy. Gynecol Oncol 89: 460–469

Goff BA, Rice LW, Fleischhacker D et al. (1993) Uterine leiomyosarcoma and endometrial stromal sarcoma: lymph node metastases and sites of recurrence. Gynecol Oncol 50: 105–109

Hendrickson MR, Tavassoli FA, Kempson RL, McCluggage WG, Haller U, Kubik-Huch RA (2003) Mesenchymal tumours and related lesions. In: Tavassoli FA, Devilee P (eds) Tumours of the breast and female genital organs. IARC Press, Lyon, pp 233–244

Hensley ML, Maki R, Venkatraman E et al. (2002) Gemcitabine and docetaxel in patients with unresectable leiomyosarcoma: results of a phase II trial. J Clin Oncol 20: 2824–2831

Jones MW, Norris HJ (1995) Clinicopathologic study of 28 uterine leiomyosarcomas with metastasis. Int J Gynecol Pathol 14: 243–249

Larson B, Silfversward C, Nilsson B, Pettersson F (1990) Prognostic factors in uterine leiomyosarcoma. A clinical and histopathological study of 143 cases. The Radiumhemmet series 1936–1981. Acta Oncol 29: 185–191

Leitao MM, Sonoda Y, Brennan MF, Barakat RR, Chi DS (2003) Incidence of lymph node and ovarian metastases in leiomyosarcoma of the uterus. Gynecol Oncol 91: 209–212

Lissoni A, Cormio G, Perego P, Gabriele A, Cantu MG, Bratina G (1997) Conservative management of endometrial stromal sarcoma in young women. Int J Gynecol Cancer 7: 364–367

Lissoni A, Cormio G, Bonazzi C et al. (1998) Fertility-sparing surgery in uterine leiomyosarcoma. Gynecol Oncol 70: 348–350

Mahdavi A, Monk BJ, Ragazzo J, Hunter MI, Lentz SE, Vasilev SA, Tewari KS (2009) Pelvic radiation improves local control after hysterectomy for uterine leiomyosarcoma: a 20-year experience. Int J Gynecol Cancer 19: 1080–1084

Major FJ, Blessing JA, Silverberg SG et al. (1993) Prognostic factors in early-stage uterine sarcoma. A Gynecologic Oncology Group study. Cancer 71: 1702–1709

Malouf G, Duclos J, Rey A et al. (2010) Impact of adjuvant treatment modalities on the management of patients with stages I–II endometrial stromal sarcoma. Ann Oncol 21: 2102–2106

McCluggage WG, Haller U, Kurman RJ, Kubik-Huch RA (2003) Mixed epithelial and mesenchymal tumours. In: Tavassoli FA, Devilee P (eds) Tumours of the breast and female genital organs. IARC Press, Lyon, pp 245–249

Muss HB, Bundy BN, DISaia PJ et al. (1985) Treatment of recurrent or advanced uterine sarcoma: a randomized trial of doxorubicin versus doxorubicin and cyclophosphamide: a phase III trial of the Gynecologic Oncology Group. Cancer 55: 1648–1653

Nordal RN, Kjorstad KE, Stenwig AE, Trope CG (1993) Leiomyosarcoma (LMS) and endometrial stromal sarcoma (ESS) of the uterus. A survey of patients treated in the Norwegian Radium Hospital 1976–1985. Int J Gynecol Cancer 3: 110–115

Okuno S, Edmonson J, Mahoney M, Buckner JC, Frytak S, Galanis E (2002) Phase II trial of gemcitabine in advanced sarcomas. Cancer 94: 3225–3229

Omura GA, Major FJ, Blessing JA et al. (1983) A randomized study of adriamycin with and without dimethyl triazenoimidazole carboxamide in advanced uterine sarcomas. Cancer 52: 626–632

Omura GA, Blessing JA, Major FA (1985) A randomized clinical trial of adjuvant adriamycin in uterine sarcomas: a Gynecologic Oncology Group study. J Clin Oncol 3: 1240–1245

Parker WH, Fu YS, Berek JS (1994) Uterine sarcoma in patients operated on for presumed leiomyoma and rapidly growing leiomyoma. Obstet Gynecol 83: 414–418

Peters WA 3rd, Howard DR, Andersen WA, Figge DC (1994) Uterine smooth-muscle tumors of uncertain malignant potential. Obstet Gynecol 83: 1015–1020

Reed N, Mangioni C, Malmström H et al. (2008) Phase III randomised study to evaluate the role of adjuvant pelvic radiotherapy in the treatment of uterine sarcomas stages I and II: an EORTC Gynaecological Cancer Group Study (protocol 55874). Eur J Cancer 44: 808–818

Sutton GP, Blessing JA, Barrett RJ, McGehee R (1992) Phase II trial of ifosfamide and mesna in leiomyosarcoma of the uterus: a Gynecologic Oncology Group study. Am J Obstet Gynecol 166: 556–559

Sutton G, Blessing JA, Malfetano JH (1996a) Ifosfamide and doxorubicin in the treatment of advanced leiomyosarcomas of the uterus: a Gynecologic Oncology Group study. Gynecol Oncol 62: 226–229

Sutton G, Blessing JA, Park R, DiSaia PJ, Rosenshein N (1996b) Ifosfamide treatment of recurrent or metastatic endometrial stromal sarcomas previously unexposed to chemotherapy: a study of the Gynecologic Oncology Group. Obstet Gynecol 87: 747–750

Tsang RW, Fyles AW, Kirkbride P et al. (1995) Proliferation measurements with flow cytometry T pot in cancer of the uterine cervix: correlation between two laboratories and preliminary clinical results. Int J Radiat Oncol Biol Phys 32: 1319–1329

Van der Graaf W, Blay JY, Chawla S, Kim DW, Nguyen B, Casali P et al (2012) Pazopanib for metastastic soft-tissue sarcoma (PALETTE): a randomized, double-blind, placebo-controlled phase 3 trial. Lancet 379: 1879–1885

Wade K, Quinn MA, Hammond I, Williams K, Cauchi M (1990) Uterine sarcoma: steroid receptors and response to hormonal therapy. Gynecol Oncol 39: 364–367

Weitmann HD, Knocke TH, Kucera H, Potter R (2001) Radiation therapy in the treatment of endometrial stromal sarcoma. Int J Radiat Oncol Biol Phys 49: 739–48

Maligne Tumoren der Cervix uteri

Edgar Petru, Raimund Winter, Arnim Bader, Karin Kapp, Olaf Reich und Peter Lang

6.1 Häufigkeit, Altersverteilung

Invasive Karzinome der Cervix uteri treten im deutschsprachigen Raum bei ca. 9/100.000 Frauen/Jahr (zervikale Präkanzerosen ca. 100-fach häufiger) auf. Das invasive Zervixkarzinom tritt in einem mittleren Lebensalter von 53 Jahren auf, der Altersgipfel liegt zwischen dem 40. und 59. Lebensjahr. Präkanzerosen treten im Mittel um das 34. Lebensjahr auf (S3-Leitlinie Zervixkarzinom, 2014).

6.2 Risikofaktoren

6.2.1 HPV-Infektion

HPV (»human papilloma virus«) sind **DNA-Viren**, deren Übertragung überwiegend via Geschlechtsverkehr erfolgt. Auch perinatale, digitale und orale Übertragung sowie die Autoinokulation von HPV sind beschrieben. Kleinste epitheliale Läsionen begünstigen die Transmission. Eine **chronische Infektion** mit **HP-Hochrisiko-(HR-)Viren** (v. a. **16, 18**, 45, 31, 33, 58, 52, 35, 59, 56, 6, 51, 68, 39, 82, 73, 66 und 70) ist eine notwendige Voraussetzung für die Entwicklung eines Zervixkarzinoms und seiner obligaten Vorstufen. Allerdings erkranken nur ca. 3% der Frauen, die mit Papillomaviren infiziert sind, tatsächlich an einem Zervixkarzinom (S3-Leitlinie Zervixkarzinom, 2014).

Der Häufigkeitsgipfel der HPV-Infektion liegt zwischen dem 20. und 25. Lebensjahr. Zirka 80% aller Frauen weisen im Lauf ihres Lebens eine HPV-Infektion auf, die in ca. 75% subklinisch verläuft. Bei über 80% aller HPV-Infizierten ist diese Infektion nach 12 Monaten molekularbiologisch nicht mehr nachweisbar (hohe »Clearance«). Eine **persistierende** HR-HPV-Infektion stellt bei Frauen ab dem 30. Lebensjahr einen bedeutenden Risikofaktor für die Entstehung des Zervixkarzinoms dar (HPV-16 v. a. beim Plattenepithelkarzinom, HPV-18 v. a. beim Adenokarzinom). Das Risiko für ein Zervixkarzinom ist bei chronischer Infektion mit HPV 16/18 deutlich höher als bei Infektion mit anderen HR-HPV-Subtypen.

Von der Primärinfektion bis zur Entwicklung eines invasiven Karzinoms vergehen im Mittel mindestens 10 Jahre. Lediglich eine von 600 HPV-Infektionen führt schließlich zur Entwicklung eines präinvasiven oder invasiven Zervixkarzinoms. Niedrigrisiko-HPV-Subtypen 6, 11 und andere kommen v. a. bei Kondylomen und leichten Dysplasien der Zervix vor.

6.2.2 Weitere Ko-Risikofaktoren

Hier sind Nikotinabusus (>15 Zigaretten/Tag), Immunsuppression (HIV, Medikamente), frühe Kohabitarche, häufig wechselnde Sexualpartner, andere sexuell übertragbare Krankheiten wie Herpes genitalis, Chlamydieninfektion oder Gonokokken, niedriger sozioökonomischer Status, mangelhafte Genitalhygiene, orale Kontrazeption mit Östrogenen und Gestagenen >5 Jahre und Multiparität zu nennen (S3-Leitlinie Zervixkarzinom).

Andererseits reduziert die konsequente Verwendung von Kondomen das Übertragungsrisiko (S3-Leitlinie Zervixkarzinom, 2014).

6.3 Screening, Früherkennung

Durch die Entwicklung des Zervixkarzinoms über Jahre aus der Dysplasie und die gute diagnostische Zugänglichkeit stellt es ein ideales Modell für ein Screening dar.

6.3.1 Zytologie

Sie ist wesentlicher Bestandteil des Screenings ab dem 20. Lebensjahr. Nach dem Abtupfen von Schleim wird der Zellabstrich möglichst gezielt von der Transformationszone (Übergang vom Plattenepithel der Ektozervix auf Zylinderepithel des Zervikalkanals) mit einem Holz- bzw. Kunststoffspatel gewonnen. Dabei soll sowohl von der Ektozervix als auch von der Endozervix Zellmaterial gewonnen werden. Die **Transformationszone** ist bei der prämenopausalen Frau typischerweise an der Ektozervix und bei der postmenopausalen Patientin endozervikal lokalisiert. Nach der Abstrichentnahme wird das Zellmaterial gleichmäßig und dünn auf einen vorher beschrifteten Objektträger abgestrichen. Unmittelbar danach erfolgt die Zellfixierung mittels Spray oder Äthylalkohol. Bei Durchführung einer **Dünnschichtzytologie** kann das Zellmaterial für ergänzende Untersuchungen wie HPV weiterverwendet werden.

! Der zytologische Befund (Tab. 6.1) liefert eine Verdachtsdiagnose und sollte allein nicht zu therapeutischen Konsequenzen führen. Vor jedem chirurgischen Eingriff ist eine histologische Abklärung mittels Biopsie bzw. Zervikalkanalkürettage indiziert.

Unter Berücksichtigung der HPV-Infektion werden in der **Bethesda-Klassifikation** zervikaler Zytologiebefunde alle HPV-assoziierten Veränderungen (Kondylome, Papillome usw.) und CIN I (CIN = zervikale intraepitheliale Neoplasie) zusammen als »**low grade squamous intraepithelial lesions**« (LG-SIL) klassifiziert und den »**high grade squamous intraepithelial lesions**« (HG-SIL), die CIN-II- und CIN-III-Veränderungen umfassen, gegenübergestellt.

Tab. 6.1 Deutsche Klassifikation der Zytologie (adaptiert nach der Münchener Nomenklatur III, 2014)

Gruppe	Zytologie	Empfehlung	Korrelat im Bethesda-System 2001
0	Unzureichendes Material	Abstrichwiederholung	»Unsatisfactory for evaluation«
I	Unauffällige und unverdächtige Befunde	Abstrich im Vorsorgeintervall	»Negative for intraepitheilal lesion or malignancy«
IIa	Unauffällige Befunde bei auffälliger Anamnese	Ggf. zytologische Kontrolle wegen auffälliger Anamnese (zytologischer/histologischer/kolposkopischer/klinischer Befund)	»Negative for intraepitheilal lesion or malignancy«
II	Befunde mit eingeschränktem protektivem Wert		
II-p	Plattenepithelzellen mit geringergradigen Zellveränderungen als bei CIN I, auch mit koilozytärem Zytoplasma/ Parakeratose	Ggf. zytologische Kontrolle unter Berücksichtigung von Anamnese und klinischem Befund (evtl. nach Entzündungsbehandlung und/oder hormoneller Aufhellung; in besonderen Fällen additive Methoden und/od. Kolposkopie	ASCUS (»atypical squamous cells of undetermined significance«)
II-g	Zervikale Drüsenzellen mit Anomalien, die über das Spektrum reaktiver Veränderungen hinausreichen	Ggf. zytologische Kontrolle in Abhängigkeit von Anamnese und klinischem Befund (evtl. nach Entzündungsbehandlung); in besonderen Fällen additive Methoden und/oder Kolposkopie	AGC »endocervical«, (»atypical glandular endocervical cells NOS«, [»not otherwise specified«])
II-e	Endometriumzellen bei Frauen >40. Lebensjahr in der 2. Zyklushälfte	Klinische Kontrolle unter Berücksichtigung von Anamnese und klinischem Befund	»Endometrial cells«
III	Unklare bzw. zweifelhafte Befunde		
III-p	CIN II/III/Plattenepithelkarzinom nicht auszuschließen	Differenzialkolposkopie, ggf. additive Methoden, evtl. kurzfristige zytologische Kontrolle nach Entzündungsbehandlung und/oder hormoneller Aufhellung	ASC-H (»atypical squamous cells of undetermined significance, cannot exclude HSIL = high grade squamous intraepithelial lesion«)
III-g	Ausgeprägte Atypien des Drüsenepithels, Adenocarcinoma in situ/invasives Adenokarzinom nicht auszuschließen	Differenzialkolposkopie, ggf. additive Methoden	AGC (»atypical glandular cells«) »endocervical favor neoplastic«
III-e	Abnorme endometriale Zellen (insbesondere postmenopausal)	Weiterführende klinische Diagnostik, ggf. mit histologischer Sicherung	AGC (»atypical glandular cells«) »endometrial«
III-x	Zweifelhafte Drüsenzellen ungewissen Ursprungs	Weiterführende Diagnostik (z. B. fraktionierte Kürettage); ggf. additive Methoden/Differenzialkolposkopie	AGC (»atypical glandular cells«) »favor neoplastic«
III-D	Dysplasie-Befunde mit größerer Regressionsneigung		
III-D1	Zellbild einer leichten Dysplasie analog CIN I	Zytologische Kontrolle in 6 Monaten, bei Persistenz >1 Jahr: ggf. additive Methoden/ Differenzialkolposkopie	LSIL (»low-grade squamous intraepithelial lesion«)
III-D2	Zellbild einer mäßigen Dysplasie analog CIN II	Zytologische Kontrolle in 3 Monaten, bei Persistenz >6 Monate: Differenzialkolposkopie, ggf. additive Methoden	HSIL (»high-grade squamous intraepithelial lesion«)
IV	Unmittelbare Vorstufen des Zervixkarzinoms	Differenzialkolposokopie und Therapie	
IVa-p	Zellbild einer schweren Dysplasie/eines Carcinoma in situ analog CIN III		HSIL (»high-grade squamous intraepithelial lesion«)

Tab. 6.1 Fortsetzung

Gruppe	Zytologie	Empfehlung	Korrelat im Bethesda-System 2001
IVa-g	Zellbild eines Adenocarcinoma in situ		AIS (»Adenocarcinoma in situ«)
IVb-p	Zellbild eines CIN III, Invasion nicht auszuschliessen		HSIL (»high-grade squamous intraepithelial lesion«) »with features suspicious for invasion«
IVb-g	Zellbild eines Adenocarcinoma in situ, Invasion nicht auszuschließen		AIS (»Adenocarcinoma in situ«) »with features suspicious for invasion«
V	Malignome	Weiterführende Diagnostik mit Histologie und Therapie	
V-p	Plattenepithelkarzinom		»Squamous cell carcinoma«
V-g	Endozervikales Adenokarzinom		»Endocervical carcinoma«
V-e	Endometriales Adenokarzinom		»Endometrial adenocarcinoma«
V-x	Andere Malignome, auch unklaren Ursprungs		»Other malignant neoplasms«

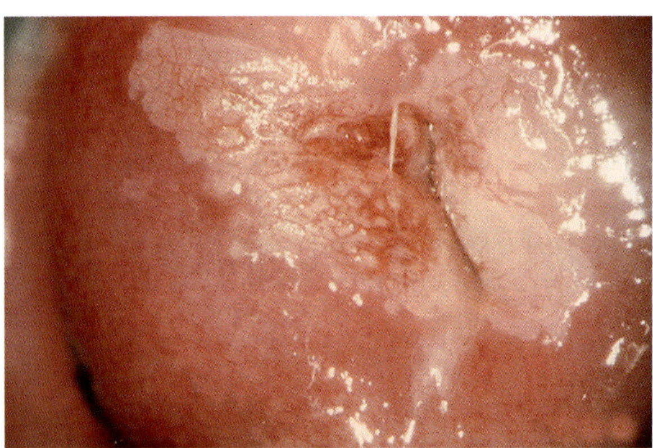

Abb. 6.1 Leukoplakie/essigweißes Epithel und Mosaik bei der Kolposkopie der Zervix (histologisch CIN III)

6.3.2 Kolposkopie

Mit diesem Begriff wird die Auflichtmikroskopie bzw. Betrachtung der Portiooberfläche und des einsehbaren Anteils des Zervikalkanals mit 6- bis 12facher Vergrößerung bezeichnet. Nach Abnahme der Zytologie wird die Portio mit 3- bis 5%iger Essigsäure zur Schleimfällung betupft, danach erfolgt eine genaue Kolposkopie. Verdächtig sind v. a. essigweiße Bezirke. Anschließend werden eine Schiller-Jodprobe mit Kaliumjodidlösung und eine zweite Kolposkopie vorgenommen.

Kolposkopisch auffällige und damit biopsiepflichtige Befunde sind v. a.: Tumorexophyt, Erosion, Ulkus, Keratose/Leukoplakie, atypische Umwandlungszone mit essigweißem Epithel, Mosaik (Felderung), Punktierung, atypische Gefäße (Kaliberschwankungen, abrupte Richtungsänderungen), scharfrandiger jodnegativer oder jodgelber Bezirk (Abb. 6.1; Burghardt 1984, Girardi et al. 2014). Die Kolposkopie ist v. a. zur Therapieplanung einer Exzisionstherapie essenziell (Tab. 6.2, Tab. 6.3).

Klinische Symptome des invasiven Zervixkarzinoms

- Im Frühstadium bzw. auch bei (älteren) Patientinnen mit fehlender sexueller Aktivität oft keine Symptome
- Kontaktblutungen typischerweise postkoital bzw. Metrorrhagien oder Blutung in der Postmenopause
- Fluor oft bräunlich oder blutig tingiert, häufig übel riechend
- Dysurie und Pollakisurie durch Harnwegsinfekt, Ureterkompression bzw. -infiltration oder Harnblaseninfiltration. Typisch wäre ein Klopfschmerz der Nierenlager
- Schmerzen im Beckenbereich, Lumbalgien (Infiltration des Plexus sacralis, rezidivierende Pyelonephritis durch Harnstau)
- Obstipation (durch Rektumkompression bzw. -infiltration)
- Schwellung einer/beider unteren Extremität/en (Lymphstau, Thrombose)
- Hustenreiz, Knochen- bzw. Oberbauchschmerzen bei Lungen-, Skelett- und Lebermetastasen

Tab. 6.2 Screeningmethoden beim Zervixkarzinom im Vergleich

	Zytologie	Kolposkopie	Test auf HP-Hochrisiko (HR) Viren
Sensitivität	Nur 50–80%; falsch-negative Zytologie sind durch falsche Zytologieentnahme (75%) und Befundungsfehler (25%) bedingt	Als alleinige Untersuchung gering (ca. 10%); in Kombination mit der Zytologie jedoch >90% Sensitivität	Ca. 96%, Hybrid-capture-2-Test wird weltweit am häufigsten verwendet, alternativ PCR (»polymerase chain reaction«)
Vorteil	Spezifität ca. 95%; einfach, billig	Gut mit Zytologie kombinierbar	Hohe Sensitivität, negativer Prädiktionswert nahe 100%
Nachteil	Relativ geringe Sensitivität	Schlechte Reproduzierbarkeit; hohe Rate falsch-positiver Befunde	Geringer positiver Prädiktionswert bei HPV-Positivität (ca. 13%), da nur die Infektion nachweisbar gemacht wird. Dies betrifft auch reversible, klinisch irrelevante Stadiien. Etwa 5-mal teurer als die Zytologie; als Primärscreening Gefahr vieler unnötiger invasiver Eingriffe und auch psychischer Belastung!
Klinische Aspekte	Flüssigkeitsdünnschichtzytologie besitzt höhere Sensitivität, ist allerdings auch teurer; Vorteil u. a. durch Wiederverwendbarkeit der Restlösung für Zusatzuntersuchungen, z. B. DNA-zytometrische Ploidiebestimmung bei unklaren Befunden; HPV; P16-Immunozytochemie	Essigsäureprobe als Einmalscreening in Niedrigeinkommenländern mit anschließender definitiver Exzisionstherapie	Nach dem **30. Lebensjahr** Screening auf HPV-HR; wenn **negativ**, Zytologiekontrolle alle 3–5 Jahre, da nur minimales Risiko eines Zervixkarzinoms; wenn **positiv**: jährliche zytologische Kontrollen (Sawaya et al. 2003); kombiniertes HPV- und Zytologiescreening in Deutschland als Standard

Tab. 6.3 Adaptierte Empfehlungen der Deutschen Gesellschaft für Gynäkologie und Geburtshilfe zur weiteren Diagnostik der Cervix uteri in Abhängigkeit vom zytologischen und vom HPV-Befund bei Frauen ab dem 30. Lebensjahr

Zytologischer Befund	HPV-Befund	Zytologische Kontrolle	Weitere Diagnostik
PAP I oder II	HR-negativ	Routineintervall	–
	HR-positiv	1 Jahr	Gleichzeitig HPV-Kontrolle. Falls wieder HR-pos. oder zytologisch auffällig: Dysplasiesprechstunde[a]
PAP IIW	HR-negativ	1 Jahr	Erneute HPV-Testung
	HR-positiv	6 Monate	Gleichzeitig HPV-Kontrolle. Falls wieder HR-pos. oder zytologisch auffällig: Dysplasiesprechstunde[a]
PAP III[b]/IIID erstmalig	HR-negativ	6 Monate	Erneute HPV-Testung
	HR-positiv	3–6 Monate	Falls erneut HPV-HR-pos.: Dysplasiesprechstunde[a]
PAP III/IIID wiederholt	HR-negativ	6 Monate	Erneute HPV-Testung. In jedem Fall Dysplasiesprechstunde[a] nach 1 Jahr
	HR-positiv	–	Dysplasiesprechstunde[a]
PAP IVa – V	Unabhängig	–	Dysplasiesprechstunde[a]

HR »high-risk«
[a] Dysplasiesprechstunde = Kolposkopie mit Biopsie evtl. Herdbefunde bzw. Zervikalkanalkürettage
[b] Bei PAP III mit dringendem Verdacht auf höhergradige Atypie in jedem Fall rasche diagnostische Abklärung

6.3.3 HPV-Hochrisiko-Test der Zervix

Hinsichtlich der Früherkennung des invasiven Zervixkarzinoms hat eine Metaananalyse von 4 randomisierten Studien bei 176.464 Frauen zwischen 20 und 64 Jahren eine um 55% höhere Sensitivität des HPV-Tests als die Zervixzytologie ergeben (Ronco et al. 2014). Eine HPV-HR-Testung vor dem 30. Lebensjahr ist nicht sinnvoll, da in dieser Altersgruppe die Prävalenz ohne klinische Relevanz zu hoch ist. Solang jedoch das Screening, z. B. in **Österreich**, derzeit ein rein opportunistisches ist und nur ca. 50–60% der Patientinnen zwischen dem 20. und 50. Lebensjahr daran teilnehmen, erscheint die Beibehaltung der zytologischen Vorsorge möglich. In **Deutschland** wird zusätzlich zur Zytologie eine HPV-HR-Testung ab dem 30. Lebensjahr empfohlen.

6.3.4 Primärprävention – die HPV-Impfung

Siebzig Prozent aller Zervixkarzinome werden durch die HPV-Subtypen 16 und 18 ausgelöst. Die HPV-Impfstoffe Gardasil (Impfstoff gegen HPV 16 und 18 sowie 6 und 11) und Cervarix (Impfstoff gegen HPV 16 und 18 und durch Kreuzprotektion auch v. a. gegen HPV 33 und 45) sind gentechnisch hergestellte prophylaktische Totimpfstoffe. Sie weisen nur leere Virushüllen (virusähnliche Partikel), jedoch keine onkogenen HPV-DNA-Viren auf. Bislang wurden weltweit ca. 60 Mio. Impfungen durchgeführt. Die Impfung stimuliert das humorale und zelluläre Immunsystem (Future II study group 2007; Paavonen et al. 2007). Persistierende HPV-Infektionen gegen die HPV-DNA-Viren der entsprechenden Impfstoffe werden in 95–100% der Fälle verhindert. Gleiches trifft für die entsprechenden CIN-Veränderungen (zervikale intraepitheliale Neoplasie) zu. Die HPV-Impfung führt zu einem hohen und über viele Jahre anhaltenden Anstieg der entsprechenden HPV-Antikörper im Serum als Ausdruck einer Immunantwort (Serokonversion) und im Zervixschleim, d. h. am Ort der Infektion. Vergleichbare Antikörpertiter kommen bei einer natürlichen Infektion nicht vor.

Besteht zum Zeitpunkt der Impfung eine aktuelle Infektion gegen ein im Impfstoff enthaltenes Virus (z. B. HPV 18), ist die Impfung gegen diesen Subtyp nicht effektiv. Die HPV-Impfung weist keinen therapeutischen Effekt auf, wenn aktuell eine Läsion an der Zervix (z. B. CIN II) besteht. Es ist **nicht** indiziert, vor der HPV-Impfung eine HPV-Virustypisierung der Zervix vorzunehmen oder die spezifischen Serum-Antikörpertiter zu bestimmen.

Als seltene Nebenwirkungen können Schmerzen an der Injektionsstelle, Kopfschmerzen und leichtes Fieber auftreten. Das Sicherheitsprofil für beide verfügbare Impfstoffe ist sehr gut.

Um den höchsten Effekt der Impfung zu erzielen, ist es sinnvoll, möglichst vor Beginn der sexuellen Aktivität (»HPV-naiv«) im jungen Lebensalter (9.–12. Lebensjahr) entsprechend den Schulimpfprogrammen zu impfen. Die Effektivität der HPV-Impfung bis zu einem Alter von 45 Jahren ist belegt, ebenso bei Zustand nach Konisation.

Neben der Reduktion von invasiven Zervixkarzinomen führt die HPV-Impfung auch zu einer Reduktion von CIN, was wiederum die Rate an Konisationen und damit jener an Frühgeburten reduziert. Auch präinvasive Läsionen der Vulva (VIN) und der Vagina (VAIN) nehmen signifikant ab (Joura et al. 2007). Bei Männern kommt es zu einer Reduktion anogenitaler Karzinome und bei beiden Geschlechtern zur Verminderung von Karzinomen des Oropharynx und des Larynx.

6.4 Tumorausbreitung

Per contingentatem und continuitatem Diese Formen betreffen Parametrien, Vagina, seltener Harnblase und Rektum. Das Zervixkarzinom bleibt üblicherweise lange auf das Becken beschränkt.

Lymphogen Hiervon sind pelvine und paraaortale Lymphknoten betroffen. Eine direkte Metastasierung in die paraaortalen Lymphknoten via Ligg. infundibulopelvica ohne vorherigen Befall der pelvinen Lymphknoten ist sehr selten. Extrem ungewöhnlich ist ein primärer Befall inguinaler, mediastinaler oder supraklavikularer Lymphknoten (◘ Abb. 6.2).

Hämatogen Die Entwicklung von Fernmetastasen in die Lunge und seltener in das Skelettsystem oder die Leber erfolgt spät.

Intraperitoneal Im FIGO-Stadium IB–IVA wird primär bei immerhin 5% intraperitoneales Tumorwachstum dokumentiert (Podczaski et al. 1989).

6.5 Diagnosestellung, präoperatives/prätherapeutisches Staging

Das FIGO-Staging erfolgt **klinisch** und **nicht** chirurgisch (◘ Tab. 6.4). Zwischen dem klinischen Staging und der tatsächlichen intraoperativen Tumorausbreitung bestehen Unterschiede zwischen 24% (Stadium Ib) und 67% (Stadium IVa). Für das klinische FIGO-Staging stellen der gynäkologische vaginale und rektale Tastbefund – vorzugsweise in Narkose – sowie die Spekulumuntersuchung und Biopsie/Zervikalkanalkürettage die Grundlage dar. Die

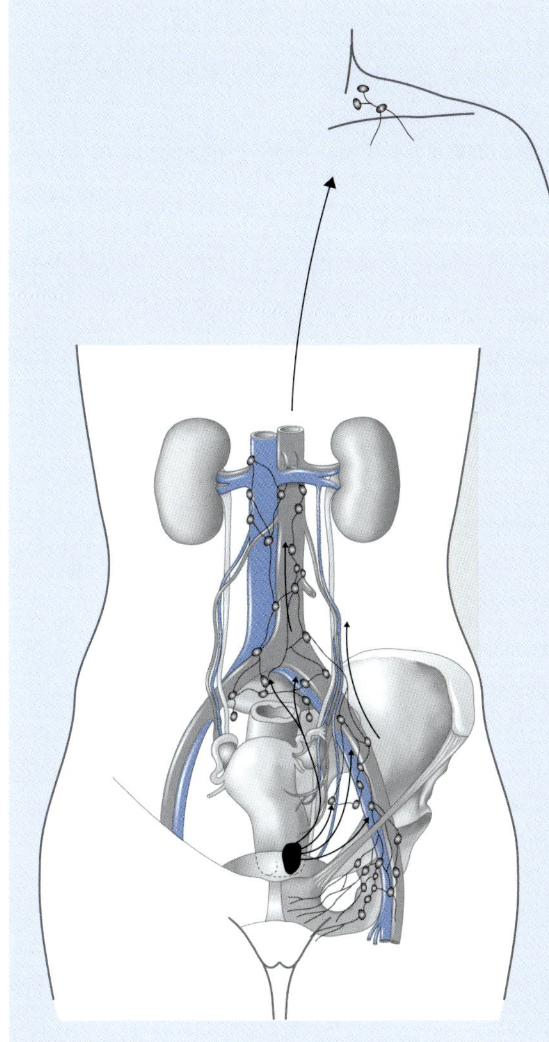

Abb. 6.2 Lymphabflusswege beim Zervixkarzinom. (Aus Kaufmann et al. 2003)

Qualität des Befunds hängt sehr von der Erfahrung des Untersuchers ab. Bei der Beurteilung müssen die Ausdehnung des Tumors in der Vagina durch die Kolposkopie genau festgelegt und die vaginalen Tumorgrenzen ggf. durch Biopsien bestätigt werden. Ein MRT-Befund mit parametranem Befall oder ein CT/MRT mit vergrößerten pelvinen/paraaortalen Lymphknoten verändert die FIGO-Stadieneinteilung genauso wenig wie das Vorliegen paraaortaler Lymphknotenmetastasen in der definitiven Histologie.

Aufgrund der **Ungenauigkeit des (klinischen) FIGO-Staging** empfiehlt die S3-Leitlinienkommission Zervixkarzinom (2014) den breiten Einsatz bildgebender Verfahren. Eine Magnetresonanztomographie (MRT) des Beckens, Computertomographie (CT) des Thorax, des Beckens und Abdomen werden empfohlen. Außerdem sollte möglichst ein **operatives Staging** als Grundlage für die entsprechende stadienangepasste Therapie erfolgen. Durch **exakteres Staging** ist eine **bessere Selektion der Therapieoptionen** und damit eine **Reduktion der Morbidität und Mortalität** möglich. Im Mittelpunkt steht die Festlegung des **histologischen Tumorstadiums inklusive des Lymphknotenstatus** (S3-Leitlinie Zervixkarzinom, 2014).

6.6 Stadieneinteilung, stadienabhängige Häufigkeitsverteilung und Überlebensraten

Das FIGO-Staging erfolgt klinisch und nicht operativ, da die Mehrzahl der Zervixkarzinome bestrahlt wird (Tab. 6.5).

6.7 Prognosefaktoren

Mikroinvasives Karzinom

Prognosefaktoren sind (S3-Leitlinie Zervixkarzinom, 2014):

- Positiver Resektionsrand (R1): Eine vollständige Resektion und mikroskopische Vermessung ist notwendig
- Lymphgefäßinvasion (L1; bei ausgeprägter Infiltration)
- Veneninvasion (V1)
- Höheres Grading
- Invasionstiefe (mm)
- Makro- bzw. Makrometastasen in den Lymphknoten

Unklare Prognosefaktoren sind (S3-Leitlinie Zervixkarzinom, 2014):

- Perineuralscheideninfiltration
- Dreidimensionale größere Ausdehnung/Tumorvolumen

Makroinvasives Karzinom

Ungünstige Prognosefaktoren sind:

- Positiver Resektionsrand (R1)
- **Tumorgröße** (Tumorvolumen, größter horizontaler Tumordurchmesser, Grenze 4 cm) (Burghardt et al. 1992; Kapp et al. 2002, S3-Leitlinie Zervixkarzinom, 2014)
- Größere Invasionstiefe (Stromainfiltration des Tumors >66%)
- Höheres Grading
- Retroperitoneale Lymphknotenmetastasen
- Parametrane Infiltration
- Kleinzellige Karzinome sind prognostisch deutlich ungünstiger als Plattenepithel- und Adenokarzinom
- Nachweis eines Harnstaus durch Ureterobstruktion bei fortgeschrittenem Karzinom

6

Tab. 6.4 Primäre Diagnostik beim klinischen Zervixkarzinom

Untersuchung	Typischer Befund, klinische Fragestellung
Spekulumeinstellung[a] (Abb. 6.3)	Vulnerabilität mit Blutungsneigung der Portio
	Kolposkopisch unregelmäßige Kontur des äußeren Muttermunds, typischerweise wie ausgestanzter Bezirk
	Ulkus
	Polypös-exophytischer Tumor
	Stufenbildung der Portio
	Karzinomkrater bei endophytischem Karzinom
	Tonnenkarzinom der Endozervix bei intakter Zervixoberfläche
	Vaginale Infiltration (Fornices?, Befall des oberen/mittleren/unteren Drittels)
Biopsie/Exkochleation ± Zervikalkanalkürettage	Histologiegewinnung
	Konisation ist bei einem klinischen Karzinom kontraindiziert
Chrobak-Sondenversuch	Typischerweise Eindringen der Sonde ohne Widerstand bei invasivem Karzinom
Vaginale Palpation[a]	Typischerweise derbe, unregelmäßige bzw. tonnenförmig aufgetriebene, schlecht bewegliche Portio
Rektale Palpation[a]	Auf diese Weise Zervixtumorgröße gut abschätzbar
	Typischerweise verkürztes, infiltriertes Parametrium bzw. knotige Strukturen im Parametrium
	Feststellung, ob **prinzipiell** eine Operationsebene zwischen Tumor und Beckenwand vorhanden wäre
	Evtl. Zeichen einer Infiltration des Rektums
Hysteroskopie, Vaginalsonographie	Bei tumorösem Zervixbefall, wenn unklar ist, ob der Primärtumor von der Zervix oder vom Endometrium (Stadium II) ausgeht
Zystoskopie[a]	Infiltration der Harnblasenschleimhaut
Rektoskopie[a]	Infiltration der Rektumschleimhaut
Thoraxröntgen a.-p. und seitlich[a]	Ausschluss von Lungenmetastasen

[a] Teil des klinischen FIGO-Staging
PET Positronenemissionstomographie; *SCC* »serum squamous cell cancer«

- Prätherapeutischer Hb-Wert bzw. therapierefraktäre Anämie bei Patientinnen bei primärer Radiotherapie/Radiochemotherapie (Kapp et al. 2002)
- Adenokarzinome weisen im Trend eine ungünstigere Prognose als Plattenepithelkarzinome auf.

Die **Gesamtüberlebensrate** beträgt beim Zervixkarzinom nach 5 Jahren 65–70%.

6.8 Operative Therapien

Für jede chirurgische Behandlung ist eine vorherige sorgfältige histologische Abklärung mittels Biopsie und/oder Zervikalkanalkürettage notwendig. Dies gilt insbesondere für das Mikrokarzinom (Stadium Ia), für dessen Diagnose meist eine Konisation in sano notwendig ist (Tab. 6.6, Tab. 6.7). Beim invasiven Zervixkarzinom ist die Festlegung des histologischen Tumorstadiums inkl. Lymphknotenstatus von herausragender Bedeutung (S3-Leitlinie Zervixkarzinom, 2014).

6.8.1 Konisation, Hochfrequenz-Schlingenexzision

Diese Methoden sind bei **klinischem Karzinom** prinzipiell kontraindiziert. Eine Konisation erfolgt bevorzugt als Hochfrequenz-Schlingenexzison (LEEP/LLETZ) oder als Laserkonisation (S3-Leitlinie Zervixkarzinom, 2014). In zahlreichen Kliniken wird aber die Messerkonisation v. a. bei Adenocarcinoma in situ angewendet.

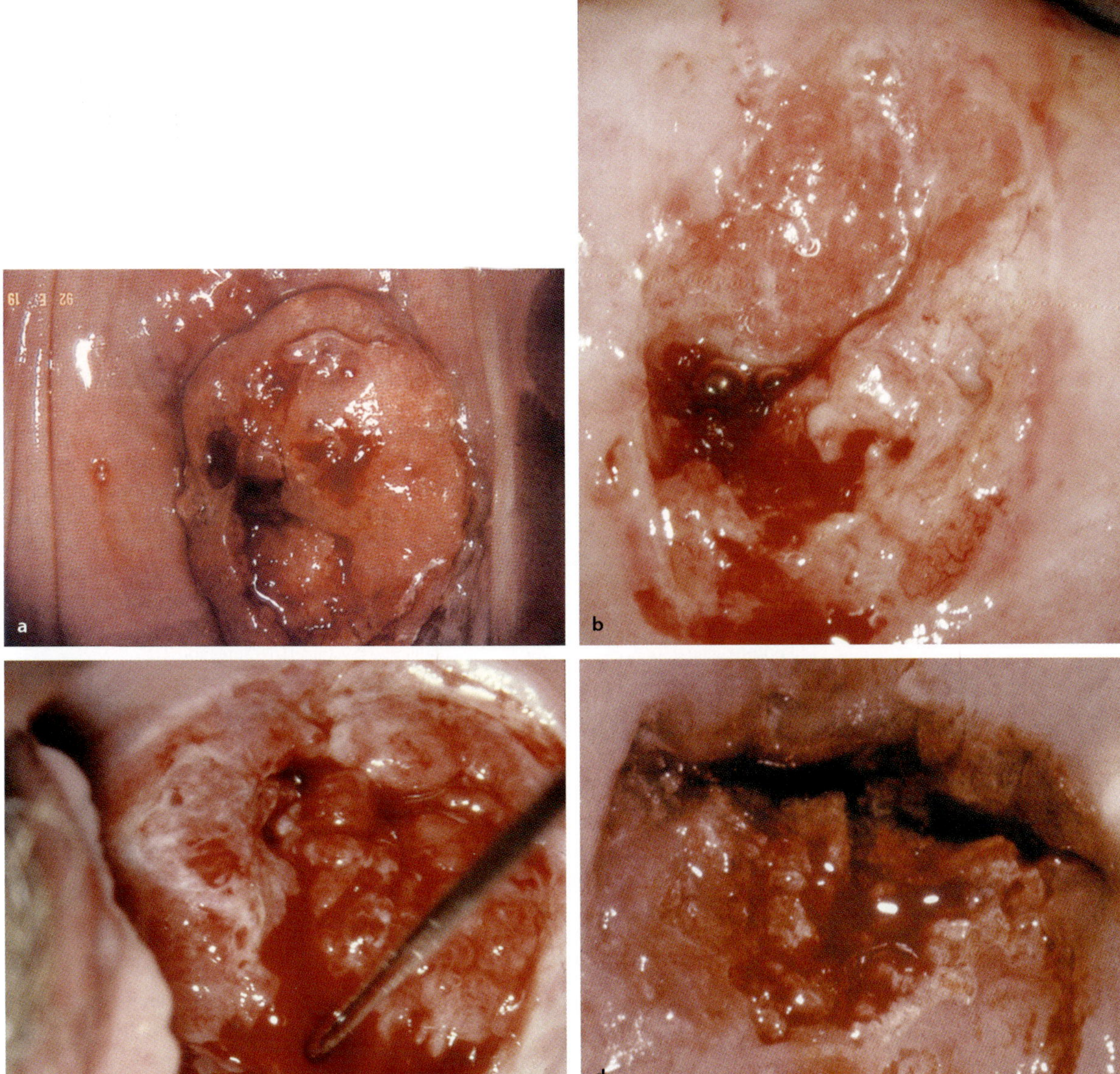

Abb. 6.3 Invasives Zervixkarzinom

Indikationen für die Konisation sind CIN III bzw. Adenocarcinoma in situ sowie persistierende CIN I und CIN II.

Typischerweise wird bei prämenopausalen Patientinnen ein flacher Konus und bei postmenopausalen Patientinnen ein hoher, schmalbasiger Konus entnommen. Nach Gewinnung des Konus sollte zur besseren Orientierung für den Pathologen eine Fadenmarkierung erfolgen (z. B. bei 12 Uhr). Das Konisat muss vollständig eingebettet und in Stufenserienschnitten aufgearbeitet werden.

Mögliche **Komplikationen** der Konisation sind in 5% der Fälle Nachblutungen, typischerweise 1–3 Wochen postoperativ, eine erhöhte Abortneigung und nach großer Konisation eine erhöhte Rate an Zervixinsuffizienz bei Folgeschwangerschaften. Eine protrahierte Eröffnungsperiode durch Konglutination des Muttermunds, Zervixrisse und Dysmenorrhö sind ebenso gering vermehrt. Die Rate an Zervixinsuffizienz ist aufgrund des geringeren Substanzdefekts der Portio nach Schlingenexzision geringer als nach Messerkonisation.

Wenn die Resektion des Konus bei **CIN III** ektozervikal, endozervikal bzw. lateral **nicht im Gesunden** erfolgt ist (in 10–25% der Fälle), ist bei bestehendem Kinderwunsch ein nichtinvasives Vorgehen gerechtfertigt. Eine sorgfältige 3-monat-

Tab. 6.5 Empfehlung des Staging beim invasiven Zervixkarzinom (adaptiert nach der S3-Leitlinienkommission Zervixkarzinom, 2014)

Staging-Maßnahme	FIGO-Stadium	Nachweis von Läsionen	Klinische Anmerkungen
Vaginaler Ultraschall	IB1-IVA	Größe der Zervixläsion	Wichtiger diagnostischer Basisfaktor
Nierenultraschall	IB1-IVA	Harnstau durch Ureterstenose bzw. Ureterinfiltration: einseitig/beidseitig ? Evtl. Erkennung von Ureteranomalien (Ureter fissus usw.) als präoperative Information	Wichtiger diagnostischer Basisfaktor
Operatives Staging, z. B. mittels Laparoskopie	IB1-IVA	Negative Lymphknoten	Radikale Hysterektomie bei »Frühstadien« (≤ IIA) indiziert Bei paraaortalen Metastasen Erweiterung des Strahlenfeldes in jedem Fall notwendig
		Pelvine und/oder paraaortale Lymphknotenmetastasen	Radikale Hysterektomie und Lymphadenektomie + danach indizierte adjuvante Chemo-Radiotherapie kritisch zu diskutieren; paraaortale Lymphknotenmetastasen bedeuten ein Stadium M1 (Metastasierung).
		Lokale Ausbreitung im Becken (z. B. Infiltration im Bereich der vesicouterinen Übergangs)	Entweder Abbruch der Operation oder Blasenteilresektion bzw. Exenteration
		Peritonealkarzinose	Palliative (System-)Therapie indiziert
Sentinel-Biopsie der pelvinen Lymphknoten bds.	≥IA1 bis IB1 (bis 2 cm Größe ohne Risikofaktoren)	Lymphknotenmetastasen	Beweis, dass sie ausreicht, um mit Sicherheit den pelvinen Nodalstatus zu definieren, steht noch aus
MRT (Magnetresonanztomographie) des Beckens	IB2-IIB (III) und IVA	Beurteilung der Größe des Primärtumors und der lokoregionären Ausbreitung (Tumorgrenzen): Parametraner Befall (84% Sensitivität), Harnblaseninvasion, Rektumbefall Sensitivität bzgl. pelviner Lymphknotenmetastasen nur ca. 60%	Bei Infitration der Harnblase/des Rektum evtl. Exenteration
CT (Computertomographie) des Thorax, des Abdomen und des Beckens	IB2 bis IVb	Pulmonale Metastasen, paraaortale Metastasen, Peritonealkarzinose	Palliative Therapie
Ultraschall der Skalenusregion	IB2 und ≥IIB	Skalenus-Lymphknoten-Metastasen	Palliative Therapie
Positronen-Emissionstomographie (PET) und PET-CT	Evtl. bei klinisch höherem Stadium	Kein Stellenwert in der Therapieplanung des primären Zervixkarzinoms, da nur niedrige Sensitivität von Mikrometastasen bzw. kleinen Metastasen v. a. in den paraaortalen Lymphknoten (Chou et al. 2006)	Nur in Ausnahmefällen/inoperablem Stadium (Verdacht auf Skalenus-Metastasen), Verdacht auf Rezidiv oder Fernmetastasen indiziert Ebenso bei den extrem seltenen Fällen isolierter Metastasen mit der Option einer operativen Resektion
SCC-Tumormarker		Primär erhöht bei ca. 45% der Plattenepithelkarzinome	Kein Standard
CEA und CA 125-Tumormarker		Evtl. erhöht beim Zervixkarzinom	Kein Standard

Tab. 6.6 TNM- und FIGO-Stadieneinteilung, stadienabhängige Häufigkeitsverteilung und Überlebensraten entsprechend dem aktuellen FIGO Annual Report

TNM	FIGO	Ausbreitung	Häufigkeit (ungefähr) [%]	5-Jahres-Überlebensrate (ungefähr) [%]
pT1	I	Befall der Zervix	–	–
pT1a1	IA1	Mikroskopische Diagnose, horizontaler Durchmesser ≤7 mm bzw. Stromainvasion ≤3 mm	7	98
pT1a2	IA2	Mikroskopische Diagnose: horizontaler Durchmesser ≤7 mm bzw. Stromainvasion >3–5 mm	2	95
pT1b1	IB1	Klinisch sichtbares Karzinom ≤4 cm, größer als IA2	26	89
pT1b2	IB2	Klinisch sichtbares Karzinom >4 cm	9	76
pT2	II	Ausdehnung jenseits des Uterus, aber nicht bis Beckenwand und nicht unteres Drittel der Vagina	–	–
pT2a	IIA	Befall des oberen bzw. mittleren Drittels der Vagina	9	73
pT2a1	IIA1	Karzinom ≤4 cm	–	–
pT2a2	IIA2	Karzinom >4 cm	–	–
pT2b	IIB	Befall des Parametriums, jedoch nicht bis zur Beckenwand	22	66
pT3	III	Befall des Parametriums bis Beckenwand und/oder des distalen Drittels der Vagina	–	–
T3a	IIIA	Befall des distalen Vaginaldrittels	2	40
T3b	IIIB	Befall des Parametriums bis zur Beckenwand bzw. Hydronephrose/stumme Niere	17	42
T4 und/oder M1	IV	Infiltration der Schleimhaut von Harnblase bzw. Rektum oder Ausbreitung jenseits des kleinen Beckens (inklusive paraaortale Lymphknotenmetastasen)		–
T4a	IVA	Infiltration der Schleimhaut von Harnblase und/oder Rektum (ein bullöses Schleimhautödem ist nicht ausreichend)	3	22
T4b bzw. M1	IVB	Fernmetastasen jenseits des kleinen Beckens	3	9
N1		Regionale (pelvine) Lymphknotenmetastasen		67

liche Nachsorge mit Zervikalkanalkürettage bzw. Biopsie v. a. im 1. Jahr ist notwendig, da immerhin bei 20% innerhalb der nächsten 10–20 Jahre eine Persistenz bzw. ein Neuauftreten einer CIN III und in 1,5% ein invasives Karzinom diagnostiziert werden (Reich et al. 2002). Eine HPV-HR-Diagnostik frühestens 6 Monate postoperativ ist indiziert.

6.8.2 Lokal ablativ-destruierende Verfahren: Portioabschabung, Portioringbiopsie, Kryotherapie, Laservaporisation, Elektrokoagulation

Prinzipiell sind **exzidierende Verfahren** wie die Konisation destruktiven Verfahren wie der Kryotherapie (Kälteanwendung, v. a. mit flüssigem Stickstoff) **vorzuziehen**, da nur durch sie eine repräsentative Histologie gewonnen und die verspätete Diagnosestellung invasiver Karzinome vermieden werden können.

6.8.3 Operatives (laparoskopisches) Staging

Es dient der histologischen Detektion von Lymphknotenmetastasen (inklusive Mikrometastasen) und zur Diagnostik der pelvinen Ausbreitung (z. B. Peritonealkarzinose), auf deren Basis eine individualisierte Therapieplanung erfolgt (S3-Leitlinie Zervixkarzinom, 2014).

6.8.4 Radikale Hysterektomie

Es handelt sich um die Entfernung des Uterus samt Parametrien und einer Scheidenmanschette sowie eine pelvine

Tab. 6.7 Operative Therapie des invasiven Zervixkarzinoms in Abhängigkeit vom FIGO-Tumorstadium (adaptiert nach S3-Leitlinie Zervixkarzinom, 2014)

FIGO-Stadium	Operative Therapie	Anmerkungen
IA1 mit max. 1 Risikofaktor[a]	**Konisation in sano** mit Zervikalkanalkürettage, bei abgeschlossener Familienplanung/Sicherheitsbedürfnis der Patientin: einfache Hysterektomie Bei **R1-Resektion** (positivem Resektionsrand) im Konisat Rekonisation oder Trachelektomie in sano mit prophylaktischer Permanentcerclage. Alternativ einfache Hysterektomie.	LEEP/LLETZ-Konisation (Schlingenexzision) oder Laserkonisation. Messerkonisation wird u. a. aufgrund erschwerter bis unmöglich suffizienter Nachsorge abgelehnt Risiko von pelvinen Lymphknotenmetastasen <1%. Lymphadenektomie nicht indiziert. Nach erfolgreicher Schwangerschaft sekundäre Hysterektomie möglich (v. a. HPV-Persistenz, PAP-Auffälligkeit, eingeschränkter/aufgehobener Beurteilbarkeit der Zervix, Sicherheitsbedürfnis der Patientin)
IA1 mit mindestens 2 Risikofaktoren[a] (z.B. L1, V1, G3) bzw. **IA2** mit bis zu einem Risikofaktor	**Nach abgeschlossener Familienplanung** bei histologisch negativen Lymphknoten nach operativem Staging: einfache Hysterektomie ohne Parametrienresektion (Piver I)	
	Bei Kinderwunsch und histologisch negativen Lymphknoten nach operativem Staging: **Konisation in sano** mit Zervixkürettage oder radikale Trachelektomie mit prophylaktischer Permanentcerclage	Lymphknotenmetastasen bis 8% (Benedet u. Anderson 1996)
	Bei positiven pelvinen Lymphknoten: Paraaortale Lymphadenektomie (Operatives Staging)	Bei histologisch **negativen pelvinen Sentinel-Lymphknoten** beidseits ist bei einer Primärtumorgröße ≤2 cm ohne Vorliegen zusätzlicher Risikofaktoren die alleinige Sentinel-Lymphknoten-Entfernung unter Umständen ausreichend. Die Datenlage ist für eine generelle Empfehlung allerdings nicht ausreichend.
	Bei prämenopausalen Patientinnen und geplanter Radio(chemo)therapie: Ovariopexie zum Erhalt der intrinsischen Ovarialfunktion	
	Bei **makroskopisch befallenen pelvinen und/oder paraaortalen Lymphknoten**: Bds. Adnexektomie vor einer Radio(chemo)therapie	
	Nach erfolgreicher Schwangerschaft: Sekundäre Hysterektomie v. a. bei HPV-Persistenz, PAP-Auffälligkeiten, eingeschränkter oder aufgehobener Beurteilbarkeit der Zervix, Wunsch nach Sicherheit der Patientin	
	Radio(chemo)therapie: Bei pelvinen Lymphknotenmetastasen bzw. mehreren Risikofaktoren: Radio(chemo)therapie im histologisch nachgewiesenen Ausbreitungsfeld	

Tab. 6.7 Fortsetzung

FIGO-Stadium	Operative Therapie	Anmerkungen
IA2 mit mindestens 2 Risikofaktoren (z. B. Lymphgefäßeinbruch, G3)	Bei **negativen Lymphknoten** nach operativem Staging: Radikale Hysterektomie mit Resektion der Parametrien (Piver II)	Kein Fertilitätserhalt möglich
	Bei **tumorbefallenen Sentinellympknoten od.pelvinen Lymphknoten**: Paraaortale Lymphadenektomie (Operatives Staging)	
	Bei **prämenopausalen Patientinnen:** Ovariopexie zum Erhalt der intrinsischen Ovarialfunktion	
	Bei **makroskopisch befallenen pelvinen und/oder paraaortalen Lymphknoten:** Bds. Ovarektomie vor einer Radio(chemo)therapie	
	Bei histologisch nachgewiesenen pelvinen Lymphknotenmetastasen bzw. mehreren Risikofaktoren: Radio(chemo)therapie im histologisch nachgewiesenen Ausbreitungsfeld	
pT1A1/pT1A2	**Postoperativ ≥3 Risikofaktoren:** Adjuvante Radio(chemo)therapie	
IB1 und IIA1	Bei **negativen Lympknoten** nach operativem Staging: Radikale Hysterektomie mit Resektion der Parametrien (R0, tumorfreier Resektionsrand) (Piver II) + Scheidenmanschette (R0)	
	Bei Kinderwunsch, Tumor < 2 cm ohne Risikofaktoren: Operatives Staging und radikale Trachelektomie mit prophylaktischer Permanentcerclage	
	Nach abgeschlossener Familienplanung: Sekundäre Hysterektomie	
	Bei pelvinen Lymphknotenmetastasen: Paraaortale Lymphadenektomie (Operatives Staging)	Meist sind die iliakal kommunen Lymphknoten befallen
	Bei prämenopausalen Patientinnen Ovariopexie zum Erhalt der intrinsischen Ovarialfunktion	
	Bei postmenopausalen Patientinnen Beidseitige Adnexexstirpation	
	Bei makroskopisch befallenen pelvinen und/oder paraaortalen Lymphknoten: Bds. Ovarektomie vor einer Radio(chemo)therapie	
	Bei histologisch nachgewiesenen pelvinen Lymphknotenmetastasen bzw. mehreren Risikofaktoren: Radio(chemo)therapie im histologisch nachgewiesenen Ausbreitungsfeld	
	Inoperabilität oder Wunsch der Patientin Radio(chemo)therapie im histologisch nachgewiesenen Ausbreitungsfeld	

6

Tab. 6.7 Fortsetzung

FIGO-Stadium	Operative Therapie	Anmerkungen
IB2, IIA2, IIB	Bei **negativen Lympknoten** nach operativem Staging: Radikale Hysterektomie (Piver III) + Scheidenmanschette (tumorfreier Resektionsrand)	Die radikale Hysterektomie vor der geplanten Radio(chemo)therapie hat keinen Vorteil für die Patientin
	Bei pelvinen Lymphknotenmetastasen: Paraaortale Lymphadenektomie (operatives Staging)	
	Bei makroskopisch befallenen pelvinen und/oder paraaortalen Lymphknoten: Bds. Adnexektomie vor einer Radio(chemo)therapie	
	Bei Scheidenbefall: Partielle radikale Kolpektomie mit tumorfreiem Resektatrand	
	Bei prämenopausalen Patientinnen mit Plattenepithelkarzinom: Prätherapeutische Ovariopexie zum Erhalt der intrinsischen Ovarialfunktion, sowohl vor geplanter Radio(chemo)therapie als auch während der Operation bei notwendiger adjuvanter Therapie	
	Bei prämenopausalen Patientinnen mit Adenokarzinom: Adnexektomie beidseits	
	Bei postmenopausalen Patientinnen Beidseitige Adnexexstirpation	
	Bei histologisch nachgewiesenen pelvinen Lymphknotenmetastasen bzw. mehreren Risikofaktoren: Radio(chemo)therapie im histologisch nachgewiesenen Ausbreitungsfeld	
	Inoperabilität oder Wunsch der Patientin Radio(chemo)therapie im histologisch nachgewiesenen Ausbreitungsfeld	
IIB	**Bevorzugt Radio(chemo)therapie** Das Strahlentherapiefeld sollte sich nach der Anatomie und dem nachgewiesenen Lymphknotenbefall richten	
III	**Operatives Staging** oder interventionelle Abklärung	Histologische Verifizierung der Ausbreitung
	Bei **makroskopisch befallenen pelvinen und/oder paraaortalen Lymphknoten:** Bds. Adnexektomie vor einer Radio(chemo)therapie	
	Radio(chemo)therapie als Standardtherapie	Cisplatin als Radiosensitizer
	Radiotherapie	Bei Niereninsuffizienz
IVA	**Radio(chemo) therapie**	Therapie der Wahl
	Strahlentherapie	Hohes Fistelrisiko
	In ausgesuchten Fällen primäre Exenteration	Individuelle Therapieentscheidung
IVB	**Medikamentöse Therapie:** Palliative Systemtherapie	Therapie der Wahl
	Radiotherapie oder Radio(chemo)therapie	Symptomorientierte Therapie
	Operation	Symptomorientierte Therapie
	Palliativtherapie	Ziele: Verbesserung der Lebensqualität, der Symptomkontrolle, Lebensverlängerung

[a] Die Triagierung nach der Anzahl von Risikofaktoren stellt einen Vorschlag dar, ist aber bislang nicht durch Studien belegt.

Lymphadenektomie. Der **Vorteil** einer primär operativen Therapie liegt in der Entfernung des Primärtumors und dem möglichen Erhalt der Ovarialfunktion beim frühen Karzinom. Die Vita sexualis wird durch eine Operation allein meist weniger beeinträchtigt als nach primärer und insbesondere nach postoperativer Radiotherapie.

Die **laparoskopische** radikale Hysterektomie kann alternativ zur abdominellen offenen radikalen Hysterektomie eingesetzt werden (S3-Leitlinie Zervixkarzinom, 2014).

Der **histologische Befund** des Hauptpräparats sollte den Abstand zum lateralen (parametranen) Rand bei pT2b-Tumoren enthalten, weiters das TNM-Stadium (bei Patientinnen nach Konisation unter Berücksichtigung des Befundes des Konisats), die 3-dimensionale Größenausdehnung des Tumors ab dem Stadium pT1B, die Invasionstiefe, den minimalen Abstand der Resektionsränder, den R- (Resektionsrand-), L- (Lymphgefäßeinbruch-) und V- (Gefäßeinbruch-)Status, und das Grading (S3-Leitlinie Zervixkarzinom, 2014).

Mögliche intraoperative **Hauptkomplikationen** der Operation sind Verletzungen des Ureters, der Harnblase, des Rektums und der großen Gefäße. Postoperativ werden v. a. Blasenentleerungsstörungen (u. U. Notwendigkeit eines Selbstkatheterismus), Harninkontinenz durch verringerte Blasenkapazität (ca. 5–10% Überlaufblase bzw. fehlende Sensorik), Stuhlentleerungsstörungen sowie **Fistelbildungen** (Ureterovaginal- und Vesikovaginalfisteln in 1–2%) beobachtet (▫ Abb. 6.4). Bei postoperativen Fisteln ist deren operative Versorgung frühestens nach 3 Monaten möglich und führt bei Patientinnen, die einer postoperativen Radiotherapie bedürfen, zur Verzögerung dieser adjuvanten Maßnahme, was prognostisch ungünstig ist.

Nach Radikalchirurgie eines Zervixkarzinoms ist eine signifikante **Erhöhung bzw. Potenzierung der Nebenwirkungsrate** der adjuvanten Radio- ± Chemotherapie im Vergleich zur primären definitiven Radiotherapie bzw. Radiochemotherapie zu erwarten. Daher soll in allen Fällen, bei denen die Wahrscheinlichkeit einer R0-Resektion nach der Primäroperation unwahrscheinlich ist bzw. die Notwendigkeit einer adjuvanten Therapie sehr wahrscheinlich ist, besser die Planung einer primären Radiochemotherapie erfolgen. Zur Reduktion der Morbidität ist anstelle einer multimodalen Therapie **möglichst nur ein primäres Therapieverfahren** einzusetzen (S3-Leitlinie Zervixkarzinom, 2014).

Erfolgt die radikale Hysterektomie nach einer Konisation, sollte der Definitiveingriff entweder innerhalb 1 Woche oder erst nach 6 Wochen erfolgen.

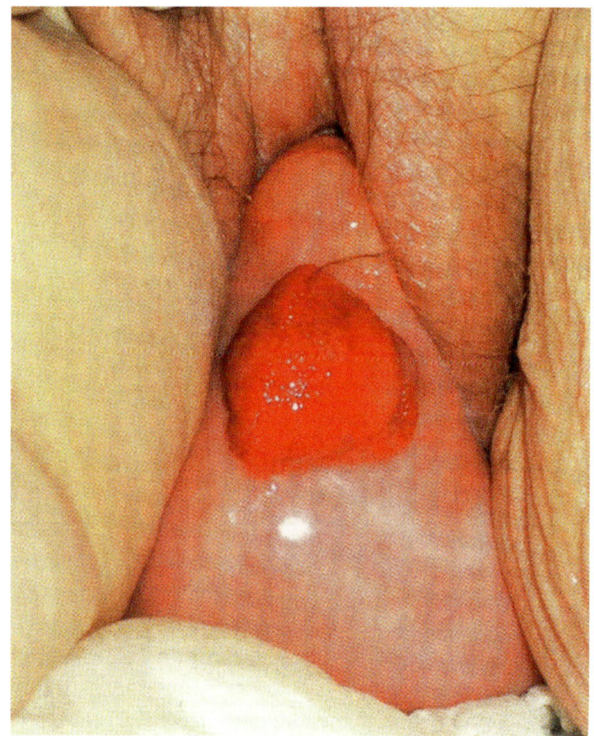

▫ **Abb. 6.4** Vesikovaginalfistel

6.8.5 Parametriumresektion

Beim Mikrokarzinom (Stadium Ia) ist ein parametraner Befall extrem selten. Heute wird die Radikalität der Parametrienresektion, v. a. im Frühstadium, dem individuellen Tumorausmaß angepasst, um die Komplikationsrate zu reduzieren (modifizierte radikale abdominelle Hysterektomie). Im Stadium Ib2 (»bulky disease«) wird, wenn nicht primär eine Radiochemotherapie vorgesehen ist, die radikale Parametrienresektion empfohlen, da der parametrane Befall regellos erfolgt (Girardi et al. 1993).

6.8.6 Nachoperation bei klinisch okkultem Zervixkarzinom und Zustand nach einfacher Hysterektomie

Bei akzidentellem Zervixkarzinom nach einfacher Hysterektomie soll eine stadiengerechte Therapie erfolgen. Wäre ursprünglich eine radikale Hysterektomie indiziert gewesen, soll ein **operatives Staging** und entweder eine Nachoperation (Parametrien, Scheidenmanschette, Lymphadenektomie) oder eine Radio(chemo)therapie durchgeführt werden. Wenn aufgrund der Risikofaktoren (z. B. L1, V1,

G3) auf eine (postoperative) Radio(chemo)therapie verzichtet werden könnte, hat eine Operation aufgrund der geringeren Langzeitmorbidität Vorteile – insbesondere bei jüngeren Frauen (S3-Leitlinie Zervixkarzinom, 2014).

Die Prognose ist abhängig vom Vorliegen eines **makroskopischen Resttumors**.

6.8.7 Einfache Trachelektomie

Es handelt sich um die Zervixamputation (S3-Leitlinie Zervixkarzinom, 2014).

6.8.8 Abdominelle/vaginale radikale Trachelektomie

Hierbei wird initial (laparoskopisch) ein retroperitonealer Lymphknotenbefall paraaortal und pelvin ausgeschlossen. Danach erfolgen die teilweise Resektion der Cervix uteri, des medialen Anteils des Parametrium und einer Scheidenmanschette.

Der Befundbericht zur radikalen Trachelektomie soll folgende **morphologische Angaben** beinhalten (S3-Leitlinie Zervixkarzinom, 2014): histologischer Typ, Grading, Feststellung eines etwaigen Lymph- und Blutgefäßeinbruchs bzw. Nervenscheideninfiltration, TNM-Stadium, Invasionstiefe in mm im Stadium pT1a, dreidimensionale Tumorgröße ab dem Stadium pTIb1, minimaler Abstand zu den Resektionsrändern und Resektionsrand- (R-)Klassifikation.

Die radikale Trachelektomie ist prinzipiell bei folgenden Konstellationen **möglich**:

- Genaue präoperative Abklärung mittels Kolposkopie, Biopsien, Zervikalkanalkürettage, Palpation und MRT des Beckens
- Wunsch nach Fertilitätserhalt
- Tumorgröße ≤2 cm
- Negative retroperitoneale Lymphknoten
- Intraoperative Schnellschnittdiagnostik durch einen erfahrenen Pathologen zur Beurteilung der Resektionsränder

Die Resektion des Zervixkarzinoms muss allseits im Gesunden erfolgt sein. Der uterusnahe Resektionsrand sollte zumindest 0,5 cm betragen. Dies gilt im Besonderen für das Adenokarzinom. Positive Lymphknoten stellen eine Kontraindikation für diese Operation dar. Komplikationen der radikalen Trachelektomie umfassen v. a. eine Zervikalstenose und Lymphödeme. Die Rezidivrate liegt nach radikaler Trachelektomie zwischen 4 und 5%.

Eine radikale Trachelektomie sollte nur in einem gynäkologisch-onkologischen Zentrum durchgeführt werden. Studien mit höherer Patientenanzahl sind notwendig, um die Sicherheit dieses Vorgehens beweisen zu können. Es besteht nach jeder Laparoskopie maligner gynäkologischer Tumoren prinzipiell die Gefahr von Implantationsmetastasen an den Trokareinstichstellen.

6.8.9 Nervensparende Hysterektomie

Spezielle Operationsform. Kein Standard.

6.8.10 Totale mesometriale Resektion – Kompartimentresektion

In einzelnen Zentren geübte Operationsform. Kein Standard.

6.8.11 Lateral erweiterte endopelvine Resektion (LEER)

»Laterally extended endopelvic resection«. Supraradikale Operationsmethode. Kein Standard.

6.8.12 Sekundäre radikale Hysterektomie nach primärer neoadjuvanter Chemotherapie

Dieses Vorgehen kann in Einzelfällen angewendet werden, um die Tumorlast zu reduzieren (z. B. beim Stadium IB2 oder IIA) und damit auch die operative Komplikationsrate zu reduzieren. Die Ergebnisse sind kontrovers. Die wenigen positiven Resultate für die neoadjuvante Chemotherapie wurden im Vergleich zur primären Radiotherapie ohne begleitende zytostatische Therapie gewonnen (Benedetti-Panici et al. 2001; Sardi et al. 1993). Somit liegt **kein** Vergleich mit dem aktuellen Therapiestandard vor.

6.8.13 Sekundäre Hysterektomie nach kompletter Radiochemotherapie im Stadium IB2-IVA

Deren Wertigkeit ist unklar. Die Hysterektomie weist bei klinischer und bildgebender Komplettremission nach primärer Radio(chemo)therapie eine höhere **Morbidität** im Vergleich zur primären Radio(chemo)therapie auf, ohne dass sich dadurch ein Überlebensvorteil gezeigt hat. Die sekundäre Hysterektomie könnte z. B. bei großen Primärtumoren (z. B. ab 6 cm) erwogen werden. Ob eine solche als einfache oder radikale Hysterektomie durchgeführt werden soll, ist unklar (S3-Leitlinie Zervixkarzinom, 2014).

In Einzelfällen kann eine solche Operation bei Tumorpersistenz/Blutungen diskutiert werden. Sie ist jedoch aufgrund meist ungünstiger Operationsverhältnisse infolge Adhäsionen nach Radiotherapie häufig erschwert und mit erhöhter Morbidität assoziiert.

6.8.14 Exenteration

Bei der **vorderen Exenteration** werden Harnblase, Vagina und Uterus entfernt und ein Konduit aus Ileum oder Dickdarm angelegt. Die Harnableitung erfolgt über ein Stoma. Bei der **hinteren Exenteration** werden Vagina, Uterus sowie das Rektum entfernt und ein endständiges Kolostoma angelegt.

Ein **sorgfältiges prä- und intraoperatives Staging** ist essenziell. Die **Indikation** für eine primäre Exenteration stellt ein Stadium IVA, jene zu einer sekundären Exenteration eine Tumorpersistenz nach primärer Radiotherapie eines Zervixkarzinoms, ein isoliertes, zentrales, bewegliches Rezidiv sowie eine Fistel bzw. Kloakenbildungen dar. Vor der Durchführung einer Exenteration ist eine ausführliche Aufklärung der Patientin und deren Partner unabdingbar. Die psychosozialen Voraussetzungen, v. a. im Hinblick auf diverse Ableitungen inklusive Selbstkatheterismus, müssen gegeben sein. Nach radikaler Kolpektomie ist die Anlage einer Neovagina zu diskutieren.

Kontraindikationen für eine Exenteration sind eine Infiltration des Beckenbodens oder der großen Beckengefäße, ein tumorbedingtes Lymphödem, eine Hydronephrose, Peritonealkarzinose, Fernmetastasen wie v. a. paraaortale oder supraklavikulare Metastasen, hochdosierte Vorbestrahlung und ein Karnofsky-Status <90. Im Fall paraaortaler Metastasen sind in 30% auch Skalenusmetastasen zu erwarten.

Die **Hauptkomplikationen** der Exenteration umfassen Wundinfektionen mit Beckenabszessen, Pneumonien, Thromboembolien sowie Darmfisteln. Die Mortalität beträgt ca. 5%.

Nach Exenteration sind **5-Jahres-Überlebensraten** von bis zu 50% beschrieben worden (Shingleton et al. 1989). Nicht palpable Tumoren <3 cm Durchmesser, tumorfreie Resektionsränder und ein langes Intervall seit Erstdiagnose sind Prädiktoren für Langzeitüberleben (S3-Leitlinie Zervixkarzinom, 2014).

6.8.15 Adnexexstirpation

Beim Plattenepithelkarzinom der Zervix wurden im Stadium IB 0,2%, im Stadium IIA 0,8% und im Stadium IIB 2% Metastasen in den Ovarien diagnostiziert, während dies beim **Adenokarzinom** bei 4% (Stadium IB), 5% (Stadium IIA) bzw. 10% (Stadium IIB) lag (Shimida et al. 2006, Sutton et al. 2006).

Bei **prämenopausalen** Patientinnen mit **Plattenepithelkarzinom** und makroskopisch unauffälligen Ovarien ist zum Erhalt der intrinsischen Hormonfunktion und deren Bedeutung für das Wohlbefinden und die Lebenserwartung der Patientin deren Belassung in situ **bis zum Stadium IIA** möglich. Beim **Adenokarzinom** im Stadium IB2, IIA und IIB soll eine beidseitige Adnexektomie erfolgen (S3-Leitlinie Zervixkarzinom, 2014).

Ist bei prämenopausalen Patientinnen eine **postoperative Strahlentherapie** geplant, ist eine **Transposition der Ovarien** kranial des kleinen Beckens durchzuführen (S3-Leitlinie Zervixkarzinom, 2014). Trotz des Belassens beider Adnexe tritt bei ca. einem Viertel der Patientinnen eine frühe Ovarialinsuffizienz auf.

In der **Postmenopause** sollte ab dem Stadium IB1 die beidseitige Adnexexstirpation durchgeführt werden (S3-Leitlinie Zervixkarzinom, 2014).

6.8.16 Systematische pelvine (und paraaortale) Lymphadenektomie

Das Operationsgebiet erstreckt sich vom Anulus femoralis bis zur Aortenbifurkation. Schritt für Schritt werden systematisch die Lymphknoten entlang den Aa. iliacae externae, communes, internae, subaortal präsakral, und in der obturatorischen Grube bis zum Beckenboden entfernt. Letztere sind am häufigsten befallen. Bei positiven Lymphknoten im Stadium IB–IIA verschlechtert sich die Prognose durch positive Lymphknoten von >90% auf 65–70%.

Definition: Als **systematische Lymphadenektomie** gilt, wenn mit System jedes Mal die Lymphknoten bestimmter Regionen, wie z. B. der obturatorischen Grube, entfernt werden. Es sollen dabei 15–20 Lymphknoten pelvin und 8–10 Lymphknoten paraaortal reseziert werden (S3-Leitlinie Zervixkarzinom, 2014).

Falls ein pelviner Lymphknotenbefall nachgewiesen wird, erfolgt eine **paraaortale Lymphadenektomie** bis zum Abgang der Nierengefäße. Ab dem Stadium IB2 erfolgt die Entfernung der unterhalb der A. mesenterica inferior gelegenen Lymphknoten. Bei Befall der inframesenterialen Lymphknoten (im Schnellschnitt) erfolgt die Entfernung der oberen infrarenalen paraaortalen Knoten (S3-Leitlinie Zervixkarzinom, 2014).

Die wichtigsten **intraoperativen Komplikationen** der Lymphadenektomie sind Blutungen infolge Gefäßverletzungen (Winter et al. 1988).

■ **Tab. 6.8** Befall der retroperitonealen Lymphknoten in Abhängigkeit vom FIGO-Stadium (Mittelwerte der Prozentangaben aus der Literatur)

FIGO-Stadium	Positive pelvine Lymphknoten [%]	Positive paraaortale Lymphknoten [%]
Ib	22	7
IIa	21	11
IIb	32	22
III	–	29
IV	–	42

Postoperativ kommen vermehrt Lymphödeme, Parästhesien, tiefe Bein- und Beckenvenenthrombosen, Ureterstenosen, Obstipation und Lymphozelen vor. Postoperative Lymphzysten werden durch retroperitoneale Dränagen nicht reduziert (S3-Leitlinie Zervixkarzinom, 2014). Lymphzysten treten in ca. 20% der Fälle auf (■ Abb. 6.4). Sie sind nur in 5–10% interventionsbedürftig (Punktion, Dränage, operative Fenestrierung), wenn sie infiziert sind oder Schmerzen verursachen, zu einem Harnstau oder einem ausgeprägten Lymphödem führen (Petru et al. 1989).

Problematisch, insbesondere im Hinblick auf potenzielle Nebenwirkungen, ist die Frage der optimalen postoperativen Therapie bei **positiven Lymphknoten**: adjuvante Radiotherapie, Radiochemotherapie oder Chemotherapie? In jedem Fall weist eine adjuvante Radiotherapie bzw. Radiochemotherapie eine erhebliche Morbidität auf (Landoni et al. 1977; Peters et al. 2000). Es ist deshalb gewünscht, die Radio(chemo)therapie oder Operation jeweils möglichst als alleinige Primärtherapie einzusetzen (S3 Leitlinie Zervixkarzinom, 2014).

6.8.17 Selektives Lymphknotenstaging (»Sampling«)

Es dient der histologischen Diagnostik selektiver repräsentativer Lymphknotenareale der entsprechenden Lymphabflussgebiete, im Rahmen einer Staginglaparoskopie oder -laparotomie (S3-Leitlinie Zervixkarzinom, 2014).

6.8.18 Lymphknotendebulking

Es dient dazu, bei fortgeschrittenen Karzinomen zumindest die makroskopisch befallenen Lymphknoten im Sinne einer Tumorreduktion vor primärer Radio(chemo) therapie zu entfernen (S3-Leitlinie Zervixkarzinom, 2014).

Die makroskopisch komplette radikale Lymphadenektomie erscheint gerade beim invasiven Zervixkarzinom indiziert, da Rezidive in erster Linie im Becken zu erwarten sind. Sie erscheint trotz des Fehlens randomisierter Studien nicht nur diagnostisch, sondern therapeutisch von Bedeutung. Dies gilt insbesondere für makroskopisch vergrößerte, ≥1,5 cm große Lymphknotenmetastasen (Hacker et al. 1995; ■ Tab. 6.8).

6.8.19 Wächterlymphknotenentfernung (Sentinel-Lymphonodektomie)

In einer retrospektiven Studie wurde der isolierte Lymphknotenbefall bei 61 Patientinnen mit operablem Zervixkarzinom untersucht (Bader et al. 2007). Dabei zeigten sich **isolierte Metastasen** insbesondere im Bereich der Lnn. iliacae externae, obturatorii und parametran. Die Inzidenz von Metastasen in den Lnn. iliacae communes, praesacrales und paraaortales lag deutlich darunter.

Die alleinige Entfernung des Wächterlymphknotens ist beim Zervixkarzinom **kein** etabliertes oder standardisiertes Vorgehen, um bei negativen Sentinel-Lymphknoten auf die Lymphadenektomie zu verzichten. Sie hat auf der Basis retrospektiver Daten nur Aussagekraft bei folgenden Situationen (S3-Leitlinie Zervixkarzinom, 2014):

- präoperativ **beidseitige** Darstellung mittels Szintigraphie (radioaktiver Tracer Technetium) **und** Patentblau
- beidseitiger Darstellung von Sentinel-Lymphknoten, da das Zervixkarzinom einen »Mittellinientumor« darstellt.
- Primärtumor <2 cm ohne Risikofaktoren
- Entfernung aller bildgebend dargestellten Sentinellymphknoten

Allerdings fehlt bis dato der prospektive Beweis für die Validität des Sentinel-Konzepts.

Eine Metaanalyse zur diagnostischen Güte der Sentinel-Lymphonodektomie, Computertomographie (CT), Magnetresonanztomographie und Positronenemissionstomographie-CT auf der Basis von 72 Studien mit 5042 Patientinnen mit invasivem Zervixkarzinom ergab in den Lymphknoten falsch-negative Befunde bei 4,4%, allerdings ohne dass eine bilaterale Detektion der pelvinen Lymphknoten berücksichtigt wurde (Selman et al. 2008; ■ Tab. 6.9).

6.9 Histopathologie

Die histopathologischen Diagnosen und deren klinische Bedeutung sind in ■ Tab. 6.10 dargestellt.

■ **Tab. 6.9** Metaanalyse zur diagnostischen Güte der Sentinel-Lymphonodektomie, Computertomographie (CT), Magnetresonanztomographie und Positronenemissionstomographie bezüglich der Detektion befallener Lymphknoten bei Patientinnen mit invasivem Zervixkarzinom (Selman et al. 2008)

	Sentinel-Lymphknoten-entfernung	Computertomographie	Magnetresonanztomographie	Positronenemissions-tomographie
Sensitivität	91%	58%	56%	75%
Spezifität	100%	92%	93%	98%

■ **Tab. 6.10** Histologische Diagnosen von Präkanzerosen und invasiven Malignomen der Zervix

Histologischer Typ	Häufigkeit, Anmerkungen
CIN I (zervikale intraepitheliale Neoplasie Grad 1) = »low grade squamous intraepithelial lesion« (LSIL)	Leichte Dysplasie
	Spontane Rückbildung in ca. 80% (bei jungen Frauen <25 Jahren am höchsten, bei höherem Alter deutlich seltener)
	Kontrolle in (3–)6 Monaten
CIN II (Grad 2) = »low grade squamous intraepithelial lesion« (LSIL)	Mittelgradige Dysplasie
	Spontane Rückbildung in ca. 40% (bei jungen Frauen <25 Jahren am höchsten)
	Kontrolle in (3–)6 Monaten
	Bei Persistenz über den Zeitraum von 2 Jahren und in Ausnahmefällen (weitere Kontrollen nicht garantiert), LLETZ als »See-and-treat«-Maßnahme indiziert
CIN III (Grad 3): Carcinoma in situ (CIS) = »high grade squamous intraepithelial lesion« (HSIL), Adenocarcinoma in situ (AIS)	Hochgradige Dysplasie
	Spontane Rückbildung nur in ca. 20% (bei jungen Frauen < 25 Jahren am höchsten)
Mikroinvasives Karzinom	Keine (!) klinische Diagnose, oft in der Tiefe des Zervikalkanals lokalisiert
	Mikroskopische Diagnose auf der Basis der Histologie (am besten aus dem Konisat nach Resektion im Gesunden!)
Plattenepithelkarzinom	80% aller Zervixkarzinome (verhornend, nichtverhornend)
	Wichtigste Sonderformen v. a.: **Verruköses Karzinom**: meist hochdifferenziert, hohe Lokalrezidivneigung, Radiotherapie wegen Gefahr der Entdifferenzierung kontraindiziert
Adenokarzinom	Zunehmende Häufigkeit
	12–15% aller Zervixkarzinome
	Prognose in einigen Studien ungünstiger als jene beim Plattenepithelkarzinom (z. B. Landoni et al. 1997)
	Sonderformen v. a.: **Villoglanduläres Karzinom**: günstige Verlaufsform (■ Abb. 6.5)
	Klarzelliges Karzinom: keine schlechtere Prognose als andere Adenokarzinome
	Seröses Karzinom: <1% aller Zervixkarzinome mit ungünstiger Prognose
	Adenoma malignum: <1% aller Zervixkarzinome mit ungünstiger Prognose
Adenosquamöses Karzinom	Zirka 3% aller Zervixkarzinome
	Kontroverse Angaben, ob diese Histologie tatsächlich mit schlechterer Prognose assoziiert ist
Neuroendokrines, kleinzelliges Karzinom	1–6% aller Zervixkarzinome. Besonders bei **jungen Frauen**. Ungünstigere Prognose als Adeno- oder Plattenepithelkarzinom. In erster Linie sind FIGO-Stadium, Lymphknotenstatus und Stromainvasion prognostisch relevant. Bereits in Frühstadien Lymphknotenmetastasen. **Frühe Entwicklung von Fernmetastasen** (Lunge, Leber, Knochen, Gehirn; S3-Leitlinie Zervixkarzinom, 2014). Evtl. humorale Aktivität wie Morbus Cushing (Petru et al. 2005). Der potenzielle Nutzen einer Chemotherapie auch in Frühstadien ist unklar (Lee et al. 2008). Vermutlich ist eine Radio(chemo)therapie aufgrund der Metastasenbildung auch in Frühstadien einer Operation überlegen (S3-Leitlinie Zervixkarzinom, 2014)

Tab. 6.10 Fortsetzung

Histologischer Typ	Häufigkeit, Anmerkungen
Melanom	Sehr selten. Eine radikale Hysterektomie mit freien Resektionsrändern ist Therapie der Wahl
»Glassy-cell«-Karzinom	Sehr selten. Meist hochmalignes Verhalten
Karzinosarkome	Sehr selten. Im Stadium I-II Langzeitüberleben möglich
Sarkome	Ausgesprochen selten. Leiomyosarkome und endometrane Stromasarkome kommen v.a. vor. Polypöse embryonale Rhabdomyosarkome können mittels Abtragung evtl. fertilitätserhaltend behandelt werden
Lymphome	Extranodale Manifestation. Oft Symptome wie Fieber, Gewichtsverlust, Müdigkeit und nächtliches Schwitzen. Radikalchirurgie sollte vermieden werden. Die adäquate Therapie ist systemisch
Metastasen anderer Malignome	Vor allem Endometrium, Mamma, Harnblase, Magen

LLETZ »large loop excision of the transformation zone«

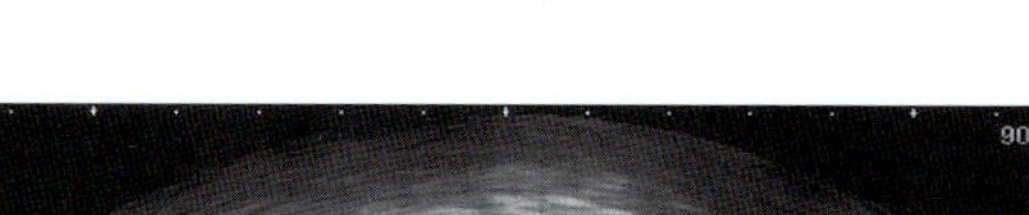

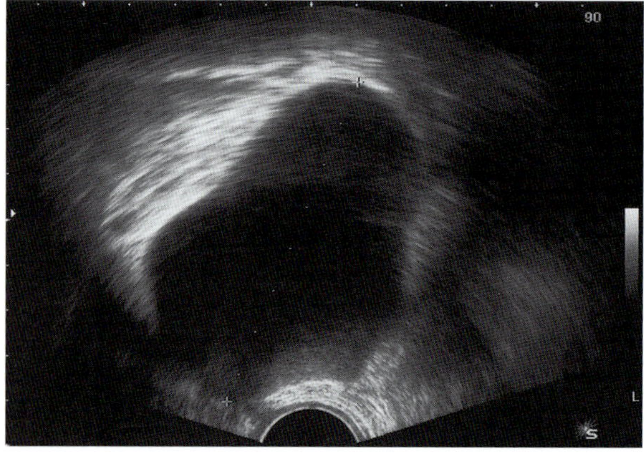

Abb. 6.5 Asymptomatische Lymphzyste im kleinen Becken nach Lymphadenektomie

Der histologische Unterschied zwischen Plattenepithelkarzinom und Adenokarzinom hat keinen Einfluss darauf, ob eine Operation durchgeführt wird oder nicht (S3-Leitlinie Zervixkarzinom, 2014).

6.10 Chemotherapie

6.10.1 Neoadjuvante Radiochemotherapie

Sie sollte außerhalb von Studien nicht angewendet werden.

6.10.2 Primäre definitive Radiochemotherapie

Hierzu wird auf ► Abschn. 6.13 verwiesen.

6.10.3 Adjuvante Radiochemotherapie

Generell ist bei Kombination mehrerer Therapieverfahren mit deutlich höherer (Langzeit-) Morbidität zu rechnen. Es sollte deshalb möglichst nur eine Therapieform eingesetzt werden (S3-Leitlinie Zervixkarzinom, 2014). Bislang existieren zur adjuvanten Radiochemotherapie nur Daten einer positiven randomisierten Studie im FIGO-Stadium IA2–IIA, bei der gegenüber einer alleinigen Radiotherapie das progressionsfreie und Gesamtüberleben signifikant verbessert waren. Die adjuvante Radiochemotherapie erfolgte mit Cisplatin und 5-Fluoruracil. In der Effektivität ergaben sich keine Unterschiede zwischen Plattenepithel- und Adenokarzinom (Peters et al. 2000; auch ► Abschn. 6.13).

Eine adjuvante Cisplatin-haltige Radiochemotherapie sollte anhand folgender **histopathologischer Risikofaktoren** erfolgen (S3-Leitlinie Zervixkarzinom, 2014) :

- Pelvine Lymphknotenmetastasen (pN1) oder
- Positive Resektionsränder (R1) oder
- Ausgedehnte Parametrieninfiltration oder
- **≥ 3 Risikofaktoren**: L1,V1, tiefe Stromainvasion der Zervix >66%, Tumorgröße >4 cm sowie Grading G3, falls 2 weitere dieser Risikofaktoren vorliegen

Demgegenüber sind höheres Alter, Gefäßeinbruch V1, Grading G3, das Vorliegen eines Adenokarzinoms oder adenosquamösen Karzinoms und ein erhöhter DNA-Index für sich **allein keine** Indikation zur Radio(chemo)therapie.

Paraaortale Lymphknotenmetastasen: Erweiterte Radio(chemo)therapie der Lymphabflussgebiete des histologisch nachgewiesenen Bereichs mit pelvinem und paraaortalem Radiotherapiefeld

Negative Lymphknoten, R0-Resektion und Vorliegen von **ein oder 2 Risikofaktoren** (L1, V1, tiefe Stromainvasion, Tumorgröße >4 cm): Individuelle Entscheidung.

6.10.4 Neoadjuvante Chemotherapie

Im Stadium IB1–IIB kann, eine gute Nierenfunktion vorausgesetzt, eine primäre Chemotherapie über 3–4 Zyklen bei ausgewählten Risikopatientinnen (v. a. Kinderwunsch) verabreicht werden (S3-Leitlinie Zervixkarzinom, 2014). Ziel ist die präoperative medikamentöse Reduktion der Tumorgröße. Dies ist in ca. 75% der Fälle zu erwarten. Primäres Tumoransprechen erleichtert die Operation und reduziert die Komplikationsrate. Bezüglich des Überlebens liegen kontroverse Ergebnisse randomisierter Studien vor (Benedetti-Panici et al. 2001).

Tritt eine Tumorpersistenz oder gar eine Progression auf, ist eine palliative Radio(chemo)therapie oder u. U. eine Exenteration indiziert. Insgesamt muss in Kenntnis der guten Daten einer primären definitiven Radiochemotherapie die Indikation für eine neoadjuvante Chemotherapie besonders streng gestellt werden. Weitere Hinweise zu deren Effektivität wird die laufende EORTC-Studie liefern. Sie vergleicht neoadjuvante Chemotherapie gefolgt von Operation mit primärer Radiochemotherapie im FIGO-Stadium IB2–IIB.

Eine neoadjuvante Chemotherapie sollte außerhalb von Studien **nicht** angewendet werden (S3-Leitlinie Zervixkarzinom, 2014).

6.10.5 Adjuvante Chemotherapie

Nach abgeschlossener Radiochemotherapie ist eine **verlängerte** Chemotherapie **kein** Therapiestandard (S3-Leitlinie Zervixkarzinom, 2014).

Eine adjuvante cisplatinhaltige Therapie ohne Bestrahlung stellt **kein** Standardvorgehen dar.

6.10.6 Palliative Chemotherapie

Grundlage der Behandlung von Metastasen ist der histologische Nachweis und die bildgebende und operative Ausbreitungsdiagnostik (S3-Leitlinie Zervixkarzinom, 2014). Generell ist das Zervixkarzinom deutlich weniger chemosensibel als z. B. das Ovarialkarzinom. In der Palliativsituation sind Ansprechraten von ca. 20% nach Monotherapie und ca. 40% nach Kombinationstherapie zu erwarten. Die **Ansprechdauer** ist mit etwa 2–5 Monaten generell kurz, auch das **Überleben** nach Beginn einer Palliativtherapie liegt nur bei etwa 6–10 Monaten. Die Wirksamkeit der Chemotherapie beim Zervixkarzinom ist häufig durch folgende Faktoren beeinträchtigt:

- Eingeschränkte Nierenfunktion infolge postoperativer bzw. radiogener Ureterstenose/-fibrose oder Beckenrezidiv
- Vorbestrahlung des Beckens
- Höheres Alter der Patientin

Ein Ansprechen eines Rezidivs in vorbestrahlten Arealen ist nur in 10% der Fälle zu erwarten, bei Fernmetastasen (in erster Linie in der Lunge) steigt die Wahrscheinlichkeit auf bis zu 60% (◘ Tab. 6.11). **Cisplatin** ist die effektivste Monotherapie. Die Kombination aus **Cisplatin und Topotecan** hat gegenüber Cisplatin ein (klinisch) signifikant verbessertes Überleben erzielt.

Die begleitende Gabe des monoklonalen Antikörpers gegen VEGF, **Bevacizumab**, hat sich in einer Dosierung von 15 mg/kg alle 3Wochen in Kombination mit **Cisplatin** 135 mg/m² und **Paclitaxel** 175 mg/m² dem bisherigen Therapiestandard von Cisplatin/Paclitaxel als überlegen erwiesen (signifikante Verbesserung sowohl des progressionsfreien als auch des Gesamtüberlebens). Höhergradige Hypertonie und die Entwicklung von Fistelbildungen und Darmperforationen sind mögliche Komplikationen dieser zielgerichteten Therapie (Tewari et al. 2014).

6.10.7 Chemotherapie des Adenokarzinoms

Es besteht kein wesentlicher Unterschied zur Effektivität der Chemotherapie beim Plattenepithelkarzinom der Zervix. Cisplatin gilt auch hier als Therapiestandard, wöchentliches Paclitaxel als weitere Palliativtherapieoption.

6.11 Hormontherapie, antihormonelle Therapie

Sie spielt beim Zervixkarzinom keine Rolle.

6.11.1 Hormonsubstitution nach Zervixkarzinom

Es existiert keine Kontraindikation gegen eine Hormonsubstitution mit Östrogenen (und Gestagenen). Dies gilt aufgrund der klinischen Erfahrungen auch für das Adenokarzinom, das in ca. einem Drittel der Fälle Hormonrezeptoren exprimiert.

Tab. 6.11 Häufig verwendete Chemotherapieschemata beim Zervixkarzinom

Chemotherapieschema	Dosis	Intervall	Anmerkungen
Cisplatin	70 mg/m²/Tag	Alle 3 Wochen	Übelkeit und Erbrechen, Neurotoxizität, selten Ototoxizität
Cisplatin	50 mg/m²/Tag	Alle 3 Wochen	Übelkeit und Erbrechen, Neurotoxizität, Hypertension, Thromboembolien, Fistelbildungen
Paclitaxel	135 mg/m²/Tag (3 h)		
Bevacizumab	15 mg/kg/Tag		
Cisplatin	50 mg/m²/Tag	Alle 3 Wochen	Signifikant besseres Überleben als unter Cisplatin allein; häufig Alopezie, selten Neurotoxizität
Topotecan	0,75 mg/m²/Tag Tag 1–3		
Paclitaxel	80 mg/m²/Tag	Wöchentlich	Alopezie, selten Neurotoxizität
Carboplatin	AUC4 Tag 1	Alle 3 Wochen	Neurotoxizität, Erbrechen, Neutropenie
Ifosfamid	1,6 g/m²/Tag Tag 1–3		

6.12 Immuntherapie

6.12.1 Imiquimod

Es handelt sich um eine unspezifische immunmodulatorische Therapie. Sie wird als Suppositorium intravaginal appliziert. Häufig kommt es zu lokalen Nebenwirkungen (Haut- und Schleimhautirritation) und Fieber. Die Therapie ist in der experimentellen Phase.

6.12.2 Therapie der HPV-Infektion

Es wird aktiv mit therapeutischer Zielsetzung über eine Aktivierung zytotoxischer T-Zellen, die gegen die viralen Onkoproteine E6 und E7 gerichtet sind, immunisiert. Klinische Phase-I-/-II-Studien mit experimentellen Impfstoffen laufen.

Bisher kann eine HPV-Infektion nicht spezifisch behandelt werden, sondern nur deren **morphologische Veränderungen** an Zervix, Vagina und Vulva.

6.13 Radiotherapie und Radiochemotherapie

Obwohl sich die primäre Radiochemotherapie gegenüber der Radiotherapie beim Zervixkarzinom durchgesetzt hat, wird aus Gründen der Systematik in diesem Kapitel die Radiotherapie vor der Radiochemotherapie beschrieben.

Die definitive Radiotherapie stellt beim primären Zervixkarzinom entsprechend den Langzeitergebnissen einer prospektiv randomisierten Studie im **Stadium IB–IIA** eine **gleichwertige Alternative zur operativen Therapie** dar (Landoni et al. 1997). Allerdings ist anzumerken, dass 64% der Patientinnen im Operationsarm eine adjuvante Radiotherapie erhalten haben. Außerdem fehlt der Vergleich der Operation mit einer Radiochemotherapie, die heute als Vergleichsstandard gilt.

Im **Stadium IIB** wäre, die operative Expertise vorausgesetzt, eine Radikaloperation prinzipiell technisch möglich. Sie ist aber insbesondere dann problematisch, wenn nach Non-in-sano-Resektion, einer Resektion knapp im Gesunden und/oder bei Lymphknotenbefall eine additive bzw. adjuvante (Chemo-)Radiatio angeschlossen wird, zumal diese mit einer signifikant erhöhten Rate an Akut- und Spätkomplikationen einhergeht.

Die Kombination aus Radiotherapie und Chemotherapie gilt heute ab dem Stadium IB2 als Therapiestandard (S3-Leitlinie Zervixkarzinom, 2014). Nur durch eine Kombination von **externer Radiotherapie** (die perkutan den Primärtumor und die regionalen Lymphabflusswege umschließt) und **Brachytherapie** (kleinvolumige intrakavitäre Bestrahlung der Zervix und des Uterus unter Verwendung geeigneter Radionuklide) können optimale Ergebnisse erzielt werden.

Die **primäre Radiatio** stellt bei Niereninsuffizienz, reduziertem Karnofsky-Status und hohem Alter nach wie vor die Standardtherapie im lokal fortgeschrittenen Stadium dar.

6.13.1 Prätherapeutisches Staging

Ein operatives Staging zur histologischen Feststellung der Tumorausbreitung ist Standard. Befunde **moderner Schnittbildverfahren** (CT des Abdomens/Beckens, MRT des Beckens, zunehmend auch PET-CT) fließen in die Bestrahlungsplanung ein. Die Durchführung einer **Zystoskopie** und **Rektosigmoideoskopie** gibt zusätzlich Aufschluss über bestehende akute oder chronische entzündliche Veränderungen und erlaubt eine evtl. notwendige Dosisadaptierung und die Abgrenzung radiogen induzierter Schäden an Blase und Rektum.

Eine bestehende oder therapieinduzierte **Anämie** geht mit erhöhter Radioresistenz und einer signifikant schlechteren Prognose einher. Ein Hb-Wert von **unter 12 g/dl** sollte mittels Erythrozytenkonzentraten korrigiert werden. Ein Zielwert über 11 g/dl ist anzustreben. Erythropoetine sollten nicht eingesetzt werden, da thromboembolische Ereignisse und kein positiver Effekt auf das Überleben nachgewiesen worden sind (S3-Leitlinie Zervixkarzinom, 2014).

6.13.2 Radiotherapieplanung und Durchführung

Die modernen technischen Entwicklungen (CT-gestützte dreidimensionale Bestrahlungsplanung) und die Möglichkeit, Befunde aus diagnostischen Verfahren (CT des Beckens und Abdomens, MRT des Beckens sowie PET-CT) in die Therapieplanung einzubeziehen, erlauben es, das **klinische Bestrahlungsziel** gezielt zu erfassen und die Belastung angrenzender gesunder Organe/Gewebe durch **individuelle Ausblockung** (bewegliche computergesteuerte Metallblenden) zu minimieren (◘ Abb. 6.6). Moderne Hochvoltgeräte (Linearbeschleuniger) verfügen über Photonenenergien, die eine homogene Dosisverteilung im klinischen Bestrahlungszielvolumen gewährleisten (◘ Abb. 6.7). Die optimale Erfassung des geplanten Bestrahlungsvolumens kann vor und während der Bestrahlungsbehandlung durch »Verifikationsaufnahmen« (Filmverifikation oder »online portal imaging«) überprüft und korrigiert werden.

Die externe oder perkutane Bestrahlung, auch **Teletherapie** genannt (Strahlenquelle außerhalb des Körpers), hat zum Ziel, in der ersten Therapiephase den Primärtumor zu verkleinern und befallene regionale Lymphknoten zu sterilisieren. Die dafür vorgesehene Gesamtdosis beträgt 50,4 Gy, wobei bei Infiltration der Parametrien bis zur Beckenwand die Dosis in diesem Bereich kleinvolumig auf 56,0–56,4 Gy gesteigert werden kann. Die geplante Gesamtdosis wird fraktioniert mit täglichen Einzeldosen von 1,8–2,0 Gy über 5 Wochentage eingestrahlt. Die tägliche Behandlung, die in der Regel ambulant erfolgt, nimmt nur wenige Minuten in Anspruch. Abhängig von der Gesamt- und der Fraktionsdosis beträgt die Gesamtdauer der perkutanen Bestrahlung 5–6 Wochen.

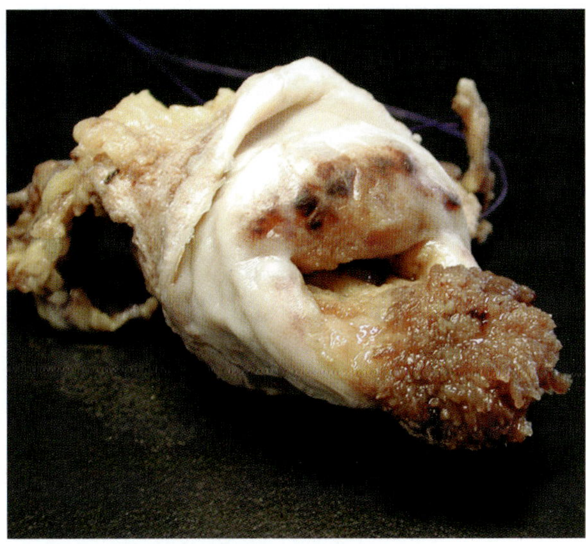

◘ **Abb. 6.6** Villoglanduläres Zervixkarzinom

Die **paraaortale Lymphknotenkette** wird bei chirurgisch-pathologisch nachgewiesenem Befall in das Bestrahlungsvolumen zeitgleich mit der pelvinen Radiotherapie miteinbezogen (S3-Leitlinie Zervixkarzinom, 2014). Es sollte eine Gesamtdosis von 45 Gy aufgrund der deutlich niedrigeren **Toleranzdosis** des Dünndarms nicht überschritten werden.

6.13.3 Brachytherapie

Sie ist Bestandteil des kurativen Behandlungskonzepts (S3-Leitlinie Zervixkarzinom, 2014). In den meisten Fällen wird nach externer Radiatio eine Verkleinerung des Primärtumors erzielt, sodass durch Einbringen eines Radionuklids (heute fast ausschließlich Iridium-192) in entsprechende Applikatoren die Dosis im Primärtumor kleinvolumig »aufgesättigt«, d. h. erhöht werden kann. Das Einführen des Radionuklidträgers in das Cavum uteri erfolgt meist in Kurznarkose. Der steile Dosisabfall, ausgehend von der Radionuklidquelle, ermöglicht eine weitgehende Schonung vorbelasteter gesunder Strukturen (Blase/Rektum). Die Dosisverteilung wird nach Set-

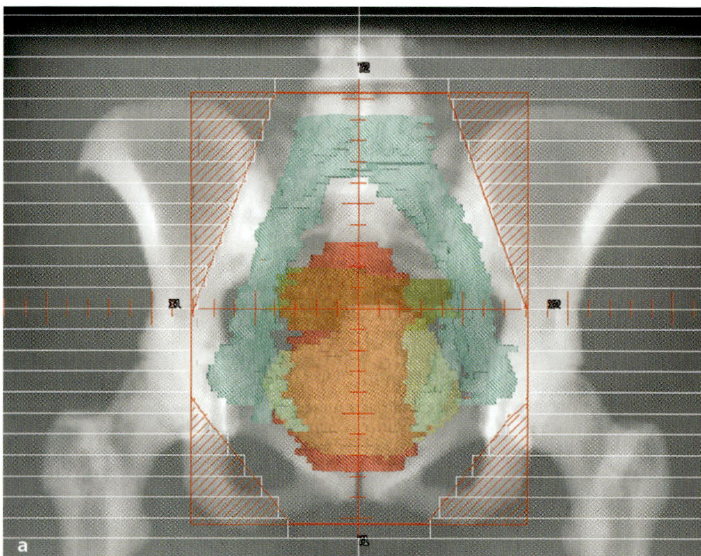

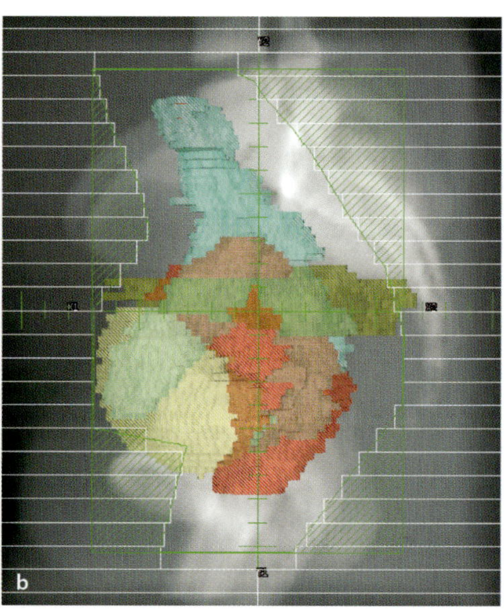

Abb. 6.7 Zervixkarzinom FIGO-Stadium IIIa. Abgrenzung von Primärtumor und Uterus (*rot*), der regionalen Lymphabflusswege (*türkis*), Blase (*orange*) und Rektum (*braun*), Ausblockung gesunder Strukturen durch computergesteuerte Metallblenden im Bestrahlerkopf (*horizontale weiße Linien*)

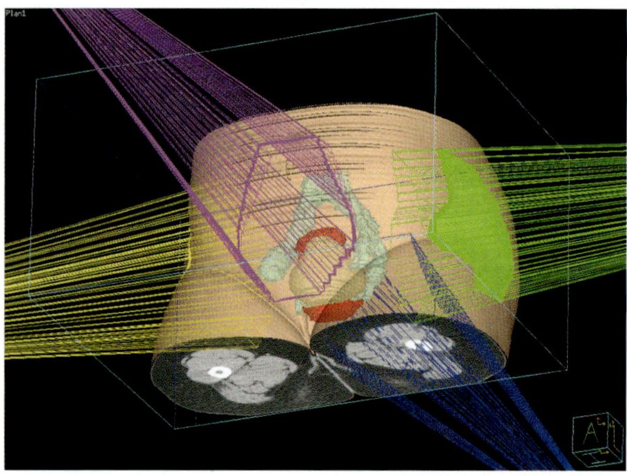

Abb. 6.8 CT-Rekonstruktion mit Darstellung des Tumors (*rot*), der Lymphabflussbahnen (*türkis*) und benachbarter gesunder Strukturen (Blase, *orange*) im »beams eye view«

zen der Radionuklidträger anhand orthogonaler Filmaufnahmen, CT- oder MRT-Schnittbildern geplant und kann durch spezielle Softwareprogramme optimiert werden (Abb. 6.8; Abb. 6.9). Erst im Anschluss wird die Quelle computergesteuert in die jeweiligen Applikatoren eingefahren (**Afterloadingverfahren**: Schutz des medizinischen Personals!).

Früher wurden ausnahmslos Radionuklide mit niedriger Dosisleistung (LDR = »low dose rate«) verwendet, wobei Applikatoren und Quelle über einen Zeitraum von 2–4 Tagen in den Patientinnen verblieben (v. a. in den USA noch üblich). In Europa und Asien hat sich die Brachytherapie mit Radionukliden hoher Dosisleistung (HDR = »high dose rate«) aufgrund ihrer medizinischen und physikalischen Vorteile durchgesetzt. Eine **HDR-Brachytherapie** kann zudem **ambulant** erfolgen. Die jeweilig geplante Brachytherapiegesamtdosis (20–30 Gy) wird nicht täglich, sondern in 4–6 Sitzungen über einen Zeitraum von 2–3 Wochen appliziert. Durch beide Verfahren werden äquivalente Tumorkontroll- und Überlebensraten erzielt. Die Rate an Spätkomplikationen konnte jedoch durch den Einsatz der HDR-Verfahren signifikant gesenkt werden.

Die **Gesamtbehandlungszeit** (Tele- und Brachytherapie) ist prognostisch relevant, sodass Therapieunterbrechungen, sofern nicht zwingend erforderlich, vermieden werden sollen. Übersteigt die Gesamtbehandlungszeit des Zervixkarzinoms 56 Tage, führt jeder Tag Verzögerung zu 1,1% reduzierter Tumorkontrolle.

Ist aus verschiedenen Gründen eine Brachytherapie nicht adäquat durchführbar oder nicht zielführend (Vaginalstenose, nekrotische Zerfallshöhle, suboptimale Platzierung der Applikatoren, unzureichende Tumorremission), kann eine kleinvolumige Dosisaufsättigung auch über externe Felder erfolgen. Aufgrund der Limitationen (Strahlentoleranz von Blase und Rektum) lässt sich allerdings eine für die Tumorkontrolle nötige Dosis perkutan nicht einbringen; es resultiert eine signifikante Reduktion der Wahrscheinlichkeit der Tumorkontrolle.

Als Alternative kann eine **interstitielle Brachytherapie** erwogen werden. Dabei werden Hohlnadeln als Radionuklidträger temporär in Primärtumor/Parametrien/

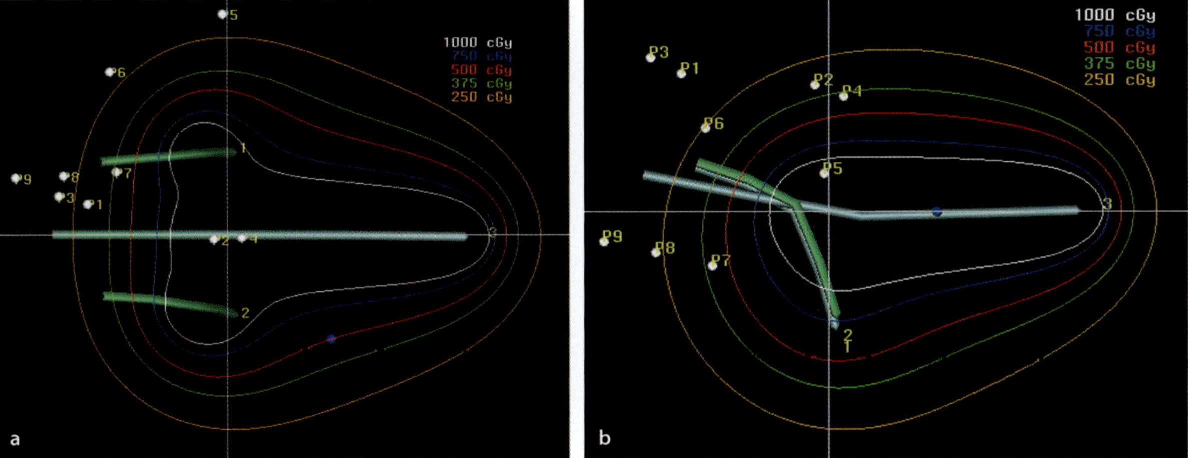

Abb. 6.9 Iridium-192-HDR-Brachytherapie, Isodosenplan nach Insertion der Radionuklidträger in das Cavum uteri (*türkis*) und in die Vaginalfornizes (*grün*) in der x- und z-Ebene, Bestrahlungsziel wird von Isodose (Punkte gleicher Dosis) (*rot*) homogen umschlossen, *grüne* und *orange* Isodose verdeutlichen den steilen Dosisabfall

Vagina implantiert (meist unter Ultraschall- oder Laparoskopiekontrolle). Obgleich mit dieser Technik sehr gute Ergebnisse erzielt werden können, ist sie mit einer deutlich erhöhten Rate schwerer Komplikationen verbunden.

Für eine **ausschließliche Brachytherapie** nach operiertem Zervixkarzinom im Sinne einer Prophylaxe eines Scheidenstumpfrezidivs liegen keine Studienergebnisse vor. Sie ist bei den in ▶ Abschn. 6.10.2 aufgeführten postoperativen Risikofaktoren möglich (S3-Leitlinie Zervixkarzinom, 2014).

6.13.4 Prognosefaktoren des Zervixkarzinoms bei definitiver Radiotherapie bzw. Radiochemotherapie

Prinzipiell kann zwischen patienten-, tumor- und behandlungsassoziierten Prognosefaktoren unterschieden werden. Zu den prognostisch bedeutsamsten Faktoren zählen nicht das FIGO-Stadium, sondern die maximale transversale **Tumorausdehnung** (<5 cm versus >5 cm) und die nicht behandelte oder therapierefraktäre **Anämie** unter Radiotherapie. Beide beeinflussen in der beschriebenen Reihenfolge, auch bei adäquater Bestrahlungsdosis und Technik, unabhängig voneinander die pelvine Kontrolle, das krankheitsspezifische und das metastasenfreie Überleben. Ein Befall der **paraaortalen Lymphknoten** (M1) führt zu einer signifikanten Reduktion des krankheitsspezifischen und metastasenfreien Überlebens (Stehman et al. 1991; Fyles et al. 2000; Kapp et al. 2002).

Eine inadäquate Bestrahlungsdosis, externe Radiotherapie ohne zusätzliche Brachytherapie und protrahierte **Gesamtbehandlungszeit** führen per se zu einer signifikanten Beeinträchtigung der pelvinen Kontrolle und des Überlebens.

6.13.5 Komplikationen der Radiotherapie

Nach ihrem zeitlichen Auftreten wird zwischen Akuttoxizität (Nebenwirkungen unter laufender Therapie) und Spättoxizität >6 Monate nach Beendigung der Therapie unterschieden.

Akute Nebenwirkungen Zu den typischen zählen Diarrhö, Dysurie, Inappetenz und Fatigue, wobei Nebenwirkungen am Intestinaltrakt (60–70%) überwiegen (radiogen induzierte »Mukositis« mit Steigerung der Stuhlfrequenz, imperativem Stuhldrang, selten blutig tingierter Stuhl mit Schleimbeimengung, Meteorismus, Krämpfe). Sie werden in der Regel diätetisch und medikamentös erfolgreich behandelt und sind selten so gravierend, dass daraus stationäre Behandlungen oder Therapieunterbrechungen resultieren. Eine ausgeprägtere und/oder früher einsetzende Akuttoxizität ist v. a. im höheren Lebensalter oder bei Patientinnen mit einer Anamnese chronisch entzündlicher Erkrankungen an Darm, Blase oder vorangegangenen chirurgischen Eingriffen (Adhäsionen) zu erwarten. In der Regel sind Akutreaktionen reversibel. Bei Bestrahlung der **Paraaortalregion** ist, neben den erwähnten möglichen Nebenwirkungen, v. a. mit Nausea und seltener Erbrechen zu rechnen. Diesen Nebenwirkungen ist durch die prospektive Gabe von Antiemetika Rechnung zu tragen.

Späteffekte Die Inzidenz von mittelgradigen und schweren Späteffekten beträgt 6–10%, davon sind ca. 3% operationspflichtig. Die Mortalität liegt unter 1%. Komplikationen am **Darm** sind am häufigsten, wobei 80% (alle Schweregrade) innerhalb von 2 Jahren nach Radiotherapie zu erwarten sind. Dies steht im krassen Gegensatz zu Spätfolgen am **Urogenitaltrakt**, die insgesamt seltener und üblicherweise nach 5–20 Jahren auftreten (hämorrhagische Zystitis, Schrumpfblase, Ureterfibrosen oder Strikturen mit konsekutiver Hydronephrose: **Nachsorge!**). Fistelbildungen (vesikovaginal/ureterovaginal/rektovaginal) sind heute selten und meist tumorbedingt. Die Spätfolgen sind in der Regel irreversibel und progredient. Sie bedürfen je nach Schweregrad einer Behandlung (Diät, medikamentöse Therapie, hyperbare Sauerstofftherapie in der Druckkammer, chirurgische Intervention). Bei zusätzlicher **Bestrahlung der Paraaortalregion** ist die Komplikationsrate höher (geringere Strahlentoleranz des Dünndarms), insbesondere nach vorangegangenen transperitonealen operativen Eingriffen.

Komplikationen der Radiochemotherapie Gegenüber der alleinigen Radiotherapie ist die Akutkomplikationsrate bei der Radiochemotherapie 2- bis 8fach erhöht. Neben der gastrointestinalen Toxizität ist mit **ausgeprägter Leuko-/Neutropenie** und Anämie zu rechnen, während radiogen bedingte Blutbildveränderungen nahezu ausschließlich bei zusätzlicher **Paraaortalbestrahlung** auftreten. Die Inzidenz von schweren Spätkomplikationen nach Radiochemotherapie ist mit der nach primärer Radiatio des Beckens und der Paraaortalregion vergleichbar (Eifel et al. 2004).

Sämtliche unter und nach Therapie mit ionisierenden Strahlen auftretende Nebenwirkungen sind dokumentationspflichtig (insbesondere Spättoxizität: Zeitpunkt des Auftretens, Objektivierung, Klassifizierung, Therapie). Mehrere Schemata sind in Verwendung (Kapp et al. 1997).

6.13.6 Palliative Radiotherapie

Im Stadium IVB (Fernmetastasen, z. B. Paraaortalmetastasen, Peritonealkarzinose) ist eine Radiotherapie nur bei vaginaler Blutungsproblematik indiziert (S3-Leitlinie Zervixkarzinom, 2014). Bei **blutenden Vaginalrezidiven** kann die Radiotherapie meist zu einer raschen und effektiven Palliation beitragen. Auch bei anderen symptomatischen Rezidiven im Becken (Schmerzen, tumorbedingter Lymphstau), **Knochenmetastasen** (Schmerzsymptomatik oder drohende bzw. bestehende Fraktur), supraklavikularen Lymphknotenmetastasen (Druck auf oder Infiltration des Plexus brachialis) oder mediastinalen Lymphknotenmetastasen (drohende Einflussstauung) kann die Radiotherapie effektiv zur Verbesserung der Lebensqualität (Schmerzlinderung/Erhaltung der Mobilität) eingesetzt werden.

Durch Applikation größerer Einzelfraktionen und reduzierte Gesamtdosis beträgt die **Behandlungsdauer** meist nur 2–3 Wochen. Je nach Befundkonstellation kann jedoch auch durch Einzeitbestrahlung oder 2- bis 3-malige Bestrahlung mit hohen Einzeldosen eine effektive Palliation z. B. bei blutendem Vaginalrezidiv erreicht werden.

Bei Patientinnen in gutem Allgemeinzustand und isolierten pelvinen Rezidiven nach Operation können durch konventionell fraktionierte und höher dosierte externe Bestrahlung mit konkomitanter Chemotherapie eindrucksvolle Remissionen erzielt werden.

6.13.7 Primäre definitive Radiochemotherapie

Aufgrund der durch randomisierte Studien (z. B. Rose et al. 1999) belegten Überlegenheit der **begleitenden Radiochemotherapie** gegenüber alleiniger Radiotherapie in Bezug auf progressionsfreies Intervall und Gesamtüberleben, gilt die Kombinationstherapie bei negativem paraaortalem Lymphknotenstatus heute im Stadium IB2 und niedrigeren Stadien mit histopathologischen Risikofaktoren als Standard (Verbesserung des progressionsfreien Intervalls und Mortalitätsreduktion: HR= 47 bzw. HR=0,56; S3-Leitlinie Zervixkarzinom, 2014). Die während der externen Radiotherapieserie applizierte systemische Therapie mit Cisplatin wird in reduzierter Dosis von 40 mg/m^2 zusätzlich über mindestens 5 Zyklen einmal wöchentlich verabreicht (»Radiosensitizer«; ◘ Tab. 6.12). Cisplatin-haltige sind besser als nicht Cisplatin-haltige Kombinationstherapien (S3-Leitlinie Zervixkarzinom, 2014). Nach Radiochemotherapie werden im Vergleich zur Radiotherapie allein auch weniger Fernmetastasen beobachtet, was für einen systemischen Effekt in der frühen Behandlungsphase spricht (z. B. Rose et al. 1999) oder eine Reduktion distanter Metastasen durch verbesserte lokale Tumorkontrolle.

Kontraindikation gegen die kombinierte Radio(chemo)therapie mit Cisplatin ist v. a. eine Niereninsuffizienz. Im Fall einer schlechten Nierenfunktion ist die Entstauung vor Therapiebeginn indiziert (S3-Leitlinie Zervixkarzinom, 2014).

Von Small et al. (2007) wurde bei Befall der iliakal kommunen und/oder paraaortalen Lymphknoten die Wertigkeit einer **»Extended-field«-Radiotherapie** mit Einschluss der **paraaortalen** Lymphknotenkette mit konkomitanter Chemotherapie untersucht. Nach einer medianen Nachbeobachtungszeit von 17 Monaten betrug die Wahrscheinlichkeit des krankheitsfreien Überlebens 46%,

Tab. 6.12 Häufig verwendete Chemotherapieschemata beim Zervixkarzinom bei kombinierter Radiochemotherapie

Chemotherapieschema	Dosis	Intervall	Anzahl Zyklen	Anmerkungen
Cisplatin	40 mg/m²/Tag	Wöchentlich während der externen Radiotherapie	5–6	Therapiestandard Nebenwirkungen: Übelkeit/Erbrechen, Anämie, Thrombopenie und Leukopenie meist erst 2–3 Wochen nach Abschluss der Therapie, insbesondere bei zusätzlicher Paraaortalbestrahlung, selten Neurotoxizität oder Ototoxizität
5-Fluoruracil	1000 mg/m²/Tag Tag 1–4 (750 mg/m²/Tag Tag 1–5)	1-mal/Monat	2	Alternative Therapiemöglichkeit bei Patientinnen mit eingeschränkter Nierenfunktion und/oder Ototoxizität

des Gesamtüberlebens 60% und die Rate an kompletten Remissionen (lokal und nodal) 62%. Getrübt wurden diese Ergebnisse jedoch durch eine exzessive Grad-3- und Grad-4-Spättoxizitätsrate von 40%. 30% aller Patientinnen mussten sich komplikationsbedingt einer operativen Therapie unterziehen (v. a. Dünndarmileus). Während die primäre Radiochemotherapie mit Behandlung des Primärtumors und der pelvinen Lymphknoten bei negativen paraaortalen Lymphknoten im fortgeschrittenen Stadium unter Anwendung von Tele- und Brachytherapie ± Chemotherapie die Standardtherapie darstellt, ist dieses Vorgehen bei Patientinnen mit positiven paraaortalen Lymphknoten deshalb umstritten. Es wird vielfach lediglich eine Radiotherapie inklusive Paraaortalfeld (»extended field radiotherapy«) ohne Chemotherapie durchgeführt. Die Strahlentherapie des Beckens kombiniert mit einer Chemotherapie mit Cisplatin und 5-Fluoruracil führt zu einer signifikanten Verlängerung des Überlebens bei Patientinnen im Stadium Ib2–IVa gegenüber einer Strahlentherapie des Beckens und der Paraaortalregion (Eifel et al. 2004).

Die **S3-Leitlinienkommission 2014** empfielt eine adjuvante Radio(chemo)therapie inklusive Lymphabflussgebiete des histologisch nachgewiesenen Bereichs pelvin und paraaortal.

6.13.8 Adjuvante Radiotherapie

In einer prospektiv randomisierten GOG-Studie wurde der Vorteil einer adjuvanten Teletherapie des Beckens im Stadium Ib ohne Lymphknotenbefall, aber bei Vorliegen von zumindest zwei ungünstigen Prognosefaktoren (über ein Drittel Stromainvasion, Lymphgefäßeinbruch, Tumorgröße ≥4 cm) durch eine signifikante Verminderung der Rezidive sowie einem verlängerten progressionsfreien Überleben aufgezeigt. Im Besonderen profitierten Patientinnen mit Adenokarzinomen oder adenosquamösen Malignomen, sodass diese Therapieoption Patientinnen im Stadium Ib, die dem genannten Risikoprofil entsprechen, angeboten werden sollte (Rotman et al. 2006).

6.13.9 Adjuvante Radiochemotherapie

Eine **trimodale Therapie** (Operation + Radiotherapie + Chemotherapie) verdoppelt die Rate schwerwiegender Langzeittoxizitäten (S3-Leitlinie Zervixkarzinom, 2014). Eine randomisierte Studie (Peters et al. 2000) hat einen Vorteil für die postoperative Radiochemotherapie mit Cisplatin und Fluoruracil über 4 Zyklen gegenüber der Strahlentherapie ergeben (Cisplatin 70 mg/m²/Tag, Tag 1 + 22 + 43 + 64 als 2-h-Infusion; 5-Fluoruracil 1000 mg/m²/Tag, Tag 1–4, 22–25, 43–46 und 64–67 als kontinuierliche Infusion). Die ersten beiden Chemotherapiezyklen erfolgen parallel zur Radiotherapie.

Indikationen zur adjuvanten Radiochemotherapie sind (S3-Leitlinie Zervixkarzinom, 2014):

- **positive Lymphknoten** und
- ausgedehnter **parametraner Befall** und
- **positive Resektionsränder**.

Weitere intermediäre Risikofaktoren sind Lymphgefäßinvasion, tiefe Stromainvasion ≥66% und Tumorgröße >4 cm. Wenn mindestens 2 dieser Risikofaktoren bestehen, ist eine adjuvante Radiochemotherapie indiziert.

6.14 Nachsorge

Ein mögliches Schema ist in Tab. 6.13 dargestellt.

6.14.1 CIN III

Nach Resektion im Gesunden Es werden jährlich zytologische Kontrollen durchgeführt.

Tab. 6.13 Nachsorgeschema beim Zervixkarzinom (adaptiert nach S3-Leitlinie Zervixkarzinom, 2014)

Untersuchung	1.–3. Jahr	4.–5. Jahr	>5. Jahr
Gezielte Anamnese (Symptome?)	Alle 3 Monate	Alle 6 Monate	Jährlich
Äußere körperliche Untersuchung	Alle 3 Monate	Alle 6 Monate	Jährlich
Gynäkologische Speculum-Untersuchung und rektovaginale Palpation	Alle 3 Monate	Alle 6 Monate	Jährlich
PAP-Zytologie der Vagina /Portio	Alle 3 Monate[a]	Alle 6 Monate[a]	Jährlich
Ultraschall der Nieren, Vaginalsonographie des Beckens	Fakultativ alle 6 Monate	Fakultativ alle 6 Monate	Fakultativ jährlich
HPV-Testung	Bei besonderen Fragestellungen: z.B. Zustand nach Trachelektomie, Verdacht auf Dysplasie, schlechter PAP-Beurteilbarkeit nach Radio(chemo)therapie		
Tumormarker SCC (»squamous cell cancer«) beim Plattenepithelkarzinom, CEA bzw. CA-125 beim Adenokarzinom	Obsolet, nur bei klinischem Verdacht		
Ultraschall der Leber			
CT von Abdomen/Becken (Alternativ: MRT des Beckens + CT des Abdomens)			
Thoraxröntgen, Skelettröntgen, CT des Thorax usw.			

[a] In den meisten Zentren dennoch nur 1-mal/Jahr üblich

Nach Resektion nicht im Gesunden Nach 3 und 6 Monaten sind eine Biopsie und/oder Zervikalkanalkürettage vorzunehmen. Sind diese, wie in den meisten Fällen, negativ, erfolgen Kontrollen wie oben beschrieben. Bei positivem Befund sind eine Rekonisation bzw. nach abgeschlossener Familienplanung eine Hysterektomie indiziert (▶ Abschn. 6.5).

Frühestens 6 Monate nach einer Konisation kann eine **HPV-Diagnostik** erfolgen. Wenn diese negativ ist, ist eine Persistenz bzw. Progression in den nächsten Jahren unwahrscheinlich.

6.14.2 Invasives Karzinom

Nach fertilitätserhaltender **Trachelektomie** ist ein besonders sorgfältiges Vorgehen in der Nachsorge indiziert: Kolposkopie, Zytologie, evtl. Biopsie, Zervikalkanalkürettage.

Die Nachsorge basiert hauptsächlich auf einer **gezielten Anamnese**, der gynäkologischen Palpationsuntersuchung und der Ultraschalluntersuchung beider Nieren. Bisher gibt es **keine** Evidenz, dass eine frühere Rezidiv- oder Metastasenerkennnung das Gesamtüberleben der Patientinnen mit Zervixkarzinom verbessert (S3-Leitlinie Zervixkarzinom, 2014).

Fistelbildungen nach Radiotherapie bzw. bei Tumorprogression sollten frühzeitig mittels Nephrostomie bzw. Kolostomie palliativ versorgt werden. Bei postoperativem/postradiogenem oder rezidivbedingtem **Harnstau** sind eine retrograde Schienung des Ureters durch den Urologen bzw. u. U. sekundär das Anlegen eines Nephrostomas (+ evtl. antegrader Schienung des Ureters) zum Erhalt der Nierenfunktion indiziert. **Lymphdränagen** sollten nur bei Patientinnen mit Tumorfreiheit im kleinen Becken erfolgen.

Die Interpretation der **PAP-Zytologie** kann nach Radiotherapie aufgrund postradiogener Zellveränderungen erschwert bis unmöglich sein. Eine diesbezügliche Information an den Zytologen ist daher essenziell.

Die psychologische Betreuung, Behandlung des Lymphödems, Schmerztherapie und auch die Beantwortung von Fragen der Sexualität sind bei dieser Tumorart besonders relevant (▶ Kap. 21).

6.15 Rezidive, Metastasen

Die meisten werden in den ersten 3 Jahren nach Diagnosestellung diagnostiziert.

6.15.1 Rezidiv-/Metastasendiagnostik

Die Diagnose von Rezidiven/Metastasen erfolgt meist auf der Basis folgender klinischer Hinweise bzw. Untersuchungen:

- –Klinische Symptome (Schmerzen, Blutungen, Fluor, Schwellungen)
- Äußere körperliche Untersuchung (Gewichtsabnahme/Kachexie, Schwellung des Abdomens, der unteren Extremität bzw. von Lymphknoten, Klopfschmerz der Nierenlager)
- Gynäkologische Untersuchung (sichtbarer und/oder tastbarer Tumor)
- Nierenabklärung (Harnstau?). Die frühe Diagnostik eines Harnstaus (Rezidiv, Ureterstenose, Ureterstriktur) kann den Funktionsverlust der Niere verhindern, was v. a. palliativ-zytostatische Therapiemöglichkeiten beschränken würde
- CT des Abdomens und Beckens oder PET-CT bei Rezidivverdacht
- MRT des Beckens bei Rezidivverdacht
- Zervikalkanalkürettage/Biopsie bei Tumorpersistenz/Vaginalrezidiv bzw. Tru-cut-Punktion bei Beckenrezidiv, CT-gelenkte Punktion
- Thoraxröntgen bei Rezidivverdacht
- Bei Verdacht auf Knochenmetastasen Skelettröntgen, MRT, Knochenszintigraphie
- Evtl. SCC-Tumormarker-Erhöhung beim Plattenepithelkarzinom

6.15.2 Lokalisation und Diagnostik von Rezidiven oder Metastasen des Zervixkarzinoms

Im Folgenden werden die wichtigsten Rezidivlokalisationen besprochen. **Lokoregionale Rezidive** kommen am häufigsten vor (42%). Hier soll eine histologische Sicherung erfolgen (S3-Leitlinie Zervixkarzinoim, 2014). Isolierte Fernmetastasen werden in 28% beobachtet. Eine **Kombination** eines lokoregionalen Rezidivs mit Fernmetastasen ist in ca. 30% vorhanden (Webb u. Symmonds 1980).

Manchmal ist es schwierig, zwischen etwaigen operativen/radiogenen Folgeschäden und dem Auftreten eines Rezidivs zu unterscheiden (Ulkus, Fistel, Harnstau, Lymphödem, Anorexie, Gewichtsverlust usw.). Radiologische Staging-Untersuchungen sind hier relevant.

99% der Rezidive/Metastasen treten in den **ersten 5 Jahren** post diagnosem auf. Die meisten asymptomatischen Rezidive werden durch eine **bimanuelle gynäkologische Untersuchung** detektiert (S3-Leitlinie Zervixkarzinom, 2014).

Im Folgenden werden die wichtigsten Rezidivlokalisationen besprochen:

Beckenwand Sie ist die häufigste, prognostisch ungünstigste Rezidivlokalisation. Die Diagnosestellung erfolgt durch

- Symptome: Schmerzen im Becken, der Lumbalregion und/oder einer unteren Extremität, Schwellung einer unteren Extremität, Defäkationsbeschwerden, Miktionsbeschwerden
- Tastbarer derber, typischerweise unbeweglicher Tumor an der Beckenwand bei der vaginalen und/oder rektalen Palpation
- Nierenabklärung (Ultraschall): einseitiger Harnstau
- Bei Rezidivverdacht: MRT/CT des Beckens
- Bei Rezidivverdacht: Feinnadelbiopsie der Beckenläsion in Allgemeinnarkose

Vagina, zentrales Becken, Uterus Die Diagnosestellung erfolgt durch

- Symptome: Schmerzen im Beckenbereich, vaginale Blutung, abnormer Fluor, Defäkationsbeschwerden, Miktionsbeschwerden, Lymphödem der Vulva, selten Schwellung einer unteren Extremität
- Tastbarer derber, meist gut abgrenzbarer Tumor bei der vaginalen und rektalen Palpation bzw. vergrößerter Uterus bei Tumorpersistenz nach primärer Radio(chemo)therapie
- Nierensonographie: evtl. Harnstau
- Positiver PAP-Abstrich
- Histologische Sicherung des Rezidivs durch Exkochleation, Biopsie und/oder Feinnadelpunktion
- Radiologische Bestätigung des Rezidivs durch MRT/CT des Beckens

Paraaortale Metastasen Sie treten evtl. isoliert auf. Die Diagnosestellung erfolgt durch

- Symptome: Lumbalgien, rezidivierende Harnwegsinfektionen
- Ultraschall (Harnstau)
- Im CT des Abdomens/Ultraschall des Abdomen vergrößerte paraaortale Lymphknoten
- Im PET-CT paraaortal erhöhter Glukosemetabolismus
- istologische Sicherung durch CT-gelenkte Feinnadelpunktion

Lunge Die nicht selten isoliert vorkommenden Rezidive/Metastasen werden diagnostiziert durch

- Symptome: Atemnot, Reizhusten, Hämoptoe, Schmerzen im Thorax
- Thoraxröntgen, CT des Thorax
- Histologische Sicherung des Rezidivs durch Bronchoskopie oder CT-gelenkte Feinnadelpunktion

Peritoneum Die Diagnosestellung erfolgt durch

- Symptome: abdominelle Schwellung, Subileus- oder Ileuszeichen mit Erbrechen, Meteorismen, krampfartige abdominelle Schmerzen

Tab. 6.14 Intention und Form der Therapie des Rezidivs beim Zervixkarzinom

	Radiotherapie	Operation	Chemotherapie
Intention	Palliativ, beim zentralen, vaginalen Rezidiv unter Umständen kurativ, wenn primär keine Radiotherapie erfolgte; nach primärer Radiotherapie Dosisbeschränkung wegen erniedrigter Organtoleranz; zur Blutstillung lokaler Rezidive	Kurativ in Ausnahmefällen einer Tumorpersistenz nach primärer Radiotherapie, bei isoliertem, gut beweglichem zentralem Rezidiv bzw. Rezidiv des Scheidengrunds, sehr selten bei isolierter Lungenmetastase	Palliativ, wobei bei Beckenläsionen und/oder paraaortalen Läsionen an die Möglichkeit einer begleitenden Radiochemotherapie gedacht werden kann
Therapiemodalität	Meist Teletherapie (externe Bestrahlung); beim zentralen Beckenrezidiv meist Kombination mit der Brachytherapie (z. B. 4 interne Iridiumbestrahlungen bis 22 Gy) ± Chemotherapie	Einfache Hysterektomie bei Tumorpersistenz nach primärer Strahlentherapie. Nach primärer operativer Therapie meist vordere Exenteration mit Resektion der Vagina und der Harnblase. Nach primärer Radiotherapie Entfernung von Uterus, Vagina und Harnblase oder hintere Exenteration mit Hysterektomie, Resektion der Vagina und des Rektums. Bei isolierten paraaortalen Metastasen evtl. paraaortale Lymphadenektomie	In der Palliativtherapie Cisplatin ± Paclitaxel + Bevacizumab am relativ effektivsten; allerdings nicht selten aufgrund eingeschränkter Nierenfunktion kontraindiziert; Bei begleitender Radiochemotherapie meist wöchentliches Cisplatin, bei eingeschränkter Nierenfunktion evtl. 5-Fluoruracil

- Äußere Palpation (Aszites)
- Ultraschall (Aszites)
- Im CT Nachweis von Aszites und peritonealer Implantate
- Zytologische Sicherung durch den Nachweis von Tumorzellen im Aszitespunktat

Periphere Lymphknoten (v. a. supraklavikular, inguinal) Selten isoliert. Die Diagnosestellung erfolgt durch

- Symptome: Lymphknotenschwellung, Schmerzen, z. B. durch Plexusinfiltration der Halsregion
- Klinische Palpation
- Histologische Sicherung durch Feinnadelpunktion

6.15.3 Palliative Therapieoptionen beim Rezidiv oder bei Metastasen des Zervixkarzinoms

Prinzipiell ist jede Therapie im Rezidivfall bzw. bei Metastasen als Palliativtherapie einzustufen (Tab. 6.14, Tab. 6.15). Definitive Heilungen sind sehr selten (ca. 20%) und können am ehesten bei einem isolierten zentralen Rezidiv am Scheidengrund oder bei Tumorpersistenz nach primärer Radiotherapie beobachtet werden. Ist bereits primär oder adjuvant eine Strahlentherapie erfolgt und tritt im Beckenbereich ein Rezidiv bzw. eine Progression auf, ist die Wahrscheinlichkeit des Ansprechens auf eine Rezidivradiotherapie und auch zytostatische Therapie deutlich reduziert. Bezüglich der angiographischen Tumorembolisation des Beckens bei vitalen vaginalen Blutungen sei auf ► Kap. 19 verwiesen.

6.16 Zervixkarzinom in der Schwangerschaft

Kolposkopisch werden in der Schwangerschaft nicht selten aufgrund der vermehrten Vaskularisation auffällige Befunde erhoben, die sich jedoch weder durch den Abstrich noch bioptisch bestätigen lassen. Der Zytologe sollte über Vorhandensein einer Schwangerschaft informiert sein.

Bei **zytologischem** Verdacht auf höhergradige Dysplasie bzw. Karzinom ist eine Kolposkopie und **Biopsie** indiziert. Komplikationen wie Nachblutungen, Frühgeburtlichkeit und Blasensprung sind selten. Die meisten invasiven Karzinome (70–80%) werden im **Stadium I** entdeckt (S3-Leitlinie Zervixkarzinom, 2014). Die **Prognose** wird durch die Schwangerschaft nicht verschlechtert (Vange et al. 1995).

Das Staging beim invasiven Karzinom erfolgt mittels Sonographie und **ab dem 2. Trimester** zusätzlich mittels Magnetresonanztomographie (S3-Leitlinie Zervixkarzinom, 2014).

Die Therapiewahl erfolgt in derselben Weise wie bei einem Zervixkarzinom außerhalb der Schwangerschaft (Tab. 6.16, Tab. 6.17).

Die Betreuung sollte in einem spezialisierten Zentrum mit Gynäkologischer Onkologie und Neonatologie erfolgen. Eine Lungenreifeinduktion vor der Geburt mit definitiver Therapie ist indiziert.

Eine (Laser-)**Konisation ist bei bestehender Schwangerschaft** nur bei makroskopischem bzw. kolposkopischem Verdacht auf Invasion indiziert. Komplikationen sind Blutungen (5–10%), in ca. 25% ein Abort und bei ca. 12% eine Frühgeburt (S3-Leitlinie Zervixkarzinom, 2014).

Tab. 6.15 Therapie des Zervixkarzinoms in Abhängigkeit von der Lokalisation des Rezidivs bzw. der Metastasen

Lokalisation	Radiotherapie	Operation	Chemotherapie
Beckenwandrezidiv	Teletherapie als Palliativtherapie u. a. zur Schmerzreduktion (meist mit ultraharten Röntgenstrahlen); Prognose ungünstig	In besonders selektierten Fällen evtl. kombinierte operative und radiologische Therapie (sog. »CORT«-Verfahren) möglich	Geringe Erfolgschancen (ca. 10%), insbesondere wenn Vorbehandlung mit Strahlen erfolgt ist
Zentrales Beckenrezidiv/Rezidiv der proximalen Vagina	Radio(chemo)therapie bei der nicht vorbestrahlten Patientin oder Exenteration; prognostisch günstigste Form des Beckenrezidivs. Eine lokoregionäre Hyperthermie kann in Kombination mit perkutaner Radiotherapie eingesetzt werden (S3-Leitlinie Zervixkarzinom, 2014).	Bei erhaltenem Uterus nach primärer Radiotherapie oder nach radikaler Hysterektomie bei einem selektierten Patientengut Exenteration möglich	Effektiver in Kombination mit der externen Radiotherapie
Paraaortales Rezidiv	Gute Palliation möglich, wobei bei gutem Karnofsky-Status eine begleitende Chemotherapie sinnvoll erscheint; mögliche Darmkomplikationen stehen bei der Palliativbestrahlung weniger im Vordergrund als bei der adjuvanten Strahlentherapie, da die Prognose durch die Tumorprogression bestimmt wird	Bei isolierten Metastasen und fehlender Vorbestrahlung dieser Region evtl. paraaortale Lymphadenektomie (ca. 20–30% 3-Jahres-Überlebensrate)	Chemotherapie ± externe Radiotherapie bei gutem Karnofsky-Status
Lunge	Keine Indikation	Evtl. Thorakotomie und operative Entfernung isolierter Läsionen	Vorübergehendes Ansprechen in bis zu 60% möglich
Peritonealhöhle	Keine Indikation	Palliative Aszitespunktionen	Evtl. vorübergehendes Ansprechen; Prognose sehr ungünstig
Isolierte Lymphknotenmetastasen (supraklavikular, mediastinal, inguinal)	Bei isolierten symptomatischen Metastasen effektive Therapieform	Evtl. operative Entfernung isolierter inguinaler Läsionen	Bei multiplen Metastasenlokalisationen möglich
Knochenmetastasen	Effektiv in der Schmerztherapie und Reduktion der Spontanfrakturrate (z. B. eines Wirbelkörpers oder eines Femur)	Extrem selten indiziert bei isolierten Fernmetastasen, z. B. der unteren Extremität mit nachfolgendem Prothesenersatz	Palliative Intention
Lebermetastasen	Keine Indikation	Keine Indikation	Evtl. in palliativer Intention, besonders ungünstige Prognose

Tab. 6.16 Vorgehen bei der zervikalen intraepithelialen Neoplasie (CIN) in der Schwangerschaft (adaptiert nach der S3-Leitlinie Zervixkarzinom, 2014)

	Verlauf	Klinische Konsequenz
CIN I–II (»low grade squamous intraepithelial lesion« = LSIL)	Regressionswahrscheinlichkeit bis 70%. Progression der Läsion in bis 30%. Nicht selten führt eine vaginale Geburt zum Verschwinden der CIN.	Kolposkopische Kontrollen in der Schwangerschaft. **Vaginale Entbindung** nicht kontraindiziert. 6–8 Wochen post partum neuerliche Kolposkopie, Zytologie und Biopsie
CIN III (»high grade squamous intraepithelial lesion« = HSIL)	Regressionswahrscheinlichkeit bis 34%, Progressionsrisiko bis 10%	

Tab. 6.17 Stadien- und Gestationsalter-abhängige Therapie des invasiven Zervixkarzinoms in der Schwangerschaft (adaptiert nach S3-Leitlinie Zervixkarzinom, 2014)

Stadium	Vorgehen	Bemerkungen
FIGO IA1	Evtl. bis zur 14. Schwangerschaftswoche (SSW) Konisation empfohlen, danach kolposkopische Observanz	Keine medizinische Indikation zum Schwangerschaftsabbruch. Spontangeburt nach Konisation in sano möglich, alternativ Sectio
FIGO IA2, IB, IIA	Bis zur 16. SSW meist Schwangerschaftsabbruch unter Berücksichtigung des Patientenwunsches. Ab 2. Trimenon Abwarten der fetalen Lungenreife möglich. Eine Chemotherapie ab dem 2. Trimenon bis zur 35. SSW zur Stabilisierung der Erkrankung ist ebenso möglich	Goldstandard ist die Sectio gefolgt von Hysterektomie und Lymphadenektomie: stadiengerechte operative Therapie, z. B. operatives Staging. Bei einer Spontangeburt ist das Risiko einer lymphovaskulären Dissemination des Tumors und das Blutungsrisiko stark erhöht. Zudem Tumoraussaat im Bereich etwaiger Geburtsverletzungen möglich
FIGO IIB, III, IV	Die Therapie der Mutter steht im Vordergrund	Meist Radiochemotherapie mit Cisplatin. Somit meist Schwangerschaftsabbruch. Bei Erstdiagnose im 2. Trimester Abwarten der Lungenreife, danach primäre Sectio und Radio(chemo)therapie.

Sie sollte deshalb vermieden werden. **Nach Konisation** ist je nach Größe des Gewebedefekts die Frühgeburtlichkeit in einer späteren Schwangerschaft deutlich erhöht. Eine prophylaktische Cerclage ist in diesen Fällen möglich, ihr Nutzen aber nicht bewiesen.

Optionen bei Erstdiagnose eines invasiven Zervixkarzinoms und Kinderwunsch sind:

- Fertilitätserhaltende Operationen wie Konisation, Zervixamputation (Trachelektomie) und radikale Trachelektomie,
- Ovariopexie und Kryokonservierung mit Retransplantation von Ovarialgewebe (Erhalt der intrinsischen Ovarialfunktion)
- Kryokonservierung von befruchteten oder unbefruchteten Eizellen (experimentell)
- Neoadjuvante Chemotherapie mit konsekutiver fertilitätserhaltender Operation (experimentell)
- Leihmutterschaft: gesetzlich in Deutschland/Österreich nicht erlaubt

Zusammenfassung

Eine chronische HPV-Infektion mit Hochrisikosubtypen ist der wichtigste Risikofaktor für die Entstehung des Zervixkarzinoms. Die prophylaktische Impfung gegen HPV 16 und 18 kann die Rate an Zervixkarzinomen um ca. 70% reduzieren. Im Frühstadium (Ib1 und IIa) stellen die radikale Hysterektomie oder die Radiotherapie des Beckens den Therapiestandard dar. Die Kombination einer Strahlen- mit Chemotherapie ist die Standardbehandlung bei den fortgeschrittenen Stadien Ib2 und IIb–IV. Rezidive treten bevorzugt im Becken auf.

Literatur

Bader A, Winter R, Haas J, Tamussino K (2007) Where to look for the sentinel lymph-node in cervical cancer. Am J Obstet Gynecol 197: 678.e1-678.e7

Benedet J, Anderson G (1996) Stage IA carcinoma of the cervix revisited. Obstet Gynecol 87: 1052–1059

Benedetti-Panici P, Greggi S, Colombo A et al. (2001) Neoadjuvant chemotherapy and radical surgery versus exclusive radiotherapy in locally advanced squamous cell cervical cancer: results from the Italian multicenter randomized study. J Clin Oncol 20: 179–188

Burghardt E (1984) Kolposkopie, spezielle Zervixpathologie. Thieme, Stuttgart New York

Burghardt E, Baltzer J, Tulusan H, Haas J (1992) Results of surgical treatment of 1028 cervical cancers studied with volumetry. Cancer 70: 648–655

Chou H, Chang T, Yen T et al. (2006) Low value of 18-F-fluoro-2-deoxy-D-glucose-positron emission tomography in primary staging of early-stage cervical cancer before radical hysterectomy. J Clin Oncol 24: 123–128

Eifel P, Winter K, Morris M et al. (2004) Pelvic irradiation with concurrent chemotherapy versus pelvic and para-aortic irradiation for high-risk cervical cancer: an update of Radiation Therapy Oncology Group trial (RTOG) 90–01. J Clin Oncol 22: 872–880

Future II study group (2007) Effect of prophylactic human papillomavirus L1 virus-like-particle vaccine on risk of cervical intraepithelial neoplasia grade 2, grade 3, and adenocarcinoma in situ: A combined analysis of four randomised clinical trials. Lancet 369: 1861–1868

Fyles AW, Milosevic M, Pintilie M et al. (2000) Anemia, hypoxia and transfusion in patients with cervix cancer: a review. Radiother Oncol 57: 13–19

Girardi F, Pickel H, Winter R (1993) Pelvic and parametrial lymph nodes in the quality control of the surgical treatment of cervical cancer. Gynecol Oncol 50: 330–333

Girardi F, Reich O, Tamussino K (2014) Burghardt's colposcopy and cervical pathology (4th ed.). Thieme, Stuttgart New York

Hacker N, Wain G, Nicklin J (1995) Resection of bulky positive lymph nodes in patients with cervical carcinoma. Int J Gynecol Cancer 5: 250–256

Joura E, Leodolter S, Hernandez-Avila M et al. (2007) Efficacy of a quadrivalent prophylactic human papillomavirus (types 6,11,16, and 18) virus-like-particle vaccine against high-grade vulval and vaginal lesions: a combined analysis of three randomised clinical trials. Lancet 369: 1693–1702

Kapp KS, Stuecklschweiger GF, Kapp DS et al. (1997) Carcinoma of the cervix; analysis of complications after primary external beam radiation and Ir-192 HDR brachytherapy. Radiother Oncol 42: 143–153

Kapp KS, Poschauko J, Geyer E et al. (2002) Evaluation of the effect of routine packed red blood cell transfusion in anemic cervix cancer patients treated with radical radiotherapy. Int J Radiat Oncol Biol Phys 54: 58–66

Kaufmann M, Costa SD, Scharl A (Hrsg) (2003) Die Gynäkologie. Springer, Berlin Heidelberg New York

Landoni F, Maneo A, Colombo A et al. (1997) Randomized study of radical surgery versus radiotherapy for stage Ib–IIa cervical cancer. Lancet 350: 535–540

Lee J, Lee K, Nam J et al. (2007) Prognostic factors in FIGO stage IB-IIA small cell neuroendocrine carcinoma of the uterine cervix treated surgically: Results of a multi-center retrospective Korean study. Ann Oncol 19: 321–326

Leitlinienprogramm Onkologie: S3-Leitlinie Zervixkarzinom, 2014

Paavonen J, Jenkins D, Bosch FX et al. (2007) Efficacy of a prophylactic adjuvant bivalent L1 virus-like vaccine against infection with human papillomavirus types 16 and 18 in young women: an interim analysis of a phase III double-blind, randomized controlled trial. Lancet 369: 2161–2170

Peters WA, Liu P, Barrett R et al. (2000) Concurrent chemotherapy and pelvic radiation therapy compared with pelvic radiation therapy alone as adjuvant therapy after radical surgery in high-risk early-stage cancer of the cervix. J Clin Oncol 18: 1606–1613

Petru E, Tamussino K, Lahousen M et al. (1989) Pelvic and paraaortic lymphocysts after radical surgery because of cervical and ovarian cancer. Am J Obstet Gynecol 161: 937–941

Petru E, Pasterk C, Reich O et al. (2005) Small cell carcinoma of the uterus and vagina. Experience with ten patients. Arch Gynecol Obstet 271: 316–319

Podczaski E, Palombo C, Manetta A et al. (1989) Assessment of pretreatment laparotomy in patients with cervical carcinoma prior to radiotherapy. Gynecol Oncol 33: 71–75

Reich O, Lahousen M, Pickel H et al. (2002) Cervical intraepithelial neoplasia III: long-term follow-up after cold-knife conization with involved margins. Obstet Gynecol 99: 193–196

Ronco G, Dillner J, Elfström M et al. (2014) Efficacy of HPV-based screening for prevention of invasive cervical cancer: Follow-up of four European randomized controlled trials. Lancet 383: 524–532

Rose P, Bundy B, Watkins E et al. (1999) Concurrent cisplatin based radiotherapy and chemotherapy for locally advanced cervical cancer. N Engl J Med 340: 1144–1153

Rotman M, Sedlis A, Piedmonte M et al. (2006) A phase III randomized trial of postoperative pelvic irradiation in stage IB cervical carcinoma with poor prognostic features: Follow-up of a Gynecologic Oncology Group study. Int J Radiat Oncol Biol Phys 65: 169–176

Sardi J, Sananes C, Giaroli A et al. (1993) Results of a prospective randomized trial with neoadjuvant chemotherapy in stage IB, bulky, squamous carcinoma of the cervix. Gynecol Oncol 49: 156–165

Sawaya G, McConnell J, Kulasingam S et al. (2003) Risk of cervical cancer associated with extending the interval between cervical-cancer screenings. N Engl J Med 349: 1501–1509

Selman TJ, Mann C, Zamora J, Applleyard TL, Khan K (2008) Diagnostic accuracy of tests for lymph node status in primary cervical cancer: A systematic review and meta-analysis. Canad Med Assoc J 178: 855–862

Shimada M, Kigawa J, Nishimura et al. (2006) Ovarian metastasis in carcinoma of the uterine cervix. Gynecol Oncol 101: 234–237

Shingleton H, Soong S, Gelder M et al. (1989) Clinical and histopathological factors predicting recurrence and survival after pelvic exenteration for cancer of the cervix. Obstet Gynecol 73: 1027–1034

Small W, Winter K, Levenback C et al. (2007) Extended-field irradiation and intracavitary brachytherapy combined with cisplatin chemotherapy for cervical cancer with positive paraaortic or high common iliac lymph nodes: Results of arm 1 of RTOG 0116. Int J Radiat Oncol Biol Phys 68: 1081–1087

Stehman FB, Bundy BN, DiSaia PJ et al. (1991) Carcinoma of the cervix treated with radiation therapy I. A multi-variate analysis of prognostic variables in the Gynecologic Oncology Group. Cancer 67: 2776–2785

Sutton G, Bundy B, Delgado G et al. (1992) Ovarian metastases in stage Ib carcinoma of the cervix: a Gynecologic Oncology Group study. Am J Obstet Gynecol 166: 50–53

Telwari K, Long HJ, Penson R et al. (2014) Improved survival with bevacizumab in advanced cervical cancer. N Englö J Med 370: 734–743

Vange V, Weverling G, Ketting B et al. (1995) The prognosis of cervical cancer associated with pregnancy: a matched chort study. Obstet Gynecol 85: 1022–1026

Webb M, Symmonds R (1980) Site of recurrence of cervical cancer after radical hysterectomy. Am J Obstet Gynecol 138: 813–817

Winter R, Petru E, Haas J (1988) Pelvic and para-aortic lymphadenectomy in cervical cancer. Baillieres Clin Obstet Gynaecol 2: 857–866

Maligne epitheliale Tumoren des Ovars

Edgar Petru, Farid Moinfar, Peter Lang, Raimund Winter, Karl Tamussino und Jalid Sehouli

7.1 Häufigkeit, Altersverteilung

Das Ovarialkarzinom ist der sechsthäufigste maligne Tumor bei Frauen und stellt gleichzeitig das gynäkologische Malignom mit der höchsten Mortalität dar. Die Inzidenz liegt bei etwa 15 von 100.000 Frauen/Jahr, das Lebenserkrankungsrisiko bei ca. 1,5% und der Altersgipfel um das 60. Lebensjahr (zwischen dem 50. und 70. Lebensjahr).

7.2 Risikofaktoren

Die Risikofaktoren für das Ovarialkarzinom sind in ◘ Tab. 7.1 dargestellt.

- **Protektive Faktoren (Verminderung des Risikos) für die Entwicklung eines Ovarialkarzinoms**
  - Prophylaktische (Salpingo-)Oophorektomie
  - Einnahme von Ovulationshemmern: relatives Risiko (RR)=0,5; 50%ige Risikoreduktion bereits nach 5 Jahren Pilleneinnahme (Wagner at al. 2013)
  - Zustand nach Tubenligatur: RR ca. 0,7; offenbar durch Verminderung der Durchblutung des Ovars
  - Zustand nach Hysterektomie: RR ca. 0,6; offenbar durch Verminderung der Durchblutung des Ovars
  - (Vermehrte körperliche Aktivität)

7.3 Screening, Früherkennung

Ein effektives Screening existiert beim Ovarialkarzinom nicht (Buys et al. 2011). Dies gilt auch für Frauen mit erhöhtem familiären Risiko (Wagner et al. 2013; S3-Leitlinie der AGO). Der Wert einer gynäkologischen Tastuntersuchung, des Ultraschalls und auch des Tumormarkers CA-125 ist gering. Die Sensitivität und v. a. auch die Spezifität dieser Untersuchungen ist zu niedrig. So sind z. B. bei einem suspekten vaginalsonographischen Befund 10–15 Operationen notwendig, um ein einziges Ovarialkarzinom aufzudecken.

Trotz eines unauffälligen gynäkologischen Untersuchungsbefunds kann sich innerhalb nur weniger Monate ein fortgeschrittenes Ovarialkarzinom entwickeln.

Bei folgenden **klinischen Symptomen** sollte v. a. bei der postmenopausalen Patientin an ein Ovarialkarzinom gedacht werden:

Sie sind meist uncharakteristisch. Nicht selten vergehen deshalb mehrere Wochen, bis die Diagnose gestellt wird.

- Völlegefühl
- Blähungen
- Unklare abdominelle Schmerzen oder Beschwerden
- Zunahme der Miktionsfrequenz (Wagner et al. 2013).

Weiterhin sind möglich:

- Zunahme des Bauchumfangs durch die Tumorbildung und/oder Aszites infolge Peritonealkarzinose
- Obstipation
- Gewichtszunahme trotz Inappetenz
- Atemnot (durch Zwerchfellmetastasen, Aszites oder Pleuraerguss)
- Gewichtsabnahme
- Selten Lymphödem oder Thrombose durch Tumor im Unterbauch
- Selten Dysurie, Harnwegsinfekt (durch Harnstau)
- Selten Metrorrhagien
- Selten tastbarer Tumor im Unterbauch und/oder Nabel
- Selten tastbare vergrößerte supraklavikulare oder inguinale Lymphknoten

7.4 Tumorausbreitung

Sie ist in ◘ Abb. 7.1 und ◘ Tab. 7.2 dargestellt.

7.5 Diagnosestellung, präoperatives Staging

! Die Verdachtsdiagnose eines Ovarialkarzinoms macht eine operative Abklärung mit histologischer Diagnosesicherung durch Laparotomie (oder Laparoskopie) notwendig! Die Wahrscheinlichkeit, dass ein solider oder solid-zystischer Adnextumor bei einer Patientin in der Prämenopause maligne ist, beträgt ca. 7%, während sie bei einer Patientin in der Postmenopause um 30% liegt. Auch rein zystische Tumoren können sich in der Postmenopause als maligne herausstellen.

Daraus ergibt sich, dass bei einer prämenopausalen Patientin ein asymptomatischer zystischer Adnextumor ohne Malignitätsverdacht (mobile, einseitige, einkammrige, gut abgrenzbare Zyste bis 10 cm Durchmesser, keine Septen, keine soliden Anteile, keine freie Flüssigkeit im Abdomen) über mindestens 6 Monate beobachtet werden kann. Besteht eine Persistenz der Zyste oder Progression, oder treten Schmerzen auf, ist eine operative Abklärung indiziert (◘ Tab. 7.3).

Tab. 7.1 Risikofaktoren für das Ovarialkarzinom

Risikofaktor	Anmerkungen
Brustkrebsgenmutation BRCA 1 oder 2	Für ca. 5–8% aller Ovarialkarzinome verantwortlich (► Abschn. 7.20)
Lynch-II-Syndrom (HNPCC-Syndrom, hereditäres »nonpolyposis colorectal cancer syndrome	Prävalenz viel niedriger. Lebenserkrankungsrisiko ca. 7%
Höheres Lebensalter	In erster Linie postmenopausale Patientinnen betroffen
Anamnese eines Mammakarzinoms	Eigen- und Familienanamnese
Nulliparität, Infertilität	»Ununterbrochene Ovulationen« erhöhen das Risiko der malignen Entartung des Ovars
Östrogen ± Gestagentherapie (Hormonersatz)	Mäßig erhöhtes Risiko. Frühe Menarche und späte Menopause gelten nicht als Risikofaktoren
Ovulationsauslösung im Rahmen der Sterilitätsbehandlung bzw. In-vitro-Fertilisierung	Risiko nur für Borderline-Tumoren erhöht
Dermatomyositis, Polymyositis	Selten
Erhöhter Body Mass Index	Neueren Studien zufolge
Endometriose	Selten; v. a. klarzellige und endometrioide Karzinome sowie »low-grade« seröse Ovarialkarzinome

7.6 Stadieneinteilung, stadienabhängige Häufigkeitsverteilung und Überlebensraten

Die FIGO-Stadien basieren auf **chirurgischem Staging**, die TNM-Stadien auf klinischer und/oder pathologischer Klassifikation (Tab. 7.4). Bei drei Viertel der Patientinnen wird das Ovarialkarzinom im fortgeschrittenen Stadium III oder IV diagnostiziert (Abb. 7.3).

Die Gesamtüberlebensrate beim Ovarialkarzinom beträgt nach 5 Jahren 40–45%.

7.7 Prognosefaktoren

Sie sind Tab. 7.5, Tab. 7.6 und Tab. 7.7 zu entnehmen.

7.8 Operative Therapie

! Die Verdachtsdiagnose eines Ovarialkarzinoms macht eine operative Abklärung mit histologischer Diagnosesicherung notwendig! Es existiert keine präoperative Untersuchungsmethode, die eine Operation ersetzen könnte.

Die Operation des Ovarialkarzinoms beginnt mit einer genauen und systematischen Exploration des gesamten Abdomens, mit dem Ziel, die Tumorausbreitung zu erfassen und die Operabilität zu beurteilen (operatives Staging). Bei fortgeschrittenem Karzinom erfolgt eine maximale Tumorreduktion im Becken und Abdomen sowie eine pelvine und paraaortale Lymphadenektomie, wenn kein makroskopischer Resttumor zurückbleibt (= optimales intraperitoneales »Debulking«; Wagner et al. 2013; S3 Leitlinie; Leitlinienprogramm Onkologie). Präoperativ ist es selten möglich abzuschätzen, ob es sich um ein Ovarialkarzinom im Frühstadium handelt, da der Nachweis eines einzigen positiven Lymphknotens, pelvin oder paraaortal, bedeutet, dass die Erkrankung einem FIGO-Stadium III zuzuordnen ist. Daher ist es insbesondere im »Frühstadium« wesentlich, den Lymphknotenstatus zu erheben, da sich daraus auch die Indikation zu einer adjuvanten Chemotherapie ergibt (Maggioni et al. 2006).

Im klinischen **Stadium I oder II** (auf das Becken beschränkte Ausbreitung) liegt bei genauem operativem Staging tatsächlich in 31% ein höheres Stadium als primär angenommen vor, da sich Metastasen im Omentum majus, Peritoneum oder in den Lymphknoten finden (Young et al. 1983). Bei 23% der Patientinnen, die intraoperativ im (intraabdominellen) Stadium I vermutet werden, sind bereits Lymphknotenmetastasen vorhanden (Petru et al. 1994).

Unter **optimaler zytoreduktiver Operation** versteht man postoperative Tumorfreiheit ohne das Zurücklassen von makroskopischen Tumorherden im Bauchraum (= R0-Resektion; Wagner et al. 2013; S3 Leitlinie). Das bedeutet, dass das Zurücklassen nur eines einzigen makroskopischen Tumorherdes von >1 cm Durchmesser in einer Ebene, z. B. an der Porta hepatis oder Mesenterialwurzel,

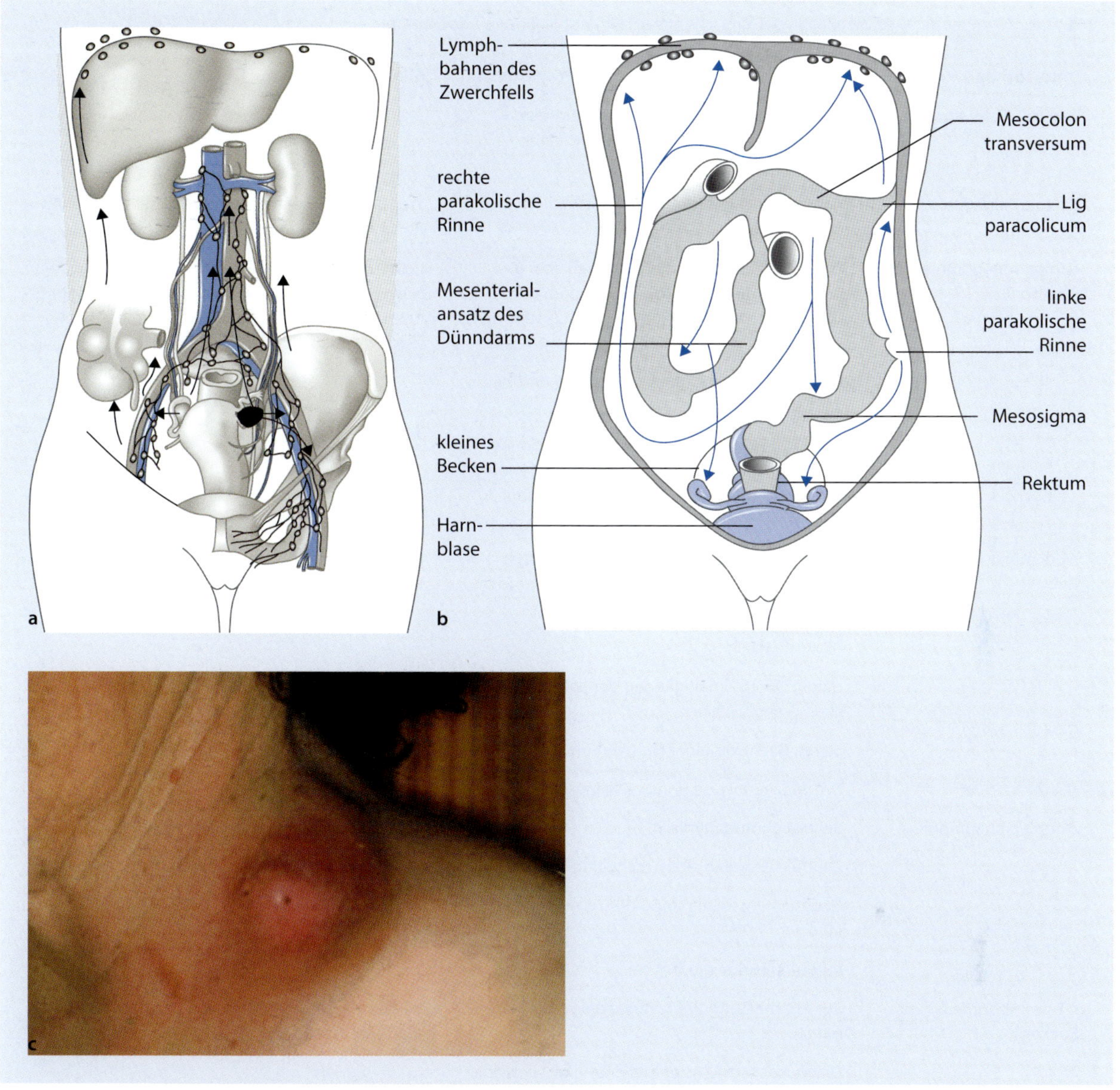

Abb. 7.1a-c **a** Lymphabflusswege beim Ovarialkarzinom, **b** peritoneale und lymphatische Ausbreitung des Ovarialkarzinoms: intraperitoneale Ausbreitung entlang der Zirkulationsströme der Peritonealflüssigkeit nach Ablösung der malignen Zellen aus dem Zölomepithel der Ovaroberfläche; lymphatische Ausbreitung direkt über Lymphbahnen zur Beckenwand oder über die Ovarialgefäße begleitende Lymphbahnen in die Paraaortal- und Parakavalregion, **c** Supraklavikularmetastase links bei fortgeschrittenem Ovarialkarzinom). (a, b Aus Kaufmann et al. 2003)

Tab. 7.2 Ausbreitungswege des Ovarialkarzinoms

Art der Ausbreitung	Ort der Ausbreitung	Anmerkungen
Exfoliation von Tumorzellen	Peritonealhöhle, bevorzugt rechte Zwerchfellkuppe	Aszites: Befall aller intraperitonealen Organe wie Darm, Leberoberfläche möglich
Lymphwege retroperitoneal (und viel seltener v. a. bei ausgedehntem Darmbefall auch über die mesokolischen Lymphknoten)	Pelvine und paraaortale Lymphknoten, selten primäre Ausbreitung in die inguinalen oder präskalenischen Lymphknoten	Direkte Metastasierung in die paraaortalen Lymphknoten via Ligg. infundibulopelvica ohne vorherigen Befall der pelvinen Lymphknoten möglich

Tab. 7.3 Präoperative Diagnostik bei klinischem Verdacht auf malignen Adnextumor

Untersuchung	Untersuchungsbefund, klinische Fragestellung	Klinische Bewertung
Vaginale Palpation	Typisch: derbe, unregelmäßige, beidseits schlecht bewegliche Tumoren im kleinen Becken	–
Rektale Palpation	Knotige, mäßig derbe knotige Strukturen im Douglas-Raum	Wesentlich v. a. bei postmenopausalen Patientinnen mit enger Vagina und/oder Adipositas
Vaginalsonographie (Abb. 7.2)	Typischerweise solid-zystische, schlecht abgrenzbare, meist beidseitige Tumoren mit papillärer Innenstruktur und/oder »Zysten« mit unregelmäßiger verdickter Septierung, Aszites	Insbesondere auch bei adipösen postmenopausalen Patientinnen von Nutzen. Ein Score-System, das 4 Variablen umfasst hat, sich durchgesetzt (Sassone et al. 1991; Tab. 7.4)
	Beidseitige Expansionen der Adnexe erhöhen das Malignitätsrisiko	
	Bei postmenopausalen Patientinnen können sich auch glattwandige, einkammerige, sonographisch insuspekte Zysten als Karzinome erweisen	
Abdominalsonographie	Darstellung von Ovarialtumoren, die durch Aszitesbildung nach kranial verdrängt werden können	Bei im kleinen Becken nicht nachweisbaren Adnextumoren besonders wichtig
	Aszites typisch	
	Häufig Unregelmäßigkeiten der Leberoberfläche, »omental cake«	
	Selten Nachweis einer Harnstauung	
	Evtl. Milzmetastase (initial selten)	
Dopplersonographie	Bei Malignomen typisch:	Nur bei postmenopausalen Patientinnen klinisch relevant, da vorher durch funktionelle oder entzündliche Vorgänge am Ovar (Corpus-luteum-Bildung, Endometrioseherde usw.) nur unspezifisch
	Zentrale Vaskularisation (Schelling et al. 2000)	
	Geringer Flusswiderstand (Resistance-Index) <0,4	
	Pulsatilitätsindex <1,0	
CT des Abdomens und Beckens	Zur Abschätzung der Tumorlast v. a. im Oberbauch	Keine verlässliche Voraussage bezüglich Operabilität (R-0-Resektion?) möglich (Wagner et al. 2013)
	Diagnose vergrößerter (pelviner bzw.) paraaortaler Lymphknoten	
	Diagnose parenchymatöser Lebermetastasen bzw. eines primären Karzinoms des Oberbauches (Pankreas, Kolon, Magen)	
Serum-CA-125-Tumormarker (»cancer antigen 125«)	Erhöht bei ca. 80% aller Patientinnen mit epithelialem Ovarialkarzinom	Unspezifisch erhöht u. a. bei Endometriose, nicht malignem Aszites, Entzündungen des Bauchraums und Beckens, Lebererkrankungen, Menstruation RMA-Index: Kombination aus CA-125, Alter und Ultraschallscore zur präoperativen Abschätzung von Malignität
	Typischerweise deutlich >35 E/ml erhöht (z. B. 1000 E/ml)	
	CA-125 im Stadium I nur bei ca. 50% der Patientinnen erhöht	
	Die meisten (seltenen) muzinösen Karzinome sind CA-125-negativ	
Humanes Epididymis-Protein E4 (HE4)	In Kombination mit CA-125 (mäßig) höhere Sensitivität und Spezifität bei der Diskriminierung gegenüber benignen Ovarialtumoren wie Endometriose oder entzündlichem Adnextumor	ROMA-Index: Kombination aus CA-125, HE4 und Alter zur präoperativen Abschätzung von Malignität Kein Standard

Tab. 7.3 Fortsetzung

Untersuchung	Untersuchungsbefund, klinische Fragestellung	Klinische Bewertung
PET (Positronenemissionstomographie)-CT, MRT	Höhere Sensitivität als CT allein	Vorteil bei der Detektion von Lymphknotenmetastasen. *Keine* generelle Empfehlung
MRT des Abdomens und Beckens	Absiedlungsherde im Becken und Abdomen	Keine Strahlenbelastung, sonst kein Vorteil gegenüber dem CT
Kolonosigmoidoskopie	Maligne Darminfiltration, primärer Darmtumor, evtl. Vorhersage einer Darmresektion	Keine Empfehlung, da zu wenig sensitive Methode!
		Nur bei klinischem Verdacht auf primären Darmtumor indiziert, da die Darmresektion vom intraoperativen Situs (Darminfiltration von außen) und nicht vom koloskopischen Bild bestimmt wird (Petru et al. 2003)
Gastroskopie	Ausschluss eines Primärtumors des Magens	Nur bei klinischem Verdacht auf primäres Magenkarzinom indiziert, Magenkarzinom selten
Ovarialzystenpunktion	Zytologische Sicherung des Karzinoms	Kontraindiziert!
		Gefahr der Aussaat von Tumorzellen in das Abdomen und Prognoseverschlechterung (Vergote et al. 2001)
Mammographie	Primärtumor der Brust	Immer bei palpablen Läsionen und perioperativ möglichst bei allen Frauen ab dem ca. 40. Lebensjahr

diese Patientin einer ungünstigeren prognostischen Gruppe zuordnet (**suboptimale Zytoreduktion**).

Prinzipiell sollte bei jeder Operation eines Adnextumors die Möglichkeit einer **intraoperativen Schnellschnittuntersuchung** (Gefrierschnittuntersuchung) zur Dignitätsbeurteilung durch den Pathologen bestehen. Nur so kann eine operative Weichenstellung erfolgen und eine Therapieverzögerung vermieden werden. Gerade im »Frühstadium« des Ovarialkarzinoms ist ein komplettes chirurgisches Staging essenziell (Trimbos et al. 2010). Die Ruptur der Zystenwand sollte aufgrund ihres ungünstigen prognostischen Wertes vermieden werden (Vergote et al. 2001).

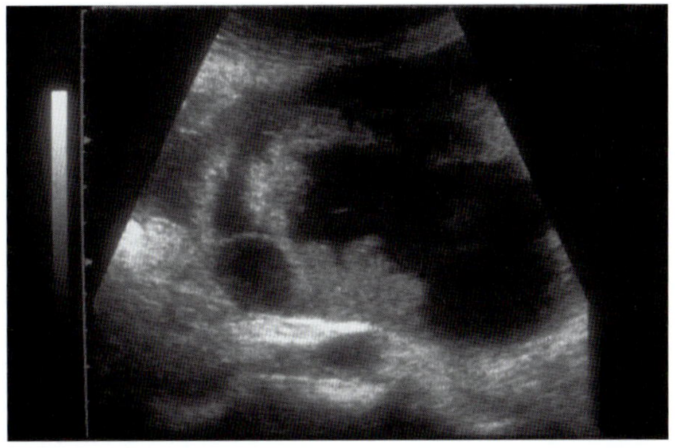

Abb. 7.2 Vaginalsonographie eines solid-zystischen malignen Ovarialtumors

7.8.1 Operative Therapie von Borderline-Tumoren (BOT) des Ovars

Die meisten Patientinnen mit BOT werden durch die chirurgische Therapie (Tab. 7.8) allein geheilt (DuBois et al. 2013). Bei primärer Annahme eines Stadiums Ia (z. B. postoperativer histologischer Zufallsbefund eines einseitigen Borderline-Tumors eines Ovars) liegt bei einem neuerlichen operativen Staging (Tab. 7.8) tatsächlich in 27% bereits ein höheres Stadium vor, allerdings ohne dass dies das Überleben signifikant beeinflusst. Eine Lymphadenektomie ist nicht indiziert. Bei einem Rezidiv eines Borderline-Tumors, das auch länger als 10 Jahre nach Diagnosestellung auftreten kann, ist eine komplette Tumorresektion wie bei invasivem Karzinom indiziert (Wagner et al. 2013; S3-Leitlinie).

7.8.2 Operative Therapie des invasiven Ovarialkarzinoms

Sie ist der Eckpfeiler der Behandlung (Tab. 7.9)

Tab. 7.4 TNM- und FIGO-Stadieneinteilung des Ovarial- und Tubenkarzinoms und des primären Peritonealkarzinoms (Prat et al. 2013), stadienabhängige Häufigkeitsverteilung und Überlebensraten adaptiert nach dem aktuellen FIGO-Report

TNM	FIGO	Ausbreitung	Häufigkeit (ungefähr) [%]	5-Jahres-Überlebens-rate (ungefähr) [%]
T1	I	Tumor auf die Ovarien/Tuben begrenzt	24	80–85
T1a	IA	Tumor auf ein Ovar/eine Tube begrenzt, Kapsel intakt, kein Tumor auf der Ovar-/Tubenoberfläche; keine malignen Zellen in Aszites oder bei Peritonealspülung	12	90
T1b	IB	Tumor auf beide Ovarien/Tuben begrenzt, Kapsel intakt, kein Tumor auf der Ovar-/Tubenoberfläche; keine malignen Zellen in Aszites oder bei Peritonealspülung	2	86
T1c	IC	Tumor auf ein oder beide Ovarien/Tuben begrenzt und einer der folgenden Situationen:	12	83
	IC1	Kapselruptur bei der Operation	–	–
	IC2	Kapselruptur vor der Operation oder Tumor an der Ovar-/Tubenoberfläche	–	–
	IC3	Nachweis maligner Zellen im Aszites oder bei der Peritonealspülung	–	–
T2 N0	II	Ein Ovar oder beide Ovarien/Tuben befallen, Ausbreitung im kleinen Becken oder primäres Peritonealkarzinom	10	70
T2a	IIA	Übergreifen auf und/oder Metastasierung in den Uterus und/oder die Tuben/Ovarien	2	71
T2b	IIB	Übergreifen auf das übrige intraperitoneale Beckengewebe	3	66
T1/T2 N1 oder T3 N0/N1	III	Tumor befällt ein Ovar/eine Tube oder beide Ovarien/Tuben oder primäres Peritonealkarzinom, mit zytologisch oder histologisch bestätigter Peritonealaussaat außerhalb des kleinen Beckens und/oder retroperitonealen Lymphknotenmetastasen	50–60	32
T1/T2 N1	IIIA1	Nur positive retroperitoneale Lymphknoten (zytologisch oder histologisch verifiziert)	–	–
T3a2 N0/N1	IIIA2	Mikroskopische Peritonealmetastasen oberhalb des kleinen Beckens mit oder ohne retroperitoneale Lymphknotenmetastasen	–	–
T3b N0/N1	IIIB	Makroskopische Peritonealmetastasen ≤2 cm im größten Durchmesser oberhalb des kleinen Beckens mit oder ohne retroperitoneale Lymphknotenmetastasen	–	–
T3c N0/N1	IIIC	Makroskopische Peritonealmetastasen >2 cm im größten Durchmesser oberhalb des kleinen Beckens (einschließlich Kapselinfiltration von Leber und Milz) mit oder ohne retroperitoneale Lymphknotenmetastasen	45–50	25
Jedes T, jedes N, M1	IV	Fernmetastasen (ausgeschlossen Peritonealmetastasen)	10	6
	IVA	Maligner Pleuraerguss (zytologisch verifiziert)	–	–
	IVB	Parenchymatöse Metastasen der Leber/Milz und extraabdominelle Metastasen einschließlich der inguinalen Lymphknoten und Lymphknoten außerhalb der Bauchhöhle	–	–

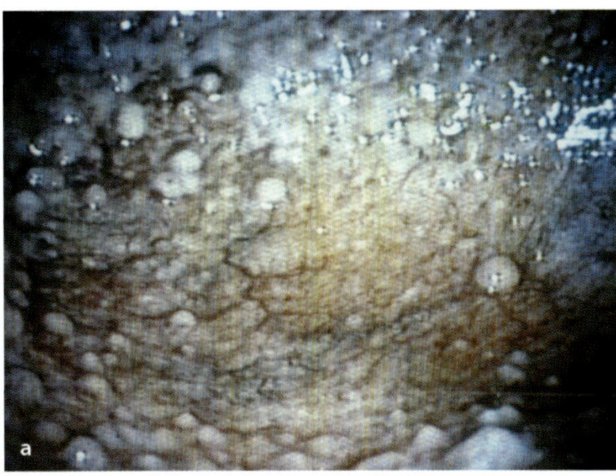

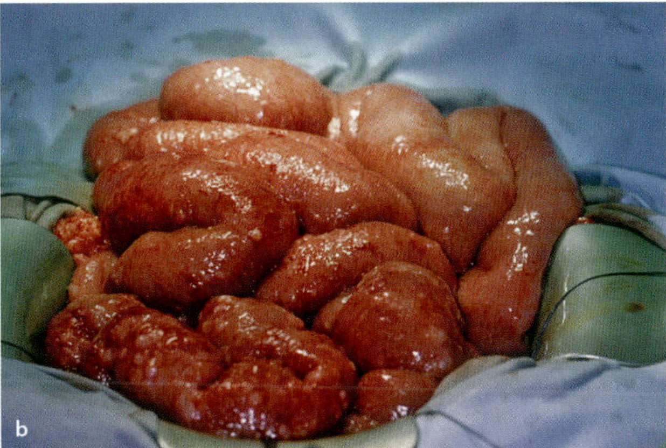

Abb. 7.3a,b Ovarialkarzinom im fortgeschrittenen Stadium: Metastasen am Diaphragma (**a**) bzw. an der Darmoberfläche (**b**)

Tab. 7.5 Prognosefaktoren bei Borderline-Tumoren (BOT) des Ovars

Ungünstiger Prognosefaktor	Anmerkungen
Postoperativer Resttumor	Wichtigster Prognosefaktor (DuBois et al. 2013)
Histologischer Nachweis invasiver Implantate im Peritoneum	Selten; >50% dieser Patientinnen erleiden ein Rezidiv, und die 10-Jahres-Überlebensrate beträgt nur ca. 35%
Inkomplettes operatives Staging	Durch retrospektive Analyse von 945 Patientinnen bestätigt (DuBois et al. 2013)
Höheres FIGO-Stadium	Besteht bei ca. 15% der Patientinnen (DuBois et al. 2013)
Fertilitätserhaltende Operation (Zysten-/Tumorausschälung)	Rezidivneigung erhöht (DuBois et al. 2013)
Vorliegen eines Pseudomyxoma **peritonei**	Kommt v. a. bei primären gastrointestinalen Tumoren vor (Appendix!). Sehr selten auch bei muzinösen BOT des Ovars Auftreten von massenhaft gallertig-muzinösem Aszites sowie Implantaten im Peritoneum und Omentum. Hohe Rezidivneigung! (► Kap. 9)

Tab. 7.6 Prognosefaktoren beim Stadium I des Ovarialkarzinoms

Ungünstiger Prognosefaktor	Günstiger Prognosefaktor	Anmerkungen
Grading G3	G1/G2	G3-Differenzierung prognostisch besonders ungünstig
Keine adjuvante Chemotherapie	Platinhaltige Chemotherapie	–
Seröses Karzinom	Muzinöses, endometrioides oder klarzelliges Karzinom	Beim klarzelligen Karzinom nur nach negativem operativem Staging
Intraoperative Kapselruptur	Keine Kapselruptur	Nach Vergote et al. (2001)

7.8.3 Definition verschiedener Operationsarten beim invasiven Ovarialkarzinom

Operativer Therapiestandard

Primäres Debulking, **primäre Zytoreduktion mit maximaler Tumorreduktion auf R0** (kein makroskopischer Resttumor; DuBois et al. 2009). Multiviszerale Resektionen (z. B. Zwerchfell-, Darm, Milzresektion) sollen dann zum Einsatz kommen, wenn dadurch eine Komplettresektion erreicht oder eine Obstruktion beseitigt werden kann, sofern seitens der Patientin keine Kontraindikationen bestehen (Wagner et al. 2013; S3-Leitlinie).

Tab. 7.7 Prognosefaktoren beim fortgeschrittenen Ovarialkarzinom

Günstiger Prognosefaktor	Anmerkungen
Kein postoperativer Resttumor	Wichtigster prognostischer Faktor! (DuBois et al. 2009)
FIGO-Stadium I–IIIa	Meist in Kombination mit fehlendem Resttumor
Seröses »Low-grade«-Karzinom (Typ II)	Häufig begrenzte Ausbreitung. Langsame Wachstums- und Metastasierungstendenz. Allerdings Tendenz zu geringerem Ansprechen auf Chemotherapie
Negativer retroperitonealer Lymphknotenstatus	Sind nach negativem intraabdominalem Staging lediglich isolierte Lymphknotenmetastasen nachweisbar (dennoch Stadium IIIc), ist die Prognose gegenüber Patientinnen mit zusätzlichem Peritonealbefall deutlich besser, weshalb das FIGO-Staging in Zukunft adaptiert werden soll.
Alter <65 Jahre	Höheres Lebensalter als negativer Prognosefaktor, da häufiger assoziiert mit:
	Niedrigerem Karnofsky-Index
	Stadien III–IV
	Schlechterem Differenzierungsgrad des Tumors
	Suboptimaler Zytoreduktion
	Seltener Chemotherapie mit Carboplatin/Paclitaxel
Leitliniengerechte Therapie	S3- Leitlinie (Wagner et al. 2013)
Aszitesvolumen gering oder fehlend	–
Körperlicher Aktivitätsstatus (Karnofsky-Index) >80	–
Adjuvante platinhaltige Chemotherapie	Chemotherapie ohne Platin
Systematische pelvine und paraaortale Lymphadenektomie bei Patientinnen, bei denen kein intraperitonealer Resttumor oder nur Resttumor <1 cm verbleibt	Progressionsfreies Überleben, nicht aber das Gesamtüberleben, ist gegenüber Patientinnen mit ausschließlicher Entfernung makroskopisch vergrößerter Lymphknoten verbessert (Benedetti-Panici et al. 2005)

Tab. 7.8 Operatives Vorgehen bei Borderline-Tumoren des Ovars (BOT)

Zugang	Mediane Unterbauchlaparotomie oder Pfannenstiellaparotomie oder Laparoskopie. Ausgedehntes operatives Staging stellt einen Prognosefaktor dar.	
Zytologie	Entnahme einer Peritonealzytologie bzw. von Aszitesflüssigkeit	
Adnexe	Intraoperativer Schnellschnitt!	**Möglichst komplette Tumorresektion** unter Vermeidung einer Tumorruptur (DuBois et al. 2013)
	Bei **einseitigem** makroskopischem Befall	Einseitige Ovarialtumorzystenexstirpation/Zystenausschälung möglich, allerdings erhöhte Rezidivgefahr. Bei laparoskopischer Operation Bergesack(Endobag)-Methode indiziert
		Biopsie des kontralateralen Ovars oderKontralaterale Adnexexstirpation bei klinisch einseitigem Adnexbefall
		In ca. 30% wird beim Schnellschnitt ein Borderline-Tumor diagnostiziert und erst bei der endgültigen Diagnose ein invasives Karzinom festgestellt
	Bei beidseitigem makroskopischem Befall	Beidseitige Adnexexstirpation
		Evtl. (!) beidseitige Ovarialtumorzystenexstirpation/Zystenausschälung mit deutlich erhöhter Rezidivgefahr. Nach abgeschlossener Familienplanung Exstirpation des Restovars und der kontralateralen Adnexe zu diskutieren.

■ Tab. 7.8 Fortsetzung

Intraabdominelles Staging	Resektion von Tumorherden/Implantaten, wenn makroskopisch vorhanden bzw.
	Entnahme multipler Omentumbiopsien bzw.
	Infrakolische Omentektomie und
	Entnahme multipler Biopsien von verdächtigen Arealen im Peritonealraum (Douglas-Raum, Zwerchfellkuppe v. a. rechts, parakolische Rinnen, Darmoberfläche usw.)
	Bei **muzinösen** BOT wegen der Möglichkeit eines simultanen muzinösen Tumors bzw. einer Metastase der Appendix auch Appendektomie. Auch klinischer Ausschluss eines anderen gastrointestinalen Malignoms inkl. der Gallenblase und des Pankreas indiziert
Uterus	Evtl. abdominelle Hysterektomie. Bei endometrioider Histologie des BOT Hysterektomie indiziert.
Lymphknoten	Entfernung lediglich bei makroskopisch suspekten Lymphknoten indiziert

■ Tab. 7.9 Operative Therapie des invasiven Ovarialkarzinoms

Stadium	Operative Therapie	Anmerkungen
FIGO Ia/G3-IIIc	Operatives Staging per Abdominallängsschnitt (mediane Ober- und Unterbauchlaparotomie) mit Gewinnung von Aszites bzw. einer Peritonealzytologie, beidseitiger Adnexexstirpation, totaler abdomineller Hysterektomie Omentektomie	Systematische Exploration und Palpation der gesamten Bauchhöhle und des Retroperitoneums. **Peritonealzytologie**: Einbringen von etwa 50 ml NaCl in den Douglas-Raum, parakolisch und im Bereich der Zwerchfellkuppen, die aufgesaugte Flüssigkeit wird anschließend zytologisch untersucht Der Ovarialtumor/die Ovarialtumoren (■ Abb. 7.4) sollte/n, wenn möglich, intakt ohne intraoperative Ruptur aus der Bauchhöhle entfernt werden Intraoperativer Schnellschnitt! Bei primärer Laparoskopie möglichst in derselben Sitzung Umlagerung zur Laparotomie
	Debulkingoperation (häufig extraperitoneales Vorgehen mit En-bloc-Resektion des Blasen- und Douglasperitoneums und des Rektosigmoids), Resektion von so viel Tumorgewebe wie möglich: evtl. Resektion des Omentum minus, Dünndarmteilresektion, Ureterteilresektion mit Ureterneueinpflanzung, Blasenteilresektion, Deperitonealisierung des Zwerchfells, Splenektomie	Ziel: R0-Resektion (kein Resttumor) Darmresektion bei >50% aller fortgeschrittenen Ovarialkarzinome notwendig (Wagner et al. 2013; S3-Leitlinie) Nach ausgedehnten Operationen häufig Notwendigkeit einer interdisziplinären Betreuung (Viszeralchirurgie, Anästhesie, Urologie, Gefässchirurgie, Thoraxchirurgie, Intensivmedizin, spezialisierte Pflege) mit peri- und postoperativer Überwachung auf der Intensivstation. Deshalb sollte eine solche Operation an einem onkologischen Zentrum erfolgen
	Pelvine und paraaortale Lymphadenektomie	Systematische Lymphadenektomie bis zur Vena renalis nur bei makroskopischer Tumorfreiheit oder wenigstens Resttumoren <1 cm sinnvoll, sonst lediglich Entfernung von vergrößerten Lymphknoten (»bulky nodes«) (Wagner et al. 2013; S3-Leitlinie der AGO 2013)
	Appendektomie	Bei Tumorbefall bzw. immer bei muzinösem/unklarem Tumortyp (Wagner et al. 2013; S3 Leitlinie)
FIGO IV (ausgedehntes Stadium IIIc)	Maximale zytoreduktive Operation wie im Stadium IIIb–IIIc beschrieben (Standard). Evtl. initial lediglich Histologiesicherung	R0-Resektion als Therapieziel (DuBois et al. 2009) Auch im Stadium IV weist die Resttumorgröße entscheidenden prognostischen Wert auf (Winter et al. 2008)
	Bei Verdacht auf parenchymatöse Lebermetastasen intraoperative Biopsie. Bei Pleuraerguss Pleurapunktion zur zytologischen Sicherung	Alternativ primäre neoadjuvante Chemotherapie über 3 Zyklen mit der Möglichkeit einer In-vivo-Chemosensitivitätstestung (Beurteilung des klinischen Tumoransprechens auf diese Chemotherapie). Nach gutem Tumoransprechen auf die 3 Chemotherapiezyklen Intervalloperation (► Abschn. 7.8.3)

Tab. 7.9 Fortsetzung

Stadium	Operative Therapie	Anmerkungen
FIGO Ia G1 (G2), evtl. Ic G1	Einseitige Adnexektomie (USO)+ zumindest Biopsie des kontralateralen Ovars Infrakolische Omentektomie (OM) Im Ausnahmefall im Frühstadium Laparoskopie möglich	Biopsien von auffälligen Stellen + Peritonealbiopsien unauffälliger Regionen Intraoperativer Schnellschnitt essenziell **Fertilitätserhaltende Operation** nur bei einseitigem Ovarialbefall und ansonsten negativem Staging prinzipiell möglich (► Abschn. 7.8.5). Aufklärung über erhöhtes Rezidivrisiko in Abhängigkeit der Prognosefaktoren (Wagner et al. 2013; S3-Leitlinie)

- **Primäre laparoskopische Operation**
- **Kein Standardvorgehen.**
- Eine geplante primäre und definitive gynäkoonkologische Operation per laparoscopiam ist nur in Ausnahmefällen eines Frühstadiums indiziert.
- Wesentlich häufiger: Bauchspiegelung bei unvermuteter Diagnose eines Malignoms. Zu diesem Zeitpunkt Gewinnung einer Histologie des Adnextumors und Feststellung/Beschreibung der Tumorausdehnung. Danach Zuweisung an ein gynäkoonkologisches Zentrum zur Komplettierung des operativen Stagings und möglichst R0-Resektion.
- Evtl. Zystenexstirpation/Adnexexstirpation einer Seite unter Verwendung eines Bergesacks (Endobag).
- Es besteht nach jeder **Laparoskopie** maligner gynäkologischer Tumoren prinzipiell die Gefahr von Implantationsmetastasen an den Trokareinstichstellen. Bei primär **anoperiertem** Ovarialkarzinom sollte bei der anschließenden Laparoskopie die Einstichstelle genau inspiziert und im Zweifelsfall exzidiert werden.

- **Management bei primär inkomplett (z. B. laparoskopisch) anoperiertem Ovarialkarzinom**

Diese Gruppe macht bis zu einem Viertel aller zugewiesenen Patientinnen aus. Es sollte zeitnah eine definitive gynäkologisch-onkologische Operation durch Gynäkoonkologen per medianer Laparotomie erfolgen. Ansonsten Gefahr der Prognoseverschlechterung.

Ausnahme: Es wurde von einem kompetenten gynäkologisch-onkologischen Team massive Tumorausbreitung v. a. im Oberbauch festgestellt und es ist deshalb eine neoadjuvante Chemotherapie geplant.

- **Intervalloperation (»Intervalldebulking«)**
- Bei primär großer Tumorlast wie hochgradigem beidseitigem Pleuraerguss oder technisch nicht gegebener Operabilität v. a. im Oberbauch (miliare Karzinose des Oberbauches, des Dick- und Dünndarms, ausgedehnter Tumor an der Porta hepatis oder der Mesenterialwurzel, Duodenal- oder Pankreasinfiltration), zu erwartende Chemotherapie verzögernde operative Komplikationen >3 Wochen bei alten multimorbiden Patientinnen und primär nicht erreichbarer R0-Resektion initiale Chemotherapie als medikamentöse Zytoreduktion. Dadurch wird die operative Morbidität und Mortalität reduziert (Vergote et al. 2010).
- Nach primärer neoadjuvanter Chemotherapie erfolgt die maximale chirurgische Reduktion des Tumorvolumens möglichst auf R0 (kein Resttumor). Die neoadjuvante Chemotherapie ersetzt die Radikalchirurgie nicht.
- Die wichtigste Studie zur neoadjuvanten Chemotherapie ist in Tab. 7.10 dargestellt (Vergote et al. 2010). Das mediane Alter der Patientinnen betrug 62 Jahre. Die Primärdiagnose wurde in allen Fällen mittels **Biopsie** (meist Feinnadelaspiration oder Laparoskopie) gesichert. 17% der Patientinnen wiesen einen malignen Pleuraerguss auf. Die **komplette Resektion** aller makroskopischer Tumorherde war sowohl bei der primären Operation als auch bei der Intervalloperation der wichtigste Prognosefaktor für das Gesamtüberleben ($p=0{,}001$). Weitere günstige Faktoren waren in absteigender Reihenfolge Stadium IIIc versus IV, kleine Primärtumorgröße bei Randomisierung, endometrioider Subtyp und jüngeres Lebensalter (alle $p \leq 0{,}005$).

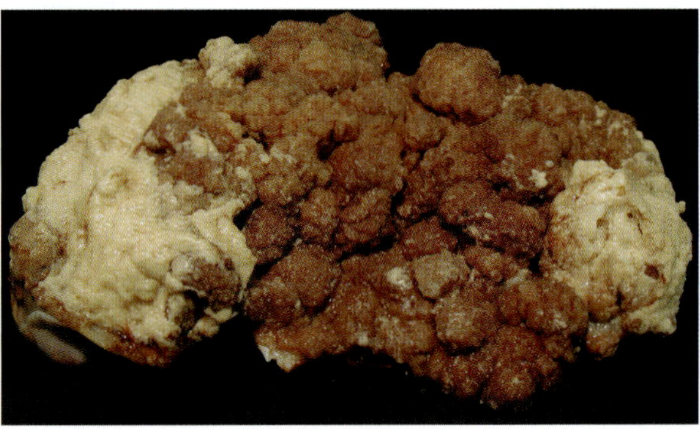

Abb. 7.4 Invasives Ovarialkarzinom mit teilweisen Nekrosen

Tab. 7.10 Klinisch relevante Eckdaten der randomisierten Studie des Vergleichs einer Primäroperation und adjuvanter Chemotherapie mit einer neoadjuvanten Chemotherapie und anschließender Operation beim Stadium IIIc und IV des Ovarialkarzinoms. (Nach Vergote et al. 2010)

Patientinnencharakteristika	Primäre Tumorreduktion (n=336)	Neoadjuvante Chemotherapie und Tumorreduktion im Intervall (n=334)
WHO-Leistungsstatus 0–1	88%	87%
FIGO-Stadium IIIc	77%	76%
FIGO-Stadium IV	23%	24%
Medianer CA-125-Wert	1130 E/ml	1180 E/ml
Postoperativer Tod innerhalb von 28 Tagen	2,5%	0,7%
Blutung Grad 3 oder 4	7%	4%
Venöse Komplikationen	3%	0
Medianes Gesamtüberleben	29 Monate[a]	30 Monate[a]

[a] Nicht signifikant

- Nach der Intervalloperation werden in der Regel noch 3 Zyklen einer Chemotherapie verabreicht. Meist ist diese identisch mit jener Therapie, die initial zum Tumoransprechen geführt hat.

- **Second-look-Operation (SLO)**
  - Primär diagnostische Operation (laparoskopisch oder per laparotomiam) mit Entnahme einer Peritonealzytologie sowie Durchführung multipler Peritonealbiopsien.
  - **Kein Behandlungsstandard** (Wagner et al. 2013; S3-Leitlinie).
  - Bei der SLO können trotz klinischer Tumorfreiheit (negatives CT, negatives CA-125, negativer gynäkologischer Tastbefund) im Stadium III–IV bei bis zu 50% aller Patientinnen intraperitoneal maligne Tumorzellen nachgewiesen werden.
  - Das Ergebnis der SLO (positiv oder negativ) weist jedoch wesentliche prognostische Bedeutung auf.

- **Rezidivoperation (sekundäres »Debulking«)**
  - Laparotomie.
  - Indikation: Auftreten eines im CT möglichst **isolierten Rezidivs** mindestens 1 Jahr nach Abschluss der Chemotherapie, wobei die Patientin für eine Radikaloperation anästhesietauglich sein muss sowie eine

Tab. 7.11 Befall der retroperitonealen Lymphknoten in Abhängigkeit vom intraabdominellen Stadium

Intraabdominelles Stadium	Positive pelvine Lymphknoten [%]	Positive paraaortale Lymphknoten [%]
I	15	5
II	57	57
III	64	64
IV	82	73

Trotz negativer pelviner Lymphknoten können in ca. 9% auch isolierte paraaortale Lymphknotenmetastasen auftreten (nach Burghardt et al. 1991).

  R0-Resektion (postoperative makroskopische Tumorfreiheit) angestrebt werden sollte (Wagner et al. 2013; S3-Leitlinie).
  - Vor allem bei Patientinnen, die bei der initialen Operation keinen Resttumor aufgewiesen hatten und bei denen aktuell ein ausgezeichneter Karnofsky-Status sowie eine geschätzte Aszitesmenge <500 ml vorliegen, ist eine komplette sekundäre Tumorreduktion wahrscheinlich (Harter et al. 2006).
  - Bei Tumorprogression innerhalb des ersten Jahres nach Diagnose und/oder disseminiertem Befall intra- und/oder retroperitoneal **nicht** indiziert. Derzeit rekrutiert die randomisierte AGO-Desktop-3-Studie. Sie untersucht die Wertigkeit einer Rezidivresektion + Chemotherapie im Vergleich zur Chemotherapie allein.

- **»Interventionsoperation«**
  - Laparotomie.
  - Bei mechanischem Ileus infolge von Adhäsionen oder Tumorprogression mit Peritonealkarzinose zur Darmresektion oder zum Anlegen eines palliativen Stomas.

7.8.4 Lymphadenektomie

- Die Erhebung des retroperitonealen Lymphknotenstatus ist entsprechend der FIGO-Klassifikation insbesondere in den »Frühstadien« relevant (Tab. 7.11).
- Nachweis positiver pelviner und/oder paraaortaler Lymphknoten: Eine Patientin wird automatisch dem Stadium III zugerechnet, auch wenn der Tumor u. U. nur auf ein Ovar beschränkt ist (Prat 2013). Damit ist auch die Indikation zu einer adjuvanten Chemotherapie verbunden.

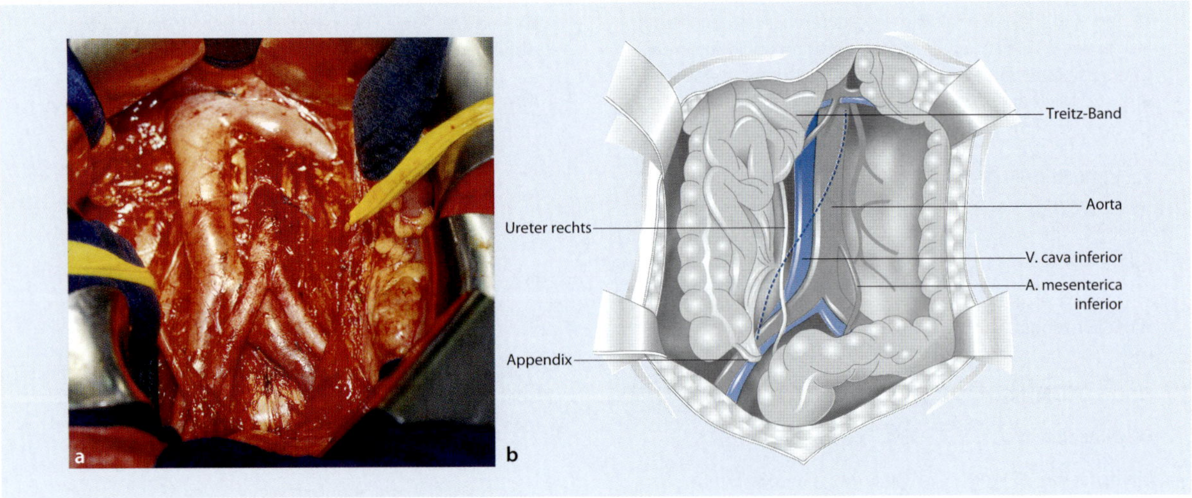

Abb. 7.5 **a** Zustand nach systematischer paraaortaler Lymphadenektomie, **b** operativer Zugang zur Darstellung der paraaortalen Lymphknoten nach Spaltung des Peritoneums. (Aus Kaufmann et al. 2003)

- Eine systematische Lymphadenektomie hat im Stadium IIb–IIIc und IV gegenüber einer Resektion von nur vergrößerten Lymphknoten in der randomisierten Studie von Benedetti Panici et al. zu einer Verbesserung des progressionsfreien, nicht aber des Gesamtüberlebens geführt (2005). Die LIONS-Studie der Arbeitsgemeinschaft für gynäkologische Onkologie (Hauptuntersucher A. de Bois) untersucht derzeit die Bedeutung einer systematischen Lymphadenektomie gegenüber keiner Lymphadenektomie bei makroskopisch fehlendem intraabdominellem Resttumor.
- Wertigkeit der intraoperativen Palpation der retroperitonealen Lymphknoten: Bei mehr als einem Drittel aller Fälle werden positive Lymphknoten mit dieser Methode übersehen.
- In ca. einem Viertel aller Fälle findet sich retroperitonealer Lymphknotenbefall trotz intraabdominellem Stadium I. Prädiktive Faktoren für einen Lymphknotenbefall (Petru et al. 1994) sind:
  - Serös-papilläres Adenokarzinom,
  - Klarzelliges Karzinom,
  - G3-Differenzierung.

Die pelvine Lymphadenektomie sollte auch bei **einseitigem Ovarialbefall** immer die kontralateralen Lymphknoten umfassen, da Metastasen in bis zu 10% kontralateral auftreten (Petru et al. 1994). So wichtig die Erhebung des Lymphknotenstatus gerade im »Frühstadium« des Ovarialkarzinoms ist, um eine Patientin einem korrekten Stadium und konsekutiver adjuvanter Therapie zuzuordnen, muss auch darauf hingewiesen werden, dass die einzige randomisierte Studie beim makroskopisch auf das kleine Becken beschränkte Ovarialkarzinom für die systematische Lymphadenektomie keinen signifikanten Vorteil in Bezug auf das progressionsfreie Überleben erbracht hat (Maggioni et al. 2006).

- **Definition** einer systematischen Lymphadenektomie: Es werden mit System in einer standardisierten Abfolge möglichst alle Lymphknoten der bestimmten Regionen (z. B. der obturatorischen Grube) unabhängig, ob vergrößert oder nicht, entfernt (Abb. 7.5).
- **Indikation** zur systematischen pelvinen und paraaortalen Lymphadenektomie: Im Rahmen der abdominellen Radikaloperation, wenn postoperative Resttumoren auf <1 cm, jedoch besser auf Null reduziert werden können: optimale Zytoreduktion (R0).
- Mögliche **Komplikationen** einer zusätzlichen Lymphadenektomie
  - verlängerte Operationszeit,
  - vermehrt Verletzungen großer Gefäße,
  - vermehrt Wundheilungsstörungen,
  - Lymphzystenbildung (nur in <5% interventionsbedürftig),
  - Lymphödeme,
  - Vermehrt Thromboembolien.

7.8.5 Fertilitätserhaltende Operation

Dieses Vorgehen ist nur bei ca. 1% aller Patientinnen mit Ovarialkarzinom überhaupt zu erwägen. Folgende Indikationen bestehen dafür (Morice at al. 2001):

- **Wunsch nach Fertilitätserhalt**
- Alter <40 Jahr
- Negatives komplettes chirurgisches Staging = negative Histologie des kontralateralen Ovars, der Peritoneal-

und Omentumbiopsien sowie negative Zytologie des Abdominalraums, negative retroperitoneale Lymphknoten
- Einseitiges Ovarialkarzinom FIGO-Stadium Ia (evtl. auch Stadium Ic)
- Endgültige Histologie G1 (evtl. auch G2)
- Nach Abschluss der Familienplanung Hysterektomie und Entfernung des kontralateralen Ovars empfohlen
- Über ein erhöhtes Rezidivrisiko soll aufgeklärt werden (S3-Leitlinie; Wagner et al. 2013).

7.8.6 Komplikationen der Primäroperation des Ovarialkarzinoms

Die Komplikationsrate ist von einer Reihe von Faktoren abhängig. Dazu gehören:
- Erfahrung der Operationsmannschaft (gynäkologisch-onkologisches Behandlungsteam)
- Status des Krankenhauses, an dem die Operation stattfindet: möglichst onkologisches Zentrum mit der Möglichkeit entsprechender peri- und postoperativer Betreuung und breiter interdisziplinärer Zusammenarbeit
- Alter und Karnofsky-Status der Patientin
- Vorhandensein einer Intensivstation
- Durchführung einer Darmresektion

Die wichtigsten intraoperativen Komplikationen sind:
- Harnleiter-, Harnblasen-, Darmverletzungen
- Blutungen durch Verletzung großer Gefäße

Als postoperative Komplikationen können v. a. auftreten:
- Ileus (vermehrt nach Darmresektion: Anastomoseninsuffizienz bei bis zu 10%)
- Thromboembolien (Pulmonalembolie, tiefe Bein- bzw. Beckenvenenthrombose)
- Nachblutungen
- Infektionen (v. a. Harnwegsinfektionen, Wundinfektionen)
- Fistelbildung (ureterovaginal, vesikovaginal, rektovaginal, enterokutan) bei ca. 1%

7.9 Histopathologie

Zirka 90% der Ovarialkarzinome leiten sich vom Zölomepithel ab. Es verhärtet sich die Hypothese, wonach das Ovarialkarzinom zum Teil vom Fimbrienende der Tube seinen Ausgang nimmt. Die Sensitivität der **Gefrierschnittuntersuchung** bei gutartigen Tumoren, Borderline-Läsionen und malignen Tumoren sowie beträgt ca. 98, 70 und 85%.

7.9.1 Borderline-Tumoren des Ovars

Synonym Tumoren mit niedrigem malignen Potenzial (»low malignant potential«)

Definition Borderline-Tumoren (BOT) sind proliferierende Zystadenome mit zytologischen und architektonischen Atypien, die zum Großteil einen benignen klinischen Verlauf nehmen (95% 5-Jahres-Überleben, DuBois et al. 2013). Das Verhältnis von BOT zu invasiven Malignomen beträgt ca. 1:10.

BOT sind häufig **asymptomatisch**. Meist findet sich bei der gynäkologischen Untersuchung als **Zufallsbefund** ein Adnextumor. BOT treten bevorzugt bei infertilen prämenopausalen Patientinnen auf (medianes Alter 49 Jahre; DuBois et al. 2013), d. h. etwa 10 Jahre früher als typischerweise invasive Malignome diagnostiziert werden.
- **Makroskopisches Erscheinungsbild** (Abb. 7.6)
  - Äußere Ansicht: fein-papilläre, wärzchenartige Wucherungen an der Oberfläche eines Ovarialtumors
  - Bei serösen BOT in 30–50% Bilateralität, bei den übrigen Subtypen nur <5%
  - Pathohistologische makroskopische Diagnostik: Ein- oder mehrkammrige Zyste(n). An deren innerer Oberfläche papilläre oder solide Strukturen
  - Bestätigung der Diagnose durch Schnellschnitthistologie bzw. später definitive Paraffinschnitthistologie
- **Pathohistologie des Primärtumors** (Tab. 7.12)
  - Im Gegensatz zu den Ovarialkarzinomen ist die Basalmembran intakt (keine Stromainvasion)
  - Seröser BOT (ca. 64% aller BOT; DuBois et al. 2013): milde bis mäßige nukleäre Atypien, abgesonderte Zellhaufen innerhalb der Zystenlumina
  - Intraepitheliale Proliferation mit mikropapillären oder kribriformen Strukturen
  - Muzinöser BOT (ca. 30%; DuBois et al. 2013): im Lumen der Zysten Zelldetritus bzw. ausgeprägte Apoptose; atypische muzinöse Zellen vom intestinalen oder endozervikalen Typ; intraluminale Proliferationen mit Brückenbildung (kribriformes Wachstum)
- **Pathohistologie peritonealer Implantate**
  - Nachweis nichtinvasiver bzw. invasiver Implantate, v. a. an der pelvinen oder abdominellen Peritonealoberfläche
  - Dazu ist es aber notwendig, dass dem Pathologen ausreichend Gewebe aus dem Omentum bzw. suspekten Peritonealoberflächen vorliegt und auch die Anzahl der untersuchten Proben ausreichend ist! Auch ein makroskopisch »normal« erscheinen-

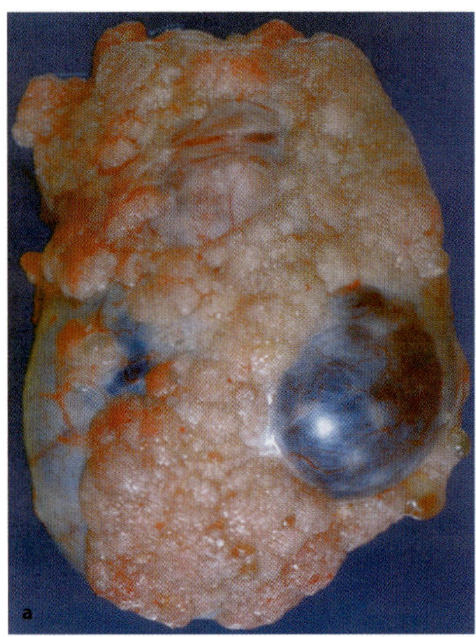

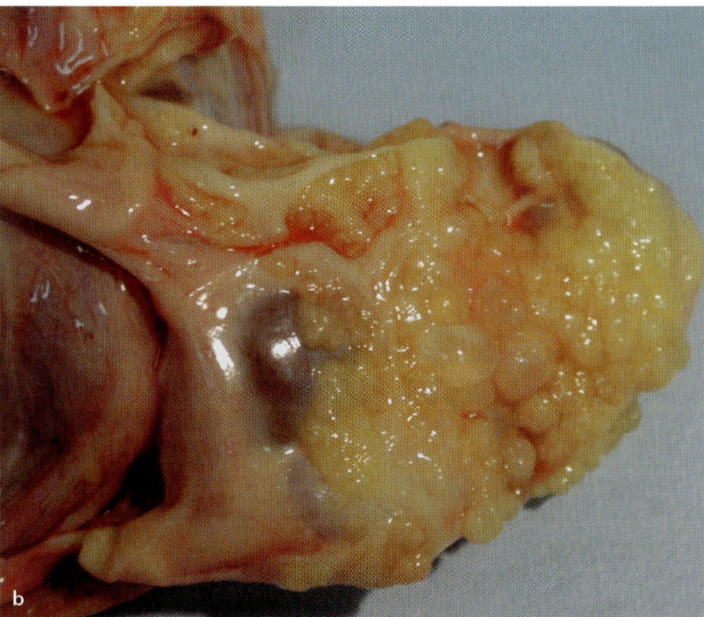

Abb. 7.6a,b Borderline-Tumoren des Ovars

Tab. 7.12 Histologische Einteilung der Borderline-Tumoren des Ovars und deren Häufigkeit

Histologischer Typ	Häufigkeit [%]	Anmerkungen
Serös	90	Weitaus am häufigsten
Muzinös	5	–
Endometrioid	2	–
Klarzellig	1	–
Borderline-Tumor mit Mikroinvasion des Stromas	<1	Sonderform, frühe Stromainvasion, Nachweis eines oder mehrerer Herde mit einer Ausdehnung von maximal 10 mm^2. Es konnte kein eindeutiger Nachweis erbracht werden, dass diese Sonderform tatsächlich mit einer schlechteren Prognose assoziiert ist

des Omentum majus muss an mehreren Stellen untersucht werden (»adäquates Sampling«)

- **FIGO-Stadienverteilung der BOT**
  - Stadium I ca. 85% (DuBois et al. 2013)
  - Stadium II ca. 5%
  - Stadium III ca. 5–10%
  - Stadium IV extrem selten
  - FIGO-Stadieneinteilung wie beim invasiven Ovarialkarzinom
- **Operatives Vorgehen** ▶ Abschn. 7.8.1
- **Lymphknotenbefall**
  - Dieser Umstand ist offenbar nicht mit einer Verschlechterung der Prognose assoziiert
  - Es können vom BOT des Ovars unabhängige primäre seröse BOT in den sog. **Müller-Drüseneinschlüssen** bestehen, ohne dass der Nachweis von BOT-Gewebe in den Lymphknoten einer eigentlichen Metastasierung entspricht
- **Indikation** zur **Chemotherapie:** Ihre Wertigkeit ist bislang unbewiesen (DuBois et al. 2013b)
- **Rezidive:** Insgesamt ca. 8%, davon 30% invasive »Rezidive« (DuBois et al. 2013b). Es ist unklar, ob es sich nach der Primärdiagnose eines Borderline-Tumors beim Auftreten eines invasiven Karzinoms in der Bauchhöhle oft nach vielen Jahren tatsächlich um ein Rezidiv des seinerzeit diagnostizierten Borderline-Tumors handelt oder eher um ein Zweitkarzinom in der Form eines invasiven primären Peritonealkarzinoms (unabhängiges Zweitkarzinom)

■ Tab. 7.13 Invasive epitheliale Malignome des Ovars in Abhängigkeit von der Histologie

Histologischer Typ	Häufigkeit	Histologische Charakteristika, Prognose, klinischer Verlauf
Serös	Am häufigsten (ca. 80%)	Zellen, die bei hochdifferenzierten Tumoren dem Drüsenepithel der Tube ähneln bis Zellen mit schweren nukleären Atypien bei schlecht differenzierten Tumoren
		Die Tumorarchitektur reicht von glandulär über papillär bis solid
		Im Stadium I neben dem klarzelligen Typ ungünstigster histologischer Subtyp
Muzinös	Zirka 4% aller epithelialen Malignome	Im Stadium I günstigster histologischer Subtyp
		Perioperativ ist ein Malignom des Gastrointestinaltrakts auszuschließen
		Im fortgeschrittenen Stadium relative Chemoresistenz gegenüber platinhaltigen Kombinationen und somit schlechtere Prognose als beim serösen Karzinom
Endometrioid	Zirka 10% aller epithelialen Malignome	Selten aus einer Endometriose hervorgehend
		Wenn tatsächlich ein endometrioides Adenokarzinom auf dem Boden einer Endometriose entsteht, bessere Prognose als »übliche« Ovarialkarzinome
Klarzellig	Zirka 1–2% aller epithelialen Malignome des Ovars (große geographische Unterschiede bezüglich Prävalenz)	Meist nur unilateraler Befall (FIGO Ia)
		Im Stadium I nach adäquatem Staging gute Prognose, im fortgeschrittenen Stadium relative Chemoresistenz gegenüber Platin und somit schlechtere Prognose als beim serösen Karzinom
Übergangszellig	Sehr seltener urothelialer Subtyp	Prognose günstiger als beim serösen Karzinomtyp
Undifferenziert	Zirka 1–2% aller epithelialen Malignome	–

Primäres (!) Karzinoid: gute Prognose; in ca. einem Viertel der Fälle Karzinoid-Syndrom (Flush, Diarrhö, Bronchokonstriktion), Tumormarker 5-Hydroxy-Indolessigsäure im Harn

7.9.2 Invasive epitheliale Malignome des Ovars

Eine Übersicht ist in ■ Tab. 7.13 gegeben. Der **histologische Differenzierungsgrad** auf Basis der nukleären Atypie ist:

- GB: Borderline-Tumor
- G1: hoch differenziert
- G2: mittelgradig differenziert
- G3: schlecht differenziert
- G4: undifferenziert

Es werden heute beim invasiven serösen epithelialen Ovarialkarzinom aufgrund der Pathogenese, klinisch-pathologischen und molekularbiologischen Unterschiede zwei unterschiedliche seröse Subtypen unterschieden (Vang et al. 2009):

- Hochgradiges Ovarialkarzinom (Typ I)
  - Rasche De-novo-Entstehung. Evtl. Entstehung aus intraepithelialen Tubenkarzinomen. Häufig p53-Mutationen
  - Indolente Tumoren. Ungünstigere Prognose
- Niedrig-gradiges Ovarialkarzinom (Typ II)
  - Entstehung aus Borderline-Tumoren oder Adenofibromen, häufig KRAS, BRAF oder ERBB2 Mutationen, Fehlen von p53-Mutationen
  - Indolente Tumoren. Günstigere Prognose
- Ovarialkarzinome, bei welchen eine Assoziation zwischen **Endometriose** und dem Risiko für Ovarialkarzinome besteht, sind klarzelliges, niedriggradiges seröses und endometrioides invasives Karzinom (Pearce et al. 2012)

7.9.3 Karzinosarkome des Ovars [Maligne Müller-Mischtumoren (MMMT)]

- Laut WHO handelt es sich dabei um metaplastische Ovarialkarzinome.
- Die epitheliale Komponente kann endometrioid, serös oder klarzellig differenziert sein.

- Die sarkomatöse Komponente kann homologe (z. B. fibrosarkomatöse) oder heterologe (z. B. rhabdomyoide, chondroide etc.) Differenzierungen aufweisen. Entgegen früherer Annahmen führen heterologe Tumoranteile **nicht** zu einer Verschlechterung der Prognose.
- Meist FIGO Stadium III oder IV.
- Im Vergleich zum klassischen epithelialen Ovarialkarzinom signifikant **ungünstigere** Prognose mit einem mittleren Gesamtüberleben von nur ca. 12 Monaten ab Diagnosestellung.
- Operative Therapie ▶ Abschn. 7.8.2.
- Postoperativ platinhaltige Chemotherapie ± Paclitaxel; als weitere (mäßig) wirksame Zytostatika gelten Ifosfamid, Anthrazykline und Cyclophosphamid (▶ Kap. 4).

7.9.4 Metastatische Tumoren im Ovar (Krukenberg-Tumoren)

Hierzu wird auf ▶ Kap. 10 verwiesen.

7.10 Chemotherapie

Sie stellt neben der Operation den zweiten Eckpfeiler der Therapie des Ovarialkarzinoms dar.

7.10.1 Adjuvante Chemotherapie

▪ Frühstadien

Sie ist im FIGO-Stadium Ia mit hohem Differenzierungsgrad (G1) nach komplettem operativem Staging **nicht** indiziert. Patientinnen im FIGO-Stadium Ia G2 und Ib G1/G2 kann eine platinhaltige Chemotherapie angeboten werden. Jene mit einem Ovarialkarzinom im **Stadium FIGO Ic oder Ia/Ib und Grad 3** sollen eine **platinhaltige Chemotherapie** über 6 Zyklen erhalten (Wagner et al. 2013; S3 Leitlinie).

▪ Fortgeschrittene Stadien

Die **Kombination** von **Carboplatin und Paclitaxel** stellt in der ersten Linie (»first line« = adjuvante, postoperative Therapiesituation) den Therapiestandard dar (▪ Tab. 7.14). In den Stadien IIIb–IV kann die Zugabe von **Bevacizumab** parallel zur Chemotherapie und danach als Konsolidierungstherapie (Perren et al. 2011) über insgesamt 15 Monate (Burger et al. 2011) erwogen werden (Wagner et al. 2013; S3 Leitlinie; ▶ Abschn. 7.12). Alternativ zu Carboplatin und Paclitaxel kann z. B. bei präexistenter Nervenschädigung oder fehlender Akzeptanz einer Alopezie an die Kombination **von Carboplatin** und **PEG-liposomalem Doxorubicin** gedacht werden (Pignata et al. 2010).

In der Erstlinientherapie kann bei **älteren multimorbiden Patientinnen** eine Monochemotherapie mit Carboplatin erfolgen. Bei eingeschränkter Nierenfunktion kann z. B. PEG-liposomales Doxorubicin, Topotecan oder Treosulfan mit palliativem Therapieziel zum Einsatz kommen.

Die Chemotherapie sollte sobald wie möglich nach der Primäroperation, vorzugsweise innerhalb der ersten 3 Wochen, beginnen, obwohl diesbezügliche retrospektive Studien selbst bei einem Intervall bis 12 Wochen keinen negativen prognostischen Einfluss belegen.

7.10.2 Neoadjuvante Chemotherapie

- Nach bioptisch-histologischer Sicherung eines fortgeschrittenen Ovarialkarzinoms (z. B. nach primärer explorativer Laparotomie oder Laparoskopie) primäre Verabreichung einer Chemotherapie über **3 Zyklen** (Bristow et al. 2007).
- Die **operative Einschätzung sollte immer durch ein erfahrenes gynäkologisch-onkologisches Team erfolgen** (Bristow et al. 2007). Eine neoadjuvante Chemotherapie kann in **keinem** Fall eine **insuffiziente Initialoperation** ersetzen.
- Ziel: primäre medikamentöse Reduktion der Tumormasse bei Patientinnen, bei denen eine optimale operative Zytoreduktion initial nicht möglich erscheint, wie z. B. bei ausgedehnten Oberbauchmetastasen mit Absiedelungen an der Porta hepatis, Mesenterialwurzel, parenchymatösen Lebermetastasen, Bauchwandmetastasen oder nach zytologisch verifiziertem Pleuraerguss. Sie ist auch bei niedrigem Karnofsky-Status, aktueller Thrombose und/oder rascher massiver Aszitesbildung indiziert.
- Nach primärem Tumoransprechen meist auf Carboplatin/Paclitaxel Erleichterung der (sekundären) operativen Zytoreduktion (»Intervalldebulking«) mit geringerer Komplikationsrate und höherer Wahrscheinlichkeit einer R0-Resektion: Auch hier bleibt das Therapieziel eine optimale Zytoreduktion, ein optimales Debulking (Bristow et al. 2007). Eine **R0-Resektion** nach primärer Chemotherapie ist prognostisch ebenso bedeutsam wie eine R0-Resektion bei der primären Operation (Debulking; Vergote et al. 2010).
- Klinisches Tumoransprechen ist in ca. 70% zu erwarten.
- Im Fall des Nichtansprechens auf eine primäre Chemotherapie ist eine operative Therapie nicht sinnvoll. Stattdessen ist die Einleitung palliativer Therapiemaßnahmen indiziert.

■ **Tab. 7.14** Chemotherapie des Ovarialkarzinoms (1. bzw. 2. Linie beim platinsensitiven Rezidiv)

Chemotherapieschema	Dosis	Intervall	Anzahl der Zyklen	Nebenwirkungen/Anmerkungen
Carboplatin + Paclitaxel	AUC 5 (evtl. 6) 175 mg/m² (3-h-Infusion)	Alle 3 Wochen	6	Alopezie obligat, kumulative Neurotoxizität häufig, selten starke Myelosuppression
Carboplatin + Paclitaxel wöchentlich/dosisdicht	AUC 6 80 mg/m²/Woche (1-h-Infusion)	Tag 1 Tag 1,8,15 alle 3 Wochen	6	Alopezie obligat, kumulative Neurotoxizität häufig, selten starke Myelosuppression
Carboplatin + Docetaxel	AUC 5 75 mg/m²	Alle 3 Wochen	6	Alopezie obligat, Neurotoxizität seltener, allerdings durch stärkere Neutropenie häufiger Infektionen, Stomatitis, Fieber, Geschmacksempfindungsstörungen
Carboplatin + PEG-liposomales Doxorubicin	AUC 5 30 mg/m²	Alle 4 Wochen	6	Keine Alopezie, Erythrodysästhesie der Hand- und Fußflächen, mäßige Mukositis und selten Myelosuppression
Carboplatin + Gemcitabin + Bevacizumab	AUC 4 Tag 1 1000 mg/m² Tag 1+8 15 mg/kg Tag 1	Alle 3 Wochen	6	Keine Alopezie; häufig Myelosuppression; häufig G-CSF und/oder Dosisreduktionen nötig, Hypertension häufig
Carboplatin + Gemcitabin	AUC 4 Tag 1 1000 mg/m² Tag 1+8	Alle 3 Wochen	6	Keine Alopezie; häufig Myelosuppression; häufig G-CSF und/oder Dosisreduktionen nötig
Carboplatin	AUC 6 (AUC 4, AUC 5)	Alle 3–4 Wochen	6	Keine Alopezie; v. a. bei Patientinnen mit reduziertem Karnofsky-Status und/oder höherem Lebensalter indiziert
Trabectedin + PEG-liposomales Doxorubicin	1,3 mg/m² 30 mg/m²	Alle 4 Wochen	6	Keine Alopezie; i.v.-Portsystem zur Trabectedin-Therapie notwendig; Leuko-/Neutropenie häufig, reversible Lebertoxizität, mäßiges Hand-Fuß-Syndrom

AUC »area under the curve«.

7.10.3 Chemotherapie beim platinsensitiven Rezidiv des Ovarialkarzinoms (zweite und weitere Linien)

Als **platinsensitiv** gilt ein Rezidiv, wenn es frühestens 6 Monate nach der letzten platinhaltigen Chemotherapie auftritt. Als **Zweitlinientherapie** (Second-line-Therapie) kommt vorwiegend erneut die Kombination Carboplatin/Paclitaxel, Carboplatin/PEG-liposomales Doxorubicin oder Carboplatin/Gemcitabin ± Bevacizumab infrage (■ Tab. 7.14; Aghajanian et al. 2012). Carboplatin/PEG-liposomales Doxorubicin erzielte gegenüber Carboplatin/Paclitaxel ein mäßig verbessertes progressionsfreies Überleben bei geringerer Neurotoxizität und Alopezierate. Allerdings traten mehr Mukositis und palmoplantare Erythrodysästhesie auf (Pujade-Lauraine et al. 2010).

Für die Zweitlinienchemotherapie gilt: Je länger das Intervall zwischen letzter adjuvanter Chemotherapie und dem Auftreten eines Rezidivs, desto höher ist die Wahrscheinlichkeit eines erneuten Tumoransprechens (Markman et al. 1991; ■ Tab. 7.15).

■ **Tab. 7.15** Ansprechen auf eine platinhaltige Zweitlinienchemotherapie in Abhängigkeit vom rezidivfreien Intervall (2. Linie)

Intervall seit Ende der platinhaltigen Erstlinientherapie [Monate]	Ansprechrate (komplette und partielle Remission) [%]
5–12	26
13–24	33
>24	77

7.10.4 Chemotherapie beim platinrefraktären/-resistenten Rezidiv des Ovarialkarzinoms

■ Platinrefraktäres Rezidiv

Progression während der Erstlinienchemotherapie mit Platin, z. B. nach dem 3. adjuvanten Chemotherapiezyklus.

Tab. 7.16 Mögliche Chemotherapieschemata beim platinrefraktären/platinresistenten Ovarialkarzinom

Chemotherapieschema	Dosis	Intervall	Nebenwirkungen
PEG-liposomales Doxorubicin	40–45 mg/m²/Tag	Tag 1	Keine Alopezie, kaum Nausea/Emesis, selten Myelotoxizität, belastendes Hand-Fuß-Syndrom bei ca. 10%
Topotecan (wöchentlich)	4 mg/m²/Tag	Tag 1, 8, 15 alle 4 Wochen	Selten höhergradige Myelosuppression, selten Erbrechen/Übelkeit, geringe Alopezie
Topotecan (3-wöchentlich)	1,25–(1,5) mg/m²/Tag	Tag 1–5 alle 3 Wochen	Alopezie häufig, häufig ausgeprägte Neutropenie, häufig Anämie, seltener Thrombopenie, kaum Erbrechen, Übelkeit
Paclitaxel	80 mg/m²/Tag (1-h-Infusion)	1-mal/Woche	Komplette Alopezie häufig, keine p. o. Prämedikation mit Dexamethason notwendig, kaum Myelosuppression, geringe Neurotoxizität
Gemcitabin	1000–1250 mg/m²/Tag	Tag 1+8 alle 3 Wochen	Keine Alopezie, kaum Nausea/Emesis, Myelosuppression relativ häufig
			2-wöchentliches Schema (1250 mg/m2) gut praktikabel
Treosulfan	5000(–7000) mg/m²	Alle 3–4 Wochen	Selten stärkere Alopezie, selten stärkere Myelosuppression, mäßiggradige Übelkeit und Erbrechen
	3-mal 250 mg Kapsel/Tag	Tag 1-28 alle 2 Monate	p. o. Therapie als Alternative zur i. v. Therapie

Platinresistentes Rezidiv

Die Patientin hat primär auf eine platinhaltige Chemotherapie angesprochen, entwickelt aber innerhalb von 6 Monaten nach der letzten Platingabe ein Rezidiv bzw. während einer platinhaltigen Folgetherapie des 1., 2. usw. Rezidivs eine Progression.

Spätestens ab der Diagnose eines platinresistenten/platinrefraktären Rezidivs handelt es sich um eine Therapie mit **palliativem Ansatz**, wobei hier die möglichst lange Erhaltung der Lebensqualität der Patientin im Vordergrund stehen sollte (Tab. 7.16). Eine Kombinationschemotherapie bietet keinen Vorteil gegenüber einer Monotherapie (Wagner et al. 2013; S3- Leitlinie).

In neueren therapeutischen Ansätzen werden beim platinresistenten Ovarialkarzinom Vintafolide, ein Folatrezeptorantagonist sowie Pertuzumab eingesetzt.

7.10.5 Intraperitoneale Chemotherapie

Sie gilt v. a. in den USA in einigen großen Zentren im FIGO-Stadium III nach optimaler Zytoreduktion und bei ausgezeichnetem Karnofsky-Status als Therapiestandard (▶ Kap. 8). Es existieren auch einige Hinweise für den möglichen Nutzen der Instillation einer hyperthermen Chemotherapie im Anschluss an die Operation.

7.10.6 Dosisdichte Chemotherapie

Es existiert eine randomisierte japanische Studie, bei der dosisintensiviertes Paclitaxel in der Dosierung von 80 mg/m²/Woche mit Carboplatin AUC 6 alle 3 Wochen sowohl das progressionsfreie, als auch das Gesamtüberleben signifikant verbessert hat (Katsumata et al. 2009).

7.11 Hormontherapie, antihormonelle Therapie

Die Hormon- bzw. antihormonelle Therapie spielt beim Ovarialkarzinom nur eine untergeordnete Rolle, obwohl in bis zu 60% Hormonrezeptoren im Primärtumor nachgewiesen werden können.

In der Palliativsituation, v. a. bei Platinresistenz, können unabhängig vom Hormonrezeptorstatus v. a. Tamoxifen (20 mg/Tag) oder evtl. auch Gonadotropin-Releasing-Hormon-(GnRH-)Analoga s. c. (Goserelin, Leuprorelinazetat, Triptorelin) bei geringer bis fehlender Toxizität bei ca. 10% der Patientinnen eine vorübergehende klinische Stabilisation bewirken.

7.11.1 Hormonsubstitution nach Ovarialkarzinom

In einer randomisierten Studie mit konjugiertem Östrogen zeigte sich kein negativer Effekt auf die Prognose. Insgesamt kann zur Sicherheit einer Hormontherapie nach Behandlung eines Ovarialkarzinoms jedoch keine zuverlässige Aussage gemacht werden (Wagner et al. 2013; S3-Leitlinie). Da bei Ovarialkarzinompatientinnen das Risiko für das Auftreten eines Mammakarzinoms erhöht ist, sollte die Indikation auf Frauen mit belastenden klimakterischen Beschwerden beschränkt werden.

Bei Frauen <50. Lebensjahr kann nach beidseitiger Adnexexstirpation eine Hormonsubstitution u. a. zur Prävention der Osteoporose und kardiovaskulärer Erkrankungen erwogen werden.

7.12 Zielgerichtete adjuvante Therapie

Bevacizumab (Avastin) ist ein intravenös zu applizierender Antikörper gegen den Vascular-endothelial-growth-factor-(VEGF-Rezeptor. In der fortgeschrittenen **Rezidiv** situation hat es initial bei unselektierten Patientinnen in bis zu 11% zu Darmperforationen und Fistelbildungen geführt. Diese Daten wurden durch aktuelle Berichte aus der randomisierten AURELIA-Studie, bei der Patientinnen mit massivem Darmbefall ausgeschlossen waren, jedoch nicht bestätigt.

In der **adjuvanten** Therapiesituation parallel zur Gabe der Chemotherapie mit Carboplatin und Paclitaxel und danach als Konsolidierung über insgesamt 12 bzw. 15 Monate hat Bevacizumab zu einer signifikanten Verbesserung des progressionsfreien Intervalls, jedoch nicht des Gesamtüberlebens geführt (Burger et al. 2013; Perren et al. 2013). Schwere Nebenwirkungen wie Darmperforationen waren selten. In fast 20% der Fälle wird eine Hypertonie Grad 3 oder 4 (Blutdruck >180/110 mmHg) beobachtet.

Pazopanib (Votrient) wirkt gegen den VEGF-, den »Platelet-derived-growth-factor«-Rezeptor und c-kit. Nach Erreichen einer Remission kam es durch eine Konsolidierungstherapie mit diesem p. o. Medikament zu einer signifikanten Verbesserung des progressionsfreien Überlebens um 6 Monate (DuBois 2013a). Pazopanib steht vor der Zulassung.

7.13 Systemische Immuntherapie

Randomisierte Studien der letzten Jahre mit **γ-Interferon** oder **Abagovomab,** einem anti-idiotypischen humanen Anti-Maus-Antikörper (HAMA) waren negativ.

Catumaxomab (Removab) stellt eine effektive intraperitoneale Immuntherapie in der Palliativsituation mit Aszites dar (▶ Kap. 8).

7.14 BRCA-artiger Phänotyp und Effektivität einer platinhaltigen Chemotherapie

Tumoren, die eine BRCA-Mutation oder einen BRCA-ähnlichen Phänotyp (»BRCA-ness«, »BRCA-like«) aufweisen, sprechen generell auf platinhaltige Therapien und PARP-Inhibitoren (Poly-ADP-Ribose-Polymerase-Hemmer) besser an als solche ohne Mutation. Dies äußert sich auch im verbesserten progressionsfreien und im Gesamtüberleben (Panagiotis et al. 2010).

7.15 PARP-Inhibitoren

Poly-ADP-Ribose-Polymerase-Hemmer wie **Olaparib** hemmen die Basenexzisionsreparatur nach DNA-Schädigung und können damit zum Absterben der Tumorzellen führen. Sie sind bei serösen, undifferenzierten (Typ-1-) Ovarialkarzinomen und Patientinnen mit BRCA-Mutation in Kombination mit einer Platin-Therapie wirksam (Lederman et al. 2012).

7.16 Radiotherapie

Sie wird beim Ovarialkarzinom, mit Ausnahme der Palliativsituation, praktisch nicht angewendet.

7.16.1 Adjuvante Radiotherapie

Sie weist keine Bedeutung auf.

7.16.2 Palliative Radiotherapie

Die Radiotherapie kann bei einem isolierten schmerzhaften **Beckenrezidiv**, einer blutenden **Vaginalmetastase** oder einem symptomatischen **supraklavikularen Rezidiv** eine effektive Palliation bewirke. Bei **Gehirnmetastasen** stellt die Radiotherapie des Gehirnschädels die erste Therapieoption dar (meist mit 30 Gy Gesamtdosis).

Tab. 7.17 Mögliches Nachsorgeschema beim Ovarialkarzinom, adaptiert nach der S2k-Leitlinie der AGO 2007

Untersuchung	1.–3. Jahr	4.–5. Jahr	>5. Jahr
Gezielte Anamnese (Symptome)	Alle 3 Monate	Alle 6 Monate	Jährlich
Äußere klinische Untersuchung	Alle 3 Monate	Alle 6 Monate	Jährlich
Gynäkologische Untersuchung	Alle 3 Monate	Alle 6 Monate	Jährlich
Zytologie der Vagina (evtl. Zervix)	Jährlich	Jährlich	Jährlich
Tumormarker CA-125[a]	(Alle 3 Monate)	(Alle 6 Monate)	(Jährlich)
Ultraschall des Abdomens/Vaginalsonographie	Alle 3 Monate	Alle 6 Monate	Jährlich
Mammographie	Jährlich	Jährlich	Jährlich
CT des Abdomens/Beckens (Alternativ: MRT des Beckens+CT des Abdomens)	Bei klinischer Auffälligkeit		
Thoraxröntgen, CT des Gehirnschädels usw.	Bei klinischer Auffälligkeit		

[a] AGO-Leitlinie: Nur wenn bei Primärdiagnose erhöht und nur bei klinischer Symptomatik indiziert

7.17 Nachsorge

Sie ist **symptomorientiert** und basiert in erster Linie auf einer gezielten Anamnese (Wagner et al. 2013; S3-Leitlinie; Tab. 7.17).

Der **Tumormarker CA-125** besitzt in der Nachsorge ebenso klinischen Wert. In einer randomisierten Studie wurde allerdings gezeigt, dass ein früher Beginn einer Zweitlinienchemotherapie bei steigendem CA-125-Wert jedoch zu **keiner Verbesserung des Gesamtüberlebens**, wohl aber zu mehr Toxizität und schlechterer Lebensqualität führt (Rustin et al. 2010).

7.18 Rezidive, Metastasen

Borderline-Tumoren

Rezidive nach Jahren und selbst nach mehr als einem Jahrzehnt sind möglich (DuBois et al. 2013). Der Vaginalsonographie kommt insbesondere nach fertilitätserhaltender Therapie große Bedeutung in der Nachsorge zu.

Invasive Karzinome

Die meisten werden in den ersten beiden Jahren nach Diagnosestellung diagnostiziert. Die Diagnosestellung erfolgt bei Rezidiven/Metastasen auf der Basis folgender Hinweise bzw. Untersuchungen:

- Klinische Symptome
- Äußere körperliche Untersuchung
- Gynäkologische Untersuchung
- Abdominal- und Vaginalsonographie
- Tumormarker CA-125
- CT des Abdomens und Beckens
- Thoraxröntgen bzw. Thorax-CT

Unabhängig von einem zumeist erhöhten CA-125-Wert ist auch bei nur geringen bis mäßigen Symptomen wie Oberbauchbeschwerden, Meteorismus, Bauchkrämpfen oder Erbrechen die Einleitung einer palliativen Chemotherapie indiziert.

In Tab. 7.18 sind einzelne Rezidivlokalisationen, wie sie quantitativ gesehen in absteigender Reihenfolge auftreten, aufgeführt. Kombinationen aus mehreren Rezidiven sind am häufigsten.

7.19 Hereditäres Ovarial- und Mammakarzinom

Es macht 5-10% aller Fälle mit einem Ovarialkarzinom aus. Insgesamt treten die meisten Ovarialkarzinome jedoch sporadisch auf.

Der Nachweis einer – autosomal vererbten – Brustkrebsgenmutation 1 und 2 (**BRCA 1 und 2**) erfolgt anhand einer molekulargenetischen Untersuchung von Lymphozyten des peripheren Bluts durch Mutationsanalyse der kodierenden Genabschnitte (Exone) (Polymerasekettenreaktion, PCR).

Kriterien zur genetischen Mutationstestung bei einer Indexperson (=erkrankten Person) der Familie (Wagner et al. 2013; S3 Leitlinie)

- 3 Frauen mit Mammakarzinom (väterliche oder mütterliche Verwandtschaftslinie), unabhängig vom Erkrankungsalter
- 2 Frauen mit Mammakarzinom, davon 1 vor dem 50. Lebensjahr
- 1 Frau mit Mammakarzinom und 1 mit Ovarialkarzinom unabhängig vom Alter

Tab. 7.18 Lokalisation, Diagnostik und Therapieoptionen beim Rezidiv oder Metastasen eines Ovarialkarzinoms

Lokalisation	Symptome	Diagnosestellung durch	Therapieoptionen	Bemerkungen
Peritoneum	Abdominelle Schwellung und Schmerzen, Atemnot, Bauchkrämpfe, Erbrechen, Unmöglichkeit, normale Nahrungsmengen zu tolerieren	Äußere Palpation (Aszites), Ultraschall (Aszites), CT (Aszites, Implantate)	Evtl. Rezidivoperation (▶ Abschn. 7.8.3)	Bei weitem die häufigste Rezidivlokalisation!
			Chemotherapie (▶ Abschn. 7.8.3)	
			Palliative Aszitespunktion ± intraperitoneale Immuntherapie mit Catumaxomab	
Becken	Schmerzen, vaginale Blutung, Defäkationsbeschwerden, seltener Miktionsbeschwerden	Vaginale Palpation, Abdominalsonographie: Harnstau, Vaginalsonographie	Evtl. Rezidivoperation (▶ Abschn. 7.8.3)	Zweithäufigste Rezidivlokalisation
			Bei Ileus und/oder starken Schmerzen aufgrund eines isolierten Beckenrezidivs evtl. Anlegen eines palliativen Kolostomas	
			Chemotherapie (▶ Abschn. 7.10)	
			Radiotherapie bei schmerzhaftem Rezidiv bzw. zur Blutstillung vaginal (▶ Abschn. 7.15)	
Maligner Pleuraerguss	Atemnot, seltener Reizhusten	Thoraxröntgen	Pleurapunktion, evtl. Pleurodese, z. B. mit Talkum, zur Verklebung der Pleurablätter als Rezidivprophylaxe (macht stationären Aufenthalt mit Thoraxsaugdränage über mehrere Tage notwendig)	Entsteht meist durch Tumorzelldissemination über das Zwerchfell
			Chemotherapie	
Paraaortale Metastasen	Lumbalgien, rezidivierende Harnwegsinfektionen, seltener Oberbauchschmerzen	Ultraschall (Harnstau), CT (vergrößerte paraaortale Lymphknoten)	Wenn isoliert: Lymphadenektomie	Evtl. isoliert
			Evtl. Ureterschienung bzw. Nephrostomie	Erhaltung der Nierenfunktion
			Evtl. auch palliative Radiotherapie	Nebenwirkung, v. a. Nausea/Emesis
Milz	Schmerzen (oft fehlend)	Ultraschall, CT	Wenn isoliert: Splenektomie	Selten; manchmal isoliert
Lunge	Atemnot, Reizhusten	Thoraxröntgen und CT	Bei isolierten Metastasen evtl. Thorakotomie und Resektion	Selten, nur selten isoliert
			Ansonsten Chemotherapie	
Periphere Lymphknoten (supraklavikular, inguinal, axillar)	Lymphknotenschwellung	Klinische Palpation	Wenn isoliert und kein ausgeprägtes Lymphödem: evtl. inguinale/axillare Lymphadenektomie	Selten isoliert
			Alternativ oder auch bei symptomatischer supraklavikularer Metastase: Radiotherapie	
			Bei multiplen Metastasenlokalisationen: Chemotherapie	
Gehirn	Kopfschmerzen, Übelkeit, Erbrechen, neurologische Ausfallserscheinungen, Schwindel, Krampfanfälle	MRT (oder CT) des Gehirnschädels	Bei singulären Metastasen: Resektion mittels γ-Knife = Radiochirurgie	Selten
			Bei multiplen Läsionen: Radiotherapie als Therapie der Wahl!	
			Chemotherapieoptionen (erst nach Radiotherapie!): systemisches Topotecan, evtl. Carboplatin	

- 2Frauen mit Ovarialkarzinom
- 1 Frau mit Mamma- und Ovarialkarzinom
- 1 Frau mit Mammakarzinom vor dem 35. Lebensjahr
- 1 Frau mit beidseitigem Mammakarzinom ≤50. Lebensjahr
- 1 Mann mit Mammakarzinom und 1 Frau mit Mamma- oder Ovarialkarzinom

Bei der oben aufgeführten Indikationsliste für eine genetische BRCA-Gen-Mutationstestung ist bei ca. 30% der untersuchten Personen auch tatsächlich eine genetische Mutation des Brustkrebsgens 1 oder 2 nachweisbar.

Es besteht ein ca. 40%iges Risiko bei BRCA-1- und ein ca. 25%iges Risiko bei BRCA-2-Mutation, im Laufe des Lebens an einem Ovarialkarzinom zu erkranken. Das Erkrankungsalter für ein familiäres Ovarialkarzinom liegt typischerweise zwischen dem 35. und 50. Lebensjahr, also deutlich niedriger als bei den sporadischen Krebsformen.

In mehreren Studien war das Überleben von Patientinnen mit BRCA-1- oder -2-Mutation besser als bei jenen ohne eine Mutation, was u. a. auf erhöhte Chemosensitivität gegenüber Platin zurückgeführt werden kann.

Vorsorgeuntersuchungen

Für ein solches Screening existiert **kein** Effektivitätsnachweis. Ab dem 25. Lebensjahr könnten in 6-monatigen Abständen gynäkologische Kontrollen mit vaginaler Ultraschalluntersuchung und CA-125-Bestimmungen durchgeführt werden.

Prophylaktische Adnexexstirpation

Sie ist die einzige effektive Alternative zu den oben angeführten Kontrolluntersuchungen:

- Nach Abschluss der Familienplanung, aber spätestens nach dem 40. Lebensjahr bei Frauen mit BRCA-1- oder -2-Mutation bzw. hohem familiärem Risiko ohne Mutationsnachweis indiziert
- Meist laparoskopische Adnexektomie mittels Bergesack-Methode
- Zusätzlich zu den Ovarien sollten auch beide Tuben entfernt werden, da bei BRCA-Mutation vermehrt Tubenkarzinome der Fimbrienenden beobachtet werden
- Dadurch Reduktion des Risikos eines Ovarial-/Tubenkarzinoms um >90%
- Dadurch auch Reduktion des Risikos eines Mammakarzinoms um 50%!
- Bei 2–3% finden sich trotz des Fehlens eines Malignitätsverdachts bei der prophylaktischen Ovarektomie in der definitiven Histologie okkulte Ovarial- oder Tubenkarzinome
- Besonders selten kann sich trotz beidseitiger prophylaktischer Adnexexstirpation ein primäres Peritonealkarzinom entwickeln

7.20 Ovarialkarzinom in der Schwangerschaft

Die Prävalenz von Adnextumoren in der Schwangerschaft beträgt ca. 1:1000. Meist handelt es sich um funktionelle (Lutein-)Zysten <5 cm, die nach dem 1. Trimenon spontan regredieren. Je größer ein Ovarialtumor, desto größer ist das Risiko seiner Persistenz und der Malignität in der Schwangerschaft. Bei den in der Schwangerschaft operativ abgeklärten Fällen handelt es sich vorwiegend um gutartige Tumoren wie reife Teratome, Zystadenome oder funktionelle Zysten. Die Prävalenz maligner Adnextumoren liegt in der Schwangerschaft bei ca. 1:20.000, wobei Borderline- und Keimzelltumoren, v. a. in den Frühstadien, weitaus überwiegen.

Eine Beurteilung der Dignität ergibt sich v. a. aus dem sonomorphologischen Verlauf (Vergrößerung des Tumors, komplexe Morphologie mit solid-zystischen Anteilen, papilläre Innenstrukturen, Septierung, selten Aszites). Zusätzlich ist die gynäkologische Tastuntersuchung (Beweglichkeit des Tumors ? Knoten im Douglas) von Relevanz. Auch der CA-125-Verlauf kann evtl. hilfreich sein. Allerdings sind Tumormarker generell und insbesondere auch LDH, HCG, α-Fetoprotein oder CA 15-3 in der Schwangerschaft oft unspezifisch erhöht.

Therapie

- Außer bei Malignitätsverdacht ist eine operative Intervention im 1. Trimenon nur bei akuten Beschwerden wie bei Adnextorsion indiziert. Werden funktionelle Zysten (1. Trimenon, Corpus-luteum-Zysten) entfernt, kommt es häufig zum Abort. Bei Vergrößerung des Ovarialtumors im 2. Trimenon und Malignitätsverdacht sollte ab dem 2. Trimenon eine Operation (meist Laparotomie) durchgeführt werden. Das Abortrisiko ist hierbei nur gering.
- Meist definitive Operation der Adnexe im Rahmen einer elektiven Sectio caesarea nach Abschluss der Lungenreifeinduktion beim Fetus ab der 32.– 34. Schwangerschaftswoche.
- Unter Umständen kann ab dem 2. Trimenon auch eine Chemotherapie durchgeführt werden. Dazu liegen Fallberichte mit Cisplatin und Carboplatin/Paclitaxel vor. Danach wurden bisher keine Fehlbildungen oder Retardierungen diagnostiziert.

Zusammenfassung

Das Ovarialkarzinom tritt vornehmlich in der Postmenopause auf und weist die höchste Mortalität aller gynäkologischen Malignome auf.

Präoperativ sind Ultraschall, CA-125-Bestimmung und eine Computertomographie indiziert. Entscheidend für die weitere Prognose ist die maximale Reduktion der Tumorlast mit R0-Resektion möglichst in der ersten operativen Sitzung. Für Patientinnen mit inoperablem Situs oder geringer Belastbarkeit ist die neoadjuvante Chemotherapie eine Option.

Im Vordergrund steht ein primäres ausgedehntes operatives Staging, um die genaue Tumorausdehnung und Operabilität evaluieren zu können. Die postoperative Chemotherapie besteht meist aus der Kombination von Carboplatin und Paclitaxel ± Bevacizumab. Für die intraperitoneale Chemotherapie in der »First-line« im Stadium III nach optimaler Zytoreduktion liegen gute Überlebensdaten vor.

Solange die Erkrankung platinsensitiv ist, können platinhaltige Therapien von Rezidiven oft über mehrere Jahre eine gute Tumorkontrolle erreichen.

Zur Überwachung des Therapieerfolgs eignet sich die Kontrolle des Tumormarkers CA-125. In der Nachsorge empfiehlt es sich, auf etwaige Rezidivsymptome zu achten und CA-125 nicht zu bestimmen.

Literatur

Aghajanian C, Blank S, Goff B, Judson P, Teneriello M, Husain A, Sovak M et al. (2012) Oceans: A randomized, double-blind, placebo-controlled phase III trial of chemotherapy with or without bevacizumab in patients with platinum-sensitive recurrent epithelial ovarian, primary peritoneal, or fallopian tube cancer. J Clin Oncol 30: 2039–2045

Benedetti-Panici P, Maggioni A, Hacker N et al. (2005) Systematic aortic and pelvic lymphadenectomy versus resection of bulky nodes only in optimally debulked advanced ovarian cancer: a randomized clinical trial. J Natl Cancer Inst 97: 560–566

Burger R, Brady M, Bookman M, Fleming G, Monk B, Huang H et al. (2011) Incorporation of bevacizumab in the primary treatment of ovarian cancer. N Engl J Med 365: 2473–2483

Burghardt E, Girardi F, Lahousen M et al. (1991) Patterns of pelvic and paraaortic lymph node involvement in ovarian cancer. Gynecol Oncol 40: 103–106

Buys SS, Partridge E, Black A, Johnson C, Lamerato L, Isaacs C et al. (2011) Effect of screening on ovarian cancer mortality : the prostate, lung, colorectal and ovarian cancer randomized controlled trial. JAMA 305 : 2295–2303

DuBois A, Reuss A, Pujade-Lauraine E, Harter P, Ray-Coquard I, Pfisterer J (2009) Role of surgical outcome as prognostic factor in advanced epithelial ovarian cancer: a combined exploratory analysis of 3 prospectively randomized phase III multicenter trials: by the Arbeitsgemeinschaft Gynäkologische Onkologie Studiengruppe Ovar (AGO-Ovar) and the Groupe d'Investigateurs Nationaux pour les etudes des cancers de l'ovarie (GINECO). Cancer 115: 1234–1244

DuBois A et al. (2013a) Randomized, double-blind phase III trial of pazopanib versus placebo in women who have not progressed after first-line chemotherapy for advanced epithelial ovarian, fallopian tube, or primary peritoneal cancer. Results of an international intergroup trial (AGO-OVAR16). J Clin Oncol 31 (Suppl) LBA 5503

DuBois A, Riegler E, De Gregorio N, Reuss A, Mahner S, Fotopoulou C et al. (2013b) Borderline tumors of the ovary : A cohort study of the Arbeitsgemeinschaft Gynäkologische Onkologie. Eur J Cancer 49 : 1905–1914

Harter P, DuBois A, Hahmann M et al. (2006) Surgery in recurrent ovarian cancer: The Arbeitsgemeinschaft Gynaekologische Onkologie (AGO) DESKTOP OVAR trial. Ann Surg Oncol 13: 1702–1710

Hogdall E, Karlesn M, Christensen I, Lundvall L, Engelholm S, Nedergaard L et al. (2012) Diagnostic value of HE4, CA 125, and the ROMA index in ovarian cancer patients from a tertiary center. Int J Gynecol Cancer 22 S1: S42

Hoskins W, McGuire W, Brady M et al. (1994) The effect of diameter of largest residual disease on survival after primary cytoreductive surgery in patients with suboptimal residual epithelial ovarian carcinoma. Am J Obstet Gynecol 170: 974–980

ICON and AGO Collaborators (2003) Paclitaxel plus platinum-based chemotherapy vs. conventional platinum-based chemotherapy in women with relapsed ovarian cancer: the ICON4/AGO-OVAR-2.2 trial. Lancet 361: 2099–2106

Kaufmann M, Costa SD, Scharl A (Hrsg) (2003) Die Gynäkologie. Springer, Berlin Heidelberg New York

Katsumata N, Yasuda M, Takahashi F, Isonishi S, Jobo T, Aoki D et al. (2009) Dose-dense paclitaxel once a week in combination with carboplatin every 3 weeks for advanced ovarian cancer: A phase 3, open-label, randomised controlled trial. Lancet 374: 1331–1338

Leitlinienprogramm Onkologie (Deutsche Krebsgesellschaft, Deutsche Krebshilfe, AWMF). S3-Leitlinie Diagnostik, Therapie und Nachsorge maligner Ovarialtumoren, Langversion 1.0, AWMF Registrierungsnummer 032/035OL, ► http://leitlinienprogramm-onkologie.de/Leitlinien.7.0.html

Ledermann J, Harter P, Gourley C, Friedlander M, Vergote I, Rustin G et al. (2012) Olaparib maintenance therapy in platinum-sensitive relapsed ovarian cancer. N Engl J Med 366: 1382–1392

Maggioni A, Benedetti-Panici P, Dell'Anna T et al. (2006) Randomised study of systematic lymphadenectomy in patients with epithelial ovarian cancer macroscopically confined to the pelvis. Br J Cancer 95: 699–704

Markman M, Rothman R, Hakes T et al. (1991) Second-line platinum therapy in patients with ovarian cancer previously treated with cisplatin. J Clin Oncol 9: 389–393

Morice P, Wicart-Poque F, Rey et al. (2001) Results of conservative treatment in epithelial ovarian carcinoma. Cancer 92: 1412–2418

Panagiotis A, Konstantinopoulos A, Spentzos D et al. (2010) Gene expression profile of BRCAness that correlates with responsiveness to chemotherapy and with outcome in patients with epithelial ovarian cancer. J Clin Oncol 28: 3555–3561

Pearce C, Templeman C, Rossing M, Lee A, Near A, Webb P et al. (2012) Association between endometriosis and risk of histological subtypes of ovarian cancer : a pooled analysis of case-control studies. Lancet Oncol 13: 385–394

Perren T, Swart AM, Pfisterer J, Ledermann J, Pujade-Lauraine E, Kristensen G et al. (2011) A phase 3 trial of bevacizumab in ovarian cancer. N Engl J Med 365 : 2484–2496

Petru E, Lahousen M, Tamussino K et al. (1994) Lymphadenectomy in stage I ovarian cancer. Am J Obstet Gynecol 170: 656–662

Petru E, Kurschel S, Walsberger K et al. (2003) Can bowel endoscopy predict colorectal surgery in patients with an adnexal mass? Int J Gynecol Cancer 13: 292–296

Pfisterer J, Plante M, Vergote I et al. (2006) Gemcitabine plus carboplatin compared with carboplatin in patients with platinum-sensitive recurrent ovarian cancer: An intergroup trial of the AGO-OVAR, the NCIC CTG, and the EORTC GCG. J Clin Oncol 24: 4699–4707

Pignata S, Scambia G, Savarese A et al. (2010) Carboplatin plus paclitaxel versus carboplatin plus pegylated liposomal doxorubicin in patients with advanced ovarian cancer: Final analysis of the MITO-2 randomized multicenter trial. J Clin Oncol 28 (Suppl) 952s (Abstract No. LBA5033)

Prat J (2013) Staging classification for cancer of the ovary, fallopian tube, and peritoneum. Int J Gynecol Obstet, in press

Pujade-Lauraine E, Wagner U, Aavall-Lundqvist E et al. (2010) Pegylated liposomal doxorubicin and carboplatin compared with paclitaxel and carboplatin for patients with platinum-sensitive ovarian cancer in late relapse. J Clin Oncol 28: 3323–3329

Rustin G, Van der Burg M, Griffin C et al. (2010) Early versus delayed treatment of relapsed ovarian cancer (MRC OV05/EORTC 55955): A randomised trial. Lancet 376: 1155–1163

Sassone M, Timor-Tritsch I, Artner A et al. (1991) Transvaginal sonographic characterization of ovarian disease: Evaluation of a new scoring system to predict ovarian malignancy. Obstet Gynecol 78: 70–76

Schelling M, Braun M, Kuhn W et al. (2000) Combined transvaginal B-mode and color Doppler sonography for differential diagnosis of ovarian tumors: results of a multivariate logistic regression analysis. Gynecol Oncol 77: 78–86

Trimbos B, Timmers P, Pecorelli S et al. (2010) Surgical staging and treatment of early ovarian cancer: Long-term analysis of a randomized trial. J Natl Cancer Inst 102: 982–987

Vang R, Shih IM, Kurman J (2009) Ovarian low-grade and high-grade serous carcinoma: Pathogenesis, clinicopathologic and molecular biologic features, and diagnostic problems. Adv Anat Pathol 16: 267–282

Vergote I, Brabanter J, Fyles A et al. (2001) Prognostic importance of degree of differentiation and cyst rupture in stage I invasive epithelial ovarian carcinoma. Lancet 357: 176–182

Vergote I, Trope C, Amant F et al. (2010) Neoadjuvant chemotherapy or primary surgery in stage IIIc or IV ovarian cancer. New Engl J Med 363: 943–953

Wagner U, Harter P, Hilpert F, Mahner S, Reuß A, DuBois A, Petru E et al. (2013) S3-guideline on diagnostics, therapy and follow-up of malignant ovarian tumours. Geburtsh Frauenheilk 73: 874–889

Winter W, Maxwell L, Tian C et al. (2008) Tumor residual after surgical cytoreduction in prediction of clinical outcome in stage IV epithelial ovarian cancer: A Gynecologic Oncology Group study. J Clin Oncol 26: 83–89

Young R, Decker D, Wharton et al. (1983) Staging laparotomy in early ovarian cancer. JAMA 250: 3072–3076

Intraperitoneale Chemotherapie in der Behandlung des Ovarial- und Tubenkarzinoms

Alain Zeimet und Christian Marth

8.1 Prinzipien der intraperitonealen Chemotherapie

Bei der intraperitonealen (i. p.) Chemotherapie handelt es sich um eine **lokoregionäre** Tumorbehandlung mit bewiesenermaßen effizienten Zytostatika, die über mehrere Zyklen direkt in die freie Bauchhöhle instilliert werden. Dies geschieht gewöhnlich über ein subkutan implantiertes Kathetersystem mit Reservoir. Eine **wesentliche Voraussetzung** für die i. p. Chemotherapie ist eine gleichmäßige Verteilung der applizierten Zytostatika und somit eine freie Zugängigkeit zur gesamten Bauchhöhle. Aus diesem Grund sind peritoneale Verwachsungen als Kontraindikation für eine i. p. Chemotherapie anzusehen. Das Ovarial- und das Tubenkarzinom eignen sich für ein solches Vorgehen, da die tumorale Ausbreitung bei beiden Tumorentitäten meist auf das Cavum peritonei begrenzt bleibt. Prinzipiell können über diesen Applikationsweg höhere Zytostatikadosen als bei einer konventionellen systemischen Therapie vor Ort erreicht werden. Es muss allerdings festgehalten werden, dass die i. p. applizierten Therapeutika, bezogen auf die Tumoroberfläche, gewöhnlich eine Eindringtiefe von 1–2 mm nicht überschreiten. Andererseits entfaltet ein Teil der i. p. applizierten Dosis nach langsamer Resorption aus der Peritonealhöhle auch eine **systemische Wirkung**. Das ist nicht nur für den antitumoralen Effekt, sondern auch für das Auftreten von Nebenwirkungen von Bedeutung. Die Resorptionsrate und -geschwindigkeit ist stark substanzabhängig, sodass für Platine im Gegensatz zu Taxanen ähnlich hohe Serumspiegel wie bei einer i. v. Verabreichung erreicht werden können.

Derzeit liegen **drei randomisierte Studien** vor, die auf einen **signifikanten Überlebensvorteil** bei Patientinnen mit fortgeschrittenem Ovarial- und Tubenkarzinom hinweisen, wenn die primäre Chemotherapie teilweise i. p. durchgeführt wird (▣ Tab. 8.1). Die letzte dieser Studien wurde Anfang 2006 publiziert (Armstrong et al. 2006) und hat das National Cancer Institute dazu veranlasst, einen sog. »Clinical Alert« herauszugeben, um sowohl Ärzte als auch Patientinnen über diesen Fortschritt in der primären Behandlung des Ovarial- und Tubenkarzinoms zu informieren.

8.2 Indikation zur intraperitonealen Chemotherapie

Die Indikation zur i. p. Therapie ist bei allen Patientinnen mit einem primär fortgeschrittenen Ovarial-, Tuben- oder Peritonealkarzinom, bei denen ein optimales Debulking (**Tumorrest ≤1 cm**) im Rahmen der **Primäroperation** gelungen ist, gegeben. Es ist anzunehmen, dass auch Patientinnen mit Tumorrest zwischen 1 und 2 cm von einer i. p. Chemotherapie profitieren können. Patientinnen mit einem Tumorrest >2 cm sollte **keine** i. p. Therapie angeboten werden. Das gleiche gilt für das FIGO-Stadium IV. Es ist bisher noch nicht belegt, ob auch Patientinnen mit Frühstadien (FIGO-Stadien I und II) von einer i. p. Verabreichung der Chemotherapie profitieren (Marth et al. 2007).

Derzeit besteht außerhalb von kontrollierten klinischen Studien **keine** Indikation zur i. p. Therapie in der **Rezidivsituation** bei den hier genannten Tumorentitäten.

8.3 Welche Zytostatika können intraperitoneal verabreicht werden?

Die derzeit vorliegenden Daten der drei oben erwähnten Phase-III-Studien (▣ Tab. 8.1) beschränken sich auf **Cisplatin** und **Paclitaxel**. Es liegen zwar auch Daten über die Verträglichkeit von i. p. Applikationen von **Carboplatin,Topotecan** und **Gemcitabin** vor, allerdings fehlt noch der Beweis einer adäquaten Wirksamkeit im Vergleich zur konventionellen i. v. Gabe. Daher ist es derzeit nicht zulässig, diese Substanzen außerhalb von kontrollierten Studienbedingungen i. p. anzuwenden.

In der **klinischen Routine** sollten nur **Cisplatin** und **Paclitaxel** unter Nachahmung der vorliegenden erfolgreichen Studienprotokolle i. p. verabreicht werden.

8.4 Voraussetzungen zur Verabreichung der intraperitonealen Therapie

- Klare **Indikationsstellung** (v. a. Tumorrest) und eindeutiges **histologisches Ergebnis**
- Einwandfrei **funktionierendes Kathetersystem**, d. h. gute Durchlässigkeit, keine Anzeichen für eine lokale Entzündung des umliegenden Gewebes, kein Druckschmerz
- **Keine Adhäsionen**, die einer gleichmäßigen Zytostatikaverteilung entgegenwirken
- Neutrophile Granulozytenanzahl > $1500/mm^3$
- Thrombozytenanzahl >$100.000/mm^3$
- Kreatinin-Clearance >60 ml/min
- Keine Allergien gegen die geplanten Zytostatika

8.5 Kathetersystem und dessen Implantation

Katheterbedingte Probleme können zu zusätzlichen und gefährlichen Nebenwirkungen einer i. p. Therapie führen. Einige dieser Probleme lassen sich durch folgende Erfahrungswerte vermeiden (Marth et al. 2007):

Tab. 8.1 Übersicht über die Eckdaten der drei positiven randomisierten Studien zur intraperitonealen Chemotherapie beim Ovarialkarzinom

Studiengruppe Autoren	FIGO-Stadium, Tumorrest	Patientinnen [n]	Therapiearme	Medianes progressionsfreies Überleben	Medianes Gesamtüberleben	Signifikanz (p-Wert)	Hazard-Ratio (95% Vertrauensintervall)
GOG-WO104/ SG-8501 (Alberts et al. 1996)	III ≤2 cm	546	IP: Cisplatin i. p., Cyclophosphamid i. v. versus IV: Cisplatin i. v., Cyclophosphamid i. v.	Keine Angaben	49 Monate (i. p.) versus 41 Monate (i. v.)	0,02	0,76 (0,61–0,96)
GOG-114 SWOG-9227 (Markman et al. 2001)	III ≤1 cm	462	IP: (2-mal Carboplatin AUC 9 i. v.), danach Cisplatin i. p., Paclitaxel i. v. versus IV: Cisplatin i. v., Paclitaxel i. v.	28 Monate (i. p.) versus 22 Monate (i. v.)	63 Monate (i. p.) versus 52 Monate (i. v.)	0,05	0,81 (0,65–1,00)
GOG-172 (Armstrong et al. 2006)	III ≤1 cm	417	IP: Paclitaxel i. v., Cisplatin i. p., Paclitaxel i. p. (Tag 8) versus IV: Cisplatin i. v., Paclitaxel i. v.	23,8 Monate (i. p.) versus 18,3 Monate (i. v.)	65,6 Monate (i. p.) versus 49,7 Monate (i. v.)	0,03	0,75 (0,58–0,97)

- Richtige Wahl des Port-Systems
- Befolgen definierter Regeln bei der Implantation
- Einhalten von Hygienerichtlinien beim Anstechen der Port-Membran und Nadelentfernung

8.5.1 Wahl des Port-Systems

Mehrere Reservoir-Kathetersysteme stehen zur Verfügung, wobei die Unterschiede nicht das Reservoir, sondern den Katheterschlauch betreffen. Vom Material her sollten die weichen und flexiblen **Silikonschläuche** benutzt werden und nicht die spröden Polyurethan-Katheter, die aufgrund ihrer Starrheit eher zu Darmverletzungen und Perforationen führen können. Die angebotenen i. p. Katheter mit größerem Lumendurchmesser und mehreren seitlichen Perforationen haben den Nachteil, dass in diese Perforationen häufig Fibroblasten einwachsen und dies zu einem narbigen Verschluss und zur Blockade des Katheters führt. Aus diesem Grund sollte den **klassischen intravenösen Port-Systemen** (Katheterlumen 9–10 French) der Vorzug gegeben werden.

! Je größer das Katheterlumen, desto starrer ist seine Beschaffenheit

Theoretisch besteht auch die Möglichkeit einer wiederholten Punktion mit einer **Verres-Nadel** vor jeder Zytostatikainstillation. Dieses Vorgehen wird jedoch von den meisten Experten aufgrund des Aufwands und der wiederholten **Verletzungsgefahr** abgelehnt und sollte besonderen Indikationen vorbehalten bleiben (Ramarajapalli et al. 2011).

Die Verwendung eines Tenckhoff-Katheters zur Peritonealdialyse wird **nicht** empfohlen.

8.5.2 Port-Implantation

Die Implantation des Reservoirs erfolgt 1–2 cm oberhalb des linken oder rechten Rippenbogens und wird dort mit 4 spät oder nicht resorbierbaren Nähten an der Muskulatur und der Faszie befestigt. Durch Untertunnelung der Haut wird der Katheter in Höhe des Nabels gebracht und paraumbilikal in die freie Bauchhöhle geleitet. Es sollten **7–10 cm** des Katheterschlauchs in die Peritonealhöhle ragen.

Zu achten ist auf eine sehr genaue **Überprüfung der Andockstelle des Katheterschlauchs** an den Sicherheitsverschluss des Reservoirs.

Vor dem definitiven Verschluss der Bauchhöhle sollte das System mittels **Heparin 5.000 IE 0,1 ml,** auf 10 ml NaCl 0,9% verdünnt, durchgespült und damit auf seine Funktion und Dichtheit hin überprüft werden.

Häufig wird diskutiert, ob das Kathetersystem im Rahmen der **Primäroperation** oder in einer zweiten chirurgischen Sitzung implantiert werden soll. Die meisten Experten empfehlen das **einzeitige Vorgehen**, es sei denn, es wurde im Rahmen der Primäroperation ein Eingriff am Dickdarm durchgeführt. Aufgrund der hierdurch erhöhten Infektionsgefahr des Kathetersystems sollte in diesen Fällen **zweizeitig** vorgegangen werden. Dieses hat jedoch den Nachteil, dass eine ideale Platzierung des Katheters nicht immer kontrolliert werden kann (Walker et al. 2006).

8.5.3 Anstechen des Kathetersystems

- Anstechen unter **sterilen Kautelen**: sterile Handschuhe, nur sterile Tupfer verwenden
- **Zweimalige großflächige Desinfektion** des Hautgebiets um das Katheterreservoir
- Ausschließlich **Gripper-Nadeln** zum Anstechen der Membran verwenden
- Mit der nicht dominanten Hand Reservoir mit 2 Fingern fixieren und den Port senkrecht anstechen

Bei Blockierung des Systems
- sind Spülversuche mit **großem Druck** wegen der Gefahr einer Diskonnektion des Katheterschlauchs vom Reservoir zu **vermeiden**,
- sollen **keine** Aspirationsversuche (im Gegensatz zu i. v. Port-Systemen) durchgeführt werden, da diese zu einem Ansaugen des Darmes mit Verletzungsgefahr führen.

Nach Abschluss aller geplanten Chemotherapiezyklen ist das Kathetersystem baldmöglichst zu entfernen.

8.6 Intraperitoneales Chemotherapieschema

Das in der Primärbehandlung des Ovarial- und Tubenkarzinoms angewandte i. p. Therapie-Konzept besteht aus einer **i. v. Komponente** und einer **i. p. Komponente**.

Die Dosierungen und der Anwendungsmodus sind an das Protokoll der GOG-172-Studie angelehnt (Tab. 8.2). Allerdings ist die aus der GOG-172-Studie übernommene Dosierung von 135 mg/m^2 und die Applikationsdauer von 24 h der i. v. Gabe von **Paclitaxel** am Tagl strittig. Es ist zu diskutieren, ob nicht die Standard-i. v. Dosierung von 175 mg/m^2 bei einer Applikationsdauer von 3 h Anwendung finden sollte.

8.7 Nebenwirkungen

Die i. p. Chemotherapie muss als eine **nebenwirkungsreiche Behandlungsform** angesehen werden. Während der **Behandlungszeit** ist mit einer signifikant stärkeren Verschlechterung der **Lebensqualität** als unter einer i. v. Therapie zu rechnen. Immerhin haben nur 42% der in den i. p. Arm inkludierten Patientinnen der GOG-172-Studie die gesamte Anzahl der vorgesehenen 6 Zyklen erhalten. Die restlichen Patientinnen sind aufgrund von Nebenwirkungen aus der Studie ausgeschieden.

Die meisten Nebenwirkungen einer i. p. Therapie stehen in Verbindung mit dem **Kathetersystem.** Diese treten am häufigsten während der ersten beiden Zyklen auf. Dabei kann es sich um unkomplizierte **Blockaden des Katheters** (10%) oder seltener um Bildung von verwachsungsbedingten **Pseudozysten** handeln, die eine gleichmäßige Verteilung der Zytostatika verhindern. Die Inzidenz von schweren Grad-3- und Grad-4-katheterbedingten Entzündungen wird in der Cochrane-Analyse mit 13% angegeben. Zu schweren **krampfartigen Bauchschmerzen** kommt es in ca. 20% der Fälle. Auch an lebensbedrohliche Komplikationen wie **Darmperforation** mit Auftreten von wässerigen Diarrhöen nach i. p. Applikation muss gedacht werden. Bei besonders schmächtigen Patientinnen kann es zu einem schmerzhaften Spannungsgefühl der Bauchdecke mit **Völlegefühl und Einschränkung der Atmung** kommen. In solch seltenen Fällen empfiehlt es sich, die Instillationsmenge auf 1500 ml zu reduzieren. Sehr selten wurde auch eine **Metastasierung** entlang des Katheterschlauchs bis in die subkutane Reservoirtasche beschrieben.

Bei **Katheterproblemen** empfiehlt es sich, sofort eine **Durchgängigkeitsprüfung mit Kontrastmittel** auf nuklearmedizinischem Weg durchzuführen. Können derartige Probleme nicht einfach behoben werden, sollte das System ausgebaut und auf eine i. v. Therapie umgestiegen werden. In seltenen Fällen kann eine neuerliche Implantation eines Kathetersystems in Erwägung gezogen werden.

Die Cisplatin-induzierte **Übelkeit** und das **Erbrechen** stellen die häufigsten akuten Nebenwirkungen – auch bei der i. p. Verabreichung – dieser hochemetogenen Substanz dar. Es ist somit von Therapiebeginn an auf eine **intensive antiemetische Prophylaxe** zu achten, um auch einem antizipatorischen Erbrechen vorzubeugen. Eine Kombination eines 5-HT3-Antagonisten mit Dexamethason und dem Neurokinin-1-Rezeptorblocker Aprepitant muss als Standardtherapie angesehen werden. Aufgrund der etwas verzögerten Resorption des Cisplatins aus der Bauchhöhle wird 5-HT3-Antagonisten mit einer längeren Halbwertszeit ein höherer antiemetischer Schutz nach i. p. Applikation von Cisplatin zugeschrieben. Zur effektiven Vermeidung des sog. verzögerten Erbrechens sollte die Standard-Antiemese durch die bewährten Dopaminantagonisten wie Metoclopramid oder Domperidon unterstützt werden (Zeimet et al. 2009).

Eine weitere häufige Nebenwirkung, die **Polyneuropathie**, besteht auch bei i. p. Instillation von Cisplatin. Diese

Tab. 8.2 Dosierungen und Anwendungsmodus in Anlehnung an das Protokoll der GOG-172-Studie (Armstrong et al. 2006)

Schema		
Tag 1	Paclitaxel 175 (135) mg/m^2 während 3 h (oder 24 h)	i. v.
Tag 2	Cisplatin 100 mg/m^2 so schnell wie möglich	i. p.
Tag 8	Paclitaxel 60 mg/m^2 so schnell wie möglich	i. p.
Wiederholung alle 21 Tage		

Verabreichungsprotokoll **Tag1 / Prämedikation**	
5-HT3-Blocker (i. v.) zur Antiemese, Antihistaminikum (i. v.) und Kortikosteroid Dexamethason (Fortecortin 20 mg i. v.)	20 min vor Gabe von Paclitaxel
i. v. Paclitaxel: errechnete Menge Paclitaxel verdünnt in 500 ml NaCl 0,9%	Laufzeit 3h (oder 24 h über Tropfenzähler)
1 Kaps. Ondansetron (Zofran) 4 mg p. o. (abends)	
Prähydrierung während der Nacht 2-mal (1000 ml NaCl 0,9% + 18 ml Cormagnesin + 40 mval KCl)	
Tag 2 / Prämedikation	
1 Amp. Ranitidin (Zantac, Zantic 150 mg i. v.) 250 mg Solu-Dacortin i. v. 20 mg Furosemid (Lasix) i. v.	
1 Kaps. Aprepitant (Emend)125 mg 1 h vor Chemotherapie p. o.	
Beginn der forcierten Diurese: 250 ml Mannit 15%	
Parallel dazu 1 Amp. Ondansetron (Zofran) 4 mg in 100 ml NaCl 0,9%	
i. p. Cisplatin	
Errechnete Menge Cisplatin verdünnt in 2000 ml NaCl 0,9%	Mittels Blutwärmer auf 37°C erwärmen (!) und über das Kathetersystem i. p. instillieren Laufzeit: so schnell wie möglich!! Gripper-Nadel sofort ohne Sog entfernen
Genaue Überwachung der Harnausscheidung und des Blutdrucks während der Chemotherapie	
Nachlauf zur Aufrechterhaltung der forcierten Diurese Sofort nach Cisplatin-Gabe folgende Infusionen parallel i. v. verabreichen	
250 ml Mannit 15% + 500 ml Glukose 5% mit 10 mval KCl + 1000 ml NaCl 0,9% mit 20 mval KCl und 18 ml Cormagnesin	
Danach weitere 2500 ml Flüssigkeit (Glukose 5% oder NaCl 0,9%) mit entsprechender Substitution von KCl und Kalzium sowie zum Schluss ein 5-HT3-Rezeptor-Antagonist als Kurzinfusion	
Tag 8 / Prämedikation	
5-HT3-Rezeptor-Blocker (i. v.) zur Antiemese, Antihistaminikum (i. v.) und Kortikosteroid (i. v.)	20 min vor Gabe von Paclitaxel
Paclitaxel	
i. p. Paclitaxel: errechnete Menge Paclitaxel verdünnt in 2000 ml NaCl 0,9%	Mittels Blutwärmer auf 37°C erwärmen (!) und über das Kathetersystem i. p. instillieren Laufzeit: so schnell wie möglich! Gripper-Nadel sofort ohne Sog entfernen
Auch bei der i. p. Applikation von Paclitaxel ist auf die Notwendigkeit der Verwendung von PVC-freien Infusionsgeräten und die entsprechenden Filter hinzuweisen	

ist signifikant stärker ausgeprägt (19% Grad 3 und 4) als nach i. v. Gabe (9%). Das gilt auch für die Langzeitprognose (>1 Jahr) dieser dosislimitierenden Nebenwirkung (Wenzel et al. 2007).

Auch ist die **Myelotoxizität** bei i. p. Verabreichung der oben angegebenen Kombinationstherapie höher als bei einer i. v. Verabreichung (Grad-3- und Grad-4-Leukopenien bei 76%, Thrombopenien bei 12%). Die Möglichkeit einer prophylaktischen Therapie mit rekombinanten granulozytenkoloniestimulierenden Faktoren (z. B. Filgrastim oder nach Tag 8 auch Pegfilgrastim) sollte großzügig wahrgenommen werden.

Des Weiteren sind noch **renal-metabolische Probleme** bei 27% und das Auftreten von **Fieber** bei 9% als häufige Nebenwirkungen zu nennen.

Im Vergleich zur konventionellen i. v. Chemotherapie ist während der Zeit, in der eine i. p. Chemotherapie durchgeführt wird, mit einer signifikanten Einbuße der **globalen Lebensqualität** zu rechnen. Dieser Unterschied lässt sich 12 Monate nach Therapieabschluss jedoch nicht mehr nachweisen (Wenzel et al. 2007). Aufgrund dieser Beeinträchtigung wird vorgeschlagen, die Therapietauglichkeit von Patientinnen im Vorfeld mittels **FACT-O-Score** zu validieren. Patientinnen mit einem prätherapeutischen FACT-O-Score <90 sollten mittels konventioneller i. v. Chemotherapie behandelt werden.

8.8 Zukunftsaspekte

Aufgrund der hohen Nebenwirkungsrate und der dadurch bedingten hohen Ausfallsrate in den vorliegenden Phase-III-Studien bestehen auch in größeren Zentren noch teils berechtigte, teils auch unberechtigte Einwände gegen eine routinemäßige Durchführung einer i. p. Chemotherapie in der Primärbehandlung des Ovarial- und Tubenkarzinoms (Ozols et al. 2006). Da eine Vielzahl der beobachteten Nebenwirkungen Cisplatin zuzuschreiben ist, gehen die Bestrebungen in den derzeit laufenden randomisierten Studien dahin, Cisplatin durch das wesentlich nebenwirkungsärmere **Carboplatin** zu ersetzen. Sowohl Einzelerfahrungen als auch Ergebnisse von Phase-I- und -II-Studien belegen die weitaus bessere Verträglichkeit einer i. p. Verabreichung von Carboplatin im Vergleich zu Cisplatin (Fujiwara et al. 2005; Krasner et al. 2007). Wirksamkeitsdaten zur i. p. Verabreichung von Carboplatin werden die drei laufenden großen Studien (GOG-252, OV-21/GCIG und iPocc [GOTIC-001/JGOG-3019]) in naher Zukunft liefern. Die genannten Studien werden zudem den Stellenwert der i. p. Chemotherapie in der primären Behandlung des Ovarialkarzinoms neu definieren. So wird in der GOG-252 die Bevacizumab-Erhaltungstherapie einfließen, und in der OV-21/GCIG soll die Wertigkeit der i. p. Therapie nach neoadjuvanter i. v. Chemotherapie und optimalem Intervall-Debulking überprüft werden. Die iPocc Studie vergleicht die i. v. mit der i. p. Verabreichung von Carboplatin in Kombination mit wöchentlich i. v. verabreichtem Paclitaxel (»Dose-dense«-Konzept). Zudem wird diese Studie klären, ob nicht auch Patientinnen mit Tumorrest über 2 cm und mit einem FIGO-Stadium IV von einer i. p. Verabreichung einer Chemotherapie profitieren können.

8.9 Sonderformen der intraperitonealen Therapie

8.9.1 Hypertherme intraperitoneale Chemotherapie (HIPEC)

Bei dieser Therapieform wird eine auf +/-42°C erhitzte zytostatische Lösung einmalig im Rahmen der Primär- bzw. Rezidivchirurgie, entweder in den offenen Bauchraum oder in die provisorisch verschlossene Bauchhöhle appliziert. Die zirkulierende Gabe erfolgt, temperaturkonstant, über ein »in-flow« und »out-flow« Kathetersystem mit angeschlossenem Wärmeaustausch-Perfusor für eine Dauer von max. 90 Minuten. Nach Beendigung der Prozedur werden zurückbleibende Zytostatikareste durch sorgfältige Spülungen aus der Bauchhöhle entfernt. Aus dem Grund der zeitlich begrenzten Applikation können relativ hohe Zytostatikadosen, vor allem bei Carboplatin (bis zu 1000 mg/m^2), bei der HIPEC eingesetzt werden. Vom Prinzip her sollte diese **einmalig durchgeführte Therapieform** durch eine konventionelle i. v. Chemotherapie oder auch durch eine normotherme i. p. Chemotherapie komplettiert werden. Naturgemäß bestehen jedoch Bestrebungen, HIPEC auch mehrfach als geschlossenen Eingriff laparoskopisch durchzuführen. Für das Kolon- und Magenkarzinom stehen drei randomisierte Studien für die intraoperative HIPEC-Einmalgabe zur Verfügung. Sie schreiben dieser Methode eine gewisse Aktivität zu, vorausgesetzt, es gelingt eine totale chirurgische Tumorclearance.

Allerdings ist zu unterstreichen, dass für das Ovarial- und Tubenkarzinom bislang keine ernst zu nehmenden vergleichenden Daten zu den etablierten Therapieverfahren zur Verfügung stehen. Es muss daher davor gewarnt werden, die Resultate zu den gastrointestinalen Tumoren kritiklos für das Ovarialkarzinom zu übernehmen. Beim Letzteren besteht nämlich im Vergleich ein weitaus größeres Ansprechen auf eine systemische Chemotherapie, sowohl primär als auch in der Rezidivsituation. Möglicherweise könnte durch den Einsatz von HIPEC einer betroffenen Patientin eine bewiesenermaßen wirksame Behandlung vorenthalten werden. Insofern ist derzeit die

Anwendung einer HIPEC sowohl in der Primär– als auch der Rezidivtherapie des Ovarial- und Tubenkarzinoms strikt auf kontrollierte klinische Studien zu begrenzen.

8.9.2 Pressurized intraperitoneal aerosol chemotherapy (PIPAC)

Bei dieser Therapieoption werden Zytostatika intraperitoneal mittels **Druck-Vernebler** verabreicht. Durch diese tröpfchenförmige Applikation erhofft man sich eine bessere intraperitoneale Verteilung und ein besseres Eindringen des Zytostatikums in das Tumorgewebe. Da durch dieses Verfahren die Zytostatikadosierung stark reduziert werden kann (z. B. 7,5 mg/m^2 für Cisplatin und 1,5 mg/m^2 für Doxorubicin), erwartet man sich eine bessere Verträglichkeit dieser Therapie. Zurzeit wird die Durchführbarkeit und Wirksamkeit von PIPAC in der »Salvage«-Therapie der ausgeprägten Peritonealkarzinose bei rezidivierten Ovarialkarzinompatientinnen in einer kontrollierten Studie untersucht. In dieser einarmigen Studie wird eine Cisplatin-Doxorubicin PIPAC laparoskopisch alle 6 Wochen für 3 Zyklen appliziert. Da auch diese Methode, ebenso wie die HIPEC, nicht ohne Morbidität und Mortalität einhergeht, muss darauf hingewiesen werden, dass ganz besonders in der Palliativsituation eine sehr kritische Risiko-Nutzen-Abwägung vor einer geplanten Applikation Vorrang hat. Auch eine HIPAC-Anwendung sollte strikt auf kontrollierte klinische Studien begrenzt bleiben.

8.9.3 Intraperitoneale Behandlung des malignen Aszites mit trifunktionalen Antikörpern

Catumaxomab ist ein trifunktionaler Maus-Ratten-Antikörper, der seit 2009 in Europa zur Therapie des malignen Aszites zugelassen ist. Dieser monoklonale Hybridantikörper bindet über EpCAM an Karzinomzellen, über den CD3-Rezeptor an T-Lymphozyten und über die FC-Region am Fc-γ-Rezeptor von akzessorischen Immunzellen (Makrophagen, Monozyten, dendritische Zellen, natürliche Killerzellen). Durch die Bindung kommt es zu einer gegenseitigen Stimulation und Aktivierung von T-Lymphozyten und akzessorischen Immunzellen, was schlussendlich zu einer Lyse bzw. Apopotose der Tumorzellen führt. Kontrollierte klinische Studien konnten belegen, dass bei einer intraperitonealen Applikation dieses trifunktionalen Antikörpers die Aszitesbildung signifikant verringert werden kann und somit das parazentesefreie Intervall von Median 11 Tagen auf Median 46 Tagen signifikant verlängert werden kann. Zudem kann eine exzellente Symptomkontrolle durch diese Therapie bei Aszitespatientinnen erreicht werden (Heiss et al. 2010).

Die i. p. Applikation von Catumaxomab erfolgt nach Ablassen der gesamten Aszitesmenge über eine vom Vertreiber mitgelieferte Punktionsvorrichtung während einer Infusionsdauer von 3 Stunden an 4 Tagen, idealerweise innerhalb eines Gesamtzeitraums von 10 Tagen. Am Tag 0 soll eine Absolutdosis von 10 µg, am Tag 3 von 20 µg, am Tag 7 von 50 µg und am Tag 10 von 150 µg verabreicht werden. Das Kathetersystem soll während des Therapiezeitraums wenn möglich *in situ* bleiben und erst am Tag 11 entfernt werden. Aufgrund der Bildung von HAMA (»human anti-mouse antibodies«) ist diese Therapieform nur als einmaliger Zyklus à 4 Infusionen zugelassen. Es gibt jedoch vereinzelte Mitteilungen, die von einer Wiederholung dieser Behandlung berichten.

Die Verträglichkeit dieses i. p. Therapieansatzes ist gut. Die wesentlichsten Nebenwirkungen sind Bauchschmerzen, Übelkeit, ein Lymphozytenabfall, Fieber und γ-GT-Anstieg. Eine Prämedikation von 1000 mg Paracetamol (oral oder rektal) 30 Minuten vor der Catumaxomab-Gabe ist angezeigt.

Zusammenfassung

Bei der i. p. Therapie handelt es sich um eine **lokoregionäre Tumorbehandlung** mit Zytostatika, die über mehrere Zyklen direkt in die freie Bauchhöhle instilliert werden. Dies geschieht meist über ein subkutan implantiertes Kathetersystem mit Reservoir. Es liegen derzeit drei randomisierte Studien vor, die auf einen **signifikanten Überlebensvorteil** bei Patientinnen mit fortgeschrittenem Ovarial- und Tubenkarzinom hinweisen, wenn die primäre Chemotherapie teilweise i. p. durchgeführt wird. Die Indikation zur i. p. Therapie ist bei allen Patientinnen mit einem primär fortgeschrittenen Ovarial-, Tuben- oder Peritonealkarzinom, bei denen ein optimales Debulking (**Tumorrest ≤1 cm**) im Rahmen der Primäroperation gelungen ist, gegeben. In der klinischen Routine sollten bislang nur Cisplatin und Paclitaxel i. p. verabreicht werden. Die i. p. Chemotherapie muss als eine **nebenwirkungsreiche Behandlungsform** angesehen werden. Während der Behandlungszeit ist mit einer signifikant stärkeren Verschlechterung der Lebensqualität als unter einer i. v. Therapie zu rechnen. Die meisten Nebenwirkungen einer i. p. Therapie stehen in Verbindung mit dem Kathetersystem. Zu schweren krampfartigen Bauchschmerzen kommt es in ca. 20% der Fälle. Auch an lebensbedrohliche Komplikationen wie Darmperforation mit Auftreten von wässerigen Diarrhöen nach i. p. Applikation muss gedacht werden. Die cisplatininduzierte Übelkeit und das Erbrechen stellen die häufigsten akuten Nebenwirkungen auch bei der i. p. Verabreichung dieser hochemetogenen Substanz dar. Auch die Polyneuropathierate ist nach i. p. Therapie höher als nach i. v. Applikation.

Literatur

Alberts DS, Liu PY, Hannigan EV et al. (1996) Intraperitoneal cisplatin plus intravenous cyclophosphamide versus intravenous cisplatin plus intravenous cyclophosphamide for stage III ovarian cancer. N Engl J Med 335: 1950–1955

Armstrong DK, Bundy B, Wenzel L et al. (2006) Intraperitoneal cisplatin and paclitaxel in ovarian cancer. N Engl J 354: 34–43

Fujiwara K, Suzuki S, Ishikawa H et al. (2005) Preliminary toxicity analysis of intraperitoneal carboplatin in combination with intravenous paclitaxel chemotherapy for patients with carcinoma of the ovary, peritoneum, or fallopian tube. Int J Gynecol Cancer 15: 426–431

Heiss MM, Murawa P, Koralewski P et al. (2010) The trifunctional antibody catumaxomab for the treatment of malignant ascites due to epithelial cancer: Results of a prospective randomized phase II/III trial. Int J Cancer 127: 2209–2221

Krasner CN, Seiden MV, Fuller AF et al. (2007) Results of all-intraperitoneal carboplatin and paclitaxel regimen show good tolerability and efficacy for advanced ovarian cancer. Proceedings of the 42nd ASCO Annual Meeting 2007; Abstract 5521

Ozols RF, Bookman MA, du Bois A et al. (2006) Intraperitoneal cisplatin therapy in ovarian cancer: comparison with standard intravenous carboplatin and paclitaxel. Gynecol Oncol 103: 1–6

Markman M, Bundy BN, Alberts DS et al. (2001) Phase III trial of standard-dose intravenous cisplatin plus paclitaxel versus moderately high-dose carboplatin followed by intravenous paclitaxel and intraperitoneal cisplatin in small-volume stage III ovarian carcinoma: an intergroup study of the Gynecologic Oncology Group, Southwestern Oncology Group, and Eastern Cooperative Oncology Group. J Clin Oncol 19: 1001–1007

Marth C, Walker JL, Barakat RR et al. (2007) Results of the 2006 Innsbruck International Consensus Conference on intraperitoneal chemotherapy in patients with ovarian cancer. Cancer 109: 645–649

Ramarajapalli ML, Kilara NG, Subramanyam M et al. (2011) Technique of intraperitoneal chemotherapy using veress needle in patients with ovarian cancer. Int J Gynecol Cancer 21: 1388–1390

Walker JL, Armstrong DK, Huang HQ et al. (2006) Intraperitoneal catheter outcomes in a phase III trial of intravenous versus intraperitoneal chemotherapy in optimal stage III ovarian and primary peritoneal cancer: a Gynecologic Oncology Group Study. Gynecol Oncol 100: 27–32

Wenzel LB, Huang HQ, Armstrong DK et al. (2007) Health-related quality of life during and after intraperitoneal versus intravenous chemotherapy for optimally debulked ovarian cancer: a Gynecologic Oncology Group Study. J Clin Oncol 25: 437–443

Zeimet AG, Reimer D, Radl AC et al. (2009) Pros and cons of intraperitoneal chemotherapy in the treatment of epithelial ovarian cancer. Anticancer Res. 29: 2803–2808

Maligne nichtepitheliale Tumoren des Ovars

Daniel Fink und Mathias K. Fehr

9.1 Häufigkeit

Die malignen, nichtepithelialen Tumoren des Ovars stellen ca. 10% der Ovarialmalignome und sollten klar vom Ovarialkarzinom abgegrenzt werden. Dies gilt sowohl für die Diagnostik als auch für die Therapie. Die beiden wichtigsten Vertreter der malignen nichtepithelialen Ovarialtumoren sind die **Keimzelltumoren** und die **Keimstrang-Stroma-Tumoren**. Weitere, allerdings sehr seltene Vertreter sind z. B. Hilustumoren oder lymphoide Tumoren des Ovars.

9.2 Keimzelltumoren

Maligne Keimzelltumoren stellen ca. 3–5% der malignen Ovarialtumoren; sie repräsentieren jedoch 65–75% aller Ovarialmalignome bei Patientinnen unter 20 Jahren. Im Vergleich zum Ovarialkarzinom weisen sie hohe Langzeitheilungsraten nach Operation und Chemotherapie auf (Gershenson 2007). Als Ursprungszelle wird die primitive omnipotente Keimzelle angesehen, die sich zu Neoplasien mit embryonaler bzw. extraembryonaler Differenzierung entwickeln kann. Entsprechend dieser Potenz zeigen die Tumoren häufig Anteile aller 3 Keimblätter (Ektoderm, Mesoderm, Entoderm), die unterschiedlich ausgereift sind.

Die klinische Symptomatik maligner Keimzelltumoren ist oft unspezifisch. Da ein Aszites im Gegensatz zum Ovarialkarzinom meist fehlt, ist eine Zunahme des Bauchumfangs kaum zu beobachten. In ca. 10% der Fälle wird die Diagnose über ein akutes Abdomen (z. B. Torsion, Ruptur des Ovarialtumors etc.) gestellt. Nicht selten werden diese Tumoren jedoch anlässlich einer Jahreskontrolle per Zufall entdeckt. Laborchemisch sollten bei Verdacht auf einen Keimzelltumor das AFP und HCG im Serum bestimmt werden.

Die Stadieneinteilung erfolgt unabhängig vom histologischen Subtyp analog der FIGO-Klassifikation für das Ovarialkarzinom. In den meisten Fällen ist der Tumor auf das Ovar begrenzt. Fortgeschrittene Erkrankungen finden sich nur bei 10–15% der Patientinnen. Das Staging sollte auch den Ausschluss von Lungen- und Lebermetastasen beinhalten.

9.2.1 Klassifikation von Keimzelltumoren des Ovars

Um die Therapieansätze bei den Keimzelltumoren besser verstehen zu können, wird in Abb. 9.1 deren Histogenese dargelegt.

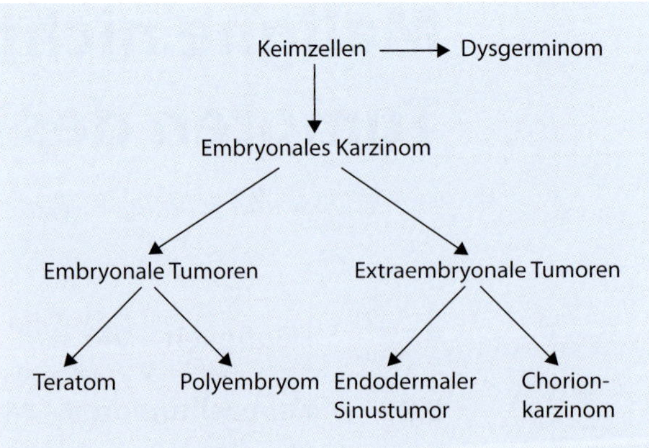

Abb. 9.1 Histogenese der Keimzelltumoren

Das **Dysgerminom** nimmt unter den Keimzelltumoren eine **Sonderstellung** ein, da es histogenetisch gesehen einen eigenständigen Ursprung hat. Somit kann bei den Keimzelltumoren zwischen dem Dysgerminom und den nichtdysgerminalen Keimzelltumoren unterschieden werden. Bei Letzteren spielen das unreife Teratom und der endodermale Sinustumor (EST, maligner Dottersacktumor) die wichtigste Rolle. Gemäß WHO werden die Keimzelltumoren des Ovars wie folgt eingeteilt:

- Dysgerminom
- Teratom
  - Unreif
  - Reif
  - Monodermal
  - Struma ovarii
  - Karzinoid
- Endodermaler Sinustumor (maligner Dottersacktumor)
- Embryonales Karzinom
- Polyembryom
- Chorionkarzinom
- Mischtypen
  - Gonadoblastom: mit Dysgerminom oder anderem Keimzelltumor
  - Keimzell-Keimstrang-Stroma-Tumor: mit Dysgerminom oder anderem Keimzelltumor

Ein Teil der Keimzelltumoren weist endokrine Aktivität auf. Die typischerweise von reinen malignen Keimzelltumoren sezernierten Hormone zeigt Abb. 9.2.

Struma ovarii

Hierbei handelt es sich um einen Tumor aus Schilddrüsengewebe, welches sich von einem reifen Teratom ableitet. Maligne Transformationen sind selten. Die Basistherapie ist eine zumindest einseitige Adnexektomie. Ein intra-

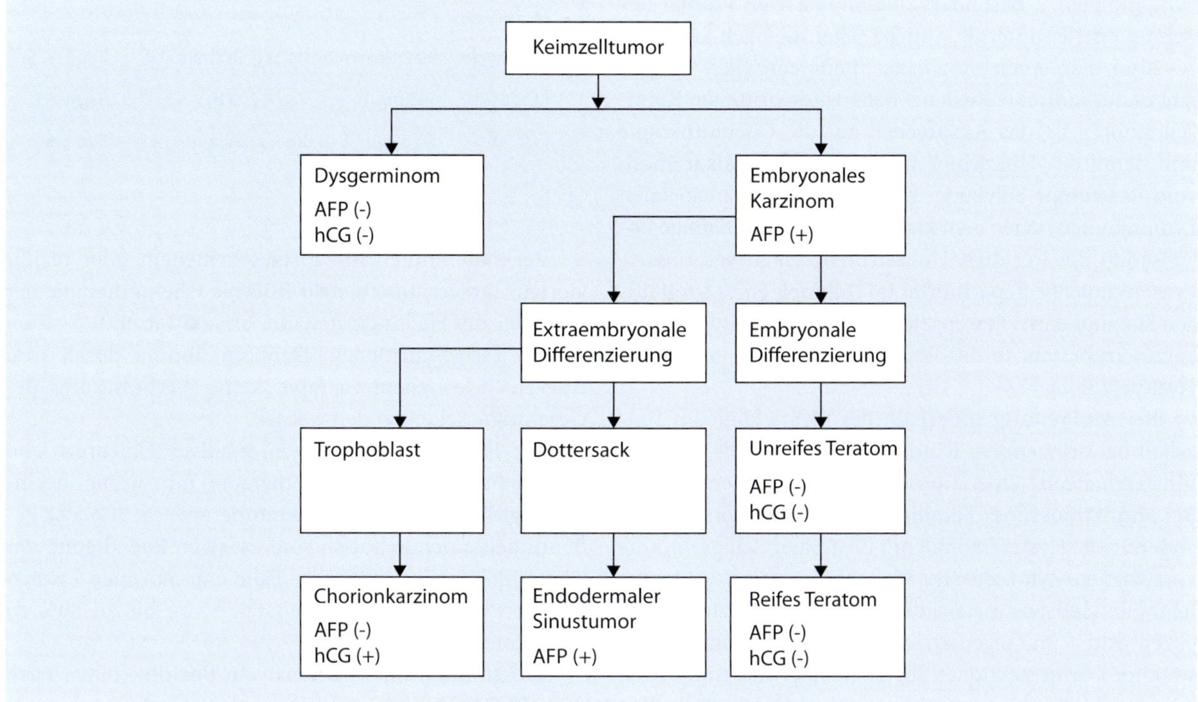

Abb. 9.2 Reine maligne Keimzelltumoren und deren Tumormarker. *AFP* α-Fetoprotein; *HCG* humanes Choriongonadotropin

peritoneales Staging samt Entfernung evtl. metastatischer Herde sollte ebenfalls erfolgen.

Die Schilddrüsenabklärung hinsichtlich eines etwaigen Primärtumors ebendort ist obligat. Im Fall einer Malignität ist eine Thyreoidektomie ± adjuvanter Radiojodtherapie indiziert.

In der Nachsorge ist die regelmäßige Abnahme des Thyreoglobulins im Serum wichtig (Ghander et al. 2006).

9.2.2 Dysgerminom

Mit 30–40% zählt das Dysgerminom zu den am **häufigsten vorkommenden Keimzelltumoren** und ist damit zugleich der am meisten auftretende Ovarialtumor im Kindes-, Jugend- und frühen Erwachsenenalter (zu 80% **vor dem 30. Lebensjahr**). In der **Gravidität** wird es mit 20- bis 30%igem Vorkommen als häufigster maligner Ovarialtumor diagnostiziert.

In ca. 5% der Fälle treten Dysgerminome in Kombination mit abnormen Gonaden auf. Sie zeigen im Gegensatz zu den übrigen malignen Keimzelltumoren, welche nur sehr selten bilateral auftreten, in ca. **10%** einen **bilateralen** Befall.

Sie verursachen meist nur unspezifische Symptome und zeigen oft ein rasches Tumorwachstum. Allerdings sind bei Diagnosestellung 70–80% der Tumoren auf die Ovarien begrenzt, d. h. im FIGO-Stadium I. Die Tumormarker HCG und AFP steigen typischerweise beim reinen Dysgerminom nicht an und würden auf Mischtumoren hinweisen. Hingegen ist beim Dysgerminom typischerweise die Laktatdehydrogenase (**LDH**) erhöht.

Dysgerminome sind *per se* nicht sehr maligne. Sie enthalten oft andere Keimzellelemente, welche dann die Prognose bestimmen (Lai et al. 2005). Die 5-Jahres-Überlebensrate liegt bei reinen Dysgerminomen um 90%, wobei 75% der Rezidive im ersten Jahr nach der Behandlung auftreten (Patterson et al. 2008).

■ Operative Therapie

Sie ist der primäre Therapieschritt. Ziel ist die komplette Tumorresektion und eine adäquate Stadieneinteilung (S3-Leitlinie der AGO 2013). Grundsätzlich ist bei der Schnittführung die mediane Laparotomie zu wählen. Bei unilateralem Befall und Wunsch nach **Erhaltung der Fertilität** erfolgen Entnahme einer Peritonealzytologie, Entfernung der befallenen Adnexe sowie Exploration des Abdomens mit Biopsie verdächtiger Peritonealbefunde. Bei makroskopisch **unauffälligem kontralateralem** Ovar kann wegen einer möglichen Sterilitätsproblematik auf eine Biopsie desselben verzichtet werden. Der Nutzen einer systematischen pelvinen und paraaortalen **Lymphonodektomie** bei unauffälligen Lymphknoten ist ungeklärt (S3-Leitlinie der AGO 2013). Tatsache ist aber, dass die

Lymphknoten – besonders die paraaortalen kranial der A. mesenterica inferior – nicht selten befallen sind (bis zu 20%). Für einen möglichen therapeutischen Nutzen gibt es nur indirekte Evidenz: Bei fortgeschrittenen Keimzelltumoren ist das Ansprechen auf die Chemotherapie und damit das Überleben analog dem Ovarialkarzinom vom **Resttumor** abhängig. Zudem sind die paraaortalen Lymphknoten neben dem kleinen Becken eine häufige Lokalisation des Rezidivs. Unbestritten sollten vergrößerte Lymphknoten v. a. paraaortal im Rahmen eines sorgfältigen Stagings entfernt werden. Im Gegensatz zum Ovarialkarzinom besteht in der Regel keine Indikation für eine Hysterektomie.

Bei Ausbreitung außerhalb des Ovars kann im Einzelfall bei dringendem Kinderwunsch ebenfalls eine fertilitätserhaltende Operation in Betracht gezogen werden. **Bei abgeschlossener Familienplanung** ist allerdings die abdominelle Hysterektomie mit bilateraler Adnexektomie vorzuziehen. Zytoreduktive Maßnahmen mit u. a. Omentektomie sind bei metastatischem Befall indiziert. Hingegen sind – im Gegensatz zum Ovarialkarzinom – aufwändige Darmresektionen zur Erzielung einer kompletten Tumorreduktion aufgrund der sehr wirksamen Chemotherapie nur selten indiziert.

Eine **Second-look-Operation** ist generell nicht indiziert.

▪ Chemotherapie

Sie stellt den zweiten Therapiepfeiler dar. Gerade bei dieser zytostatischen Therapie wurden große Fortschritte erzielt (Cushing et al. 2004; Abdul Razak et al. 2011). Unter der Voraussetzung des **adäquaten chirurgischen Stagings** sowie der Gewährleistung einer sorgfältigen Nachbetreuung kann bei Patientinnen mit reinem Dysgerminom FIGO Ia auf eine postoperative Chemotherapie verzichtet werden (S3-Leitlinie der AGO 2013). In allen anderen Stadien ist hingegen die Indikation für eine Chemotherapie zu stellen. Obgleich es keine direkt vergleichende Arbeit gibt, zeigen die meisten Studien eine Überlegenheit platinhaltiger Kombinationstherapien gegenüber der Kombination **Vincristin/Actinomycin/Cyclophosphamid (VAC)**. Damit gilt heute die Kombination **Bleomycin/Etoposid/Cisplatin (BEP)** in der adjuvanten Therapie über 2–4 Zyklen als Therapiestandard. Als dritte Substanz kommt anstatt Bleomycin auch Ifosfamid infrage (S3-Leitlinie der AGO 2013). Die ausreichende Anzahl der Chemotherapiezyklen ist unklar. Allgemein ist man der Meinung, dass im FIGO-Stadium I sowie nach vollständiger Resektion des Tumors 3 Zyklen ausreichend sind, wohingegen bei postoperativem Resttumor 4(–6) Chemotherapiezyklen unter Berücksichtigung der **Grenzdosis von 270 mg für Bleomycin** wegen der Gefahr der pulmonalen Toxizität anzustreben sind.

Tab. 9.1 BEP-Chemotherapieschema alle 3 Wochen

Bleomycin	30 E Gesamtdosis/Tag als Bolus i. v.	Tag 1, 8, 15
Etoposid	100 mg/m^2 i. v./Tag i. v. (1 h)	Tag 1–5
Cisplatin	20 mg/m^2 i. v./Tag i. v. (30 min)	Tag 1–5

Bei Patientinnen mit fortgeschrittenem oder rezidiviertem Dysgerminom stellt BEP die Chemotherapie der Wahl dar mit Heilungsraten um 90% (Tab. 9.1).

Bei fortgeschrittenen Tumoren konnte durch eine BEP-Hochdosischemotherapie keine Verbesserung des Gesamtüberlebens erzielt werden.

Die Fertilität ist nach konservativer Chirurgie und anschließender BEP-Chemotherapie nur wenig beeinträchtigt. Während unter Chemotherapie ca. 50% der Patientinnen amenorrhoisch sind, ist nach Beendigung der Chemotherapie in >90% der Fälle eine normale Zyklusfunktion mit Schwangerschaftsraten von bis zu 80% zu beobachten.

Patientinnen mit chemonaivem **Rezidiv** sollten nach dem BEP-Schema behandelt werden. Nach Vortherapie mit Platin kann mit VAC-Chemotherapie noch in ca. 40% der Fälle eine Remission erreicht werden.

Vor einer erneuten Chemotherapie ist die Möglichkeit eines wiederholten operativen Tumordebulkings zu prüfen, da die Prognose durch den Tumorrest wesentlich beeinflusst wird.

▪ Radiotherapie

Dysgerminome gelten als strahlensensibel, wobei Dosen von 2500–3500 cGy bereits kurativ sein können. Da die Radiotherapie bei den Frauen im meist reproduktiven Alter jedoch zu einer Beeinträchtigung der hormonellen Funktion des kontralateralen Ovars **und damit der Fertilität bzw. Reproduktionsfähigkeit** führt, hat sie heutzutage ihren Platz in der adjuvanten Therapie weitgehend verloren.

Beim rezidivierenden Dysgerminom kann sie hingegen indiziert sein.

Nachsorge Die Nachkontrollen werden mittels klinischer Untersuchung, Thoraxröntgen, Ultraschall des kleinen Beckens/Abdomens sowie Tumormarkern (LDH, AFP, HCG) – falls diese präoperativ erhöht waren – bzw. Computertomographie des Thorax/Abdomens bei klinischem Rezidivverdacht durchgeführt. Klinische Kontrollen sollen während den ersten 2–3 Jahren alle 3 Monate erfolgen, insbesondere dann, wenn keine adjuvante Chemotherapie verabreicht worden ist.

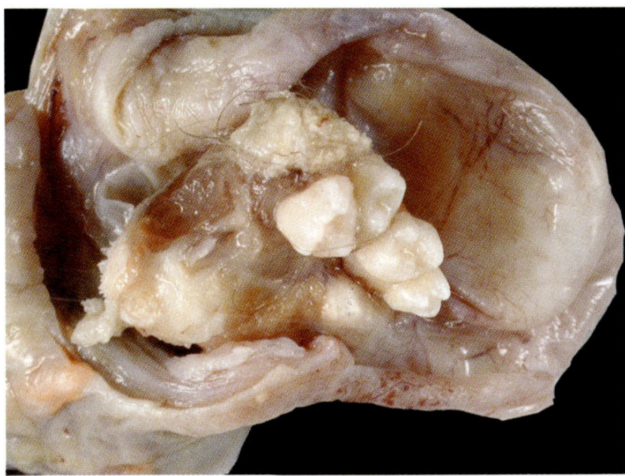

Abb. 9.3 Reifes Teratom des Ovars (Dermoid)

9.2.3 Nichtdysgerminale Keimzelltumoren

Im Folgenden werden die wichtigsten in Kurzform abgehandelt:

Unreifes Teratom des Ovars Es ist maligne und kommt v.a. in der **2. Lebensdekade** vor (Abb. 9.3). Es macht weniger als 1% aller malignen Ovarialtumoren aus, ist jedoch nach dem Dysgerminom der zweithäufigste maligne Keimzelltumor. In weniger als 5% der Fälle findet sich ein bilateraler Befall der Ovarien. Das Teratom umfasst Zellelemente ekto-, meso- und **endo**dermalen Ursprungs mit embryonaler bis ausgereifter Differenzierung. Klinisch verhält sich das unreife Teratom ähnlich wie das Ovarialkarzinom. Es handelt sich um schnell wachsende Tumoren mit erheblicher **intraperitonealer Ausbreitungstendenz**. Die Metastasierung erfolgt bevorzugt in die retroperitonealen Lymphknoten sowie in Leber **und Lunge.**

Bei der histologischen Untersuchung sollte u. a. auf Strukturen des Nervensystems geachtet werden, da ihr Auffinden für die Diagnosestellung sehr hilfreich sein kann. Das **Grading** des malignen Teratoms umfasst:

- Grad 1: kleine Areale mit unreifen, abnormen Zellen und fehlenden oder begrenzt auftretenden neuroepithelialen Zellelementen
- Grad 2: unreife, abnorme Zellen in größeren Arealen bzw. Anwesenheit neuroepithelialer Zellen
- Grad 3: Vorherrschen unreifer, abnormer Zellen oder neuroepithelialer Zellelemente

Das FIGO-Stadium I ist beim unreifen Teratom am häufigsten. In dieser Situation ist unter der Voraussetzung eines **exakten chirurgischen Stagings** die Resektion der **befallenen Adnexe** die Therapie der Wahl. Bei intraperitonealer Ausbreitung ist eine Zytoreduktion indiziert. Mit Ausnahme des malignen Teratoms Grad 1 im FIGO-Stadium Ia ist in allen Fällen eine postoperative **Chemotherapie** mit 3(–4) Zyklen Bleomycin/Etoposid/Cisplatin (BEP; s. oben) indiziert.

Endodermaler Sinustumor (Dottersacktumor) Er ist in der **2. Lebensdekade** am häufigsten und nach Dysgerminom und unreifem Teratom der dritthäufigste maligne Keimzelltumor. Pathognomonisch sind die sog. Schiller-Duval-Körperchen. Der endodermale Sinustumor breitet sich v. a. intraabdominell aus. Typisch ist die Erhöhung des **α-Fetoproteins**, welches damit einen zuverlässigen Tumormarker zur Therapie- und Verlaufskontrolle darstellt.

Nach exaktem **chirurgischem Staging** ist im FIGO-Stadium I eine **unilaterale Adnexektomie** ausreichend. Bei extraovarialer Tumorausbreitung ist eine Zytoreduktion indiziert. Da endodermale Sinustumoren einerseits häufig rezidivieren und andererseits eine hohe Chemosensitivität aufweisen, erhalten alle Patientinnen postoperativ eine **Chemotherapie**. Die Kombination Bleomycin/Etoposid/Cisplatin (BEP) wird wiederum als eine der wirksamsten Chemotherapien angesehen.

Embryonales Karzinom Es ist der am wenigsten ausdifferenzierte Tumor und oft Bestandteil eines gemischten Keimzelltumors. Meist sezernieren embryonale Karzinome **AFP** und **HCG**. Selten können sie Östrogen produzieren und zu einer Pseudopubertas praecox oder unregelmäßigen vaginalen Blutungen führen. Das therapeutische Vorgehen sowohl hinsichtlich Chirurgie als auch Chemotherapie erfolgt analog den Empfehlungen beim endodermalen Sinustumor.

Polyembryom des Ovars Es ist ein sehr seltener Tumor und kommt v. a. bei prämenarchalen Mädchen vor. Die Tumormarker **AFP** und **HCG** können erhöht sein. Das therapeutische Vorgehen erfolgt analog den Empfehlungen beim endodermalen Sinustumor.

Chorionkarzinom des Ovars Das nicht gestationsbedingte Chorionkarzinom ist bezüglich seiner Entstehung von den primär schwangerschaftsassoziierten Formen abzugrenzen. Es ist sehr selten und tritt gewöhnlich **vor dem 20. Lebensjahr** auf. Typischerweise ist der Tumormarker **HCG** erhöht.

Das therapeutische Vorgehen erfolgt analog dem beim endodermalen Sinustumor. Als Chemotherapie kann neben BEP auch die Kombination Methotrexat/Actinomycin/Cyclophosphamid (MAC; ► Kap. 15) gewählt werden, wobei das HCG als idealer Tumormarker zur Therapie- und Verlaufskontrolle dient.

9.3 Keimstrang-Stroma-Tumoren

Sie machen etwa 5–8% der malignen Ovarialtumoren aus. Sie entstehen aus **Keimsträngen** (Granulosazellen, Sertoli-Zellen) und aus **ovarialem Stroma** (Theka-Zellen, Leydig-Zellen, Fibroblasten, Steroidzellen). Sie haben in der Mehrzahl der Fälle ein niedriges malignes Potenzial; letale Verläufe sind selten. Mit Ausnahme der Fibrome sezernieren die meisten Keimstrang-Stroma-Tumoren Steroide. Eine vermehrte Östrogenproduktion kann je nach Lebensalter zu einer Pseudopubertas praecox, zu Zyklus- und Fertilitätsstörungen oder zu einer postmenopausalen Blutung führen. Am häufigsten sind die **Granulosa-Stroma-Zelltumoren**, wobei diese Gruppe neben den eigentlichen Granulosazelltumoren auch Thekome und Fibrome beinhaltet. Letztere sind benigne Tumoren, allerdings können sie selten auch maligne sein. **Fibrosarkome** sind sehr aggressiv und haben eine infauste Prognose. Sowohl die Präsentation als auch die Therapie der malignen Thekome ist ähnlich wie jene beim Granulosazelltumor. Selten können Granulosa-Stroma-Zelltumoren Androgene produzieren und zu einer Virilisierung führen. Aszites findet sich bei ca. 10% der Patientinnen mit Granulosa-Stroma-Zelltumoren, und selten wird auch ein Pleuraerguss bei Fibromen (**Meigs-Syndrom**) beschrieben.

9.3.1 Klassifikation von Keimstrang-Stroma-Tumoren des Ovars

Gemäß WHO werden sie wie folgt eingeteilt:

- Granulosa-Stroma-Zelltumor
  - Granulosazelltumor
    - Adulter Typ
    - Juveniler Typ
  - Tumor der Thekom-Fibrom-Gruppe
    - Thekom
    - Fibrom
    - Fibrosarkom
- Sertoli-Stromazelltumor
  - Sertoli-Zell-Tumor
  - Leydig-Zell-Tumor
  - Sertoli-Leydig-Zell-Tumor
- Gynandroblastom
  - Steroidzelltumor

9.3.2 Granulosazelltumor des Ovars

Granulosazelltumoren machen 5–10% der malignen Ovarialtumoren aus und sind damit die **häufigsten nichtepithelialen Tumoren**. In nur 2% findet sich ein bilateraler Befall. 95% kommen im Erwachsenenalter, v. a. in der Postmenopause vor.

Man unterscheidet **adulte** Granulosazelltumoren (95%), die eine Rezidivrate bis ca. 20% aufweisen von den viel selteneren, prognostisch günstigen **juvenilen** Formen (5%), welche in den ersten zwei Lebensdekaden auftreten und eine Rezidivrate von ca. 5% aufweisen. Treten Granulosazelltumoren vor der Pubertät auf, sind sie in 75% der Fälle wegen der **Östrogenproduktion** mit einer Pseudopubertas praecox vergesellschaftet. Im Reproduktionsalter weisen die meisten Patientinnen vaginale Blutungsstörungen oder eine sekundäre Amenorrhö auf. In der **Postmenopause** stellt nicht selten eine vaginale Blutung das erste Symptom der Erkrankung dar. Granulosazelltumoren finden sich in mindestens 5% der Fälle in Kombination mit einem **Endometriumkarzinom**, und in 25–50% der Fälle sind sie mit einer Hyperplasie des Endometriums assoziiert.

Im Gegensatz zum Ovarialkarzinom treten sie häufig im **FIGO-Stadium I** auf (Zhang et al. 2007). Sie können aber bis 30 Jahre nach der Diagnose noch **rezidivieren**. Die 10-Jahres-Überlebensraten betragen für das FIGO-Stadium I 90%, hingegen für das FIGO-Stadium III nur 0–22%.

Neben den konventionellen Hormonparametern (Gonadotropine, Steroide) ist **β-Inhibin** ein sensitiver Tumormarker. Ein erhöhter Inhibinserumspiegel zusammen mit einer Amenorrhö und Sterilität bei einer prämenopausalen Frau lassen den Verdacht auf einen Granulosazelltumor zu. Ebenso ist das Anti-Müller-Hormon (AMH) im Serum bei Granulosazelltumoren oft erhöht.

Granulosazelltumoren wachsen häufig zu großen zystischen (oft eingebluteten) Tumoren und zeigen nur selten eine hämatogene Metastasierung.

Als ungünstige **Prognosefaktoren** beim Granulosazelltumor gelten:

- Hohes FIGO-Stadium
- Tumorgröße >10 cm
- Postoperativer Resttumor
- Hohe Mitosefrequenz
- Positiver Lymphknotenstatus
- Hohes Grading

Therapie Sie besteht in der Operation, welche, je nach Stadium, mit einer zusätzlichen Chemotherapie ergänzt wird. Nicht selten ist aufgrund einer primär nicht eindeutigen Histologie bei der Schnellschnittuntersuchung ein zweizeitiges operatives Vorgehen notwendig.

Operative Therapie

Primär ist ein **operatives Staging** über einen unteren Längsschnitt mit Entnahme einer Spülzytologie, Inspektion und Palpation der gesamten Bauchhöhle, und Peritonealbiopsien angezeigt (S3-Leitlinie der AGO 2013). Bei alleinigem **unilateralem Ovarbefall** wird eine Adnexektomie mit Schnellschnittuntersuchung durchgeführt. Bei jungen Patientinnen sollte ein fertilitätserhaltendes Vorgehen erwogen werden (S3-Leitlinie der AGO 2013). Bei einer **postmenopausalen** Patientin ist eine abdominelle Hysterektomie mit bilateraler Adnexektomie und infrakolischer Omentektomie auch im FIGO-Stadium Ia indiziert. In einer Serie von 221 Patientinnen mit Granulosazelltumor wurden bei 4,5% **Lymphknotenmetastasen** beobachtet (St. Clair et al. 2010), wobei bei diesen Frühfällen bisher kein positiver Effekt einer systematischen pelvinen und paraaortalen Lymphonodektomie gezeigt werden konnte (Mahdi et al. 2011; S3-Leitlinie der AGO 2013). Bei höherem Stadium ist ein möglichst komplettes Tumordebulking anzustreben. Bei einer Anamnese mit Blutungsstörungen sollte zunächst auch eine diagnostische **Hysteroskopie** mit fraktionierter **Kürettage** erfolgen, um nicht ein mögliches Endometriumkarzinom zu übersehen. Dies ist insbesondere bei einem fertilitätserhaltenden Vorgehen notwendig (S3-Leitlinie der Kommission Ovar der AGO 2013).

Auch beim **intraabdominellen oder retroperitonealen Rezidiv** ist ein operatives Vorgehen meist die Therapie der Wahl (Fotopoulou et al. 2010).

▪ **Chemotherapie**

Ein positiver Effekt einer **adjuvanten Chemotherapie** im FIGO-Stadium Ia–Ib ist beim Granulosazelltumor bisher nicht bewiesen, sodass deren Einsatz in der Regel nicht gerechtfertigt ist. Ebenso ist der Nutzen einer adjuvanten Chemotherapie bei komplett resezierten höheren Stadien unklar (S3-Leitlinie der AGO 2013). Ab dem Stadium Ic bzw. bei **inkomplett resezierten** und/oder metastasierten Granulosazelltumoren sollte eine platinhaltige Chemotherapie erwogen werden (S3-Leitlinie der AGO 2013). Mit der Kombinationschemotherapie Bleomycin/Etoposid/Cisplatin (BEP; ◘ Tab. 9.1) kann in 58–83% der Fälle ein Ansprechen von Metastasen erreicht werden. Ein alternatives Chemotherapieregime ist die Kombination Cyclophosphamid/Adriamycin/Cisplatin (CAP). Der Stellenwert der Taxane in der Chemotherapie wird derzeit untersucht (Brown et al. 2004; Colombo et al. 2007).

▪ **Hormontherapie**

Der Nutzen einer adjuvanten endokrinen Therapie bei kompletter Operation ist nicht belegt. Einzelfälle einer erfolgreichen palliativen Therapie mit GnRH-Analoga bzw. hochdosierten Gestagenen bei rezidivierten, größtenteils platinresistenten Keimstrang-Stroma-Tumoren wurden hingegen berichtet.

▪ **Radiotherapie**

Granulosazelltumoren gelten als strahlensensibel. Allerdings ist der Nutzen einer adjuvanten Radiotherapie bei kompletter Operation nicht belegt. Bei fortgeschrittenen Stadien kann sie hingegen gezielt palliativ eingesetzt werden.

9.3.3 Thekom

Diese Tumoren treten typischerweise bei der **älteren** Frau auf und sind fast immer benigne. Wegen der Östrogenproduktion kommen begleitende Endometriumhyperplasien bis hin zum Endometriumkarzinom vor.

Therapie der Wahl ist die unilaterale Adnexektomie mit fraktionierter Kürettage (bzw. Hysterektomie mit bilateraler Adnexektomie).

9.3.4 Sertoli-Zell-Tumoren

Sie sind sehr selten und fast immer benigne. Die Mehrzahl produziert **Östrogene**. Aufgrund ihrer Größe führen nicht selten abdominale Druckbeschwerden zur Diagnose. Selten ist die Produktion von Renin mit konsekutiver Hypertonie und Hypokaliämie. Therapie der Wahl sind eine **unilaterale Adnexektomie,** Hysteroskopie und fraktionierte Kürettage.

9.3.5 Leydig-Zell-Tumoren

Sie kommen selten vor und sind fast immer benigne. Ein Teil produziert Androgene. Bedingt durch eine periphere Aromatisierung können Endometriumpathologien vorkommen. Therapie der Wahl sind die **unilaterale Adnexektomie**, Hysteroskopie und fraktionierte Kürettage.

9.3.6 Sertoli-Leydig-Zell-Tumor (Androblastom)

Er ist selten. Typisch sind Zyklusstörungen und eine **Androgenisierung**. Bei ca. einem Drittel der Patientinnen besteht eine Virilisierung. Die meisten Fälle werden im FIGO-Stadium Ia diagnostiziert und zeigen ein Überleben von ca. 90%.

Bei den gut differenzierten Sertoli-Leydig-Zell-Tumoren ist die **alleinige Adnexektomie** ausreichend. Bei mäßig und schlecht differenzierten wird ein umfangreiches operatives Staging mit Entnahme von Peritonealbiopsien, infrakolischer Omentektomie sowie pelviner und paraaortaler Lymphonodektomie empfohlen, wobei der Nutzen einer systematischen Lymphonodektomie bisher nicht belegt werden konnte Bei Patientinnen mit metastasierendem Sertoli-Leydig-Zell-Tumor wird eine **platinhaltige Kombinationschemotherapie** eingesetzt.

9.3.7 Gynandroblastom

Es handelt sich um einen äußerst seltene Tumor mit Sertoli-Leydig- und Granulosazellanteilen, der meistens im FIGO Stadium I diagnostiziert wird und eine gute Prognose aufweist.

Zusammenfassung

Die malignen, nichtepithelialen Tumoren des Ovars machen ca. **10% der Ovarialmalignome** aus. Die beiden wichtigsten Vertreter sind die **Keimzelltumoren** und die Keimstrang-Stroma-Tumoren. Bei Ersteren kann zwischen **Dysgerminom** und den nichtdysgerminalen Keimzelltumoren unterschieden werden. Bei den nichtdysgerminalen Keimzelltumoren spielen das unreife Teratom und der endodermale Sinustumor die wichtigste Rolle. Ein Teil der Keimzelltumoren weist endokrine Aktivität auf. Das Dysgerminom ist der häufigste maligne Ovarialtumor im Kindes-, Jugend- und frühen Erwachsenenalter. Bei Keimzelltumoren ist unter der Voraussetzung eines sorgfältigen chirurgischen Stagings die einseitige Adnexektomie mit Erhaltung der Fertilität im FIGO-Stadium Ia möglich. Mit Ausnahme von reinen Dysgerminomen im FIGO-Stadium Ia sowie malignen Teratomen Grad 1 im FIGO-Stadium Ia ist eine **postoperative Chemotherapie** indiziert, wobei die Kombination Bleomycin/Etoposid/Cisplatin (BEP) derzeit als Chemotherapie der Wahl angesehen wird.

Keimstrang-Stroma-Tumoren haben als wichtigsten Vertreter den **Granulosazelltumor**, den häufigsten nichtepithelialen Ovarialtumor. Man unterscheidet adulte Granulosazelltumoren (95%) von den viel selteneren, prognostisch günstigen juvenilen Formen (5%), welche in den ersten zwei Lebensdekaden auftreten. Bei Tumoren mit hohem malignem Potenzial (Granulosazelltumor, Sertoli-Leydig-Zell-Tumor G2/G3) wird ein sorgfältiges operatives Staging inklusive Lymphonodektomie empfohlen. Bei einem fertilitätserhaltenden Vorgehen sollte eine diagnostische Hysteroskopie mit fraktionierter Kürettage durchgeführt werden, um nicht ein mögliches Endometriumkarzinom zu übersehen.

Literatur

Abdul Razak AR, Li L, Bryant A et al. (2011) Chemotherapy for malignant germ cell ovarian cancer in adult patients with early stage, advanced and recurrent disease. Cochrane Database Syst Rev 3: CD007584

Brewer M, Gershenson DM, Herzog CE et al. (1999) Outcome and reproductive function after chemotherapy for ovarian dysgerminoma. J Clin Oncol 17: 2670–2675

Brown J, Shvartsman HS, Deavers MT et al. (2004) The activity of taxanes in the treatment of sex cord-stromal ovarians tumors. J Clin Oncol 22: 3517–3523

Colombo N, Pasma G, Zanagnols V, Insinga A (2007) Management of ovarian stromal cell tumors. J Clin Oncol 25: 2944–2951

Cushing B, Giller R, Cullen JW et al. (2004) Randomized comparison of combination chemotherapy with etoposide, bleomycin and either high-dose or standard-dose cisplatin in children and adolescents with high-risk malignant germ cell tomors: a Pediatric Intergroup Study – Pediatric Oncology Group 9049 and Children's Cancer Group 8882. J Clin Oncol 22: 2691–2700

Fotopoulou C, Savvatis K, Braicu EI et al. (2010) Adult granulosa cell tumors of the ovary: Tumor dissemination pattern at primary and recurrent situation, surgical outcome. Gynecol Oncol 119: 285–290

Ghander C, Lussato D, Delvox B et al. (2006) Incidental diagnosis of struma ovarii after Thyroidectomy for thyroid cancer: Functional imaging studies and follow-up. Gynecol Oncol 102: 378–380

Gershenson D (2007) Management of ovarian germ cell tumors. J Clin Oncol 25: 2938–2943

Hildebrandt RH, Rouse RV, Longacre TA (1997) Value of inhibin in the identification of granulosa cell tumors of the ovary. Human Pathol 28: 1387–1395

Lai CH, Chang TC, Hsueh S et al. (2005) Outcome and prognostic factors in ovarian germ cell malignancies. Gynecol Oncol 96: 784–791

Low JJ, Perrin LC, Crandon AJ et al. (2000) Conservative surgery to preserve ovarian function in patients with malignant ovarian germ cell tumors. A review of 74 cases. Cancer 89: 391–398

Mahdi H, Swensen RE, Hanna R et al. (2011) Prognostic impact of lymphadenectomy in clinically early stage malignant germ cell tumour of the ovary. Brit J Cancer 105: 493–497

Miller BE, Barron BA, Wan JY et al. (1997) Prognostic factors in adult granulosa cell tumor of the ovary. Cancer 79: 1951–1955

Norris HJ, Zirkin HJ, Benson WL (1976) Immature (malignant) teratoma of the ovary. A clinical and pathologic study of 58 cases. Cancer 37: 2359–2372

Patterson D, Murugaesu N, Holden L et al. (2008) A review of the close surveillance polocy for stage I female germ cell tumors of the ovary and other sites. Int J Gynecol Cancer 18: 43–50

Powell JL, Otis CN (1997) Management of advanced juvenile granulosa cell tumor of the ovary. Gynecol Oncol 64: 282–284

Schumer ST, Cannistra SA (2003) Granulosa cell tumor of the ovary. J Clin Oncol 21: 1180–1189

St. Clair C, Herzog T, Medel B et al. (2010) Utility of staging lymphadenectomy in women with granulosa cell tumors of the ovary. Gynecol Oncol 116: S94 (Abstr. 237)

Tangir J, Zelterman D, Ma W et al. (2003) Reproductive function after conservative surgery and chemotherapy for malignant germ cell tumors of the ovary. Obstet Gynecol 101: 251–257

Uygun K, Aydiner A, Saip P et al. (2003) Clinical parameters and treatment results in recurrent granulosa cell tumor of the ovary. Gynecol Oncol 88: 400–403

Williams SD (1998) Ovarian germ cell tumors: an update. Semin Oncol 25: 407–413

Zhang M, Cheung M, Shin J et al. (2007) Prognostic factors responsible for survival in sex cord stromal tumors of the ovary – An analysis of 376 women. Gynecol Oncol 104: 396–400

Metastatische Tumoren im Ovar

Edgar Petru und Christoph Benedicic

10.1 Häufigkeit, Altersverteilung

Metastatische Tumoren im Ovar werden bei etwa einer pro 100.000 Frauen/Jahr gefunden, sie machen damit etwa ein Zehntel aller Malignome des Ovars aus. Das mittlere Erkrankungsalter liegt um das 58. Lebensjahr, beim Magenkarzinom vor dem 50. Lebensjahr (Feng et al. 2013).

10.2 Risikofaktoren

Vorerkrankung eines Karzinoms der **Mamma**, des **Magens**, des **Kolon**, des **Rektum**, des **Pankreas**, der **Appendix**, der **Lunge** oder der **Gallenblase**.

10.3 Screening, Früherkennung

Hierzu wird auf ▶ Kap. 7 verwiesen.

Klinische Symptome und Hinweiszeichen

- Anamnese eines Malignoms der Mamma oder des Gastrointestinaltrakts
- Die meisten Krukenberg-Tumoren treten metachron auf, d. h. nach Diagnose eine Primärtumors anderer Lokalisation als im Ovar
- Stuhlunregelmäßigkeiten (Wechsel Diarrhö und Obstipation, Bleistiftstühle) und/oder Darmblutungen bei primärem Kolonkarzinom
- Meläna (schwarzer Stuhl) bei Magenblutung infolge Magenkarzinom
- Tastbarer Mammatumor?
- Bauchschwellung durch abdominelle Metastasierung und/oder Aszites

Unspezifische Symptome ▶ Kap. 7

10.4 Tumorausbreitung

Krukenberg-Tumoren entstehen wahrscheinlich durch hämatogene Aussaat. Die weitere Ausbreitung erfolgt über die Peritonealhöhle und ist meist mit einer Peritonealkarzinose assoziiert. In mehr als der Hälfte der Fälle treten Krukenberg-Tumoren beidseitig auf (Fujiwara et al. 1995).

Lebermetastasen kommen bei primären Karzinomen des Kolons gehäuft vor.

10.5 Diagnosestellung, präoperatives/prätherapeutisches Staging

Hierzu wird auf ▶ Kap. 7 verwiesen.

Typischerweise bestehen **sonographisch** ein solider Tumor der Adnexe und häufig auch Aszites. Bei einer Mammakarzinompatientin und Vorliegen eines soliden oder solid-zystischen Adnextumors ist die Wahrscheinlichkeit eines Ovarialkarzinoms etwa 3-mal höher als jene einer Metastase des **Mammakarzinoms** im Ovar. Bei bekanntem **Kolonkarzinom** ist beim Vorliegen eines Adnextumors die Wahrscheinlichkeit einer Metastase etwa 3-mal höher als jene eines Sekundärmalignoms des Ovars.

Nicht selten findet sich bei der Primärabklärung **kein Primärtumor**. Die Patientin wird unter dem Verdacht eines Ovarialkarzinoms operiert. Selbst bei exaktem intra- und postoperativem Staging bleibt in etwa einem Drittel der Fälle, v. a. aufgrund der Kleinheit des Primärtumors, dessen Herkunft (lange) unbekannt.

Beim Verdacht auf einen primären **Tumor des Magen-Darm-Trakts** empfiehlt sich präoperativ (bzw. perioperativ) eine gezielte Diagnostik (Gastroskopie, Kolonoskopie, CT oder Ultraschall des Oberbauchs zum Ausschluss von Lebermetastasen). Bei primärem Kolon- und Appendixkarzinom ist meist der Tumormarker CEA erhöht. Dies gilt aber auch für das CA-125 (Herzog et al. 2003; Wright et al. 2004).

Bei pulmonalen Symptomen sollte neben dem Thoraxröntgen zusätzlich ein CT des Thorax erfolgen.

10.6 Stadieneinteilung, Überlebensraten

Krukenberg-Tumoren sind definitionsgemäß metastatische Tumoren anderer Lokalisationen. Deshalb ist hier **kein FIGO-Staging** anzuwenden.

Die **Gesamtüberlebensrate** beträgt bei Krukenberg-Tumoren ca. 10% nach 5 Jahren. Ein Langzeitüberleben >5 Jahre wird nur sehr selten und wenn, dann nach primärem Kolon- oder Appendixkarzinom beobachtet (Feng et al. 2013, Jiang et al. 2009, Herzog et al. 2003, Petru et al. 1992, Pinto et al. 2014).

10.7 Prognosefaktoren

Günstige Prognosefaktoren sind in der Reihenfolge ihrer Relevanz:

- Metastasen von Primärtumoren des Kolon/Rektum und der Appendix
- Intraperitonealer Resttumor <2 cm im Einzeldurchmesser
- Ausschließlicher Beckenbefall
- Höherer Karnofsky-Leistungsstatus

- Einseitiger Befall der Ovarien
- Fehlen von Aszites
- Hoher Differenzierungsgrad
- Metachrones Auftreten vom Metastasen im Ovar (Omranipour u. Abasahl 2009)

10.8 Operative Therapie

Eine exakte intraoperative Exploration des Abdomens per medianer Laparotomie ist unentbehrlich. Meist erfolgt neben der Resektion des Primärtumors, wenn dieser entdeckt wird, – mit Ausnahme bereits massiv im Abdomen metastasierter Fälle – eine beidseitige Adnexexstirpation, Omentektomie (und Hysterektomie). Die Lymphadenektomie hat keinen Stellenwert.

10.9 Histopathologie

Definitionsgemäß wird unter Krukenberg-Tumor eine Ovarialmetastase eines **Schleim produzierenden Siegelringzellkarzinoms des Gastrointestinaltrakts** verstanden. Traditionell wird die Bezeichnung »Krukenberg-Tumor« vielfach für alle Metastasen nichtgenitaler Tumoren im Ovar angewendet. In folgender Häufigkeit sind die Ovarien von **nichtgenitalen Tumoren** metastatisch befallen:

- Mamma
- Magen
- Kolon/Rektum
- Appendix
- Gallenblase, Pankreas
- Lunge

Die Kooperation und fachliche Kommunikation zwischen dem operativ tätigen Gynäkologen und dem Pathologen sind gerade bei dieser Tumorentität besonders wichtig. Der Pathologe sollte unbedingt über die Anamnese (präexistentes Mammakarzinom usw.), die Verdachtsdiagnose, den intraoperativen Situs und die Ergebnisse vorliegender perioperativer Untersuchungen informiert sein.

Bei Ovarialmetastasen des **Mammakarzinoms** ist eine Bestimmung der Hormonrezeptoren bzw. des HER2-neu-Status für die Abstimmung und Wahl der nachfolgenden medikamentösen Antitumortherapie essenziell.

10.10 Chemotherapie und zielgerichtete Therapie

Sie kann mit palliativem Ansatz je nach Lokalisation des Primärtumors (Mamma?, Kolon/Rektum?, Magen?, Lunge?) und der verabreichten Vortherapie erfolgen.

10.11 Hormontherapie, antihormonelle Therapie

10.11.1 Antihormonelle Therapie

Sie ist bei hormonrezeptorpositiven Metastasen des Mammakarzinoms indiziert.

10.11.2 Hormonsubstitution

Bei Metastasen anderer Primärtumoren und nichthormonabhängigen metastatischen Tumoren der Mamma existiert keine Kontraindikation gegen Östrogene (und Gestagene).

In der Palliativsituation und bei starken klimakterischen Symptomen sollte auch beim hormonrezeptorpositiven Mammakarzinom eine Östrogentherapie erwogen werden.

10.12 Radiotherapie

Mit palliativer Zielsetzung kann sie indiziert sein. Beispiele sind blutende Vaginalrezidive, schmerzhafte Beckenrezidive oder Lymphödeme der unteren Extremitäten infolge Infiltration der Beckenorgane.

10.13 Nachsorge

Patientinnen mit Krukenberg-Tumoren benötigen aufgrund ihrer fortgeschrittenen Erkrankung eine kontinuierliche Betreuung mit palliativ-symptomatischen und/oder antineoplastischen Maßnahmen.

Zusammenfassung

Metastatische Tumoren im Ovar treten bevorzugt nach Mamma-, Kolorektal- oder Magenkarzinom auf. Die operative Therapie ist palliativ mit beidseitiger Adnexektomie, Omentektomie (und Hysterektomie). Günstige Prognosefaktoren stellen v. a. Primärtumoren des Kolons und der Appendix sowie der Mamma, postoperative Resttumoren unter 2 cm, die ausschließliche Tumorausbreitung im Becken, ein guter Karnofsky-Leistungsstatus sowie das metachrone Auftreten der Metastase im Ovar dar.

Literatur

Feng Q, Pei W, Zheng Z, Bi J, Yuan X (2013) Clinicopathologic characteristics and prognostic factors of 63 gastric cancer patients with metachronous ovarian metastasis. Cancer Biol Med 10: 86–91

Fujiwara K, Ohishi Y, Koike H et al. (1995) Clinical implications of metastases to the ovary. Gynecol Oncol 59: 124–128
Herzog T, Wright D, Powell M et al. (2003) Appendiceal tumors mimicking ovarian cancer. Proc ASCO 22: 491
Jiang R, Tang J, Cheng X, Zang R (2009) Surgical treatment for patients with different origins of Krukenberg tumors: outcomes and prognostic factors. Eur J Surg Oncol 35: 92–97
Morrow M, Enker W (1984) Late ovarian metastases in carcinoma of the colon and rectum. Arch Surg 119: 1135–1388
Omranipour R, Abasahl A (2009) Ovarian metastases in colorectal cancer. Int J Gynecol Cancer 19: 1524–1528
Petru E, Pickel H, Heydarfadai M et al. (1992) Nongenital cancer metastatic to the ovary. Gynecol Oncol 44: 83–86
Pinto C, Pini S, Di Fabio F et al. (2014) Treatment strategy for rectal cancer with synchronous metastasis: 65 consecutive Italian cases from the Bologna multidisciplinary rectal cancer group. Oncology 86: 135–142
Wright J, Powell M, Mutch D et al. (2004) Synchronous ovarian metastases at the time of laparotomy for colon cancer. Gynecol Oncol 92: 851–855

10

Maligne Tumoren der Tube

Ossi R. Köchli, Edgar Petru und Bernd-Uwe Sevin

11.1 Häufigkeit, Altersverteilung

Das Tubenkarzinom macht ca. 0,3% aller gynäkologischen Malignome aus. Seine Inzidenz liegt bei 0,4/100.000 Frauen. Der Altersgipfel liegt zwischen 60 und 65 Jahren.

11.2 Risikofaktoren

- Brustkrebsgenmutation **BRCA-1** häufiger als BRCA-2: ca. 30% der Patientinnen mit Tubenkarzinom sind positiv (Vicus et al. 2010)
- Höheres Lebensalter
- Infertilität, Nulliparität bzw. niedrige Parität

Obwohl das Tubenkarzinom in ca. einem Drittel mit einer Tubeninfektion assoziiert ist, gilt die Adnexitis nicht als Risikofaktor.

11.3 Screening, Früherkennung

Ein Screening ist wegen der relativen Seltenheit nicht sinnvoll. Es wird im Frühstadium meist nur im Rahmen einer gynäkologischen Routineuntersuchung durch Palpation eines Adnextumors und/oder Vaginalsonographie und/oder Erhöhung des Tumormarkers CA-125 erkannt (▶ Kap. 7). Die Unterscheidung zwischen Tuben- und Ovarialkarzinom ist weder möglich noch klinisch relevant.

Klinische Symptome des Tubenkarzinoms

Im Gegensatz zum Ovarialkarzinom bewirken Tubenkarzinome häufig eine **frühere klinische Symptomatik**, weshalb sie öfter in früheren Stadien entdeckt werden. Typisch sind:

Unterbauchschmerzen: 60–70% aller Tubenkarzinome werden bereits im Stadium I oder II entdeckt, da die Expansion der Tube Schmerzen verursacht, die die Patientin zum Aufsuchen eines Arztes veranlasst

- Abnorme vaginale Blutung
- Abnormer **vaginaler Fluor**, oft wässrig-weißlich; pathognomonisch ist der seltene Hydrops tubae profluens, der eine plötzliche massive Entleerung einer Hydrosalpinx in die Vagina beschreibt
- Zunahme des **Bauchumfangs** (v. a. durch Aszites), Meteorismus, Obstipation, Dyspnoe, Appetitlosigkeit und Oberbauchbeschwerden bei fortgeschrittenen Fällen

11.4 Tumorausbreitung

Sie erfolgt ähnlich jener beim Ovarialkarzinom
- Peritonealoberflächen
- Lymphogen

Die lymphatische Dränage der Tube erfolgt in erster Linie via Ligg. infundibulopelvica. Dieser Umstand ist primär für das häufige (frühe) Auftreten von **paraaortalen Metastasen** verantwortlich. Bei bis zu 40% der Frauen treten diese ohne den gleichzeitigen Befall der pelvinen Lymphknoten auf (Cormio et al. 1996).

11.5 Diagnosestellung, präoperatives Staging

Eine präoperative Unterscheidung zwischen primärem Tubenkarzinom und Ovarialkarzinom ist nicht möglich.
- Palpabler Adnextumor analog dem Ovarialkarzinom (▶ Kap. 7)
- Sonographie (▶ Kap. 7), evtl. Saktosalpinx, häufig Aszites
- Häufig Erhöhung des Tumormarkers CA-125
- Beim Tubenkarzinom in 5–10% pathologischer Zervixabstrich mit Adenokarzinomzellen ohne Pathologie des Uterus
- Bei Blutungsstörungen diagnostische Hysteroskopie und getrennte Kürettage zum Ausschluss eines Uteruskarzinoms

11.6 Stadieneinteilung, stadienabhängige Häufigkeitsverteilung und Überlebensraten

Im Vergleich zum Ovarialkarzinom liegen die Überlebensraten beim Tubenkarzinom in den Stadien I und II im Trend niedriger (Rosen et al. 1994), während sie in den Stadien III und IV ähnlich (schlecht) sind (Moore et al. 2007; ◘ Tab. 11.1).

11.7 Prognosefaktoren

Die wesentlichen **günstigen** Prognosefaktoren sind
- Niedriges Tumorstadium
- Fehlende oder geringe Resttumorgröße
- Anwendung einer platinhaltigen Chemotherapie bei fortgeschrittenen Stadien (Peters et al. 1988)
- Lebensalter <60 Jahre (Wolfson et al. 1998)

Tab. 11.1 FIGO- und TNM-Stadien beim primären Tubenmalignom, Häufigkeitsverteilung und 5-Jahres-Überlebensraten in Abhängigkeit vom Tumorstadium entsprechend dem aktuellen FIGO Annual Report

FIGO	TNM	Tumorausbreitung	Häufigkeit [%]	5-Jahres-Überleben [%]
0	Tis	Carcinoma in situ	–	–
I	T1	Tumor auf die Tube(n) beschränkt	–	–
Ia	T1a	Tumor auf eine Tube beschränkt, kein Serosadurchbruch, kein Aszites	16	79
Ib	T1b	Tumor auf beide Tuben beschränkt, kein Serosadurchbruch, kein Aszites	4	75
Ic	T1c	Tumor auf eine oder beide Tuben beschränkt, Ausdehnung bis zur Tubenserosa oder darüber hinaus bzw. maligne Zellen im Aszites oder in der Peritonealzytologie	10	88
II	T2	Tumor auf eine oder beide Tuben beschränkt, Ausbreitung im Becken	–	–
IIa	T2a	Ausbreitung und/oder Metastasen im Uterus und/oder den Ovarien	9	61
IIb	T2b	Ausbreitung auf andere Beckenstrukturen	8	80
IIc	T2c	Ausbreitung im Becken mit malignen Zellen im Aszites oder der Peritonealzytologie	8	64
III	T3 und/oder N1	Tumor befällt eine oder beide Tube(n), Peritonealmetastasen außerhalb des Beckens und/oder positive regionale Lymphknoten	–	–
IIIa	T3a	Mikroskopische Peritonealmetastasen außerhalb des Beckens	5	57
IIIb	T3b	Makroskopische Peritonealmetastasen außerhalb des Beckens mit einem maximalen Durchmesser ≤2 cm	9	57
IIIc	T3c und/oder jedes T+N1	Peritonealmetastasen >2 cm im größten Durchmesser und/oder positive retroperitoneale Lymphknoten	25	38
IV	M1	Fernmetastasen (exklusive Peritonealmetastasen)	8	33

- Hoher Differenzierungsgrad (Gadducci et al. 2001)
- Niedriger prätherapeutischer CA-125-Wert (Hefler et al. 2000)
- Fehlende intraoperative Tumorruptur im Stadium I (Baekelandt et al. 2000)

11.8 Operative Therapie

Die Therapierichtlinien für das Tubenkarzinom entsprechen grundsätzlich jenen des Ovarialkarzinoms (▶ Kap. 7). Eine maximale zytoreduktive Operation steht im Mittelpunkt des Therapiekonzepts.

11.8.1 Prophylaktische Adnexexstirpation bei BRCA-1-/-2-Mutation bzw. hoher familiärer Belastung

Nach Abschluss der Familienplanung ist diese Maßnahme bei nachgewiesener BRCA-Mutation sinnvoll, da insbesondere das **Fimbrienende** der Tube eine bevorzugte Tumorlokalisation darstellt. Eine Multicenterstudie hat gezeigt, dass die prophylaktische risikoreduzierende Adnexektomie bei BRCA-1- und BRCA-2-Trägerinnen nicht nur für Brustkrebs, sondern auch für andere gynäkologische Krebsarten (Ovar, Tube und Peritoneum) von Bedeutung sein dürfte (Knauff et al 2008). Der sorgfältigen histologischen Untersuchung des Fimbrienendes kommt eine große Bedeutung zu. Es ist bei klinisch unauffälligen Adnexen bei ca. 1% ein invasives Tubenkarzinom und bei 6% eine tubare intraepitheliale Neoplasie zu erwarten (Mingels et al. 2012).

11.9 Histopathologie

Ein primäres Tubenmalignom ist seltener als ein **metastatischer Befall** dieses Organs, v. a. bei primärem Ovarial- und Endometriumkarzinom.

Für die **Diagnose eines primären Karzinoms der Tube** sollten folgende Kriterien erfüllt sein:

- Hauptanteil des Tumors betrifft die Tube
- Mikroskopisch ist hauptsächlich die Tubenmukosa befallen
- Histologischer Nachweis des Übergangs von benignem zu malignem Epithel
- Nachweis papillärer Strukturen
- Ausschluss einer tuberkulösen Salpingitis
- Zellen sollten jenen der Endosalpinx ähnlich sein
- Bei zusätzlichem Befall der Ovarien und/oder des Uterus sollten die Tumoren dieser Lokalisationen kleiner als die der Tube(n) sein

Der Großteil der Karzinome tritt in den beiden distalen Dritteln der Tube auf. Ähnlich dem Ovarialkarzinom weisen Tubenkarzinome am häufigsten eine **serös-papilläre** Histologie auf. Bei BRCA-Mutation sind meist die Fimbrien befallen. In absteigender Reihenfolge werden ein **endometrioides, klarzelliges oder undifferenziertes** Karzinom beobachtet.

Beim **Karzinosarkom**, das ca. 3% aller Tubenkarzinome ausmacht, handelt es sich, analog dem Ovarialkarzinom, um eine besonders aggressiv verlaufende Erkrankungsform.

11.10 Chemotherapie

Wegen der relativen Seltenheit des Tubenkarzinoms und des Fehlens randomisierter Studien sind nur begrenzt Aussagen zu ihrer Wirksamkeit möglich. Die meisten Erfahrungen bestehen mit einer **platinhaltigen Kombinationschemotherapie**. Das Tubenkarzinom gilt dem Ovarialkarzinom vergleichbar als **chemosensibel**. An den meisten Kliniken wird es **analog dem Ovarialkarzinom** mit Carboplatin und einem Taxan zytostatisch therapiert (Kennedy et al. 2000; ▶ Kap. 7).

11.11 Hormontherapie

Sie spielt beim Tubenkarzinom keine Rolle. Es gibt auch keine Studien, die bei belastenden Wechseljahresbeschwerden gegen eine **Hormonsubstitution** nach Primärtherapie des Tubenkarzinoms sprechen.

11.12 Radiotherapie

Im Stadium I konnte für die adjuvante Radiotherapie des Beckens in einer retrospektiven Studie mit 51 Patientinnen ein Vorteil gegenüber der Chemotherapie nachgewiesen werden (Klein et al. 1994). Die Strahlentherapie spielt beim **fortgeschrittenen Tubenkarzinom** nur eine geringe Rolle. Es gelten ähnliche Überlegungen wie beim Ovarialkarzinom (▶ Kap. 7). In der **Palliativsituation**, z. B. bei schmerzhaftem Beckenrezidiv, großen supraklavikularen Lymphknotenmetastasen oder Gehirnmetastasen hat die Radiotherapie, ähnlich wie beim Ovarialkarzinom, einen wesentlichen palliativen Stellenwert.

11.13 Nachsorge

Es gelten die Richtlinien des Ovarialkarzinoms (▶ Kap. 7). Bei der Überwachung des Krankheitsverlaufs ist v. a. die Beachtung **klinischer Symptome** und des Tumormarkers **CA-125** wertvoll.

11.14 Rezidive, Metastasen

Peritoneale Rezidive, vorwiegend im Oberbauch, treten doppelt so häufig wie pelvine Rezidive oder Fernmetastasen auf (Wolfson et al. 1998). In gut einem Drittel der Fälle bestehen **extraperitoneale Rezidive** isoliert oder in Kombination mit peritonealen Rezidiven. Bevorzugt sind dabei **periphere Lymphknoten** inguinal, supraklavikular, axillar oder mediastinal befallen (Gadducci et al. 2001; Semrad et al. 1986). Seltener kommen **Fernmetastasen** in Lunge, Pleura, Leber, Vagina und dem Gehirn vor (Semrad et al. 1986). Auch beim Tubenkarzinom sind **platinsensitive Rezidive**, die später als 6 Monate nach Abschluss einer platinhaltigen Therapie auftreten, prognostisch günstiger als **platinresistente** mit einem therapiefreien Intervall <6 Monaten oder gar **platinrefraktäre Rezidive**, die während der ersten platinhaltigen Chemotherapie auftreten, einzustufen (▶ Kap. 7). Auch beim Rezidiv werden Einzelsubstanzen oder Zytostatikakombinationen analog dem Ovarialkarzinom eingesetzt (Dunton u. Neufeld 2000).

Zusammenfassung

Das Tubenkarzinom macht ca. 0,3% aller gynäkologischen Malignome aus. Im Gegensatz zum Ovarialkarzinom bewirkt es häufig eine frühere klinische Symptomatik, weshalb Tubenkarzinome öfter in früheren Stadien entdeckt werden. Es breitet sich über das Peritoneum und bevorzugt auch lymphogen aus. Die lymphatische Dränage der Tube erfolgt in erster Linie via Ligg. infundibulopelvica.

Bei bis zu 40% der Frauen treten paraaortale Metastasen ohne gleichzeitigen Befall der pelvinen Lymphknoten auf. Eine maximale zytoreduktive Operation steht, wie beim Ovarialkarzinom, im Mittelpunkt des Therapiekonzepts. Die Chemotherapie des Tubenkarzinoms erfolgt wie beim Ovarialkarzinom mit platinhaltigen Kombinationen. Bei der Überwachung des Krankheitsverlaufs ist v. a. die Beachtung klinischer Symptome und des Tumormarkers CA-125 wertvoll.

Literatur

Baekelandt M, Nesbakken A, Kristensen G et al. (2000) Carcinoma of the fallopian tube. Cancer 89: 2076–2084

Cormio G, Lissoni A, Maneo A, Marzola M, Gabriele A, Mangioni C (1996) Lymph node involvement in primary carcinoma of the fallopian tube. Int J Gynecol Cancer 6: 405–409

Dunton CJ, Neufeld J (2000) Complete response to topotecan of recurrent fallopian tube carcinoma. Gynecol Oncol 76: 128–129

Gadducci A, Landoni F, Sartori E et al. (2001) Analysis of treatment failures and survival of patients with fallopian tube carcinoma: a cooperation task force study. Gynecol Oncol 81: 150–159

Hefler L, Rosen A, Graf A et al. (2000) The clinical value of serum concentrations of cancer antigen 125 in patients with primary fallopian tube carcinoma. Cancer 89: 1555–1560

Kennedy A, Markman M, Webster K et al. (2000) Combination chemotherapy of ovarian and fallopian tube cancers and primary peritoneal carcinoma with carboplatin and docetaxel. Proc ASCO 19: 395a

Klein M, Rosen A, Graf A et al. (1994) Primary fallopian tube carcinoma – a retrospective survey of 51 cases. Arch Gynecol Obstet 255: 141–146

Knauff ND, Kauff ND, Domchek SM, Friebel TM et al. (2008) Risk-reducing salpingo-oophorectomy for the prevention of BRCA1- and BRCA2-associated breast and gynecologic cancer: a multicenter, prospective study. J Clin Oncol 26: 1331–1337

Mingels M, Roelofsen T, van der Laak J et al. (2012) Tubal epithelial lesions in salpingo-oophorectomy specimens of BRCA-mutation carriers and controls. Gynecol Oncol 127: 88–93

Moore K, Moxley K, Fader A et al. (2007) Serious fallopian tube carcinoma: A retrospective, multi-institutional case-control comparison to serious adenocarcinoma of the ovary. Gynecol Oncol 107: 398–403

Peters W, Andersen W, Hopkins M, Kumar N, Morley G (1988) Prognostic features of carcinoma of the fallopian tube. Obstet Gynecol 71: 757–762

Rosen A, Sevelda P, Klein M et al. (1994) A comparative analysis of management and prognosis in stage I and II fallopian tube carcinoma and epithelial ovarian cancer. Br J Cancer 69: 577–579

Semrad N, Watring W, Fu YS, Hallatt J, Ryoo M, Lagasse L (1986) Fallopian tube adenocarcinoma: common extraperitoneal recurrence. Gynecol Oncol 24: 230–235

Vicus D, Finch A, Cass I (2010) Prevalence of BRCA 1 and BRCA 2 germ line mutations among women with carcinoma of the fallopian tube. Gynecol Oncol 118: 299–302

Primäres Karzinom des Peritoneums

Ossi R. Köchli, Edgar Petru und Bernd-Uwe Sevin

Das primäre Karzinom des Peritoneums wird auch als serös-papilläres Karzinom des Oberflächenepithels des Ovars, **extraovarielles papilläres seröses Karzinom**, »normal-sized« Ovarialkarzinomsyndrom, multifokales extraovarielles seröses Karzinom oder papillärer seröser Tumor der Peritonealoberfläche bezeichnet. Es wird angenommen, dass sich das primäre Peritonealkarzinom vom embryonalen Zölomepithel mit dem Potenzial der Müller-Gänge ableitet. Den Fimbrien der Tuben kommt bei der Entstehung offenbar eine besondere Bedeutung zu (▶ Abschn. 11.8.1). Serös-papilläre Peritonealkarzinome können auch nach beidseitiger Ovarektomie auftreten.

Das primäre Peritonealkarzinom ist vom **Pseudomyxoma peritonei** abzugrenzen, mit dem es biologisch keine Assoziation gibt (▶ Abschn. 12.9).

12.1 Häufigkeit, Altersverteilung

Das primäre serös-papilläre Karzinom des Peritoneums (PSPCP) kommt im Vergleich zum serös-papillären Ovarialkarzinom 7- bis 12-mal seltener vor (Dalrymple et al. 1989; Fromm et al. 1990). Patientinnen mit PSPCP sind mit einem mittleren Erkrankungsalter von ca. 65 Jahren älter als jene mit Ovarialkarzinom (Bloss et al. 2003). Nur wenige Studien beschreiben den Krankheitsverlauf von mehr als 30 Patientinnen mit PSPCP (Bloss et al. 1993; Dalrymple et al. 1989; Fromm et al. 1990; Ransom et al. 1990).

12

12.2 Risikofaktoren

Folgende Risikofaktoren sind identifiziert:
- Höheres Lebensalter
- Späte Menarche
- Mutation des Brustkrebsgene BRCA 1 und BRCA 2

12.3 Screening, Früherkennung

Ein Screening ist wegen der Seltenheit des Peritonealkarzinoms nicht indiziert. Zur Früherkennung sei auf ▶ Kap. 7 verwiesen.

Klinische Symptome des primären Peritonealkarzinoms
Sie entsprechen prinzipiell jenen der malignen epithelialen Tumoren des Ovars, Unterbauchschmerzen treten jedoch häufiger auf (▶ Kap. 7).

12.4 Tumorausbreitung

Sie erfolgt im Peritonealraum und entlang der retroperitonealen Lymphknotenbahnen und entspricht jener beim Ovarialkarzinom (▶ Kap. 7).

12.5 Diagnosestellung, präoperatives Staging

Im Vergleich zum Ovarialkarzinom ist die Aszitesmenge bei der Diagnosestellung meist größer, und es findet sich seltener ein palpabler Adnextumor (Barda et al. 2004; Ransom et al. 1990). Im Übrigen gelten die Feststellungen, die in ▶ Kap. 7 getroffen wurden.

12.6 Stadieneinteilung, Häufigkeitsverteilung und Überlebensraten

Die Stadieneinteilung erfolgt nach den Kriterien beim Ovarialkarzinom (▶ Kap. 7). Die meisten Peritonealkarzinome werden mit einer Tumorausdehnung kranial des Beckens (Stadium III und IV bezogen auf die FIGO-Stadien des Ovarialkarzinoms) diagnostiziert. Die Gesamt-5-Jahres-Überlebensrate liegt zwischen 15 und 25% (Bloss et al. 1993; Dalrymple et al. 1989; Fowler et al. 1994; Fromm et al. 1990; Ransom et al. 1990).

12.7 Prognosefaktoren

Prognostisch günstig sind folgende Faktoren
- **Resttumorgröße** Null bzw. <1 cm (Ransom et al. 1990)
- Anwendung **platin- und taxanhaltiger Chemotherapien** (Oyan et al. 2003; Fowler et al. 1994; Fromm et al. 1990; Ransom et al. 1990; Mendevil et al. 2008)
- Anwendung einer **Kombinationschemotherapie** (Fromm et al. 1990; Mendevil et al. 2008)

Die Prognose von Patientinnen mit primärem Peritonealkarzinom unterschied sich in kontrollierten Fallstudien nicht von jener mit primärem Ovarialkarzinom (Bloss et al. 1993; Dalrymple et al. 1989; Ransom et al. 1990).

12.8 Operative Therapie

Die **maximale Zytoreduktion** mit dem Erreichen makroskopischer Tumorfreiheit (R0) stellt, wie beim Ovarialkarzinom (▶ Kap. 7), das chirurgische Therapieziel dar. Nach einer medianen Laparotomie sollten die Patientinnen, wie beim primären Ovarialkarzinom, einer abdominalen Hysterektomie, beidseitigen Adnexexstirpation, Omentektomie, Entfernung des tumorös befallenen Peritoneums, Appendektomie und einer retroperitonealen Lymphadenektomie unterzogen werden.

Bei 81 Patientinnen, die sich nach adjuvanter Chemotherapie in kompletter klinischer Remission befanden, wurde bei der **Second-look-Operation** nur bei 12–27% histopathologisch Tumorfreiheit nachgewiesen (Fowley et al. 1994; Fromm et al. 1990; Ransom et al. 1990). Der prognostische Wert einer **retroperitonealen Lymphadenektomie** ist trotz des häufigen Befalls der pelvinen und paraaortalen Lymphknoten beim primären Peritonealkarzinom noch ungeklärt (Fromm et al. 1990; Dubernard et al. 2005). Nach optimaler Zytoreduktion im Peritonealraum (kein Resttumor) erscheint jedoch eine retroperitoneale Lymphadenektomie indiziert.

12.9 Histopathologie

Histologisch gleicht das Peritonealkarzinom dem **serös-papillären** Ovarialkarzinom. Die Ovarien zeigen jedoch entweder überhaupt keinen oder lediglich einen mikroskopischen Tumorbefall. Die Diagnose »primäres Peritonealkarzinom« sollte beim Vorliegen einer pelvinen und/oder abdominellen Karzinomatose erst **nach Ausschluss** eines serös-papillären Karzinoms des Ovars, des Endometriums und des Pankreas gestellt werden. Immunhistochemische Färbungen unterstützen den Pathologen bei der Differenzialdiagnose. Zirka 60% der PPSPC sind HER2/neu-positiv.

Das seltene **Pseudomyxoma peritonei** oder der »Gallertbauch« ist als klinische Entität vom primären Peritonealkarzinom abzugrenzen (Abb. 12.1). Es besteht kein biologischer Zusammenhang. Der Ursprung ist meistens der Appendix, aber auch andere Ursprungsorte werden diskutiert. Von großer Bedeutung ist, dass bei der Operation der gesamte Gastrointestinaltrakt und die Adnexe sehr gründlich evaluiert werden (Reiter 2012). Das Pseudomyxoma peritonei beschreibt einen massiven Befall der Peritonealhöhle mit multiplen schleimbildenden Herden und vielen Litern an dickflüssigem, gelatinösem Material. Dieses lässt sich nur schwer entfernen. Rezidive sind häufig, und die Prognose nach Rezidiven ist ungünstig. Die Haupttherapie besteht in einer möglichst kompletten zytoreduktiven Operation einschließlich Appendektomie. Platinhaltige Chemotherapien wurden mit wechselndem Erfolg eingesetzt. Das 5-Jahres-Überleben von Patientinnen mit Pseudomyxom liegt zwischen 50 und 60% (Galani et al. 2003).

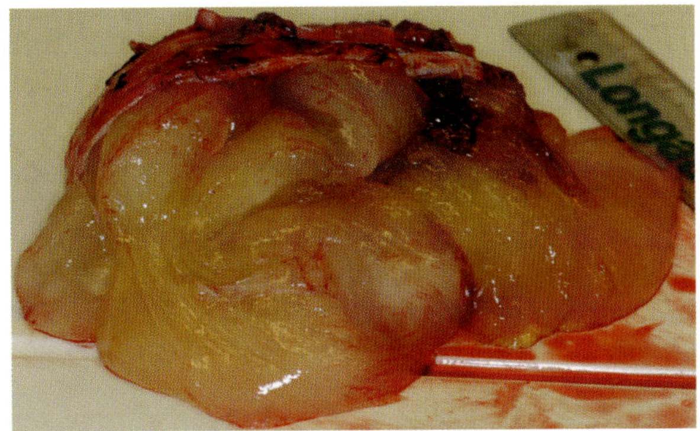

Abb. 12.1 Pseudomyxoma peritonei

12.10 Chemotherapie

Die Kombination von **Carboplatin** und **Paclitaxel** weist offenbar, analog dem Ovarialkarzinom, die höchste Effektivität beim primären Peritonealkarzinom auf. Sie kann als Standard angesehen werden (Eltabbakh et al. 1997).

12.11 Hormontherapie, Hormonsubstitution

Die **Hormontherapie** spielt beim primären Peritonealkarzinom keine Rolle. Gegen eine **Hormonsubstitution** mit Östradiol besteht bei prämenopausalen Patientinnen nach beidseitiger Adnexektomie kein Einwand.

12.12 Radiotherapie

Es existieren minimale Erfahrungen mit dieser Therapiemodalität. Bei 3 von 17 Patientinnen (18%), die einer Radiotherapie unterzogen wurden, konnten Remissionen erzielt werden (Fromm et al. 1990; ▶ Kap. 7).

12.13 Nachsorge

Der Tumormarker **CA-125** kann zur Überwachung des Therapieerfolgs herangezogen werden, sofern er präoperativ erhöht war. Zusammen mit dem Erkennen von auffälligen Symptomen und der gynäkologischen Untersuchung zählt er zu den Eckpfeilern einer Nachsorge. Sie folgt prinzipiell den Empfehlungen aus ▶ Kap. 7. Bei Patientinnen mit **BRCA-Mutation** muss insbesondere die Mamma in die Nachsorge mit einbezogen werden.

12.14 Rezidive, Metastasen

Die Symptomatik, Lokalisation und Therapie von Rezidiven und Metastasen entsprechen denen beim epithelialen Ovarialkarzinom (► Kap. 7). Bei Metastasen ist das erneute chirurgische Debulking oft unumgänglich.

Zusammenfassung

Das serös-papilläre Karzinom des Peritoneums ist ca. 10-mal seltener als das primäre Ovarialkarzinom. Es gilt als chemosensibel, und seine Prognose ist in etwa mit jener des Ovarialkarzinoms vergleichbar. Seine Diagnostik und Therapie entsprechen in ihren Grundzügen jener beim Ovarialkarzinom. Die Resttumorgröße und Anwendung einer platin- und taxanhaltigen Chemotherapie bestimmen seine Prognose.

Literatur

Barda G, Menczer J, Chetrit A et al. (2004) Comparison between primary peritoneal and epithelial ovarian carcinoma: a population-based study. Am J Obstet Gynecol 190: 1039–1045

Bloss J, Liao S, Buller R et al. (1993) Extraovarian peritoneal serous papillary carcinoma: a case-control retrospective comparison to papillary adenocarcinoma of the ovary. Gynecol Oncol 50: 347–351

Bloss J, Brady M, Liao S et al. (2003) Extraovarian peritoneal serous papillary carcinoma: a phase II trial of cisplatin and cyclophosphamide with comparison to a cohort with papillary serous ovarian carcinoma – a Gynecologic Oncology Group study. Gynecol Oncol 89: 148–154

Dalrymple J, Bannatyne P, Russell P et al. (1989) Extraovarian peritoneal serous papillary carcinoma. Cancer 64: 110–115

Dubernard G, Morice P, Rey A et al. (2005) Lymph node spread in stage III or IV primary peritoneal serous papillary carcinoma. Gynaecol Oncol 97: 136–141

Eltabbakh G, Piver S, Hempling R, Recio F (1997) Prospective trial of induction weekly cisplatin followed by monthly cisplatin and paclitaxel in women with advanced stage primary peritoneal adenocarcinoma. Proc ASCO 16: 369a

Fowler J, Nieberg R, Schooler T, Berek J (1994) Peritoneal adenocarcinoma (serous) of Müllerian type: a subgroup of women presenting with peritoneal carcinomatosis. Int J Gynecol Cancer 4: 43–51

Fromm G, Gershenson D, Silva E (1990) Papillary serous carcinoma of the peritoneum. Obstet Gynecol 75: 89–95

Galani E, Marx G, Steer C et al. (2003) Pseudomyxoma peritonei: the controversial disease. Int J Gynecol Cancer 13: 413–418

Mendevil A, Hunter M, Han K, Tewari K (2008) Management of primary peritoneal and fallopian tube cancers in the platinate/taxane era. Gynecol Oncol 108: Suppl. 123

Oyan B, Abali H, Guler N et al. (2003) Primary papillary serous carcinoma of the peritoneum: a retrospective analysis of 13 cases. Proc ASCO 22: 488a

Ransom D, Patel S, Keeney G, Malkasian G, Edmonson J (1990) Papillary serous carcinoma of the peritoneum. Cancer 66: 1091–1094

Reiter E (2012) Muzinöse Appendixtumoren und Pseudomyxoma peritonei: Ein aktueller Überblick. Interdiszipl Onkol 4: 7–11

Maligne Tumoren der Vulva

Karl Tamussino, Gerda Trutnovsky und Edgar Petru

13.1 Häufigkeit, Altersverteilung

Maligne Veränderungen der Vulva sind selten. Die Inzidenz eines Vulvakarzinoms beträgt 2/100.000 Frauen/Jahr. Der Altersgipfel für das invasive Karzinom liegt zwischen dem **70. und 80. Lebensjahr**, während vulväre intraepitheliale Neoplasien (insbesondere VIN III) vorwiegend zwischen dem 35. und 40. Lebensjahr diagnostiziert werden. Die Inzidenz von präinvasiven Läsionen (VIN) steigt.

13.2 Risikofaktoren, Screening, Früherkennung

Als Risikofaktoren für das Vulvakarzinom gelten v. a. höheres Lebensalter und das Vorliegen einer **HPV-Infektion** mit den Subtypen 16 (und 18). Letzteres gilt insbesondere bei jungen Frauen und für das Auftreten der Vorstufe des Vulvakarzinoms, einer vulvären intraepithelialen Neoplasie (VIN). Weitere Risikofaktoren sind **Nikotinabusus** und **Immunsuppression**.

Der Lichen sclerosus (et atrophicans) ist bei über 30% aller Vulvakarzinome anzutreffen und gilt zwar als Risikofaktor, jedoch nicht als Präkanzerose.

Aufgrund der Seltenheit des Vulvakarzinoms existiert kein effektives Screening, wohl aber eine effektive Früherkennung, da die Inspektion der Vulva Bestandteil jeder gynäkologischen Routineuntersuchung ist.

Klinische Symptome des Vulvakarzinoms

Einige Symptome wie Pruritus sind häufig und unspezifisch. Typischerweise kommen vor:

- Pruritus des äußeren Genitales
- Tumor der Schamlippenregion, evtl. exulzeriert
- Blutungen aus dem Vulvatumor
- Übel riechender Fluor durch Tumorzerfall
- Schmerzen im Vulvabereich
- Dysurie, Dyspareunie
- Tastbare, vergrößerte inguinale Lymphknoten
- Lymphödem oder Bein-/Beckenvenenthrombose durch inguinalen Tumor oder großen Vulvatumor

13.3 Vulväre Intraepitheliale Neoplasie (VIN)

Nichtinvasive Veränderungen im Sinn einer vulvären intraepithelialen Neoplasie sind VIN I (leichte Dysplasie), VIN II (mittelgradige Dysplasie) und VIN III (hochgradige Dysplasie). Die WHO wird voraussichtlich diese Klassifizierung auf ein 2-stufiges System (»low-grade« und »high grade« VIN) ändern. Die **bowenoide Papulose**, der **Morbus Bowen**, die **Erythroplasie Queyrat** und das Carcinoma in situ werden laut WHO der VIN III zugerechnet. VIN wird von der WHO auch in »usual type« (HPV-assoziiert) und »differentiated type« (nicht HPV-assoziiert) unterteilt.

Therapie

Therapie der Wahl der VIN III ist die **Exzision** bzw. nach Sicherung der Histologie Ablation/Vaporisation mittels **Laser**. Ausgedehnte Defekte können mit einem Spalthauttransplantat gedeckt werden.

Die lokale Applikation von 5%iger **Imiquimod** creme (Aldara) 3-mal/Woche über 4 Monate kann bei VIN oftmals Rezidive hinauszögern bzw. auch zur Regression bringen (van Seters et al. 2008; Terlou et al. 2011). Lokale Hautirritationen sind häufig und sollen der Patientin als erwünschte Wirkung erklärt werden. Die Vierfachimpfung gegen HPV 6, 11, 16 und 18 reduziert auch die Entstehung von VIN signifikant (71% Effektivität; Joura et al. 2007).

13.4 Tumorausbreitung

In ◘ Abb. 13.1a sowie ◘ Tab. 13.1 ist das Ausbreitungsmuster der Vulvakarzinome dargestellt.

13.5 Diagnosestellung, präoperatives Staging (◘ Abb. 13.2)

! Die Verdachtsdiagnose einer VIN bzw. eines Vulvakarzinoms macht eine Abklärung mit histologischer Diagnosesicherung durch eine Stanzbiopsie in Lokalanästhesie notwendig. Generell sollten unklare Veränderungen der Vulva großzügig biopsiert werden (◘ Tab. 13.2).

13.6 Stadieneinteilung, stadienabhängige Häufigkeitsverteilung und Überlebensraten beim Vulvakarzinom

Das FIGO-Stadium basiert auf einem **chirurgischen Staging** (Van der Steen et al. 2010), die TNM-Stadien auf pathologischer Klassifikation (◘ Tab. 13.3). Die 5-Jahres-Überlebensrate beim Vulvakarzinom beträgt bei negativen Lymphknoten 91% und bei positiven inguinalen Lymphknoten 57% (Homesley et al. 1991).

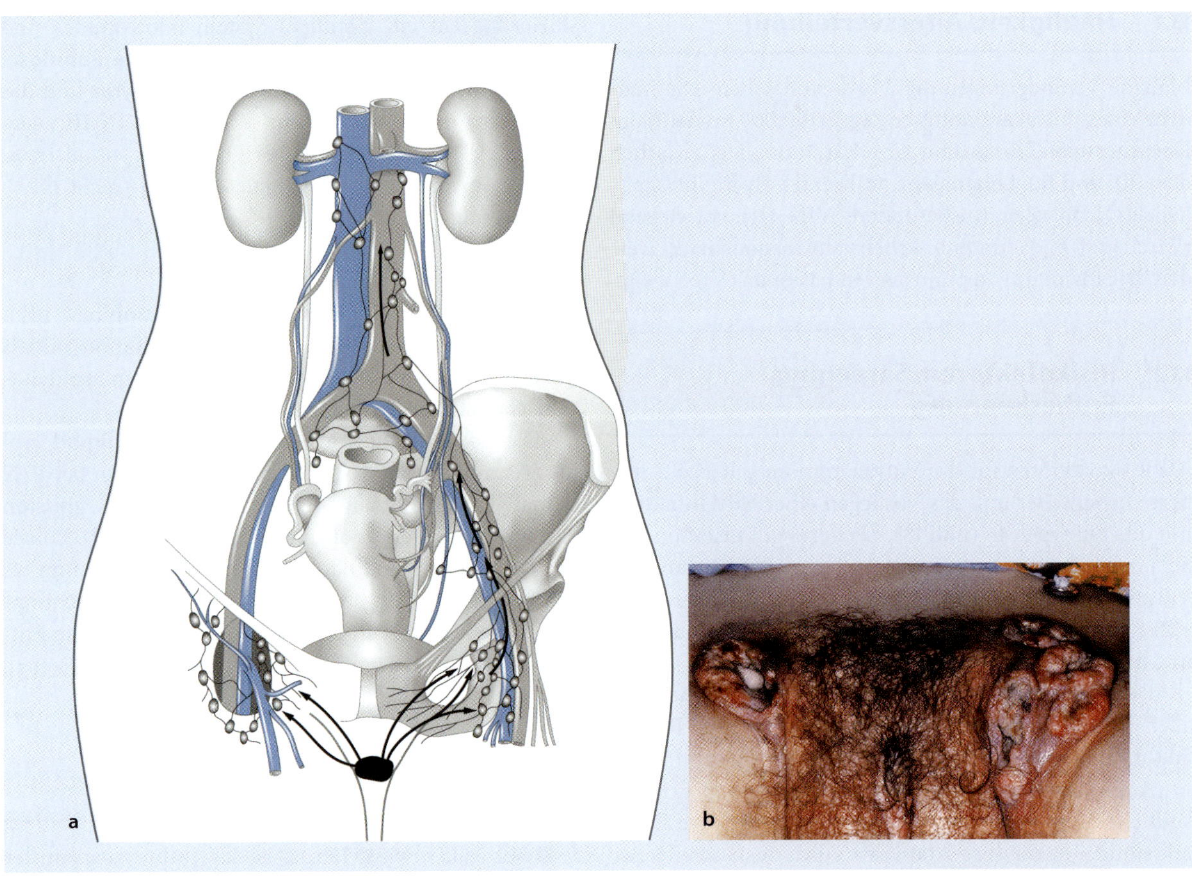

Abb. 13.1 **a** Regionale Lymphabflusswege der Vulva (aus Kaufmann et al. 2003), **b** zerfallene Lymphknotenmetastasen bei fortgeschrittenem Vulvakarzinom

Tab. 13.1 Ausbreitungswege beim Vulvakarzinom

Art der Ausbreitung	Ort der Ausbreitung	Anmerkungen
Lokal infiltrierend, destruierend	Vagina, Urethra, Anus, Rektum, Os pubis	Lange Beschränkung des Tumors auf die Genitalregion
Lymphogen	Die Lymphbahnen verlaufen primär von dorsal an der Vulva nach ventral entlang den Labia majora, Befall der inguinalen Lymphknoten, sekundär Befall der pelvinen Lymphknoten. Früher nahm man an, dass von der Klitoris infrapubisch entlang der Urethra und auch von der hinteren Kommissur entlang der A. pudenda interna direkt zu den pelvinen Lymphknoten ein gesonderter Ausbreitungsweg existieren würde. Dies ist nach neueren Untersuchungen nicht der Fall	Lymphatische Gefäßkollateralenbildung zwischen beiden Seiten der Vulva, was eine Metastasierung in die kontralateralen inguinalen Lymphknoten ermöglicht. Pelvine Lymphknotenmetastasen sind bei negativen inguinalen Lymphknoten selten (0–4%), während sie bei positiven inguinalen Lymphknoten in 20–25% der Fälle auftreten
Hämatogen	Haut, Subkutis, z. B. der Bauchdecke oder des Oberschenkels, innere Organe	Selten, im Spätstadium

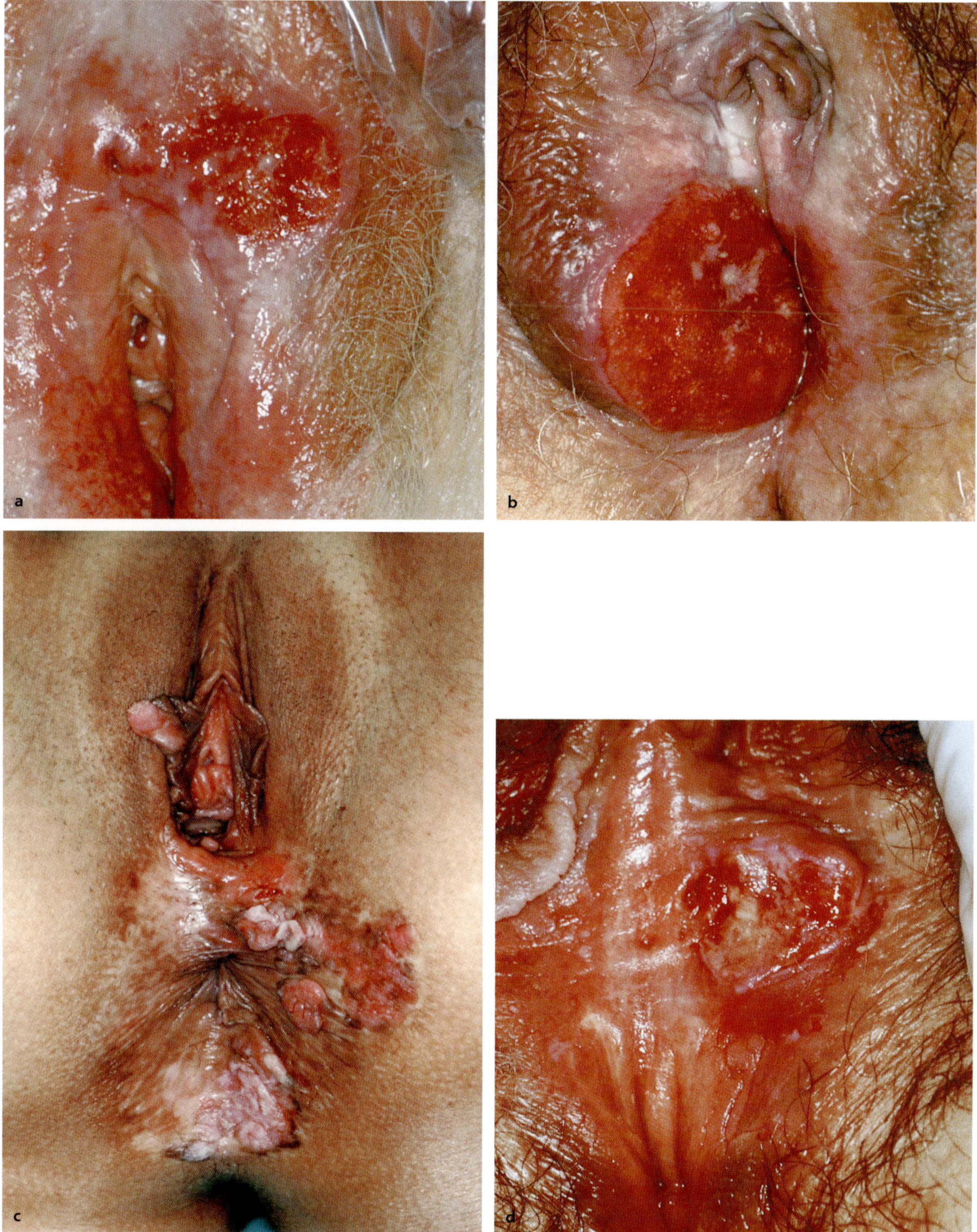

Abb. 13.2 a Frühinvasives Vulvakarzinom, b Leukoplakie mit vulvärer intraepithelialer Neoplasie Grad III (VIN III) mit begleitendem Vulvakarzinom, c Morbus Bowen der Vulva (VIN III), d Vulvakarzinom (invasiv)

Tab. 13.2 Präoperative Diagnostik bei histologisch verifiziertem Vulvakarzinom

Untersuchung	Untersuchungsbefund, klinische Fragestellung	Klinische Bewertung
Einfache Inspektion der Vulva	Lokalisation	–
Genaue Inspektion (Vulvoskopie), Kolposkopie, Auflichtmikroskopie der Vulva	Tumordurchmesser	Essenziell
	Infiltratives Wachstum?	
	Individuelles Operationsausmaß?	
Palpation der inguinalen Lymphknoten	Palpable, derbe, fixierte und evtl. miteinander verbackene bzw. ulzerierte Lymphknoten?	Für das klinische Tumorstaging wesentlich
Kolposkopie, Zytologie der Vagina und Zervix	Tumorausdehnung	Essenziell
	Multizentrische bzw. multifokale Neoplasie?	
3%ige Essigsäureprobe der Vulva	Oft bessere Darstellung von Bezirken mit vulvärer Neoplasie	Auftragen mit Wattebausch
2%ige Toluidinblauprobe: Collins-Test der Vulva	Oft bessere Darstellung von Bezirken v. a. mit vulvärer intraepithelialer Neoplasie	Auftragen mit Wattebausch, Kernzellfärbung (Vitalfarbstoff), kein Standard
Rektale Palpation	Evtl. knotige Resistenzen im kleinen Becken	
CT (oder evtl. MRT) des Beckens	Vergrößerte pelvine Lymphknoten?	Bei großem Primärtumor und/oder positiven inguinalen Lymphknoten, tastbarem Beckentumor bzw. positiven pelvinen Lymphknoten im CT indiziert
Prokto-/Rektoskopie	Infiltration des Anus/Rektums?	Bei klinischem Verdacht
Urethrozystoskopie	Infiltration der Urethra/Harnblase?	Bei klinischem Verdacht

13

13.7 Prognosefaktoren

Für VIN III sind **Multifokalität** bzw. **Multizentrizität** ein ungünstiger Prognosefaktor.

Ungünstige Prognosefaktoren beim invasiven Vulvakarzinom sind

- Inguinale Lymphknotenmetastasen
- ≥2 inguinale Lymphknotenmetastasen
- FIGO-Stadium II–IV
- Höheres Lebensalter
- Reduzierter Karnofsky-Status
- Pelvine Lymphknotenmetastasen
- Positiver Resektionsrand bzw. Resektionsrand <8–10 mm im Gesunden (Prognosefaktor für ein Lokalrezidiv)
- Extrakapsuläres Wachstum von Lymphknotenmetastasen
- Undifferenziertes Karzinom

Patientinnen mit unilateral lokalisierten Tumoren mit ausschließlich ipsilateralen inguinalen Lymphknotenmetastasen weisen ein signifikant günstigeres 5-Jahres-Überleben auf (75%) als jene mit ausschließlich kontralateralem Befall (27%) oder beidseitigem inguinalem Befall (31%) (Homesley et al. 1991).

13.8 Operative Therapie des Vulvakarzinoms

Sie hat in den letzten Jahrzehnten eine ähnliche Entwicklung genommen wie diejenige des Mammakarzinoms. Über Jahre war die **radikale Vulvektomie mit beidseitiger systematischer inguinofemoraler Lymphadenektomie en bloc** die Standardoperation bei Frauen mit invasivem Vulvakarzinom. Obwohl die Überlebensraten mit diesen Verfahren hoch waren, waren die perioperativen und langfristigen Komplikationen beträchtlich (Podratz et al. 1983). Nun ist die radikale Vulvektomie von der **separaten Entfernung des Primärtumors und der regionalen Lymphknoten bzw. der Wächterlymphknotenbiopsie** abgelöst worden.

Ziel der operativen Behandlung des Vulvakarzinoms ist eine sichere chirurgische Sanierung einerseits, mit Erhalt von gesundem Gewebe und somit dessen Funktion sowie Vermeidung von Komplikationen und Spätfolgen

Tab. 13.3 TNM- und aktuelle FIGO-Stadien 2009, stadienabhängige Häufigkeitsverteilung und Überlebensraten beim Vulvakarzinom. (Pecorelli 2009)

TNM	FIGO	Beschreibung	Häufigkeit (ca.) [%]	5-Jahres-Überlebensrate [%]
–	I	Tumor auf Vulva begrenzt	29	79
T1a–b N0	Ia	Tumordurchmesser ≤2 cm, auf Vulva oder Perineum begrenzt, Stromainvasion ≤1 mm, keine Lymphknotenmetastasen	7	–
T2 N0	Ib	Tumordurchmesser >2 cm, auf Vulva oder Perineum begrenzt, Stromainvasion >1 mm, negative Lymphknoten	22	–
T3 N0	II	Tumor irgendeiner Größe mit Ausbreitung auf angrenzende perineale Strukturen (distales 1/3 der Urethra, distales 1/3 der Vagina, Anus), negative Lymphknoten	30	59
T3 N1	III	Tumor irgendeiner Größe mit oder ohne Befall angrenzender perinealer Strukturen (distales 1/3 der Urethra, distales 1/3 der Vagina, Anus) mit positiven inguinofemoralen Lymphknoten	28	43
–	IIIa	Eine Lymphknotenmetastase (≥5 mm) oder 1–2 Lymphknotenmetastase/n <5 mm	–	–
–	IIIb	Mehr als 2 Lymphknotenmetastasen ≥5 mm oder mehr als 3 Lymphknotenmetastasen <5 mm	–	–
–	IIIc	Positive Lymphknoten mit extrakapsulärer Ausbreitung	–	–
–	IV		12	13
T4 N0–2 M0	IVa	Tumor mit Infiltration der oberen 2/3 der Urethra und/oder oberen 2/3 der Vagina, Schleimhautbefall von Harnblase, Rektum bzw. Fixation des Tumors an die Beckenknochen oder fixierten oder ulzerierten inguinofemoralen Lymphknoten	–	–
T1–4 N0–2 M1	IVb	Fernmetastasen einschließlich Befall der pelvinen Lymphknoten	–	–

wie Lymphödem oder Dyspareunie andererseits. Wegen der unterschiedlichen Größe und den verschiedenen Lokalisationen der Karzinome sowie dem Alter und der Komorbiditäten der Patientinnen muss die Behandlung **individualisiert** werden. Da weitreichende therapeutische Entscheidungen von der Invasionstiefe des Primärtumors, dem Status der Resektionsränder und der Lymphknoten sowie dem Resektionsabstand abhängen, ist die Zusammenarbeit mit kompetenten Pathologen wichtig. Des Weiteren sollten ausgedehntere Operationen von (oder mit) jemandem durchgeführt werden, der **größere Gewebedefekte** mit Lappentechniken verschließen kann.

13.8.1 Mikroinvasives Vulvakarzinom (FIGO-Stadium Ia; pT1a)

Es wird mit **1 cm Sicherheitsabstand** exzidiert. Bei dieser frühinvasiven Läsion ist eine Lymphadenektomie **nicht** indiziert.

13.8.2 T1-/T2-Vulvakarzinome ohne klinisch suspekte inguinale Lymphknoten

Ziel ist die Entfernung des Primärtumors mit einem **Abstand von 1–2 cm im Gesunden** (S2k-Leitlinie der DGGG 2009). Viele Serien belegen, dass kleine Vulvakarzinome mit einer weiten Exzision ohne Beeinträchtigung der Heilungsraten behandelt werden können (Ansink et al. 2003; Hacker 2000). Das **Ausmaß der Resektion** wird auch durch den **Zustand der übrigen Vulva** (etwaige VIN oder Lichen sclerosus) sowie das Alter der Patientin bestimmt.

Eine **weite (radikale) lokale Exzision** impliziert Exzision des Primärtumors mit **in-sano-Abstand von 1–2 cm, auch in der Tiefe**. Dort reicht die Exzision bis zur Faszie des Diaphragma urogenitale bzw. zur Fascia lata. Der Resektionsabstand ist der wichtigste prognostische Faktor für ein Lokalrezidiv. Ein histologischer Abstand von 8 mm in sano scheint wichtig zu sein (Heaps et al. 1990; De Hullu et al. 2002). Intraoperativ sollte ein Abstand von 1–2 cm vom Tumor angestrebt werden.

Tab. 13.4 Histopathologisch verifizierte Metastasierung in die inguinalen Lymphknoten beim Vulvakarzinom in Abhängigkeit vom (klinischen) FIGO-Stadium (GOG 36, Sevin u. Homesley 1986)

FIGO-Stadium	Inguinale Lymphknotenmetastasen [%]
I	10
II	30
III	49
IV	90

Tab. 13.5 Metastasierung in die inguinalen Lymphknoten beim Vulvakarzinom in Abhängigkeit von der Tumorgröße (GOG-Studie, n=579, Homesley et al. 1993)

Tumorgröße [cm]	Inguinale Lymphknotenmetastasen [%]
≤1	18
1,1–2,0	19
2,1–3,0	31
>3,1–4,0	54
4,1–5,0	40
>5,0	52

Im individuellen Fall hängt die Resektion von der **Lokalisation** der Läsion, ihrer **Größe**, ihrer Beziehung zur Klitoris, Urethra bzw. dem Anus, dem **Zustand der Restvulva** sowie dem **Alter** und der allgemeinen Leistungsfähigkeit der Patientin ab. **Nach lateral** gelingt der Resektionsabstand meist ohne Probleme; **nach medial** zur Urethra, Klitoris, Vagina und zum Anus kann es schwerer sein, operativ ausreichend in sano zu kommen. Die **Resektion des Meatus urethrae externus** kann notwendig sein, um eine adäquate Resektion zu erreichen. **Bei klitorisnahen Karzinomen** bei jungen Frauenkann eine Radiochemotherapie als Alternative zur primären Operation erwogen werden.

Eine inguinale Lymphadenektomie bzw. eine Wächterlymphknotenbiopsie ist indiziert (▶ Abschn. 13.8.4).

13.8.3 Bedeutung der inguinalen Lymphknoten beim Vulvakarzinom

Etwa ein Viertel aller klinisch als insuspekt beurteilten inguinalen Lymphknoten erweist sich histologisch als positiv. Umgekehrt ist etwa ein Viertel aller klinisch als suspekt beurteilten inguinalen Lymphknoten histologisch negativ (Homesley et al. 1993).

Tab. 13.6 Inguinale Lymphknotenmetastasen in Abhängigkeit von der Invasionstiefe des Vulvakarzinoms (GOG-Studie, n=564, Homesley et al. 1993)

Invasionstiefe [mm]	Inguinale Lymphknotenmetastasen [%]
≤1,0	3
1,1–2,0	9
2,1–3,0	19
3,1–4,0	32
4,1–5,0	33
5,1–10,0	46
>10	50
Gesamt	34

Tab. 13.7 Inguinale Lymphknotenmetastasen in Abhängigkeit vom Differenzierungsgrad des Vulvakarzinoms (GOG-Studie, n=588, Homesley et al. 1993)

Differenzierungsgrad	Lymphknotenmetastasen [%]
G1 (hochgradig differenziert)	27
G2 (mittelgradig differenziert)	36
G3 (schlecht differenziert)	55

Prädiktive Faktoren für inguinale Lymphknotenmetastasen (Tab. 13.4, Tab. 13.5, Tab. 13.6, Tab. 13.7, Tab. 13.8, Tab. 13.9) sind in folgender Reihenfolge (Homesley et al. 1991):

- Tumorgröße
- Klinischer Lymphknotenstatus
- Tumordifferenzierungsgrad
- Blut- bzw. Lymphgefäßinvasion
- Höheres Lebensalter

13.8.4 Behandlung der (klinisch negativen) Leistenlymphknoten bei T1- und T2-Karzinomen

Die Entfernung der Leistenlymphknoten hat zentrale Bedeutung für das **Staging**, aber auch für die Therapie des Vulvakarzinoms. Im Gegensatz zum Mammakarzinom sind **Rezidive in der Leiste** nicht selten und beim Vulvakarzinom mit einer schlechten Prognose behaftet.

Traditionell ist beim Vulvakarzinom die **systematische Ausräumung des femoralen Dreiecks** ober- und

Tab. 13.8 Lateralität der inguinalen Lymphknotenmetastasen bei unilateral lokalisierten Vulvakarzinomen in Abhängigkeit von deren Tumordicke (GOG-Studie, n=277, Homesley et al. 1993)

Tumordicke [mm]	Ipsilaterale Lymphknotenmetastasen [%]	Kontralaterale Lymphknotenmetastasen [%]	Bilaterale Lymphknotenmetastasen [%]
≤2	7	0	0
3–5	20	2	3
6–10	29	4	11
≥11	37	7	7

Tab. 13.9 Lateralität der inguinalen Lymphknotenmetastasen bei unilateral lokalisierten Vulvakarzinomen in Abhängigkeit von deren Größe (GOG 36, n=278, Sevin u. Homesley 1986)

Tumorgröße [cm]	Ipsilaterale Lymphknotenmetastasen [%]	Kontralaterale Lymphknotenmetastasen [%]	Bilaterale Lymphknotenmetastasen [%]
≤2	14	3	0
>2	26	3	9

unterhalb der Fascia cribiformis mit Resektion der V. saphena magna durchgeführt worden (DGGG 2009). Weniger systematische, sog. oberflächliche inguinale Lymphadenektomien sind mit einer höheren Rate an Leistenrezidiven assoziiert.

Die **systematische inguinofemorale Lymphadenektomie** weist jedoch beträchtliche Raten von **Wundheilungsstörungen** und Langzeitkomplikationen, wie **Lymphödeme** der unteren Extremitäten, **Lymphzysten** oder **Erysipele** auf (Podratz et al. 1983). Dies hat zu Bestrebungen geführt, Patientinnen zu identifizieren, bei denen auf die Dissektion einer Leiste verzichtet werden kann.

Eine diesbezügliche Möglichkeit stellt der Verzicht auf die Dissektion der **kontralateralen Leiste** bei Patientinnen mit **lateral gelegenen Tumoren >1 cm von der Mittellinie** und **negativen ipsilateralen Leistenlymphknoten** dar (S2k-Leitlinie der DGGG 2009). Dieses Vorgehen ist durch mehrere Serien belegt. Eine andere Möglichkeit der Individualisierung ist die **Wächterlymphknotenbiopsie** (Sentinel-Lymphknoten-Biopsie).

Wächterlymphknotenbiopsie Das Sentinel-Lymphknoten-Konzept impliziert die Identifizierung des ersten Lymphknotens, zu dem der regionale Lymphabfluss aus der Region eines Karzinoms führt. Der Terminus »**Biopsie**« hat sich durchgesetzt, ist aber missverständlich, da Wächterlymphknoten zur Gänze entfernt und nicht nur biopsiert werden. Die zugrunde liegende Vorstellung ist, dass bei Tumorfreiheit des ersten Lymphknotens auch die restlichen Lymphknoten tumorfrei sind und dass dann auf deren Entfernung verzichtet werden kann. Somit ist das Verfahren der Entfernung der Wächterlymphknoten ein **diagnostischer Test** und **keine therapeutische Intervention**.

Das Wächterlymphknotenkonzept ist gerade beim Vulvakarzinom attraktiv. Die traditionelle Leistendissektion weist eine beträchtliche Morbidität auf (Podratz et al. 1983), und 70–80% der Patientinnen haben keinen Lymphknotenbefall. Eine Lymphknotenentfernung wäre daher unnötig. Außerdem sind die Primärtumoren der Vulva oberflächlich und daher relativ einfach mit einem **radioaktiven Marker (Radionuklid)** markierbar. Ein funktionierendes Wächterlymphknotenkonzept vereinfacht somit die Operation und reduziert die oft beträchtliche postoperative Morbidität bei den oft älteren Patientinnen.

Eine Studie von van der Zee et al. (2008) belegt, dass das Sentinel-Lymphknoten-Konzept bei Patientinnen mit frühem Vulvakarzinom (T1/T2, <4 cm) angewandt werden kann (Levenback 2008). Bei 276Patientinnen mit **negativen Sentinel-Lymphknoten** traten insgesamt 8Leistenrezidive auf (2,9%), bei Patientinnen mit unifokalen Läsionen betrug die entsprechende Rate 2,3%. Die Kurzzeit-**Komplikationsraten**, wie Per-secundam-Heilungen, waren nach Sentinel-Lymphknoten-Biopsie signifikant geringer als nach kompletter Leistendissektion. Ein ähnliches Bild zeigte sich auch für die Langzeitmorbidität hinsichtlich sekundärem Lymphödem und Erysipel. Eine Studie der amerikanischen GOG ergab ähnliche Ergebnisse (Levenback et al. 2012).

Tab. 13.10 Wächterlymphknotenbiopsie beim Vulvakarzinom: Pro und Kontra

Pro	Kontra
Gute Ergebnisse der Groningen International Study on Sentinel Nodes in Vulvar Cancer bei 403 Patientinnen mit Tumoren <4 cm (van der Zee et al. 2008)	Fehlen von randomisierten Studien
Reduktion der Kurzzeit- und Langzeitmorbidität der systematischen inguinofemoralen Lymphadenektomie	Schlechte Prognose bei Leistenrezidiv
Verkürzung der Operationszeit durch den Verzicht auf die systematische inguinofemorale Lymphadenektomie	Technischer und organisatorischer Aufwand, Vorhandensein einer nuklearmedizinischen Einheit ist erforderlich, da Markierung mit Farbstoff alleine unzureichend ist

Voraussetzungen und technische Aspekte für die Anwendung des Wächterlymphknotenkonzepts beim Vulvakarzinom sind:

- Enge Kooperation zwischen Gynäkologen, Nuklearmedizinern und Pathologen
- Qualitätskontrolle
- Klinisch insuspekte Lymphknoten in den Leisten
- Primärtumorgröße <4 cm
- Präzise intradermale und nicht subkutane Injektionen des radioaktiven Markers an 4 Stellen peritumoral durch den Nuklearmediziner/Gynäkologen
- Genaue Beurteilung des Szintigramms: Wie viele Wächterlymphknoten sind darstellbar?
- Zu Beginn der Operation evtl. zusätzliche Unterspritzung des Tumors mit Isosulfan- oder Patentblau
- Intraoperative Identifizierung der Wächterlymphknoten mit der Gammasonde
- Immunhistochemische Aufarbeitung der Wächterlymphknoten, sollte die Hämatoxilin-Eosin-(HE-)Färbung negativ sein
- Bei positivem Sentinel-Lymphknoten weitere Behandlung der Leiste (systematische inguinofemorale Lymphadenektomie oder Radiotherapie)

Die ausreichende Darstellung von Leistenlymphknoten erfordert die Anwendung von **Technetium 99** als Markersubstanz. Isosulfanblau oder Patentblau können **additiv** verwendet werden. Es sind aber lediglich ca. 60% der Lymphknoten, die mit Technetium identifiziert werden, auch blau gefärbt (Tab. 13.10).

Wenn der **intraoperative Schnellschnitt** oder die Aufarbeitung des Wächterlymphknotens mit der Hämatoxilin-Eosin-(HE-)Färbung oder Immunhistochemie eine Metastase ergibt, muss die betroffene Leiste mit der **kompletten Dissektion** bzw. **adjuvanter Radiatio** weiterbehandelt werden. Bei Patientinnen mit Mikrometastasen wurden ohne weitere Behandlung Leistenrezidive beobachtet (Tamussino et al. 2002; van der Zee et al. 2008). Bei mehr als einer **Lymphknotenmetastase** oder bei extrakapsulärer Metastase ist eine adjuvante Bestrahlung der Leiste(n) indiziert.

13.8.5 T3- oder T4-Vulvakarzinome bzw. Karzinome mit suspekten/positiven inguinalen Lymphknoten

Die Behandlung von **großen, lokal fortgeschrittenen Karzinomen** bzw. Karzinomen mit suspekten Leistenlymphknoten muss individualisiert werden. Bei **lateralen Tumoren** ist die primäre Operation sinnvoll. Hingegen können große Karzinome, die den **Anus, den Introitus oder tiefere Anteile der Vagina** infiltrieren, lokal chirurgisch nur mit **exenterativen Eingriffen** saniert werden.

Patientinnen mit **großen, fixierten oder ulzerierten Lymphknoten** in der Leiste können nicht chirurgisch geheilt werden. Sie sind in aller Regel älter und weisen Komorbiditäten auf. Somit sind exenterative Eingriffe keine wirkliche Option. Die **primäre Radiotherapie oder Radiochemotherapie** hat sich für solche Patientinnen mit lokal sehr fortgeschrittenem Karzinom als brauchbar erwiesen (S2k-Leitllinie der DGGG 2009). Hacker (2000) empfahl, nach einem CT des Beckens nur vergrößerte inguinale und pelvine Lymphknoten zu entfernen, um die Morbidität zu begrenzen und den Beginn der Radiotherapie nicht zu verzögern.

13.8.6 Definition verschiedener Operationsarten beim Vulvakarzinom

Einfache Vulvektomie Labia majora und minora beidseits, Klitoris und hintere Kommissur werden entfernt.

Hemivulvektomie bzw. Vulvektomie Es werden eine vordere oder hintere Hemivulvektomie bzw. einseitige Hemivulvektomie bei kleinen Läsionen und/oder streng einseitig lokalisiertem Karzinom durchgeführt.

Skinning Vulvektomie Die Vulvahaut wird ohne Subkutis entfernt, und der Hautdefekt wird durch einen Spalthautlappen gedeckt. Diese Methode ist nur bei präinvasiven Veränderungen indiziert.

Radikale Vulvektomie Labia majora und minora beidseits, Klitoris und hintere Kommissur bis lateral über die labiokrurale Falte hinaus werden entfernt.

Radikale Vulvektomie und inguinale Lymphadenektomie en bloc Es handelt sich um die schmetterlingsförmige Inzisionsfigur: En-bloc-Umschneidung der Vulva und der inguinalen/femoralen Lymphknoten.

Inzisionstechnik mit drei separaten Inzisionen. Es werden eine isolierte Vulvektomie und jeweils separate Inzisionen für die beidseitige inguinale Lymphadenektomie vorgenommen. Bei der separaten Inzisionstechnik sind zwar vereinzelt Rezidive in der verbliebenen Hautbrücke beschrieben worden, ein erhöhtes Lokalrezidivrisiko für sie hat sich in größeren Kollektiven jedoch nicht bestätigt.

Elektroresektion/Elektrokoagulation der Vulva. Nach diesem Ansatz erfolgt primär eine Elektroresektion des Primärtumors mit anschließender Elektrokoagulation des Wundbetts ohne Wundverschluss. Anschließend erfolgt in jedem Fall eine Radiotherapie der Leisten. Mit diesem Verfahren wurden 5-Jahres-Überlebensraten von 77% in den Stadien I–II und von 40% in den Stadien III–IV beschrieben. Belastend sind v.a. die häufig lang dauernden Wundheilungsstörungen.

Exenterationen Sie sind in Ausnahmefällen bei lokal fortgeschrittenem Karzinom oder Lokalrezidiv in kurativer Intention indiziert. Fernmetastasen müssen ausgeschlossen sein, und es sollten histologisch **negative Resektionsränder** erzielt werden können. Eine Exenteration ist auch bei **Fistelbildung** in palliativer Intention indiziert.

Plastisch-rekonstruktive Operationsmethoden Ziel aller plastischer Maßnahmen ist der spannungsfreie Wundverschluss und eine ungestörte Primärheilung der großen Wundflächen. Es werden kutane und myokutane Lappenplastiken verwendet: Schwenklappenplastik, v. a. bei hinteren Vulvadefekten, Tensor-fasciae-latae-Lappenplastik, v. a. bei vorderen Vulvadefekten und M.-gracilis-Hautlappenplastik.

13.8.7 Behandlung der pelvinen Lymphknoten

Bei positiven inguinalen Lymphknoten sind die Beckenlymphknoten in 20–25% der Fälle ebenfalls befallen. In der Leitlinie der DGGG (2009) wird eine Behandlung der pelvinen Lymphknoten bei folgenden Situationen empfohlen:

- ≥3 positive unilaterale Leistenlymphknoten
- Kapseldurchbruch in den Leistenlymphknoten
- Makrometastase >1 cm

Bei negativen inguinalen Lymphknoten ist eine Metastasierung in die pelvinen Lymphknoten sehr unwahrscheinlich (0–4%). Eine randomisierte GOG-Studie hat bestätigt, dass bei positiven inguinalen Lymphknoten eine Radiotherapie des Beckens bezüglich des 2-Jahres-Überlebens signifikant wirksamer ist als eine pelvine Lymphadenektomie (Homesley et al. 1986). Dies gilt insbesondere für Patientinnen, die mehr als einen positiven inguinalen Lymphknoten aufweisen. Ein weiterer Ansatz ist die **laparoskopische Evaluierung der pelvinen Lymphknoten** bei Patientinnen mit positiven inguinalen Knoten, um bei fehlendem Befall der pelvinen Knoten die Bestrahlung dieser Region zu unterlassen (Klemm et al. 2005).

13.8.8 Histopathologie

Von den Vulvamalignomen sind 99% epithelialen Ursprungs und somit Karzinome (▫ Tab. 13.11). Da beim Vulvakarzinom weitreichende therapeutische Entscheidungen von der Invasionstiefe des Primärtumors, dem Status der Resektionsränder und der Lymphknoten abhängen, ist eine enge Zusammenarbeit mit der Pathologie wichtig.

13.9 Chemotherapie

Während die Chemotherapie, z. B. mit 5-Fluoruracil, Cisplatin, Mitomycin C, Paclitaxel und Bleomycin allein nur gering effektiv ist, besitzt die **Radiochemotherapie** beim (fortgeschrittenen oder rezidivierenden) Vulvakarzinom eine zunehmend bedeutende Rolle (▶ Abschn. 13.11.1).

13.10 Hormontherapie, Hormonsubstitution

Eine **systemische** Hormontherapie bei klimakterischen Beschwerden ist beim Vulvakarzinom möglich. **Lokale** Östrogene, z. B. als Östriolsuppositorium oder Östriolcreme können bei Störungen der sexuellen Funktion infolge partieller oder kompletter Vulvektomie, Vulva- und Vaginalatrophie, Introitusstenose oder Harninkontinenz häufig Linderung bewirken.

Tab. 13.11 Histologische Einteilung des Vulvakarzinoms und Häufigkeit

Histologischer Typ	Häufigkeit [%]	Bemerkungen
Plattenepithelkarzinom	90	Weitaus am häufigsten
Melanom	3–5	► Abschn. 13.14.2
Adenokarzinom	3–5	Insbesondere von der Bartholin-Drüse (► Abschn. 13.14.1) ausgehend
Basaliom	1–2	Lokal destruierendes Wachstum; keine Metastasierung, Therapie: Exzision im Gesunden
Sarkom	1	Vor allem Leiomyosarkome, Angiomyxome; Grading entscheidet über die Prognose
Seltene, andere Histologien	1	–

Tab. 13.12 Mögliche Radiochemotherapieschemata beim fortgeschrittenen und rezidivierenden Vulvakarzinom

Therapieschema	Beschreibung
Externe Radiotherapie	45–(55) Gy über Anterior-posterior-posterior-anterior-(AP-PA-)Felder auf Vulva, Becken und inguinale Lymphknoten; tägliche Fraktionen von 1,5–1,8 Gy während 4–6 Wochen
Chemotherapieschema I	Mitomycin C 15 mg/m²/Tag, Tag 1 (1 Zyklus) + 5-Fluoruracil 750 mg/m²/Tag, Tag 1–5 alle 4 Wochen (2 Zyklen)
Chemotherapieschema II	Mitomycin C 10 mg/m²/Tag, Tag 1 (1 Zyklus) + 5-Fluoruracil 1000 mg/m²/Tag, Tag 1–4 alle 4 Wochen (2 Zyklen)

13.11 Radiotherapie

Das Vulvakarzinom ist generell empfindlich gegenüber Strahlentherapie. Die Radiotherapie allein kommt bei primär **inoperablen Patientinnen** oder als **adjuvante** Therapiemaßnahme, z. B. bei großen Primärtumoren oder positiven Resektionsrändern oder auch beim **Rezidiv** zum Einsatz.

13.11.1 Radiotherapie und Radiochemotherapie der Vulva

Sie erfolgt mit **50 Gy** einer externen Perkutanbestrahlung (**Teletherapie**). Früh**komplikationen** umfassen eine Strahlendermatitis, Spätkomplikationen eine Fibrosierung der Kutis und Subkutis, eine Introitusstenose mit Dyspareunie, Urethrastenose sowie Teleangiektasien und Hyperpigmentierungen der Vulvahaut. Persistierende Ulzerationen/Nekrosen sind sehr selten.

Primäre Radiotherapie/Radiochemotherapie Bei lokal fortgeschrittenen Vulvakarzinomen ist sie eine wesentliche Therapieoption (Tab. 13.12), um exenterative operative Eingriffe umgehen zu können. Eine Reihe von Autoren hat mit einer primären Radiochemotherapie ermutigende Ergebnisse mit Remissionsraten zwischen 25 und 92% erzielt (Übersicht bei Winter et al. 2004; Landrum et al. 2008, Aragona et al. 2011, Moore et al. 2012).

Zu beachten ist jedoch, dass in den meisten Serien Patientinnen mit signifikanter **Komorbidität** exkludiert wurden und dass auch die Radiochemotherapie mit einer Morbidität, wie z. B. Vulvitis oder Leukopenie behaftet ist. Nach dem Erzielen einer Remission kann häufig eine weniger radikale operative Resektion erfolgen.

Von einigen Autoren wird nach Durchführung eines CT des Beckens mit vergrößerten inguinalen bzw. pelvinen Lymphknoten geraten, nur diese zu entfernen und so den Beginn der Radiotherapie der Vulva nicht zu verzögern (Hacker 2000).

13.11.2 Inguinale Radiotherapie

Sie erfolgt meist mit **50 Gy**. Eine primäre Radiotherapie der Inguinalregion ist einer **inguinofemoralen Lymphadenektomie** hinsichtlich der Tumorkontrolle unterlegen (GOG 88, Stehman et al. 1992a,b). Die primäre Bestrahlung wies eine geringere Morbidität als die Operation auf. Obwohl die betreffende Bestrahlungstechnik später kritisiert wurde, haben diese Ergebnisse dazu geführt, dass die operative Entfernung der Leistenlymphknoten den Therapiestandard darstellt. Bei selektierten Patientinnen kann auf die Strahlentherapie zurückgegriffen werden.

■ **Tab. 13.13** Nachsorgeschema beim Vulvakarzinom, adaptiert nach der S2k-Leitlinie der DGGG 2009

Untersuchung	1.–3. Jahr	4.–5. Jahr	>5. Jahr
Gezielte Anamnese (Symptome?)	Alle 3 Monate	Alle 6 Monate	Jährlich
Äußere klinische und gynäkologische Untersuchung, inkl. Kolposkopie	Alle 3 Monate	Alle 6 Monate	Jährlich
Zytologie der Zervix/Vagina	Jährlich		
Bild gebende Verfahren (Thoraxröntgen, CT usw.)	Bei klinischem Rezidivverdacht	Bei klinischem Rezidivverdacht	Bei klinischem Rezidivverdacht
Laborwerte, Tumormarker SCC (Squamous Cell Cancer), CEA	Evtl. bei klinischem Rezidivverdacht	Evtl. bei klinischem Rezidivverdacht	Evtl. bei klinischem Rezidivverdacht
Gerade beim Vulvakarzinom ist die Prävalenz von Lymphödemen, sexuellen Dysfunktionen und psychischen Problemen besonders hoch. Es sei auf ► Kap. 17, ► Kap. 20 und ► Kap. 22 verwiesen.			

In der **adjuvanten** Situation ist eine inguinale Radiotherapie **ab 1-2 positiven Lymphknoten** indiziert.

Die Haupt**komplikationen** sind die akute Strahlendermatitis und chronische Lymphödeme.

13.11.3 Radiotherapie des Beckens

Sie erfolgt entweder primär oder adjuvant bei **positiven inguinalen Lymphknoten** mit 50 Gy. Die Beckenbestrahlung ist bei positiven inguinalen Knoten einer **pelvinen Lymphadenektomie** im Hinblick auf das 2-Jahres-Überleben überlegen und daher bevorzugt anzuwenden (Homesley et al. 1986). Bezüglich Komplikationen sei auf ► Abschn. 6.13 verwiesen.

13.12 Nachsorge

Die meisten Rezidive treten in den **ersten beiden Jahren** nach Diagnosestellung auf. Die Nachsorge konzentriert sich auf eine gezielte Anamnese und die genaue gynäkologische Untersuchung mit Inspektion und Palpation (■ Tab. 13.13). Weil Lokalrezidive auch nach Jahren auftreten können, und weil deren Behandlung eine gute Prognose hat, müssen die oft älteren Patientinnen auf die Notwendigkeit der Einhaltung einer langfristigen Nachsorge hingewiesen werden.

13.13 Rezidive, Metastasen

Insgesamt treten bei etwa **einem Viertel aller Patientinnen** mit Vulvakarzinom eine Tumorprogression bzw. ein Tumorrezidiv auf. Die Rezidivwahrscheinlichkeit beträgt im Stadium I 14% und im StadiumIII 71%. Wie bei jedem Rezidiv sollte nach Abwägung des Nutzen-Risiko-Verhältnisses möglichst dessen **histologische Sicherung** erfolgen. Die Art der Rezidivtherapie ist stark von der Vortherapie (z.B. Strahlentherapie) abhängig. Neben den in ■ Tab. 13.14 beschriebenen Therapieoptionen ist v.a. frühzeitig eine effektive Schmerztherapie einzuleiten (► Kap. 19).

Die Radiotherapie kann bei Patientinnen mit schmerzhaften **inguinalen Rezidiven** und begleitendem hochgradigem Lymphödem oder **inoperablem bzw. blutendem Lokalrezidiv** oder lokalisierten **Hautmetastasen** häufig eine effektive Palliation bewirken. Die Radiotherapie ist natürlich effektiver und teilweise sogar kurativ, wenn sie in einem nicht vorbestrahlten Gebiet zum Einsatz kommt. Bei einem guten Allgemeinzustand kann die Radiotherapie mit der **Chemotherapie** kombiniert werden.

13.14 Sonderformen

13.14.1 Morbus Paget der Vulva

Beim Morbus Paget der Vulva handelt es sich **meist um eine intraepitheliale Erkrankung** (Adenocarcinoma in situ), nur in etwa 10–12% um einen invasiven Morbus Paget, und in etwa 4–8% der Fälle ist diese mit einem Adenokarzinom assoziiert (Hacker 2000). Vorwiegend postmenopausale Patientinnen sind betroffen. Typischerweise besteht eine »ekzematöse Läsion« im Bereich der behaarten Vulva.

Therapie Beim intraepithelialen Morbus Paget wird weit im Gesunden exzidiert, und beim invasiven Morbus Paget eine einfache Vulvektomie mit zumindest einseitiger inguinaler Lymphadenektomie vorgenommen. In Einzelfäl-

Tab. 13.14 Lokalisation, Diagnostik und Therapieoptionen beim Rezidiv oder Metastasen eines Vulvakarzinoms

Lokalisation	Symptome	Diagnosestellung durch	Therapieoptionen	Bemerkungen
Lokalrezidiv an der Vulva	Tumor der Vulva, Schmerzen, Dysurie, Defäkationsbeschwerden	Inspektion, Palpation	Möglichst Rezidivoperation im Gesunden bei Karnofsky-Status ≥70; alternativ oder additiv Radio-(Chemo-)Therapie	Mit 50–70% häufigste Rezidivlokalisation, relativ günstigste Prognose unter allen Rezidivlokalisationen
Inguinale Lymphknoten	Schmerzen in Leiste, Lymphödem, Becken-/tiefe Beinvenenthrombose	Palpation, (evtl. Ultraschall, CT)	Evtl. Rezidivoperation, Radiotherapie	Etwa 4-mal seltener als Lokalrezidive der Vulva, besonders ungünstige Prognose (Stehman et al. 1992a,b)
Becken	Makrohämaturie, Harnsperre, absolute Harninkontinenz durch Fistel, Obstipation, Ileus	Klinische Palpation, Zystoskopie, Rektoskopie, CT	Beidseitige Nephrostomie; palliative Kolostomie; extrem selten Exenteration indiziert	Dritthäufigste Rezidivlokalisation, ungünstige Prognose
Hautmetastasen	Tumorknötchen, typischerweise an den Oberschenkeln, der Glutäalregion bzw. an der Bauchhaut	Äußere klinische Untersuchung; Hautbiopsie	Evtl. Versuch mit Miltefosin 10-ml-Lösung lokal; evtl. palliative Radiotherapie	Im fortgeschrittenen Stadium häufig
Skelettsystem	Schmerzen in den betroffenen Skelettanteilen	Röntgen, CT, MRT	Palliative Radiotherapie, Bisphosphonate	Selten
Lunge	Schmerzen im Thoraxbereich, Atemnot, Reizhusten	Thoraxröntgen, (CT)	Opioide	Selten und noch seltener isoliert
Leber	Schmerzen im Oberbauch, Inappetenz, Übelkeit	Oberbauchsonographie, (CT)	Symptomatisch	Sehr selten und noch seltener isoliert

13

len wurden Paget-Zellen in kontralateralen, klinisch insuspekten Vulvahautanteilen nachgewiesen. Makrosopische freie Resektionsränder sind oft mikroskopisch positiv.

Prognose Sie ist vom Vorhandensein freier Resektionsränder abhängig. Intraepitheliale Läsionen weisen generell eine günstige Prognose auf, während sich der invasive Morbus Paget bzw. der Morbus Paget mit begleitendem invasivem Adenokarzinom durch eine hohe (Lokal-)Rezidivneigung auszeichnet.

13.14.2 Verruköses Karzinom (vorm. Riesenkondylom Buschke-Löwenstein)

Diese oft blumenkohlartigen Tumoren werden als Variante von Plattenepithelkarzinomen interpretiert. Daneben existieren häufig auch präinvasive Anteile (VIN III). Das verruköse Karzinom wächst **lokal infiltrativ und destruierend**, metastasiert aber selten in die inguinalen **Lymphknoten** oder anderswo.

Die Therapie besteht aus der **weiten, radikalen Exzision**. Radiotherapie ist nicht indiziert.

13.14.3 Karzinom der Bartholin-Drüse

Es macht etwa 1–3% aller Vulvakarzinome aus. Das Prädilektionsalter liegt bei 55 Jahren und damit deutlich niedriger als bei den meisten anderen Vulvakarzinomen.

Klinische Symptomatik des Karzinoms der Bartholin-Drüse

Es besteht eine einseitige Schwellung der Vulva im Bereich der Bartholin-Drüse. Die Tumoren haben einen Durchmesser von im **Durchschnitt 3–4 cm.** Nicht selten wird der Tumor initial als Bartholin-Abszess oder Zyste fehlinterpretiert. Besonders bei postmenopausalen Patientinnen sollte frühzeitig an ein Malignom gedacht werden und eine histologische Abklärung durch **Biopsie** erfolgen. Oft liegen palpable inguinale Lymphknoten vor.

Bei ca. 40% handelt es sich um **Plattenepithelkarzinome**, bei einem Drittel um Adenokarzinome, in 17% um adenoidzystische Karzinome und beim Rest um seltenere Formen wie z. B. gemischte histologische Subtypen.

Es besteht eine Tendenz zur Metastasierung in die inguinalen Lymphknoten und in die Fossa ischiorectalis. Inguinale Metastasen treten in 30–50% der Fälle auf. Der **inguinale Lymphknotenstatus** ist die wichtigste prognostische Determinante.

Kontralaterale Lymphknotenmetastasen werden bei 5–10% aller Patientinnen beobachtet. Positive **Beckenlymphknoten** werden bei 18% der Patientinnen mit positiven inguinalen Lymphknoten und nur bei maximal 4% aller Patientinnen mit negativen inguinalen Lymphknoten beobachtet (Leuchter et al. 1982).

Operative Therapie Sie besteht in einer radikalen **Hemivulvektomie** weit im Gesunden samt **beidseitiger inguinaler Lymphadenektomie**. Weil die Tumoren tief in der Vulva lokalisiert sind, muss die Resektion die Tiefe der Fossa ischiorectalis mit erfassen. Häufig wird eine adjuvante Radiotherapie angewendet, die die Lokalrezidivrate offenbar reduzieren kann (Copeland et al. 1986). Einige Autoren empfehlen bei positiven inguinalen Lymphknoten auch eine **pelvine Lymphadenektomie**. Sind die inguinalen Lymphknoten positiv, besteht die Indikation zur **adjuvanten Radiotherapie** (▶ Abschn. 13.11).

Die 5-Jahres-Überlebensrate liegt bei 70%. Das Karzinom neigt insbesondere zu (oft späten) **Lokalrezidiven**.

13.14.4 Malignes Melanom der Vulva

Diese Läsionen stellen die zweithäufigsten malignen Neoplasien der Vulva dar. Sie sind meist an der Klitoris oder den Labia minora lokalisiert und betreffen hauptsächlich **postmenopausale** Patientinnen. Ihr Staging erfolgt entsprechend den Melanomkriterien (Breslow-Tumordicke, Chung-Invasionstiefe, Clark-Invasionstiefe) und nicht dem FIGO-System.

Die **Therapie** besteht bei einer Invasionstiefe <1 mm aus einer **lokalen Exzision** im Gesunden mit mindestens **1 cm breitem Sicherheitsabstand**. Bei tieferer Invasion erfolgen eine Vulvektomie und inguinale Lymphadenektomie (Hacker 2000). Die Wertigkeit Letzterer und jener der Wächterlymphknotenentfernung (Sentinel-Lymphknoten-Biopsie) ist unklar. Leistenrezidive nach negativer Wächterlymphknotenbiopsie sind beschrieben.

Negative **Prognosefaktoren** sind eine Invasionstiefe >1,5 mm, Mitosen >5/mm^2 und ein Tumordurchmesser >2 cm. Das **5-Jahres-Überleben** aller Patientinnen mit malignem Melanom liegt zwischen 21 und 37%. Sie sollten gemeinsam mit einem Dermatoonkologen behandelt und betreut werden.

Zusammenfassung

Das Vulvakarzinom ist selten und tritt bevorzugt zwischen dem **60. und 70. Lebensjahr** auf.

Im Vordergrund der Therapie stehen die **radikale Exzision des Primärtumors im Gesunden** und die histologische Beurteilung der **inguinalen Lymphknoten**. Die **systematische inguinale Lymphadenektomie** gilt bei T1- und T2-Tumoren nach wie vor als Standard, kann jedoch heute in vielen Zentren bei Vorliegen negativer Sentinel-Lymphknoten von einer alleinigen Sentinel-Lymphknoten-Biopsie abgelöst werden. Diese weist eine Treffsicherheit von >95% auf. Sollte sich dieses Vorgehen auch weiter therapeutisch als sicher erweisen, könnte ca. 70% der Patientinnen mit Vulvakarzinom eine systematische inguinale Lymphadenektomie, die mit einer signifikanten Morbidität wie Lymphödemen behaftet ist, erspart werden. Eine primäre **Radio-(Chemo-)Therapie** kann bei großen Primärtumoren und/oder inguinalen Lymphknotenmetastasen häufig den Tumor in Remission bringen und damit exenterative Therapien umgehen.

Literatur

Ansink A, Velden J van der, Collingwood M (2003) Surgical interventions for early squamous cell carcinoma of the vulva. The Cochrane Database for Systematic Reviews, Issue 4. Art. No.: CD002036. DOI: 10.1002/14651858.CD002036

Aragona AM, Cuneo N, Soderini AH et al (2012) Tailoring the treatment of locally advanced squamous cell carcinoma of the vulva: neoadjuvant chemotherapy followed by radical surgery: results from a multicenter study. Int J Gynecol Cancer 22: 1258–1263

Coleman RL, Ali S, Levenback CF et al (2013) Is bilateral lymphadenectomy for midline squamous carcinoma of the vulva always necessary? An analysis from Gynecologic Oncology Group (GOG) 173. Gynecol Oncol 128:155–159

Copeland L, Sneige N, Gershenson D et al. (1986) Bartholin gland carcinoma. Obstet Gynecol 67: 115–120

De Hullu JA, Hollema H, Piers DA et al. (2000) Sentinel lymph node procedure is highly accurate in squamous cell carcinoma of the vulva. J Clin Oncol 18: 2811–2816

DGGG (2009) (Archivierte) Interdisziplinäre S2k-Leitlinie für die Diagnostik und Therapie des Vulvakarzinoms und seiner Vorstufen. ▶ www.dggg.de/leitlinien

Hacker NF (2010) Vulvar cancer. In: Berek JS, Hacker NF (eds) Practical gynecologic oncology, 5th edn. Lippincott Williams & Wilkins, Philadelphia, pp 553–596

Han SN, Vergote I, Amant F (2012) Weekly paclitaxel/carboplatin in the treatment of locally advanced, recurrent or metastatic vulvar cancer. Int J Gynecol Cancer 22: 865–868

Heaps JM, Fu YS, Montz FJ, Hacker NF, Berek JS (1990) Surgical-pathologic variables predictive of local recurrence in squamous cell carcinoma of the vulva. Gynecol Oncol 38: 309–457

Homesley H, Bundy B, Sedlis A, Adcock L (1986) Radiation therapy versus pelvic node dissection for carcinoma of the vulva with positive groin nodes. Obstet Gynecol 68: 733–740

Homesley H, Bundy B, Sedlis A et al. (1991) Assessment of current International Federation of Gynecology and Obstetrics staging of vulvar carcinoma relative to prognostic factors for survival. Am J Obstet Gynecol 164: 997–1004

Homesley H, Bundy B, Sedlis A et al. (1993) Prognostic factors in groin node metastasis in squamous cell carcinoma of the vulva. A GOG-study. Gynecol Oncol 49: 279–283

Joura E, Leodolter S, Hernandez-Avila M et al. (2007) Efficacy of a quadrivalent prophylactic human papillomavirus (types 6, 11, 16, and 18) L1 virus-like-particle vaccine against high-grade vulval and vaginal lesions: a combined analysis of three randomised clinical trials. Lancet 369: 1693–1702

Kaufmann M, Costa SD, Scharl A (Hrsg) (2003) Die Gynäkologie. Springer, Berlin Heidelberg New York

Klemm P, Marnitz S, Köhler C et al. (2005) Clinical implication of laparoscopic pelvic lymphadenectomy in patients with vulvar cancer and positive groin nodes. Gynecol Oncol 99: 101–105

Landrum L M, Skaggs V, Gould N et al. (2008) Comparison of outcome measures in patients with advanced squamous cell carcinoma of the vulva treated with surgery or primary chemoradiation. Gynecol Oncol 108: 584–590

Levenback C (2008) How safe is sentinel lymph node biopsy in patients with vulvar cancer? J Clin Oncol 26: 828–829

Levenback CF, Ali S, Coleman RL et al. (2012) Lymphatic mapping and sentinel lymph node biopsy in women with squamous cell carcinoma of the vulva: a Gynecologic Oncology Group study. J Clin Oncol 30: 3786–3791

Moore DH, Ali S, Koh WJ, et al (2012) A phase II trial of radiation therapy and weekly cisplatin chemotherapy for the treatment of locally advanced squamous cell carcinoma of the vulva: a Gynecologic Oncology Group study. Gynecol Oncol 124: 529–533

Pecorelli S (2009) Revised FIGO staging for carcinoma of the vulva, cervix and endometrium. Int J Gynecol Obstet 105: 103–104

Podratz KC, Symmonds RE, Taylor WF, Williams TJ (1983) Carcinoma of the vulva: analysis of treatment and survival. Obstet Gynecol 61: 63–74

Sevin BU, Homesley H (1986) Das Vulvakarzinom. Gynäkologe 19: 109–115

Stehman F, Bundy B, Dvoretsky P, Creasman W (1992) Early stage I carcinoma of the vulva treated with ipsilateral superficial inguinal lymphadenectomy and modified radical hemivulvectomy: a prospective study of the GOG. Obstet Gynecol 79: 490–497

Stehman FB, Bundy BN, Thomas G et al. (1992) Groin dissection versus radiation in carcinoma of the vulva: a Gynecologic Oncology Group study. Int J Rad Oncol Biol Phys 24: 389–396

Tabbaa ZM, Gonzalez J, Sznurkowski JJ et al. (2012) Impact of the new FIGO 2009 staging classification for vulvar cancer on prognosis and stage distribution. Gynecol Oncol 127: 147–152

Tamussino K, Bader AA, Lax S, Aigner RM, Winter R (2002) Groin recurrence after micrometastasis in a patient with vulvar cancer. Gynecol Oncol 86: 99–101

Terlou A, van Seters M, Ewing PC et al. (2011) Treatment of vulvar intraepithelial neoplasia with topical imiquimod: seven years median follow-up of a randomized clinical trial. Gynecol Oncol 121: 157–162

Van der Zee A G J, Oonk M H, De Hullu J A et. (2008) Sentinel node dissection is safe in the treatment of early-stage vulvar cancer. J Clin Oncol 26: 884–889

van Seters M, van Beurden M, ten Kate FJW et al. (2008) Treatment of vulvar intraepithelial neoplasia with topical imiquimod. N Engl J Med 358: 1465–1473

Maligne Tumoren der Vagina

Ossi R. Köchli, Edgar Petru und Bernd-Uwe Sevin

14.1 Häufigkeit, Altersverteilung

Die Inzidenz des Vaginalkarzinoms liegt bei 0,4/100.000 Frauen/Jahr und macht ca. 2% aller gynäkologischen Malignome aus. Es tritt mit einem Altersgipfel zwischen dem 60. und 70. Lebensjahr vorwiegend im höheren Lebensalter auf.

14.2 Risikofaktoren

- Infektion mit dem HPV (»human papilloma virus«, insbesondere **Subtyp16** und 18). Dafür spricht auch das häufige Auftreten multifokaler Läsionen.
- Vorausgegangene zervikale intraepitheliale Neoplasie (CIN) oder invasives Zervixkarzinom in ca. einem Drittel der Fälle. In ca. 20% auch vorausgegangene Strahlentherapie, viel seltener Anamnese maligner Vulvatumoren
- Höheres Lebensalter
- Chronische Reizzustände der Vagina, z. B. durch Langzeitanwendung von Pessaren
- Nikotinabusus
- Andere Malignome, weil sich sehr oft ein Vaginaltumor als Metastase von Vulva, Zervix, Uterus, aber auch von nichtgynäkologischen Primärtumoren herausstellt

14.3 Screening, Früherkennung

Ein **Screening** oder jenes bei Frauen nach Hysterektomie wegen benigner Erkrankungen ist aufgrund der Seltenheit des Vaginalkarzinoms **nicht indiziert** (Pearce et al. 1996; Leitlinie der DGGG 2008). Bei hochgradiger CIN und erfolgter Hysterektomie erscheinen jedoch regelmäßige Untersuchungen indiziert, weil es in 7,4% der Fälle zu VAIN (vaginale intraepitheliale Neoplasien) kommt (Schockaert et al. 2008). Eine **Früherkennung** ist **möglich** durch:

- Zytologie der Vagina
- Kolposkopie mit Schiller-Jodprobe, insbesondere bei der Risikogruppe von Patientinnen mit Anamnese eines Zervixkarzinoms

Klinische Symptome des Vaginalkarzinoms

- Vaginale Blutungen, typischerweise postkoital (Abb. 14.1)
- Abnormer vaginaler Fluor, oft blutig tingiert und/oder übelriechend
- Miktionsbeschwerden
- Beschwerden bei der Defäkation
- Schmerzen im Beckenbereich (Infiltration des Plexus sacralis) oder lumbal (Harnstau?)
- Tiefe Bein- oder Beckenvenenthrombose durch Expansion im Becken
- In 5–10% der Fälle keine Symptomatik

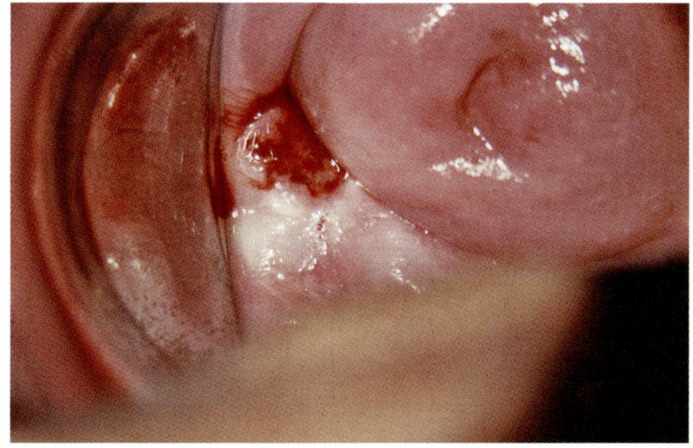

Abb. 14.1 Klinischer Hinweis auf ein Vaginalkarzinom

14.4 Tumorausbreitung

Direktes Übergreifen auf die Nachbarorgane Parakolpium, Blase, Rektum und Skelett können betroffen sein.

- **Lymphogene Ausbreitung**
  - Tumoren des **oberen Drittels** der **Vagina** metastasieren bevorzugt in die pelvinen Lymphknoten: v. a. Nodi lymphatici praesacrales, Nodi lymphatici obturatorii, Nodi lymphatici iliaci communes und interni. Sogar paraaortale Lymphknoten können befallen sein.
  - Tumoren des **mittleren Scheidendrittels** metastasieren bevorzugt in die Nodi lymphatici iliaci interni und obturatorii.
  - Tumoren des **unteren Scheidendrittels** weisen üblicherweise zuerst Metastasen in den inguinofemoralen und pelvinen Lymphknoten (v. a. Nodi lymphatici iliaci externi) auf.

Tab. 14.1 zeigt den pelvinen und inguinalen Lymphknotenbefall anhand von 35 Patientinnen (Al-Kurdi u. Monaghan 1981).

Hämatogene Ausbreitung Die Ausbreitung des Vaginalkarzinoms bleibt, wie beim Zervixkarzinom, lange auf das Becken beschränkt. Hämatogene Fernmetastasen in Skelettsystem, Lunge und Leber sind selten.

Tab. 14.1 Lymphknotenbefall beim primären Vaginalkarzinom (nach Al-Kurdi und Monoghan 1981)

	Positive pelvine Lymphknoten [%]	Positive inguinale Lymphknoten [%]
Alle Patientinnen	29	17
Stadium I	14	–
Stadium II	32	11
Stadium IV	33	22
Isolierter Befall des kranialen Drittels	23	0
Isolierter Befall des mittleren Drittels	–	0
Isolierter Befall des distalen Drittels	23	38
Befall der gesamten Vagina	67	17

14.5 Diagnosestellung, präoperatives Staging

Als Vaginalkarzinom sollte nur ein Tumor diagnostiziert werden, der in der Vagina lokalisiert ist. Ein Scheidentumor, der auf das **Orificium externum canalis cervicis** übergegriffen hat, ist laut FIGO als **Zervixkarzinom** zu klassifizieren. Ein Tumor, der die **Vagina und Vulva** befallen hat, wird zu den **Vulvakarzinomen** gezählt (Leitlinie der DGGG 2008).

Liegt bei einer Patientin mit einem Scheidenkarzinom die Diagnose eines Zervixkarzinoms 10 Jahre oder länger zurück, ist ein primäres Scheidenkarzinom anzunehmen. Bei einer Latenzzeit von **<10 Jahren** nach Erstdiagnose eines Zervixkarzinoms ist ein Rezidiv dessen wahrscheinlich.

Die Diagnose erfolgt anhand von

- Äußerer klinischer Untersuchung (v. a. Palpation der inguinalen Lymphknoten und Beurteilung eines etwaigen Lymphödems von Vulva und unteren Extremitäten)
- Gynäkologischer Untersuchung einschließlich zytologischem **PAP-Abstrich**, **Kolposkopie** und Anwendung der Lugol-Lösung (**Schiller-Jodprobe mit Kaliumjodid**) zur Abgrenzung verdächtiger, scharfrandiger jodnegativer Areale, anschließend Biopsie verdächtiger Bezirke bzw. Schiller-Abschabung mittels scharfem Löffel.
  Bei Patientinnen mit vaginaler Atrophie oder nach Radiotherapie ist es ratsam, zunächst über 3–4 Wochen eine lokale vaginale Östrogenisierung durchzuführen (Östriol), um biopsiewürdige Areale besser erkennen zu können.
  Nicht selten wird ein kleines, distal an der Vorder- oder Hinterwand gelegenes Vaginalkarzinom bei der ersten Untersuchung übersehen, wenn es durch die Spekula verdeckt wird. Aus diesem Grund wird generell eine sorgfältige Inspektion der Vagina durch langsames Herausnehmen der Spekula unter drehender Bewegung empfohlen. Die meisten Karzinome der Vagina sind im **oberen Drittel** und an deren **Hinterwand** lokalisiert. Makroskopisch sind sie gewöhnlich exophytisch, exulzerierend oder seltener endophytisch.
- Abtasten des Introitus vaginae: Vorliegen eines distalen Vaginalkarzinoms? (Leitlinie der DGGG 2008)
- **Abklärung der Zervix** mittels Kolposkopie, gezielter Zytologie sowie Beurteilung des Corpus/Cavum uteri, wenn ein **primäres Endometriumkarzinom** mit Scheidenmetastase ausgeschlossen werden soll: **Vaginalsonographie** bzw. Hysteroskopie mit fraktionierter Kürettage
- Thoraxröntgen
- i.v.-Pyelographie (Urographie) oder Sonographie der Nieren
- Urethrozystoskopie
- Prokto- und Rektoskopie
- MRT (Magnetresonanztomographie) des Beckens bzw. Computertomographie des Abdomens
- Skelettröntgen bei klinischem Verdacht auf Knochenmetastasen

14.6 Stadieneinteilung und 5-Jahres-Überleben in Abhängigkeit vom Tumorstadium

Die Zuordnung einer Patientin mit primärem Vaginalmalignom erfolgt entsprechend dem FIGO-Stadium aufgrund des **klinischen** Untersuchungsbefunds (Tab. 14.2). Zirka zwei Drittel werden in den Stadien I und II diagnostiziert (McCormick et al. 2009).

14.7 Prognosefaktoren

In absteigender Reihenfolge beeinflussen folgende Faktoren die Prognose ungünstig:

- Höheres **Stadium** und **Tumorgröße (v.a. >4 cm)**
- **Lebensalter** >60 Jahre
- Weitere, uneinheitlich beschriebene negative Einflussfaktoren sind niedriger Differenzierungsgrad, das Bestehen von Symptomen zum Zeitpunkt der

Tab. 14.2 Stadieneinteilung der Malignome der Vagina, korrespondierende Häufigkeitsverteilung und 5-Jahres-Überlebensraten entsprechend dem aktuellen FIGO Annual Report

FIGO-Stadium	TNM	Klinischer Untersuchungsbefund	Häufigkeit [%]	5-Jahres-Überleben [%]
0	Tis	VAIN III (vaginale intraepitheliale Neoplasie Grad III: Carcinoma in situ) (mikroskopische Diagnose)	4	–
I	T1	Tumor auf die Vagina begrenzt	32	78
II	T2	Tumorinvasion ins paravaginale Gewebe, aber nicht bis zur Beckenwand	31	52
III	T3	Tumorausbreitung bis zur Beckenwand	20	43
IVa	T4	Tumorinvasion[a] von Blasen- oder Rektumschleimhaut oder Ausbreitung über das Becken hinaus	7	21
IVb	M1, T1–T4, N0/N1	Fernmetastasen	5	13

[a] Das Vorhandensein eines bullösen Ödems reicht nicht aus, um einen Tumor dem Stadium IVa (T4) zuzuordnen.

Diagnose, tumoröser Befall der distalen Vagina v. a. bei primärer Radiotherapie, Befall von mehr als zwei Dritteln der Vagina und Befall mehrerer Vaginalwände, die verlängerte Zeit der Strahlenbehandlung sowie das Vorliegen eines Adenokarzinoms.
- Beim Melanom der Vagina weisen ein höheres Stadium und Lymphknotenbefall auf eine ungünstigere Prognose hin (Kirschner et al. 2013; SEER Daten).

14.8 Operative Therapie

Beim Vaginalkarzinom steht generell die Strahlentherapie gegenüber einer operativen Therapie im Vordergrund. Letztere erfolgt individualisiert in Abhängigkeit vom/von:
- Alter der Patientin
- Karnofsky-Status
- Größe und Lokalisation des Tumors
- Umstand, ob sich der Uterus noch in situ befindet und ob bereits eine Vorbestrahlung der Vagina erfolgt ist

Therapieziel ist die Erhaltung der **Funktionsfähigkeit der Vagina** und tumorfreies Überleben. Jede Form der Therapie und deren Konsequenzen müssen ausführlich mit der Patientin und deren Partner besprochen werden. Die anatomisch ungünstige Situation durch die topographische Nähe von Blase, Rektum und Urethra limitiert eine möglicherweise kurative Therapie durch Bestrahlung und/oder Operation. Bei Letzterer existiert v. a. die Schwierigkeit – von der Exenteration abgesehen – ausreichend weite Resektionsränder vom Tumor zu erreichen. Die Effektivität von primärer Operation und primärer Strahlentherapie scheint im Stadium I und II vergleichbar hoch zu sein.

Durch den **Verzicht auf eine Radiotherapie** bei ausschließlich operierten Patientinnen kann die Vita sexualis durch selteneres Auftreten einer Vaginalstenose/-fibrose und auch von klimakterischen Beschwerden infolge der Bestrahlung der Ovarien günstiger zu sein. Nach primär operativer Behandlung besteht bei einem lokalen **Rezidiv** in erster Linie die Möglichkeit einer (effektiven) Strahlentherapie.

Die Komplikationen einer Strahlentherapie und chirurgischen Therapie halten sich die Waage.

Hauptkomplikationen der radikalen operativen Therapie In erster Linie werden Blasenentleerungsstörungen, Vesiko-, Ureter- und Rektovaginalfisteln, thrombembolische Komplikationen und schwerere Blutungen beobachtet. In Abb. 14.2 ist ein Therapieschema für Malignome der Vagina dargestellt.

14.8.1 Operative Therapie der vaginalen intraepithelialen Neoplasie (VAIN)

Bevor die Diagnose VAIN gestellt werden kann, muss **invasives Wachstum** durch Biopsien/Abschabung bzw. Probeexzision der Vagina histologisch **ausgeschlossen** werden. Bei kleineren umschriebenen Läsionen wird meist eine **vollständige lokale Exzision** durchgeführt.

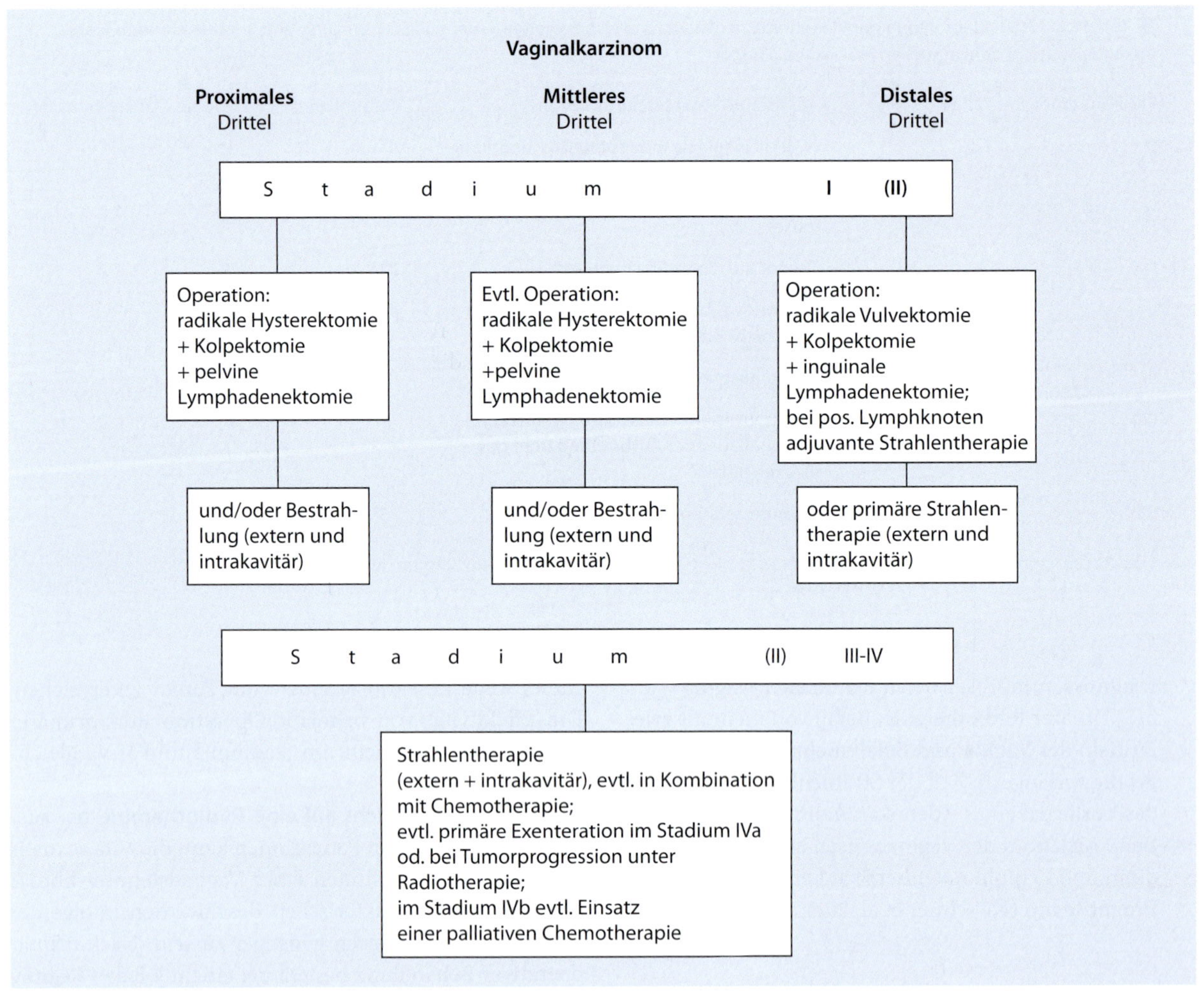

Abb. 14.2 Behandlungsschema beim primären invasiven Karzinom der Vagina

14

Eine **CO_2-Laser-Therapie** eignet sich besonders zur Behandlung einer begrenzten Anzahl kleinerer Läsionen. Es ist jedoch immer zu berücksichtigen, dass im Gegensatz zur chirurgischen Exzision eine histologische Kontrolle auf Vollständigkeit der Lasertherapie infolge der Gewebedestruktion unmöglich ist. Deshalb ist besonders **vor einer Laserdestruktion** oder einer Kryotherapie eine genaue **bioptische Abklärung** aller suspekter Läsionen unter **kolposkopischer Sicht** essenziell. Im Zweifelsfall ist eine operative Exzision anzuraten, um mithilfe eines adäquaten histologischen Präparats invasives Wachstum auszuschließen.

Ist bei ausgedehnten Läsionen eine **Kolpektomie** nötig, ist die Bildung einer künstlichen Vagina (Neovagina) mittels myokutaner Lappenplastik, Maschengitter-(»Meshgraft«-)Transplantat oder Dickdarm zu diskutieren.

14.8.2 Operative Therapie invasiver Karzinome der Vagina

Die Operation hat in der primären Therapie des Vaginalkarzinoms, besonders im **Stadium I,** Bedeutung. Bei Beschränkung des Vaginalkarzinoms auf das **obere Drittel** ist bei vorhandenem Uterus eine radikale Hysterektomie mit pelviner Lymphadenektomie und partieller Kolpektomie analog dem Zervixkarzinom indiziert. Bei der Kolpektomie ist besonders auf einen ausreichenden distalen Resektionsrand zu achten (≥2 cm). Wurde die Patientin bereits früher hysterektomiert, sollten eine radikale obere Kolpektomie mit Dissektion der Parametrien und Parakolpien sowie eine pelvine Lymphadenektomie durchgeführt werden.

Bei einem Karzinom im **Stadium I–II**, das im distalen Drittel nahe dem Introitus lokalisiert ist, ist außer einer radikalen Kolpektomie häufig eine teilweise **Vulvektomie** notwendig, um tumorfreie Resektionsränder zu garantieren. Karzinome im distalen Vaginaldrittel erfordern zusätzlich eine **inguinale Lymphadenektomie**, da die inguinalen Lymphknoten in 38% der Fälle metastatisch befallen sind (Al-Kurdi u. Monaghan 1981). Bei Tumoren des unteren Scheidendrittels, die primär einer Strahlentherapie unterzogen werden, kann eine inguinale Lymphadenektomie zur Planung der Radiotherapie erfolgen.

Im **Stadium II** kann auch eine Radikaloperation durchgeführt werden, wobei hier allerdings häufiger eine primäre Radiotherapie erfolgt.

Bezüglich des Vorgehens bei der pelvinen, (paraaortalen) und inguinalen Lymphadenektomie wird auf ▶ Kap. 6 und ▶ Kap. 13 verwiesen.

14.8.3 Operative Therapie beim endodermalen Sinustumor der Vagina

Dieser extrem seltene Keimzelltumor, der meist bei **sehr jungen Mädchen** ca. um das 3. Lebensjahr diagnostiziert wird, wird heute infolge der Wirksamkeit der **Chemotherapie** meist **primär zytostatisch** (neoadjuvante Chemotherapie) und erst danach operativ behandelt. Als Therapie steht die **weite Exzision** des Primärtumors im Gesunden im Vordergrund.

14.8.4 Operative Therapie bei Sarkomen der Vagina

Zumeist handelt es sich um große Tumoren im Erwachsenenalter, die im **oberen Drittel der Vagina** entstehen. Wegen ihrer Chemoresistenz und auch relativen **Radioresistenz** ist die **Radikaloperation** die Behandlung der Wahl. Handelt es sich um hochdifferenzierte Sarkome, und sind die Resektionsränder nicht befallen, ist die Prognose günstiger. Die hohe Inzidenz von Lokal- bzw. Beckenrezidiven bestätigt indirekt die Notwendigkeit einer möglichst radikalen Primärtherapie in Kombination mit einer adjuvanten Radiotherapie.

Das **embryonale Rhabdomyosarkom** stellt bezüglich des Ansprechens auf eine Chemotherapie eine Ausnahme unter den Vaginalsarkomen dar. Bei diesem Tumor, der vorwiegend bei Mädchen vor dem 15. Lebensjahr vorkommt, wird aufgrund der Effektivität der Chemotherapie (v. a. nach dem VAC-Schema) nach einer solchen meist eine konservative chirurgische Therapievariante mit lokaler Exzision und konsekutiv besserer Lebensqualität gewählt (Copeland et al. 1985a; Maurer et al. 1988).

14.8.5 Operative Therapie beim primären Melanom der Vagina

Melanome treten zu 46% im Stadium I und bevorzugt im distalen Drittel der Vagina und an deren Vorderwand auf (Kirschner et al. 2013). In den meisten Fällen besteht zum Zeitpunkt der Diagnose eine tiefe Invasion (Chung et al. 1980). Die Tumorgröße beeinflusst die Überlebensrate signifikant (Reid et al. 1989; Petru et al. 1998).

Eine **eingeschränkte Radikaloperation** (weite Exzision des Primärtumors bzw. Kolpektomie ± Vulvektomie und die Entfernung der pelvinen bzw. inguinalen Lymphknoten) ist eine geeignete Primärtherapie (Reid et al. 1989). Bei der Operation kommt es v. a. auf das Vorhandensein **tumorfreier Resektionsränder** an, da sonst die Rate an Lokalrezidiven exzessiv ansteigt. Nach einer lokalen Exzision oder einer partiellen Kolpektomie ist bei Tumoren ≤3 cm zwar die Lokalrezidivrate gegenüber ultraradikalen Therapieformen wie einer Exenteration erhöht, sie wirkt sich aber nicht negativ auf das Gesamtüberleben aus (Petru et al. 1998).

Die **Prognose** von Vaginalmelanomen ist besonders ungünstig. Die 5-Jahres-Überlebensrate liegt zwischen 0 und 21% (Chung et al. 1980; Kirschner et al. 2013; Petru et al. 1998; Reid et al. 1989).

14.8.6 Exenteration

Eine primäre Exenteration ist beim Vaginalkarzinom im **Stadium IVa** indiziert, wenn eine Vesiko- oder Rektovaginalfistel vorliegt bzw. in Ausnahmefällen auch ohne vorhandene Fistelbildung. **Vorbedingungen** für eine Exenteration mit kurativer Intention sind ein guter Allgemeinzustand mit Karnofsky-Status ≥80 und das Fehlen von Fernmetastasen. Das bedeutet, dass sich beim bildgebenden Staging bzw. zum Zeitpunkt der explorativen Laparotomie bzw. Laparoskopie keine Metastasen, z. B. in den paraaortalen oder supraklavikularen Lymphknoten, finden. Außerdem müssen operativ tumorfreie Resektionsränder erreicht werden können.

Wird eine Exenteration bei sexuell aktiven Frauen durchgeführt, sollte die Rekonstruktion der Scheide in die Therapieplanung mit einbezogen werden. Eine Exenteration ist auch bei Patientinnen mit **zentralem Rezidiv nach primärer Radiotherapie**, bei welchen die Strahlentoleranzgrenze erreicht wurde und bei Patientinnen mit **Vaginalsarkom** mit Ausnahme des embryonalen Rhabdomyosarkoms indiziert. Bei fortgeschrittenen vulvovaginalen Karzinomen oder Rezidiven nach Radiotherapie kann eine Fixation des Tumors im Bereich des knöchernen

Beckens bestehen. In diesen Fällen kann zusätzlich eine Resektion der befallenen Knochenpartien (R. inferior ossis pubis, Symphysis pubica) als Teil der Operation notwendig werden. Bezüglich der Exenteration wird auch auf ▶ Kap. 6 verwiesen.

14.9 Histologie

Häufiger als ein primäres Karzinom der Vagina ist ihr **metastatischer Befall** bei primären Tumoren von Corpus oder Cervix uteri, Vulva, Ovar, Urethra, Harnblase, Niere, Kolon, Mamma und dem Trophoblastgewebe. Folgende Histologien kommen bei Primärtumoren der Vagina am häufigsten vor:

- Plattenepithelkarzinome 83%
- Adenokarzinome 8%
- Sarkome 3%
- Melanome 3%
- **Undifferenzierte Karzinome, kleinzellige Karzinome** mit besonders hoher Aggressivität und **Lymphome** 3%.

Adenokarzinom Zunächst ist die Herkunft eines Primärtumors vom Endometrium, der Zervix, des Ovars, des Kolon und der Bartholin-Drüse auszuschließen, bevor die Diagnose eines primären Vaginalkarzinoms gestellt werden kann.

Das Adenokarzinom ist meist vom **klarzelligen Typ**. In der Vergangenheit bestand ein Zusammenhang zwischen seiner Entstehung mit der mütterlichen Exposition gegenüber Diethylstilbestrol (DES) im 1. Trimenon. Dieses Karzinom trat bzw. tritt bevorzugt um das 20. und 70. Lebensjahr auf, und seine Prognose ist besser als jene bei Frauen ohne DES-Exposition (Hanselaar et al. 1997).

Bei der gutartigen **vaginalen Adenose** ist das Risiko einer CIN (zervikale intraepitheliale Neoplasie) und VAIN erhöht.

Embryonales Rhabdomyosarkom Das häufigste, hochmaligne Sarkom tritt meist zwischen dem 10. und 20. Lebensjahr auf. Typisch ist das traubenförmige Wachstum (»botrys«, Sarcoma botryoides).

Andere Sarkome Im Erwachsenenalter sind Leiomyosarkome am häufigsten. Sie weisen eine bessere Prognose als die Karzinosarkome (maligne Müller-Mischtumoren) auf.

Melanome Typisch sind blauschwarze Tumoren, häufiger sind aber amelanotische Formen.

14.10 Chemotherapie

14.10.1 Lokale Chemotherapie bei der vaginalen intraepithelialen Neoplasie (VAIN)

Multiple Herde einer VAIN können nach vorherigem histologischem Ausschluss von invasivem Tumorwachstum mit **topischem 5-Fluoruracil** in ca. 50–75% erfolgreich therapiert werden, in Europa jedoch unüblich. Eine Abdeckung mit einer zinkoxidhaltige Salbe ist ratsam, um Verbrennungen an der Vulva zu verhindern.

14.10.2 Chemotherapie invasiver Karzinome der Vagina

Wird eine primäre Chemoradiotherapie eingesetzt, erfolgt sie meist mit Cisplatin, ohne dass eine Überlegenheit gegenüber der Radiotherapie belegt ist (Ghia et al. 2011). Nur 6–20% der Patientinnen weisen unter einer systemischen zytostatischen Therapie eine Remission auf. Beim Vaginalkarzinom finden jene Zytostatika Anwendung, die auch beim Zervixkarzinom eingesetzt werden. Mit Cisplatin bestehen die relativ meisten Erfahrungen in der Palliativtherapie, mit Cisplatin und 5-Fluoruracil bei der kombinierten Radiochemotherapie (▶ Kap. 6).

14.10.3 Chemotherapie beim endodermalen Sinustumor der Vagina

Vor einer Exzision kommt meist eine Chemotherapie mit VAC (Vincristin, Actinomycin D, Cyclophosphamid bzw. Ifosfamid) erfolgreich zum Einsatz (Copeland et al. 1985b; Young u. Scully 1984; Mauz-Körholz et al. 2000). Als Alternative zum VAC-Schema oder nach Versagen desselben kann das BEP-(Bleomycin/Etoposid/Cisplatin-)Schema analog den Keimzelltumoren des Ovars angewendet werden (▶ Kap. 9).

14.10.4 Chemotherapie bei Sarkomen der Vagina

Da die psychische Belastung einer Exenteration besonders beim **embryonalen Rhabdomyosarkom** junger Mädchen erheblich ist und diese Operationsform keinen Überlebensvorteil mit sich bringt, wird meist zunächst eine primäre, neoadjuvante Chemotherapie nach dem VAC-Schema (Copeland et al. 1985a) eingesetzt. Sie erfolgt oft in Kombination bzw. Sequenz mit der Radiotherapie gefolgt von einer möglichst konservativen chirurgischen Therapie. 5-Jahres-Überlebensraten von 78% wurden an großen Patientenkollektiven berichtet (Maurer et al. 1988). Tritt nach primärer Chemotherapie keine Remission auf, wird die Radiotherapie eingesetzt. Ist auch diese erfolglos, kann in Einzelfällen eine sekundäre Radikalchirurgie indiziert sein (meist Exenteration).

Bei den **anderen histologischen** Sarkomtypen wie dem Leiomyosarkom oder Karzinosarkom besitzt die Chemotherapie keinen Stellenwert.

14.10.5 Chemotherapie bei Melanomen der Vagina

Vereinzelt konnte durch eine Chemotherapie, z. B. mit Dacarbazin, Doxorubicin, Ifosfamid oder Chemotherapie plus Immuntherapie, z. B. mit Bacillus Calmette Guerin, eine Stabilisation des Krankheitsbilds erreicht werden (Reid et al. 1989).

14.11 Hormontherapie, antihormonelle Therapie

Die systemische Hormontherapie spielt beim Vaginalkarzinom keine Rolle. Es besteht nach Therapie eines Vaginalmalignoms keine Kontraindikation gegen die **lokale** Anwendung **östriol**haltiger Suppositorien oder Cremes, um die Vagina funktionsfähig zu erhalten. Dies gilt auch für eine systemische **Östrogensubstitution**.

14.12 Immuntherapie

Vereinzelt existieren Hinweise für eine Effektivität von lokaler 5%iger Imiquimodcreme (Aldara) in Form von Vaginalsuppositorien.

14.13 Radiotherapie

Sie stellt den Eckpfeiler im Gesamtbehandlungskonzept des Vaginalkarzinoms dar. Bis zu 80% aller Patientinnen werden weltweit primär radiotherapiert. Beim Vergleich der Therapieresultate im **Stadium I und II** scheint die Strahlentherapie der primär operativen Therapie ebenbürtig zu sein. Allerdings ist bei statistischen Vergleichen zwischen Operation und Strahlentherapie einschränkend festzustellen, dass nach der Primäroperation bei vielen Patientinnen eine Strahlentherapie zusätzlich erfolgt (ist). Beim invasiven Vaginalkarzinom ist eine **Brachytherapie** (Kontakttherapie) oder eine **Teletherapie** (externe Radiotherapie) allein einer Kombination von Tele- und Brachytherapie unterlegen (Dixit et al. 1993). Der Nachteil der Brachytherapie ist v. a. deren starker Dosisabfall mit dem Abstand von der Strahlungsquelle und damit deren geringe Reichweite. Nur ca. ein Viertel der vaginalen Kontaktdosis gelangt an die Beckenwand. Ohne Teletherapie würden somit evtl. vorhandene pelvine Lymphknotenmetastasen unzureichend behandelt werden.

Bei der Vagina existiert eine Abnahme der **Strahlentoleranz** von kranial nach kaudal. Während die Strahlentoleranzdosis im proximalen Drittel zwischen 90 und 120 Gy liegt, beträgt sie im mittleren Vaginaldrittel 70–80 Gy und im distalen Drittel nur 50–65 Gy. Bezüglich der Strahlentherapie sei auf ▶ Kap. 6 verwiesen.

14.13.1 Teletherapie (externe Radiotherapie) des Beckens

Im Stadium I und II zeigte sich eine signifikant schlechtere lokale Kontrolle mit alleiniger Teletherapie gegenüber einer kombinierten Tele- und Brachytherapie (Eddy et al. 1993). In den fortgeschrittenen Stadien III oder IV beschränkt man sich nicht selten auf eine ausschließliche externe Teletherapie. Dabei können Dosen von 60–70 Gy verabreicht werden.

Bei einem **Beckenwandrezidiv** ist eine palliative Bestrahlung mit ultraharten Röntgenstrahlen eine gute Therapieoption, v. a. auch zur effektiven Schmerzreduktion. **Zentrale Scheidenrezidive** können einer intrakavitären oder interstitiellen Strahlenbehandlung zugeführt werden und besitzen eine deutlich bessere Prognose als Beckenwandrezidive.

14.13.2 Brachytherapie (Kontaktstrahlentherapie)

Bei älteren Patientinnen kann bei **VAIN III** bzw. einem **Carcinoma in situ** eine primäre Strahlentherapie eingesetzt werden, vorausgesetzt, die Funktionsfähigkeit der Vagina steht nicht im Vordergrund oder eine chirurgische Behandlung kommt nicht in Betracht.

Wird ausschließlich eine **intrakavitäre Radiotherapie** durchgeführt, kann die Dosis höher als bei einer Kombination mit externer Bestrahlung gewählt werden. Als Kontakttherapie mit einer Dosis von 60–70 Gy kommen sowohl eine intrakavitäre (in der Vagina bzw. im Canalis cervicis) als auch eine interstitielle Behandlung (mit Spicknadeln im Tumorbereich) in Betracht. Bei der intrakavitären Therapie werden Applikatoren (Kolpostate) aus Plexiglas, Plastik oder Hartgummi mit der Strahlungsquelle (z. B. Radium 226, Cäsium 137) in die Vagina eingebracht, die einen definierten Abstand zwischen Strahlenquelle und Scheidenwand garantieren. Die intrakavitäre Behandlung erfolgt bei in situ befindlichem Uterus und Tumorbefall der oberen Vagina durch das sog. intrauterine Tandem oder mit einem ovoiden Strahlenapplikator.

Bei der **interstitiellen Strahlentherapie** werden Nadeln, z. B. mit Iridium 192, verwendet. Dadurch wird am Tumor selektiv eine hohe Dosis erzielt. Dieses Verfahren ist u. U. auch nach vorausgegangener Bestrahlung indiziert, da diese fast ausschließlich am Tumor lokalisiert bleibt.

Eine Brachytherapie wird häufig erfolgreich auch bei rezidivierenden **vaginalen Blutungen** infolge fortgeschrittener Vaginaltumoren oder Rezidiven eingesetzt.

14.13.3 Kombination von Teletherapie und Brachytherapie

Diese kann primär oder als Adjuvans nach chirurgischer Behandlung bei erhöhtem Rezidivrisiko, z. B. durch großen Primärtumor, pelvine und/oder inguinale Lymphknotenmetastasen und/oder Resektion non in sano erfolgen. Die **Teletherapie** erfolgt meist mit 50 Gy zur initialen Reduktion des Tumorvolumens und zur Behandlung der Metastasen in den Beckenlymphknoten. Eine solche Tumorverkleinerung ist Voraussetzung für den Erfolg der anschließenden **Brachytherapie**. Diese wird nur noch als Aufsättigung der Teletherapie aufgefasst (Dosis 30–40 Gy). Bei einer Kombination aus Kontakttherapie und externer Strahlentherapie stellt eine Gesamtdosis von 90 Gy die obere Toleranzgrenze dar.

Bei **Tumoren im distalen Drittel der Vagina** sollten vor einer Strahlenbehandlung vergrößerte inguinale Lymphknoten vorzugsweise chirurgisch exstirpiert werden. Erweisen sie sich als histologisch positiv, sollten sie in das Behandlungsfeld der Teletherapie miteinbezogen werden (50 Gy).

Im **Stadium I** zeigte die zusätzliche externe Teletherapie gegenüber einer interstitiellen oder intrakavitären Brachytherapie allein keinen Überlebensvorteil (Perez et al. 1988). In diese Richtung weisen auch Daten von Kucera u. Vavra (1991), die im Stadium I für die Brachytherapie allein ein 5-Jahres-Überleben von 85 % ergaben.

14.13.4 Radiochemotherapie

Analog dem Zervixkarzinom scheint die Kombination aus Radiotherapie und begleitendem Cisplatin oder 5-Fluoruracil die Therapieergebnisse verbessern zu können (Dalrymple et al. 2004). Sie stellt jedoch keinen Therapiestandard dar.

14.13.5 Strahlentherapie bei Sarkomen der Vagina

Mit Ausnahme des embryonalen **Rhabdomyosarkoms** gelten Sarkome der Vagina als wenig strahlensensibel.

14.13.6 Strahlentherapie bei Melanomen der Vagina

Melanome der Vagina weisen eine geringe Strahlensensitivität auf. Deshalb wird die operative Primärtherapie vorgezogen (Reid et al. 1989). Dennoch sind in Einzelfällen mit kleineren Tumoren ≤3 cm Langzeitremissionen nach Radiotherapie beschrieben worden (Petru et al. 1998).

14.13.7 Nebenwirkungen der Strahlentherapie

Hierzu sei auf ▶ Abschn. 6 verwiesen. Generell sind die akuten Nebenwirkungen bei distal gelegenen Tumoren stärker ausgeprägt als bei im oberen Drittel lokalisierten Tumoren.

14.14 Nachsorge

Die Nachsorge (3 Jahre alle 3 Monate, 2 Jahre alle 6 Monate, danach jährlich) besteht aus lokaler Untersuchung mit Vulvoskopie und Zytologie (Leitlinie der DGGG 2008).

Die Funktionseinschränkung der Vagina durch eine Strahlentherapie oder den operativen Verlust des Organs und/oder das Bestehen schwerer Behandlungskomplikationen, wie z.B. Fisteln, stellen höchste Belastungen für die Patientin und deren Partner dar. Patientinnen, die vor der Therapie des Vaginalmalignoms sexuell aktiv waren, sollten dazu ermutigt werden, auch nach der Therapie mit einem verständnisvollen Partner den Geschlechtsverkehr aufrechtzuerhalten (▶ Kap. 23).

Vaginalstenosen nach Primärtherapie sind häufig. Die frühzeitige Anwendung von Vaginalprothesen und von Östriolvaginalsuppositorien ist essenziell.

14.14.1 VAIN

Drei bis fünf Prozent der Patientinnen mit VAIN entwickeln in der Folge ein invasives Karzinom der Vagina (Sillman et al. 1997).

14.14.2 Invasives Vaginalkarzinom

Rezidive eines Vaginalkarzinoms treten meist innerhalb der ersten 18 Monate auf. Mit zunehmendem Stadium steigen v. a. die **lokale Rezidivrate**, aber auch parallel die Rate an Fernmetastasen. In 83–93% sind die Vagina oder das Becken allein oder in Kombination mit Fernmetastasen betroffen (Al-Kurdi u. Monoghan 1981).

Die **hohe Lokalrezidivrate** macht deutlich, dass eines der Ziele der Karzinombehandlung die Erhaltung der Durchgängigkeit der Vagina ist, um eine adäquate Nachsorge einschließlich PAP-Kontrollen, Kolposkopie und evtl. Biopsien zu gewährleisten. Eine (teilweise)Vorbeugung von Vaginalfibrosen, -stenosen und -verklebungen ist durch eine konsequente Anwendung **östrogen**haltiger Suppositorien, Salben, Cremes und Vaginaldilatatoren möglich. Dadurch können in vielen Fällen auch eine Erhaltung der Vita sexualis erreicht und die häufig problematische Interpretation zytologischer Veränderungen nach Radiotherapie infolge **Strahlenatypien** erleichtert werden.

Hinsichtlich der **Nachsorge** von Patientinnen mit malignen Tumoren der Vagina können die in ► Kap. 6 angegebenen Richtlinien Berücksichtigung finden. Aufgrund nur kleiner Erfahrungen kann die Bedeutung des Tumormarkers »**squamous cell carcinoma antigen**« (SCCA) beim Vaginalkarzinom nicht ausreichend beurteilt werden. Beim Adenokarzinom kann bei der Überwachung auch an das Cancer-Antigen 125 (CA-125) gedacht werden. Beim endodermalen Sinustumor kann als Tumormarker das **α-Fetoprotein** verwendet werden (Young u. Scully 1984).

14.15 Rezidive, Metastasen

Sie kommen insbesondere lokal in der Vagina und im Becken vor. Fernmetastasen treten typischerweise spät, v. a. in der Lunge, der Leber und im Skelettsystem auf. Als Rezidivtherapie kommt bei Lokalrezidiven meist eine palliative Strahlentherapie, z. B. interstitiell oder extern in Abhängigkeit von der initial verabreichten Dosis zum Einsatz. Im Einzelfall (**zentrales Beckenrezidiv** oder kleine isolierte Herde) kann auch eine Operation (Exenteration bzw. Exzision im Gesunden) erwogen werden. Nur ca. 10% der Patientinnen mit Rezidiv überleben tumorfrei 5 Jahre.

Zusammenfassung

Maligne Tumoren der Vagina sind insgesamt selten. Vaginalmalignome, die auch einen Befall der Zervix mit Übergreifen auf das Orificium externum canalis cervicis aufweisen, werden als primäre Zervixkarzinome klassifiziert, jene mit Befall der Vulva als primäre Vulvakarzinome. Beim Vaginalkarzinom steht eine primäre Strahlentherapie im Vordergrund. Vor allem Patientinnen mit Tumoren des oberen Scheidendrittels im FIGO-Stadium I werden primär operativ therapiert. Rezidive treten bevorzugt lokoregional in der Vagina bzw. im Becken auf.

Literatur

Al-Kurdi M, Monaghan J (1981) Thirty-two years experience in management of primary tumours of the vagina. Br J Obstet Gynaecol 88: 1145–1150

Chung A, Casey M, Flannery J, Woodruff J, Lewis J (1980) Malignant melanoma of the vagina – Report of 19 cases. Obstet Gynecol 55: 720–727

Copeland L, Gershenson D, Saul P, Sneige N, Stringer A, Edwards C (1985a) Sarcoma botryoides of the female genital tract. Obstet Gynecol 66. 262–266

Copeland L, Sneige N, Ordonez N et al. (1985b) Endodermal sinus tumor of the vagina and cervix. Cancer 55: 2558–2565

Dalrymple J, Russell A, Lee S et al. (2004) Chemoradiation for primary invasive squamous carcinoma of the vagina. Int J Gynecol Oncol 14: 110–117

Dixit S, Singhal S, Baboo H (1993) Squamous cell carcinoma of the vagina: A review of 70 cases. Gynecol Oncol 48: 80–87

Eddy G, Jenrette J, Creasman W (1993) Effect of radiotherapeutic technique on local control in primary vaginal carcinoma. Int J Gynecol Cancer 3: 399–404

Ghia A, Gonzalez V, Tward J, Stroup A, Pappas L, Gaffney D (2011) Primary vaginal cancer and chemoradiotherapy. Int J Gynecol Cancer 21: 378–384

Hanselaar A, Loosbroek M, Schnuurbiers O, Helmerhorst T, Bulten J, Bernheim J (1997) Clear cell adenocarcinoma of the vagina and cervix. Cancer 79: 2229–2236

Kirschner A, Kidd E, DeWees T, Perkins S (2013) Treatment approach and outcomes of vaginal melanoma. Int J Gynecol Cancer 23: 1484–1489

Kucera H, Vavra N (1991) Radiation management of primary carcinoma of the vagina: clinical and histopathological variables associated with survival. Gynecol Oncol 40: 12–16

Maurer H, Beltangady M, Gehan E et al. (1988) The intergroup rhabdomyosarcoma study-I. Cancer 61: 209–220

Mauz-Körholz C, Harms D, Calaminus G et al. (2000) Primary chemotherapy and conservative surgery for vaginal yolk-sac tumor. Lancet 355: 625

McCormick C, Diaz-Montes T, Giuntoli R et al. (2009) Trends in vaginal carcinoma incidence and survival. Gynecol Oncol 112: S19–S20

Pearce K, Haefner H, Sarwar S, Nolan T (1996) Cytopathological findings on vaginal Papanicolao smears after hysterectomy for benign gynaecologic disease. N Engl J Med 335: 1559–1562

Perez C, Camel M, Galakatos A et al. (1988) Definitive irradiation in carcinoma of the vagina: long-term evaluation of results. Int J Radiat Oncol Biol Phys 15: 1283–1290

Peters W, Kumar N, Morley G (1985) Carcinoma of the vagina. Cancer 55: 892–897

Petru E, Nagele F, Czerwenka K et al. (1998) Primary malignant melanoma of the vagina: long-term remission following radiation therapy. Gynecol Oncol 70: 23–26

Reid G, Schmidt R, Roberts J, Hopkins M, Barrett R, Morley G (1989) Primary melanoma of the vagina: a clinicopathologic analysis. Obstet Gynecol 74: 190–199

Schockaert S, Poppe W, Arbyn M, Verguts T, Verguts J (2008) Incidence of vaginal intraepithelial neoplasia after hysterectomy for cervical intraepithelial neoplasia: a retrospective study. Am J Obstet Gynecol 199: 113

Sillman F, Fruchter R, Chen Y, camilien L, Sedlis A, McTigue E (1997) Vaginal intraepithelial neoplasia: risk factors for persistence, recurrence, and invasion and its management. Am J Obstet Gynecol 176: 93–99

Young R, Scully R (1984) Endodermal sinus tumor of the vagina: a report of nine cases and review of the literature. Gynecol Oncol 18: 380–392

Trophoblasttumoren

Ossi R. Köchli, Edgar Petru und Bernd-Uwe Sevin

Der Überbegriff der **gestationsbedingten Trophoblasterkrankung** (GTE) beinhaltet die Blasenmole und die gestationsbedingten trophoblastären Neoplasien (GTN). Als Patientinnen mit GTN werden von der FIGO jene definiert, die aufgrund persistierender HCG-Werte nach Molenausräumung und/oder dem Nachweis von Metastasen eine Chemotherapie oder eine chirurgische Intervention benötigen (Kohorn 2001). Nach der WHO-Klassifikation werden villöse und nicht villöse Trophoblasterkrankungen unterschieden: Zu den villösen Trophoblasterkrankungen gehört die Partialmole, die komplette Blasenmole und die invasive oder destruierende Mole. Zu den nicht villösen Trophoblasterkrankungen gehört das Chorionkarzinom und der Plazentabetttumor (»placental site trophoblastic tumor«). Ferner zählt nach WHO auch das generell benigne Plazentabettknötchen (PSN) und die an sich gutartige hyperplastische Implantationsstelle des Plazentabettes (»exaggerated placental site«; EPS) und der in der Dignität unklare und sehr seltene epitheloide Trophoblasttumor (ETT) zu den nicht villösen Trophoblasterkrankungen.

GTE sind durch eine abnorme Proliferation von Trophoblastgewebe charakterisiert und leiten sich vom fetalen Gewebe ab. Die Blasenmole ist bei weitem die häufigste GTE (80–90%) und prinzipiell benigne. Nach Entfernung der Blasenmolenschwangerschaft tritt in >80% der Fälle Heilung ein. Beim Rest kommt es jedoch zum Auftreten einer **persistierenden oder invasiven Mole** (8–15%) oder zur Ausbildung eines **Chorionkarzinoms** (5%), worunter die eigentlichen malignen Trophoblasttumoren verstanden werden. Bei partiellen Blasenmolen liegt das Risiko einer malignen Entartung deutlich geringer (1–3%) als bei der häufigeren **kompletten Blasenmole**. Es handelt sich dann fast ausschließlich um invasive Molen und nur höchst selten um Chorionkarzinome (Seckl et al. 2000).

Das **Chorionkarzinom** ist hochmaligne und tendiert aufgrund seiner Gefäßaffinität zu hämatogener Metastasierung. Bei Patientinnen mit Chorionkarzinom finden sich in der Anamnese meist eine Blasenmole, seltener ein Abort oder eine normale Schwangerschaft und sehr selten eine ektope Schwangerschaft. Es muss nicht in jedem Fall die unmittelbar vorangegangene (letzte) Schwangerschaft als Ursache einer GTE in Betracht kommen.

15.1 Häufigkeit, Altersverteilung

In Europa tritt ein Trophoblasttumor etwa 1-mal/2000–3000 Geburten auf. Diese Seltenheit weist darauf hin, dass **GTE unbedingt in einem spezialisierten Zentrum behandelt und auch nachkontrolliert werden sollten.**

Die Altersverteilung zeigt eine Häufung vor dem 15. Lebensjahr bzw. hauptsächlich zwischen dem 40. und 55. Lebensjahr.

15.2 Risikofaktoren

- Die Inzidenz von GTE ist in Asien, Afrika und Lateinamerika deutlich höher als in Europa
- Frauen nach dem 45. Lebensjahr
- Anamnese einer v.a. kompletten Blasenmole (20- bis 40fach erhöhtes Risiko)
- Blasenmole als Risikofaktor für ein Chorionkarzinom

15.3 Screening, Früherkennung

Ein Screening ist u. a. aufgrund der Seltenheit der GTE nicht möglich. Eine Früherkennung kann somit nur aufgrund der Anamnese und der klinischen Symptome erfolgen.

Klinische Symptome der Trophoblasttumoren

Folgende klinische Zeichen sollten an die Diagnose »GTE« denken lassen:

- Erstsymptome
  - Abnorme vaginale Blutungen (ca. 90%) nach Entbindung, Abort oder Extrauteringravidität
  - Spontaner Abgang von Bläschen aus der Vagina: pathognomonisch für Blasenmole
  - Gestosezeichen in der Frühschwangerschaft: Hyperemesis, Präeklampsie mit Hypertonie, Ödeme und Proteinurie
  - Okkulter Hyperthyreoidismus, der selten klinische Symptome bewirkt
- Bei Metastasierung
  - Bluthusten und Atemnot
  - Vaginale Blutungen und tastbarer Knoten in der Scheide
  - Erbrechen, Lähmungserscheinungen, Bewusstseinsstörungen, Epilepsie
  - Abdominelle Schmerzen

15.4 Tumorausbreitung

Die Trophoblasttumoren neigen zu hämatogener Fernmetastasierung. Folgende Organe werden in absteigender Reihenfolge befallen: Lunge, Vagina, Becken, Gehirn, Leber, Niere, Darm und Milz.

15.5 Diagnosestellung

Der Verdacht auf einen Trophoblasttumor ergibt sich aus folgenden Befunden:

- **Positiver HCG-Test** (humanes Choriongonadotropin) ohne Zeichen einer Schwangerschaft (typischerweise HCG z. B. 200.000 E) mit steigender oder gleich bleibender Tendenz. Prinzipiell ist die HCG-Bestimmung bei hohen Konzentrationen auch aus dem Morgenharn möglich. Allerdings hat sich die Serum-β-HCG-Bestimmung aufgrund ihrer höheren Sensitivität durchgesetzt (Nachweisgrenze ca. 5 mE/ml). Man sollte sich bewusst sein, dass selbst bei »negativem« β-HCG noch ca. 10^5 Trophoblastzellen im Körper nachgewiesen werden können.
- Bei der Palpation vergrößerter Uterus von weicher Konsistenz wie bei Schwangerschaft
- Im **Ultraschall** fehlende fetale Strukturen bzw. Herzaktion, aber unterschiedlich echogene bläschenartige Areale im Cavum uteri
- (Lutein-)Zysten der Ovarien bei der Palpation bzw. im Ultraschall: Sie sind meist asymptomatisch und bilden sich innerhalb von 3–6 Monaten zurück
- Selten bläulich-rote Herde in der Vagina, v. a. suburethral bzw. im Fornixbereich
- Selten akutes Abdomen bei Perforation des Trophoblasttumors in die Bauchhöhle (Differenzialdiagnose: Extrauteringravidität)

Die **operative Abklärung** mit Gewinnung einer Histologie erfolgt durch:
- **Vakuumaspiration** (Saugkürettage) bei bestehender Blasenmole. Allerdings ergibt die histologische Untersuchung nur in ca. 60% aller GTE tatsächlich Trophoblastgewebe, was beweist, dass die Kürettage bei einem erheblichen Teil der Patientinnen selbst keinen therapeutischen Effekt auf die GTE hat.
- **Diagnostische Kürettage** (evtl. mit Hysteroskopie) bei azyklischer Metrorrhagie
- Histologischer Nachweis von Chorionkarzinomgewebe (z. B. bei Vaginalmetastase), wenn primär nicht an eine GTE gedacht worden ist und eine Biopsie durchgeführt wurde. Ist bereits eine GTE bekannt, ist eine Biopsie von Vaginalläsionen aufgrund von Blutungsgefahr kontraindiziert.

Um nach der Diagnose »GTE«, z. B. aufgrund persistierender HCG-Produktion eine Metastasierung nachweisen bzw. ausschließen zu können, sind im Anschluss an die histologische Diagnose umfassende Staginguntersuchungen notwendig. Die Diagnose »**nichtmetastatische GTE**« ist eine **Ausschlussdiagnose**!

! Ohne die Durchführung der aufgeführten »Staginguntersuchungen« ist eine Zuordnung zur Gruppe nichtmetastatischer GTE unverantwortlich und könnte durch inadäquate Behandlung zu schwerwiegenden und u. U. letalen Folgen für die Patientin führen.

Folgende Untersuchungen sollten vorgenommen werden:
- Vaginalsonographie mit Doppler (Gefäßreichtum der Läsionen) und evtl. MRT (Magnetresonanztomographie) des Beckens
- Thorax- und Abdomen-CT (Lunge, Leber, Milz, Nieren)
- MRT des Gehirnschädels

Daneben werden Laborwerte wie Blutbild, Gerinnung, Harn, Leber-, Nierenparameter, Elektrolyte und TSH basal bestimmt. Beim Verdacht auf Gehirnmetastasen wird evtl. zusätzlich eine spinale Liquorpunktion einschließlich Zytologie und HCG-Bestimmung im Liquor vorgenommen. Normalerweise beträgt das Verhältnis zwischen HCG im Serum und Liquor ca. 60:1. Verringert sich diese Relation, ist eine Metastasierung ins ZNS anzunehmen.

Falsch-positiver HCG-Test Bei erhöhtem β-HCG müssen primär eine Schwangerschaft, ein uteriner bzw. extrauteriner Trophoblasttumor sowie dessen Metastasen (radiologisch) ausgeschlossen werden. Besonders selten sind ohne Vorliegen einer Schwangerschaft und ohne die Anamnese eines Trophoblasttumors gering erhöhte, persistierende β-HCG-Werte bis ca. 30 E/l. Die Ursache bleibt häufig unklar. Möglich sind eine postmenopausale HCG-Sekretion der Hypophyse oder auch eine Hyperthyreose (Cole et al. 2009).

Eine **neuerliche histologische Abklärung des Cavum uteri** nach initialer Kürettage bei Persistenz oder Progression des HCG wegen Blasenmole, z. B. zur Sicherung der Diagnose »Chorionkarzinom«, ist wegen der hohen Perforationsgefahr und meist fehlenden Aussagekraft der Histologie **nicht** indiziert. Eine Therapieänderung erfolgt ohnedies auf klinischer Basis unter Zuhilfenahme des β-HCG-Verlaufs.

15.6 Stadieneinteilung und Prognosefaktoren

Lange existierte weltweit keine einheitliche Stadieneinteilung (Köchli 1994). Heute ist jedoch das FIGO-Staging unter weitgehender Einbeziehung des früher verwendeten WHO-Score-Systems gebräuchlich (Ngan 2004). Das Bewertungssystem enthält verschiedene individuelle Prognoseparameter, die nach Addition in einen Prognosegesamtscore münden (Tab. 15.1, Tab. 15.2). Damit können

Tab. 15.1 Anatomisches FIGO-Staging

Stadium	Ausprägung
I	Erkrankung auf den Uterus beschränkt
II	Erkrankung außerhalb des Uterus, aber auf das Genitale beschränkt
III	Lungenmetastasen ± Befall des Genitaltrakts
IV	Alle anderen Metastasenlokalisationen

Patientinnen mit GTE mit einem erhöhten Risiko identifiziert werden, die primär eine aggressive Therapie erhalten sollten.

Abb. 15.1 zeigt die klinisch wichtige Einteilung der GTE. Von Bedeutung ist in erster Linie, ob beim Staging eine Metastasierung nachgewiesen wird oder nicht. Danach richtet sich die Therapie.

Zusammenfassend verschlechtert sich die **Prognose** v. a. beim Vorliegen folgender Faktoren:

- Metastasen in Gehirn, Leber, Niere, Milz oder Darm
- Inadäquates initiales Staging und Therapie (!)
- Histologische Diagnose eines Chorionkarzinoms
- Mehr als 4 Monate sind seit der letzten Schwangerschaft oder dem Therapieversagen vergangen
- Die letzte Schwangerschaft hat zu einer Termingeburt geführt
- Der HCG-Titer beträgt vor Therapiebeginn >40.000mE/ml im Serum bzw. >100.000 E/24 h im Harn
- Die Erstlinienchemotherapie war erfolglos
- Die **5-Jahres-Überlebensrate** beim Chorionkarzinom liegt bei nicht metastasierten Fällen um 80–90% und bei metastasierten Patientinnen um 70%. Das 5-Jahres-Überleben bei den relativ seltenen **Lebermetastasen** und **Gehirnmetastasen** liegt jedoch nur bei ca. 30%.

15.7 Operative Therapie

Im Gesamtbehandlungskonzept der GTE spielt sie eine untergeordnete Rolle. Manchmal kann aber erst durch Resektion **zytostatikaresistenter Foci**, z. B. in der Lunge oder im Uterus eine definitive Heilung erfolgen. Eine Hysterektomie kann außerdem in folgenden Situationen indiziert sein (s. auch AGO-Leitlinie 2006):

- Vitale Blutung ex utero
- Spontanperforation des Tumors in die Bauchhöhle
- **Hysterektomie** als Therapie der Wahl beim seltenen **Trophoblasttumor der Plazentainsertionsstelle**, da dieser Tumor als relativ chemoresistent gilt

15.7.1 Operative Therapie bei Blasenmole

Die **Saugkürettage** (Vakuumaspiration plus Nachkürettage) sollte bei einer Blasenmole wegen der hohen Perforationsgefahr besonders vorsichtig und möglichst unter Ultraschall durchgeführt werden. Die unvollständige Entleerung des Cavum uteri sollte verhindert werden. Die rein medikamentöse Entleerung des Uteruscavum (Prostaglandin- bzw. Oxytozingabe) ist der chirurgischen Intervention unterlegen (Bagshawe et al. 1986). Wird primär eine Hysterektomie durchgeführt, ist eine konsequente Nachsorge mit regelmäßigen β-HCG-Kontrollen dennoch essenziell.

15.7.2 Operative Therapie maligner nichtmetastatischer Trophoblasttumoren

Alle Fälle nichtmetastatischer GTE einschließlich des Chorionkarzinoms können unabhängig von deren uteriner Ausbreitung als durch die Chemotherapie allein heilbar angesehen werden. Erst wenn die Zytostatikatherapie fehlschlägt, d. h. eine Chemoresistenz oder Komplikationen wie starke Metrorrhagien auftreten, kann eine Hysterektomie erwogen werden. Als alleinige Therapie ist die Hysterektomie jedoch ungenügend.

15.7.3 Operative Therapie maligner metastatischer Trophoblasttumoren

Isolierte, z. B. durch bildgebende Verfahren darstellbare Metastasen oder auch der Primärtumor im Uterus, die auf eine Chemotherapie nicht ansprechen und Anlass zu einem inkompletten Abfall des HCG-Titers geben, können im Einzelfall durch Resektion geheilt werden (z. B. Hysterektomie, Thorakotomie mit Lobektomie der Lunge, Kraniotomie, Resektion isolierter intraabdomineller Herde. Bei Chemoresistenz sollte aber zunächst unbedingt auch nach möglichen anderen Metastasen gesucht werden (sekundäres Staging). In jedem Fall muss vor einem operativen Eingriff bestätigt werden, dass es sich tatsächlich um einen **Solitärherd** handelt (Fang et al. 2012).

Bei **intrakranialen Blutungen** infolge Gehirnmetastasen ist eine Kraniotomie indiziert, um den intrakranialen Druck zu reduzieren. Danach erfolgt eine Gehirnbestrahlung.

Tab. 15.2 FIGO-Score zur Bewertung prognostischer Faktoren (Ngan 2004)

Prognostischer Faktor	Score[a]			
	0	1	2	4
Alter [Jahre]	<40	≥40	–	–
Vorausgegangene Schwangerschaft (SS)	Blasenmole	Abort	Ausgetragene SS	–
Intervall zwischen Ende der vorausgegangenen SS und Beginn der Chemotherapie [Monate]	<4	4 bis <7	7 bis <13	≥13
Serum-β-HCG [mE/ml] vor Behandlungsbeginn	<1000	1000–<10.000	10.000–<100.000	≥100.000
Größter Tumordurchmesser einschließlich Uterus [cm]	<3	3 bis <5	≥5	–
Metastasenlokalisation	Lunge	Milz, Nieren	Gastrointestinal	Leber, Gehirn
Anzahl der Metastasen	0	1–4	5–8	>8
Vorausgegangene Chemotherapie	–	–	Monotherapie	≥2 Medikamente

[a] Ermittlung des Scorewerts durch Addition der einzelnen Punktwerte, Einstufung: 0–6 Punkte: niedriges Risiko; ≥7 Punkte: hohes Risiko

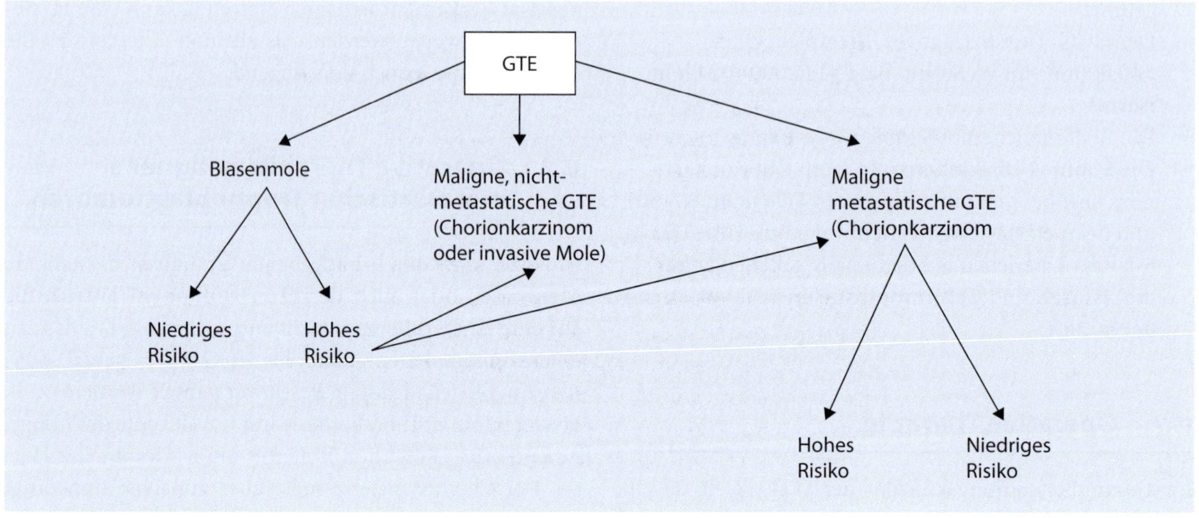

Abb. 15.1 Klinische Klassifikation der gestationsbedingten Trophoblasterkrankung (GTE)

15.8 Histopathologie

Die histologische Diagnose einer GTE anhand von Kürettagematerial ist oft problematisch. Falsch-negative Diagnosen können durch regressive Veränderungen, eine vorausgegangene Chemotherapie oder nichtrepräsentative Einsendeproben, z. B. bei intramuralem Tumorsitz, verursacht sein. Unzählige Versuche, die unterschiedlichen histopathologischen Klassifikationen und Terminologien für GTE zu vereinheitlichen, sind fehlgeschlagen. Die Notwendigkeit einer solchen Klassifikation wird aber auch infrage gestellt, da sich das therapeutische Vorgehen nahezu ausschließlich nach **klinischen Gesichtspunkten** richtet (β-HCG-Spiegel, Metastasenlokalisation usw.). Aus klinischer Sicht ist eine GTE im Gefolge einer ausgetragenen Schwangerschaft immer ein Chorionkarzinom. Alle Rezidive nach Blasenmole, Extrauteringravidität, Abort oder ausgetragener Schwangerschaft sind aufgrund des klinischen Bildes ebenfalls als **Chorionkarzinom** anzusehen. Schließlich kann auch der histologische Nachweis die Diagnose »Chorionkarzinom« sichern, was per se einen ungünstigen Prognosefaktor darstellt. Die WHO hat folgende histologische Klassifikation vorgeschlagen:

Villöse Trophoblasterkrankungen

- Blasenmole: hydropisch degenerierte Zotten (Traubenmole)
  - Komplette (klassische) Blasenmole: keine fetalen Anteile
  - Partielle Blasenmole: fetale Anteile vorhanden
- Invasive Mole

Nicht villöse Trophoblasterkrankungen

- Chorionkarzinom: Chorionepitheliom – Proliferation des Zytotrophoblasten und Synzytiotrophoblasten, Fehlen von Chorionzotten
- Plazentabetttumor: Trophoblasttumor der Plazentainsertionsstelle (»placental site trophoblastic tumor«)
- Auf das benigne Plazentabettknötchen (PSN), auf die an sich gutartige hyperplastische Implantationsstelle des Plazentabettes (»exaggerated placental site«; EPS) und auf den in der Dignität unklaren und sehr seltenen epitheloiden Trophoblasttumor (ETT) sei hingewiesen.

15.8.1 Plazentabetttumor: Trophoblasttumor der Plazentainsertionsstelle

Er ist sehr selten. Meist ist β-HCG nur mäßig erhöht, um ca. 130 E/ml. Als spezifischer Tumormarker gilt das »**human placenta lactogen**« (HPL). Prognostisch ungünstig sind eine Mitosezahl >5/10 HPF und das Vorhandensein von Metastasen.

Therapeutisch steht die **Hysterektomie** im Mittelpunkt. Die Chemotherapie auch mit EMACO bzw. EP/EMA ist weniger effektiv als bei den klassischen Trophoblasttumoren (Newlands et al. 2000). Diese Tumoren können auch nach vielen Jahren metastasieren. Die Gesamtüberlebensrate nach 5 Jahren liegt bei 57% (Hoekstra et al. 2004).

Eine retroperitoneale lymphatische Metastasierung haben Lan et al. (2010) beschrieben.

15.9 Chemotherapie

Da Trophoblasttumoren ausgesprochen chemosensibel sind und sich viele Frauen mit GTE im reproduktiven Alter befinden, stellt mit Ausnahme der Blasenmole und des Trophoblasttumors der Plazentainsertionsstelle die Zytostase die Therapie der Wahl dar. Bei der Beurteilung des Behandlungserfolgs ist in erster Linie auf den **HCG-Titerverlauf** zu achten. Andere Untersuchungen spielen nur eine untergeordnete Rolle. So bedeutet z. B. das noch nicht vollständige Verschwinden einer Lungenmetastase im Thoraxröntgenbild oder CT allein keineswegs, dass es sich um eine persistierende, therapiebedürftige GTE handelt, wenn der HCG-Titer permanent negativ ist und keine Symptome bestehen. Solche Läsionen entsprechen meist regressiv veränderten Arealen. Ein 5- bis 10facher Titerabfall in der Folge des ersten Chemotherapiezyklus stellt ein gutes, ein Abfall von weniger als 50% ein ungünstiges prognostisches Zeichen dar.

Bei der Chemotherapie sollte bereits die initiale Dosis möglichst hoch angesetzt werden, um den notwendigen therapeutischen Effekt zu erzielen. Sie wird bei nichtmetastatischer und metastatischer Low-risk-GTE so lange fortgesetzt, bis eine komplette Titerremission, d. h. 3-mal negative (Serum-HCG <5mE/ml) wöchentliche β-HCG-Kontrollen auftreten. Bei »high-risk« metastatischer GTE empfiehlt sich zusätzlich eine Fortführung der Chemotherapie über weitere 2–3 Zyklen. Nach Eintritt einer Remission gilt das Nachsorgeschema in ■ Abb. 15.2.

15.9.1 Prophylaktische Chemotherapie bei Blasenmole

Zehn bis zwanzig Prozent aller Blasenmolen gehen in ihrem Verlauf in eine invasive Mole oder ein Chorionkarzinom über. Durch prophylaktische Methotrexatgabe konnte eine signifikante Reduktion invasiver GTE nachgewiesen werden. Das Langzeitüberleben wurde durch die Chemotherapieprophylaxe nicht verbessert. Sie erscheint daher nur bei Patientinnen, bei denen eine suffiziente Nachsorge nicht gewährleistet ist, gerechtfertigt.

Neuerdings wird die Vitamin-A-Gabe zur Verhinderung einer malignen Transformation der Blasenmole diskutiert (Andrijono et al. 2010).

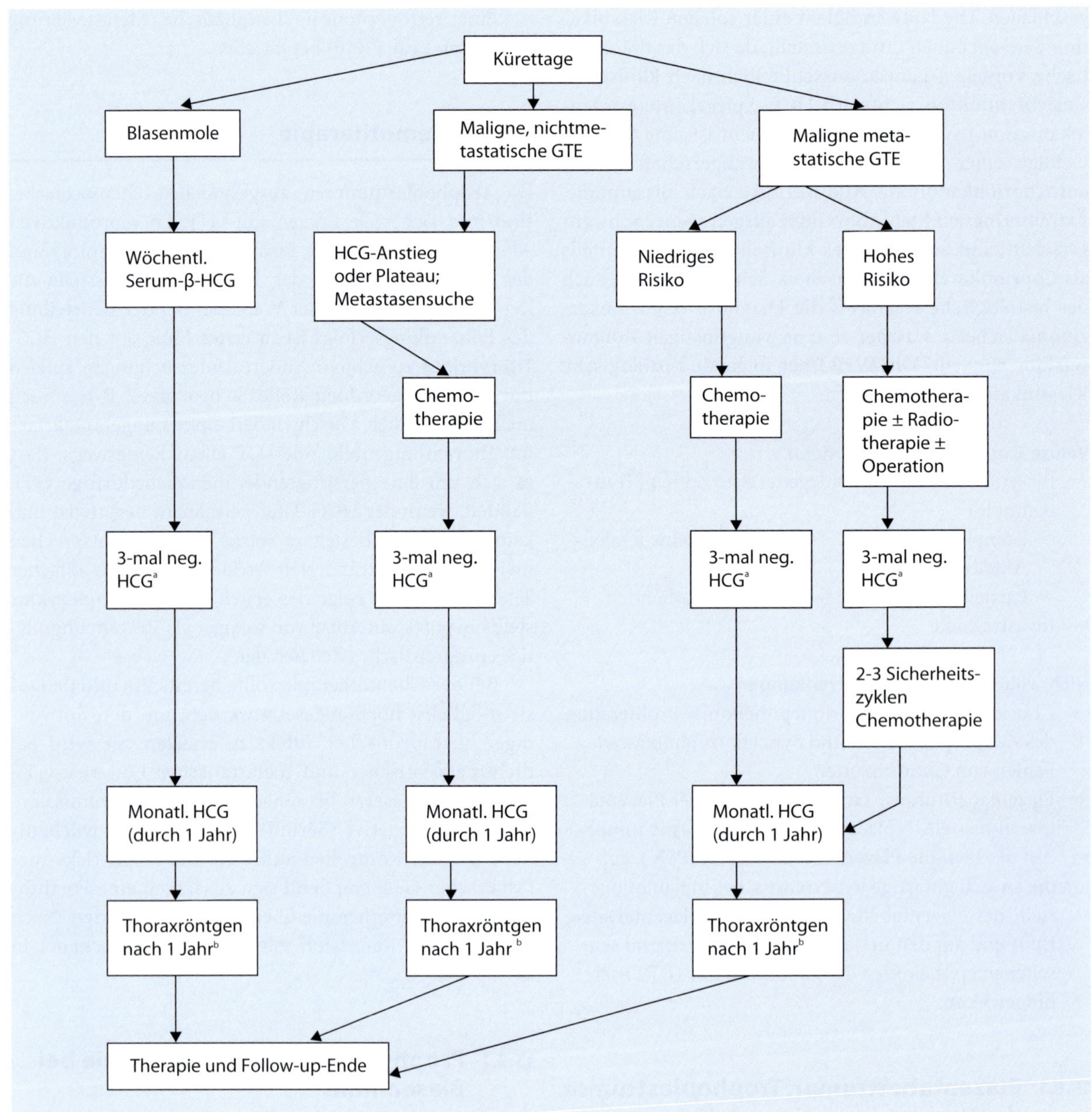

Abb. 15.2 Überblick über die Therapie und Nachsorge der Trophoblasttumoren. [a] β-HCG im Serum bei wöchentlichen Kontrollen unter der Nachweisgrenze (<5 mE/ml); [b] S1-Leitlinie »Gestationelle und nicht-gestationelle Trophoblasterkrankungen« der AGO 2006

15.9.2 Chemotherapie nichtmetastatischer Trophoblasttumoren

First-line-Therapie. Methotrexat ist erste Wahl (S1-Leitlinie »Gestationelle und nicht-gestationelle Trophoblasterkrankungen« der AGO 2006). Methotrexat und ActinomycinD sind bei nichtmetastatischen GTE als Einzelsubstanzen vergleichbar effektiv (ca. 90% primäre Remissionen). Nebeneffekte von Methotrexat sind selten Stomatitis ± Ulzerationen. Actinomycin D bewirkt eine Alopezie, Nausea, Emesis sowie eine deutliche Myelosuppression. Die gebräuchlichsten Behandlungsschemata sind:

- **Methotrexat-Folinsäure** (Leukovorin, Citrovorum-Faktor)-Schema nach Goldstein-Berkowitz: Methotrexat 1 mg/kg/Tag i. m. Tag 1 + 3 + 5 + 7; Folinsäure 0,1 mg/kg/Tag i. m. Tag 2 + 4 + 6 + 8; Wiederholung alle 2 Wochen

- Alternativ: **Methotrexat** 40 mg/m^2 1-mal/Woche i. m. oder 0,4 mg/kg/Tag i. v. oder i. m. max 25 mg/Tag, Tag 1–5 alle 2 Wochen oder
- **Actinomycin D** 12 µg/kg/Tag i. v. Tag 1–5 alle 2 Wochen

Second-line-Therapie In ca. 10% der Fälle erweist sich eine maligne, nichtmetastatische GTE als resistent gegenüber der Standardmonochemotherapie. Wenn sich nach 2 Chemotherapiezyklen kein signifikanter HCG-Abfall zeigt, sollte zunächst auf die jeweilige andere Monotherapie umgestellt werden (Actinomycin D auf Methotrexat und vice versa). Mit einer Second-line-Chemotherapie kann in nahezu 100% der Fälle eine definitive Heilung erreicht werden. Ansonsten ist eine »Salvage«-Behandlung notwendig (◘ Abb. 15.3, auch ► Abschn. 15.9.3).

15.9.3 Chemotherapie metastatischer Trophoblasttumoren

Die Chemotherapie ist auch hier hoch effektiv. Die definitive Heilungsrate liegt bei Low-risk-Patientinnen bei fast 100% und bei High-risk-Fällen zwischen 80 und 90%.

▪ Chemotherapie metastatischer Trophoblasttumoren mit niedrigem Risiko

First-line-Therapie Patientinnen mit metastatischer GTE und niedrigem Risiko (meist mit Lungenmetastasen) sollten wie jene mit malignen, nichtmetastasierenden GTE primär eine Monotherapie erhalten (Methotrexat oder Actinomycin D; s. oben).

Second-line-Therapie Bei Versagen der First-line-Chemotherapie sollte zuerst auf das jeweils andere Monotherapeutikum (Methotrexat bzw. Actinomycin D) gewechselt werden (◘ Abb. 15.3).

▪ Chemotherapie metastatischer Trophoblasttumoren mit erhöhtem Risiko

Generell ist bei metastatischer GTE mit hohem Risiko in den meisten Fällen eine multimodale Behandlung mit intensiver Kombinationschemotherapie und u. U. selektiver chirurgischer bzw. radiologischer Therapie notwendig, um eine Heilung zu erzielen. Bei Metastasen des Gehirns sind primär eine Radiotherapie und danach eine systemische Chemotherapie indiziert. Daneben ist nach Lumbalpunktion eine intrathekale Therapie mit Methotrexat (12,5 mg Gesamtdosis) alle 2 Wochen möglich (◘ Abb. 15.4).

First-line-Kombinationstherapie Meist erfolgt primär die »Tripletherapie« mit Methotrexat, Actinomycin D und Cyclophosphamid alle 2 Wochen (**MAC-Schema**; ► Anhang 2).

Die MAC-Therapie führt in 50–70% der Fälle zur definitiven Heilung. Heute wird häufig, v. a. bei steigenden Risikoscores, das **EMACO-Schema** alle 2 Wochen verwendet.

EMACO-Schema

Tag 1	Etoposid 100 mg/m^2 i. v. als Infusion
	Methotrexat 300 mg/m^2 i. v. als 12-h-Infusion
	Actinomycin D 0,5 mg, i. v. als Bolus
Tag 2	Etoposid 100 mg/m^2 i. v. als Infusion
	Actinomycin D 0,5 mg i. v. als Bolus
	Folinsäure 15 mg peroral oder i.m. alle 12 h, 2-mal (beginnend 24 h nach der Methotrexattherapie)
Tag 3	Folinsäure 15 mg peroral oder i.m. alle 12 h, 2-mal
Tag 8	Cyclophosphamid 600 mg/m^2 i. v. als Infusion
	Vincristin 1 mg/m^2 i. v. als Bolus

EMACO führt in 70–90% der Fälle zu Remissionen. Sein Toxizitätsprofil umfasst v. a. Nausea, Erbrechen, stärkere Myelotoxizität, Stomatitis und Alopezie.

Second-line-Therapie Für Patientinnen, die auf eine MAC-Kombinationschemotherapie nicht primär mit einer Remission ansprechen, gibt es sog. »Rettungsprotokolle«. Die meisten enthalten Etoposid. Eines ist das oben beschriebene EMACO-Schema, das bei ca. 75% der Patientinnen, die nicht primär auf eine Chemotherapie ansprachen, eine Remission induziert. Bei refraktärer GTE besitzt auch **Cisplatin** ein relevantes Aktivitätspotenzial (Newlands et al. 1991). Ein solches Rettungsprotokoll ist **BEP** alle 3 Wochen (► Anhang 2).

Cisplatin-Etoposid-Schema

Etoposid	100 mg/m^2/Tag i. v. Tag 1–5
Cisplatin	20 mg/m^2/Tag i. v. Tag 1–5

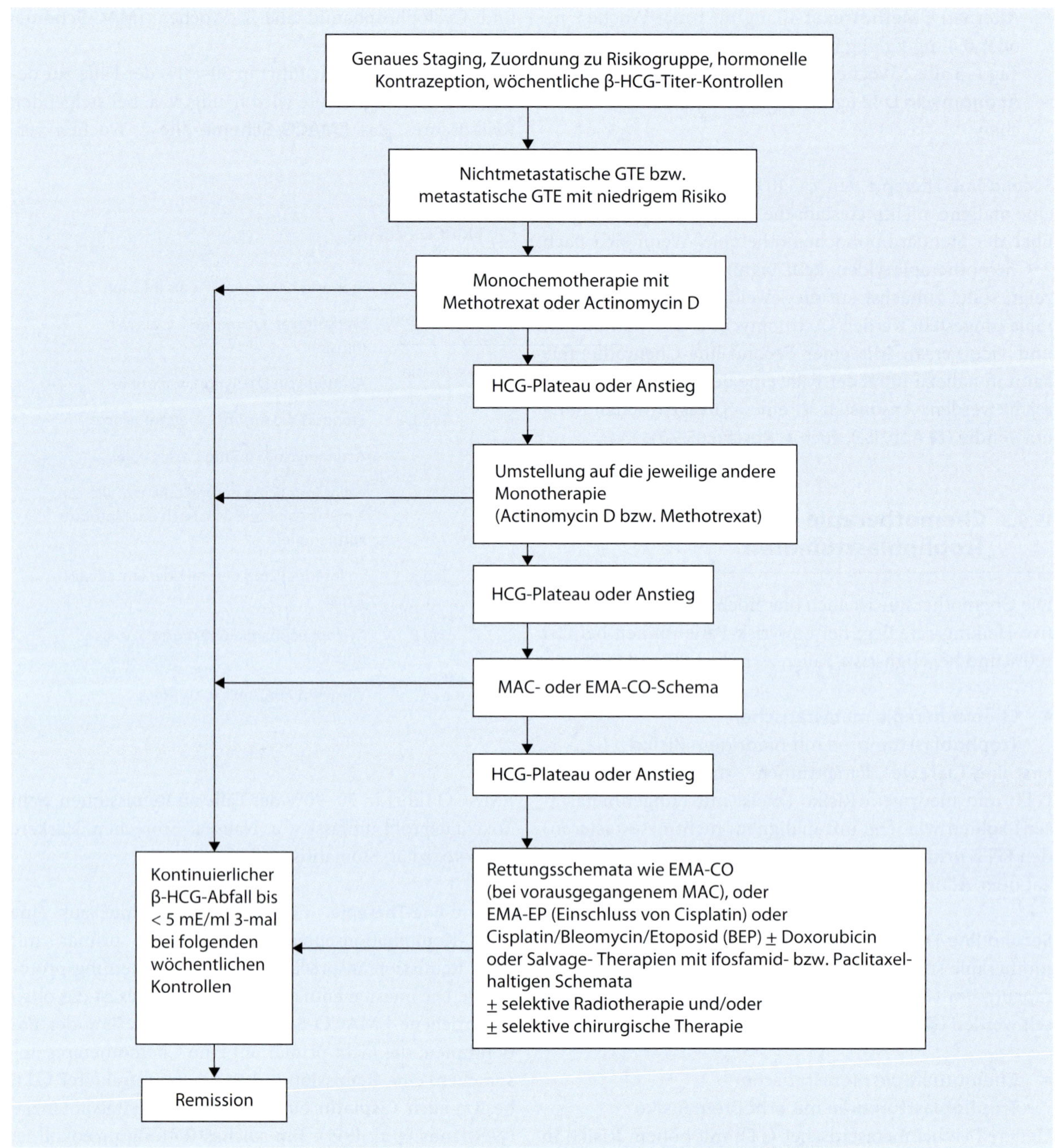

Abb. 15.3 Vorgehensweise bei malignen, nichtmetastatischen bzw. metastatischen Trophoblasttumoren mit niedrigem Risiko. »Plateau« ist definiert als HCG-Titer, welcher innerhalb eines Zeitraums von 3 Wochen weder sinkt noch sich verdoppelt. »Anstieg« ist definiert als doppelter oder größerer Anstieg des HCG-Titers über 2 Wochen (S1-Leitlinie »Gestationelle und nicht-gestationelle Trophoblasterkrankungen« der AGO 2006)

Alternativ kann das **APE-Schema** alle 4 Wochen eingesetzt werden (Actinomycin D, Cisplatin, Etoposid; ► Anhang 2). Actinomycin D kann bei Vorbehandlung mit dieser Substanz weggelassen werden.

Eine weitere Alternative ist das **Cisplatin-Etoposid-Schema** alle 2–3 Wochen (Soper et al. 1995). Allerdings wurde unter dieser Behandlung eine deutliche Myelo- und renale Toxizität beobachtet.

Das **PEBA-Schema** wird alle 3 Wochen angewendet (Li-Pai et al. 1995).

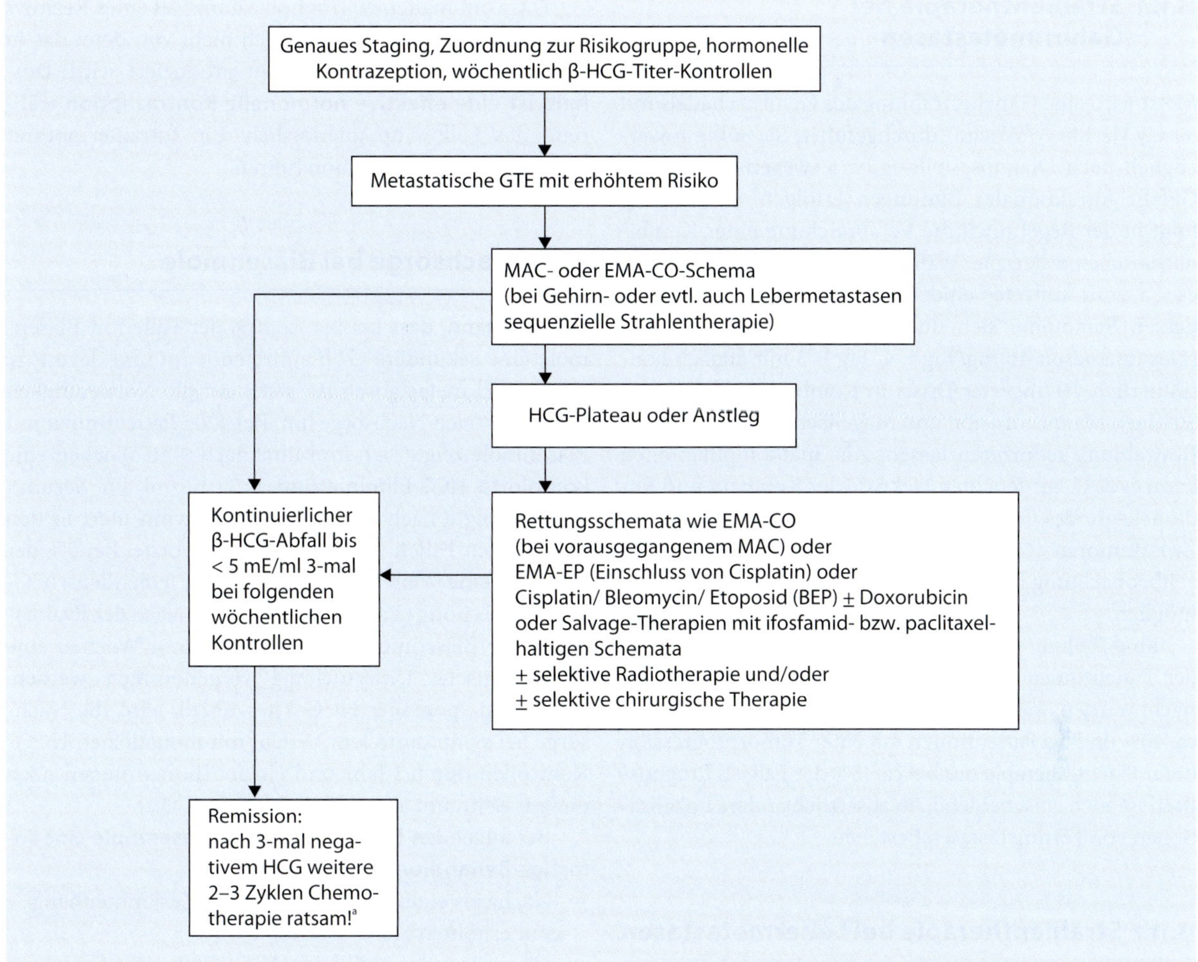

Abb. 15.4 Vorgehensweise bei metastatischen Trophoblasttumoren mit erhöhtem Risiko. ([a] S1-Leitlinie »Gestationelle und nicht-gestationelle Trophoblasterkrankungen« der AGO 2006)

PEBA-Schema

Cisplatin	20 mg/m2/Tag i. v. Tag 1–4
Etoposid	100 mg/m2/Tag i. v. Tag 1–4
Bleomycin	10 mg/m2/Tag i. v. Tag 1–4
Doxorubicin	40 mg/m2/Tag i. v. Tag 1

Das **EP-/EMA**-Schema wird alle 2 Wochen eingesetzt (Newlands et al. 2000; ► Anhang 2). Auch **Ifosfamid** bzw. **Paclitaxel** haben sich bei der primär chemorefraktären GTE bewährt.

In der therapierefraktären Situation kann auch die **Hochdosischemotherapie** in Einzelfällen noch Heilungen erreichen (Knox et al. 2002). Bei allen Patientinnen mit metastatischer GTE und hohem Risiko sollte die Chemotherapie nach dem ersten negativen HCG-Titer noch über 2–3 Zyklen fortgesetzt werden, um das Rezidivrisiko zu senken.

15.10 Hormontherapie, Kontrazeption

Damit eine Verlaufskontrolle der Erkrankung mittels HCG möglich ist, muss ab Diagnosestellung für mindestens 1 Jahr eine Schwangerschaft durch eine wirksame Kontrazeption mit oralen Ovulationshemmern verhindert werden.

15.11 Strahlentherapie

Bei der Therapie der Blasenmole und der nichtmetastatischen GTE besitzt sie keinen Stellenwert.

15.11.1 Strahlentherapie bei Gehirnmetastasen

Meist wird eine Ganzbestrahlung des Gehirnschädels mit 30 Gy (je 10 Gy/Woche) durchgeführt. Sie sollte unverzüglich nach Diagnosestellung, v. a. wegen der großen Gefahr intrakranialer Blutungen erfolgen. Danach erfolgt in der Regel noch die Verabreichung einer Kombinationschemotherapie. Während der Radiotherapie kann es v. a. zum Auftreten eines akuten Hirnödems kommen, dessen Symptome sich durch eine Kortikosteroidgabe (Dexamethason 40 mg/Tag i. v. Tag 1–3 mit danach kontinuierlich verringerter Dosis in Kombination mit einer 20%igen Mannitinfusion und Magenschutz) während der Bestrahlung reduzieren lassen. Als Spätkomplikationen kann es u. U. zur feuchten Nekrose der Kopfhaut und Radionekrose des Gehirns kommen. Vereinzelt wurde von Zweittumoren (Glioblastomen) berichtet. In der Langzeitbeobachtung ist eine Beeinträchtigung der Intelligenz möglich.

Eine Heilung von Gehirnmetastasen kann bei ca. 60% der Patientinnen ohne zytostatische Vorbehandlung erreicht werden, während dies nach Chemotherapie nur bei ca. 40% und bei Patientinnen mit einer Tumorprogression unter Chemotherapie nur bei ca. 15% der Fall ist. Prognostisch ist auch entscheidend, ob zusätzlich andere Lokalisationen von Fernmetastasen bestehen.

15.11.2 Strahlentherapie bei Lebermetastasen

Die Bestrahlung spielt bei Chemoresistenz eine geringe Rolle. Eine Dosis von 20 Gy über 10 Tage zur Prävention von Blutungskomplikationen kann erwogen werden. Die Nebenwirkungen, v. a. Übelkeit, Erbrechen und Anorexie können ausgeprägt sein.

15.12 Nachsorge

Im Mittelpunkt der Nachsorge stehen entsprechend der S1-Leitlinie »Gestationelle und nicht-gestationelle Trophoblasterkrankungen« der AGO 2006:

- Beachtung klinischer Hinweise in der Anamnese
- Klinische Untersuchung
- Trophoblastspezifische β-HCG-Bestimmung im Serum
- Thoraxröntgenkontrolle nach 1 Jahr
- Effektive hormonelle Kontrazeption

Eine schematische Übersicht über Therapie und Nachsorge gibt Abb. 15.2.

Das vom malignen Trophoblast im Fall eines Rezidivs gebildete HCG unterscheidet sich nicht von dem, das in einer normalen Schwangerschaft produziert wird. **Deshalb ist eine effektive hormonelle Kontrazeption** während des Follow-up unerlässlich. Ein Intrauterinpessar kann zur Uterusperforation führen.

15.12.1 Nachsorge bei Blasenmole

Der Umstand, dass bei bis zu 20% der Fälle mit Blasenmole eine sekundäre GTE auftreten kann und davon ca. ein Fünftel metastatisch ist, weist auf die Notwendigkeit einer effektiven Nachsorge hin. Bei 4205 Patientinnen mit Blasenmole zeigte sich im Mittel nach 9–10 Wochen eine **komplette HCG-Eliminierung** (<5 mE/ml im Serum). Diese erfolgte nach Evakuation des Cavum uteri in den allermeisten Fällen (97%) bis zur 22. Woche. Bei 8% der Fälle war eine Weiterbehandlung wegen fehlenden HCG-Titerabfalls nötig (Bagshawe et al. 1986). Nach der Evakuation einer Blasenmole sollte nach 1 bzw. 4 Wochen eine gynäkologische Untersuchung vorgenommen werden. Erfolgt ein spontaner HCG-Titer-Abfall, wird die Nachsorge bei symptomfreiem Verlauf mit monatlichen HCG-Kontrollen durch 1 Jahr und einem Thoraxröntgen nach diesem Zeitraum abgeschlossen (Abb. 15.2).

Bei folgenden Befunden ist **nach Blasenmole** eine **sofortige Behandlung** indiziert:

- Nachweis einer Metastasierung im Zusammenhang mit erhöhten HCG-Werten
- Ungenügender Abfall der HCG-Werte: Wird ein Anstieg über 2 Wochen (3 Werte) registriert oder zeigt sich eine Plateaubildung der HCG-Produktion über 3 Wochen (4 Werte), ist eine Behandlung angezeigt. Der am meisten kritische Zeitraum der Nachsorge liegt zwischen 4 und 6 Wochen.
- Metrorrhagien nach Evakuation (außer bei vorausgegangener inkompletter Entleerung) können in den meisten Fällen durch eine Kürettage zum Stillstand gebracht werden, wobei sich jedoch häufig nur wenig Gewebe gewinnen lässt.

Bei persistierender Blasenmole gilt entsprechend dem Staging die für nichtmetastatische bzw. metastatische GTE angegebenen Vorgehensweise (Abb. 15.3, Abb. 15.4).

15.12.2 Nachsorge bei nichtmetastatischen und metastatischen Trophoblasttumoren

Besonders bei den metastatischen Trophoblasttumoren ist höchste Sorgfalt in der Nachsorge notwendig. Die erforderlichen Maßnahmen sind in ◘ Abb. 15.2 aufgeführt. Sehr selten sind myeloische Leukämien eine Folge der Etoposidtherapie.

15.13 Rezidive, Metastasen

Die Tumorprogression zeigt sich durch Anstieg des β-HCG und/oder klinische Verschlechterung in erster Linie infolge Lungen-, Gehirn- oder Lebermetastasen. Bei kaum einem Tumortyp ist eine **rasche Umstellung der Therapie** (Kombinationschemotherapie, Radiotherapie, seltener operative Therapie) so lebensnotwendig wie beim malignen Trophoblasttumor.

Bei **vitaler vaginaler Blutung** aus dem Uterus ist meist eine Hysterektomie zur Blutstillung am effektivsten. Bei vaginalen Metastasen kann eine angiographische Beckenembolisation die Blutung in der Regel zum Stillstand bringen.

15.14 Schwangerschaft nach Chemotherapie bei Trophoblasttumoren

Im Fall einer unter der Behandlung oder während des **ersten Jahres** des Follow-up eingetretenen Schwangerschaft ist ein Abbruch anzuraten.

Trophoblasttumoren können heute trotz **Erhalt der Reproduktionsfähigkeit** mit der Chemotherapie in über 90% der Fälle geheilt werden. Frauen können nach Chemotherapie erfolgreich konzipieren. Nur vereinzelt haben Autoren über ein vermehrtes Auftreten von intrauterinem Fruchttod (Woolas et al. 1998) oder kindlichen Herzfehlern (Goto et al. 2004) berichtet. In den meisten auch großen Serien wurden jedoch kein erhöhtes Schwangerschaftsrisiko und kindliches Risiko nach Chemotherapie beschrieben (z. B. Berkowitz et al. 1994). Im Fall einer Schwangerschaft sollten die Kontrollen besonders sorgfältig erfolgen und das »Schwangerschaftsprodukt« im Fall eines Aborts bzw. die Plazenta nach der Geburt genau histologisch untersucht werden. Nach jeder Folgeschwangerschaft sollte der HCG-Titer bis zum Negativwerden kontrolliert werden.

Zusammenfassung

In Mitteleuropa sind Trophoblasttumoren, insbesondere die malignen, sehr selten. Meist werden sie durch extrem hohe HCG-Werte und Metrorrhagien bzw. Abortsymptome entdeckt. Nach Diagnosestellung ist ein rasches, bildgebendes Staging notwendig, um eine Metastasierung auszuschließen oder zu bestätigen. Trophoblasttumoren sind sehr chemosensibel. Deshalb stellt die Chemotherapie die wichtigste Therapieoption dar. In der Nachsorge ist die Überwachung des β-HCG essenziell.

Literatur

Andrijono A, Muhilal M (2010) Prevention of post-mole malignant trophoblastic disease with vitamin A. Asian Pac J Cancer Prev 11: 567–570

Bagshawe K, Dent J, Webb J (1986) Hydatidiform mole in England and Wales 1973–1983. Lancet I: 673–677

Bagshawe K, Lawler S, Paradinas F, Dent J, Brown P, Boxer G (1990) Gestational trophoblastic tumours following initial diagnosis of partial hydatidiform mole. Lancet 335: 1074

Berkowitz R, Bernstein M, Laborde O, Goldstein D (1994) Subsequent pregnancy experience in patients with gestational trophoblastic disease. J Reprod Med 39: 228–232

Cole L, Khanlian S, Muller C (2009) Normal production of human chorionic gonadotropin in perimenopausal and menopausal women and after oophorectomy. Int J Gynecol Cancer 19: 1556–1559

Fang J, Wang S, Han X, An R, Wang W, Xue Y (2012) Role of adjuvant hysterectomy in management of high-risk gestational trophoblastic neoplasia. Int J Gynecol Cancer 22: 509–514

Goto S, Ino K, Mitsui T et al. (2004) Survival rates of patients with choriocarcinoma treated with chemotherapy without hysterectomy: effects of anticancer agents on subsequent births. Gynecol Oncol 93: 529–535

Hoekstra A, Keh P, Lurain J (2004) Placental site trophoblastic tumor: a review of 7 cases and their implications for prognosis and treatment. J Reprod Med 49: 447–452

Knox S, Brooks S, Wong-You-Cheong J et al. (2002) Choriocarcinoma and epithelial trophoblastic tumor: successful treatment of relapse with hysterectomy and high-dose chemotherapy with peripheral stem cell support. Gynecol Oncol 85: 204–208

Köchli OR (1994) Staging der malignen Trophoblasterkrankungen: Ein Dilemma. Gynakol Geburtshilfe Rundsch 34: 3–6

Köchli OR, Schär G, Sevin BU et al. (1995) In vitro chemosensitivity of paclitaxel and other chemotherapeutic agents in malignant gestational trophoblastic neoplasms. Anti Cancer Drugs 6: 94–100

Kohorn EI (2001) The new FIGO 2000 staging and risk factor scoring system for gestational trophoblastic disease: Description and critical assesssment. Int J Gynecol Cancer 11: 73–77

Lan C, Li Y, He J, Liu J (2010) Placental site trophoblastic tumor: lymphatic spread and possible target markers. Gynecol Oncol 116: 430–570

Li-Pai C, Shu-Mo C, Jian-Xuan F, Zi-Ting L (1995) PEBA regimen (cisplatin, etoposide, bleomycin, and adriamycin) in the treatment of drug-resistant choriocarcinoma. Gynecol Oncol 56: 231–234

Newlands E, Bagshawe K, Begent R, Rustin G, Holden L (1991) Results with the EMA/CO (etoposide, methotrexate, actinomycin D, cyclophosphamide, vincristine) regimen in high risk gestational trophoblastic tumors, 1979–1989. Br J Obstet Gynaecol 98: 550–557

Newlands E, Mulholland P, Holden L et al. (2000) Etoposide and cisplatin/etoposide, methotrexate, and actinomycin D (EMA) chemotherapy for patients with high-risk gestational trophoblastic tumors refractory to EMA/cyclophosphamide and vincristine chemotherapy and patients presenting with metastatic placental trophoblastic tumors. J Clin Oncol 18: 854–859

Ngan H (2004) The practicability of FIGO 2000 staging for gestational trophoblastic neoplasia. Int J Gynecol Cancer 14: 202–205

Seckl M, Fisher R, Salerno G et al. (2000) Choriocarcinoma and partial hydatidiform moles. Lancet 356: 36–39

Soper J, Evans A, Rodriguez G et al. (1995) Etoposide-platin combination therapy for chemorefractory gestational trophoblastic disease. Gynecol Oncol 56: 421–424

Woolas R, Bower M, Newlands E et al. (1998) Influence of chemotherapy for gestational trophoblastic disease on subsequent pregnancy outcome. Br J Obstet Gynecol 105: 1032–1035

Chemotherapie und gezielte Tumortherapie

Edgar Petru und Christoph Benedicic

Die zytostatischen und zielgerichteten Therapien stellen bei den meisten gynäkologischen Tumoren essenzielle Therapiepfeiler dar. Besteht in der **adjuvanten Therapiesituation** eine kurative Intention, sollte jeweils die vorgesehene (Maximal-)Dosis pro Zyklus und Zeitintervall angestrebt werden. Liegt zum Zeitpunkt des nächsten Therapiezyklus z. B. eine Neutropenie vor, wird die Therapie meist um eine Woche verschoben. Im Allgemeinen ist es sinnvoller, bei Notwendigkeit das Intervall zu verlängern als die Dosis zu reduzieren. Bei der adjuvanten Therapie des Mammakarzinoms mit CMF und Anthrazyklinen wurde nachgewiesen, dass eine Dosisintensität ≥85% mit einer besseren Prognose assoziiert ist als eine Dosisintensität <85%. In der **Palliativsituation** sind Dosisreduktionen aus Gründen der Toxizität vertretbar und nicht nachweisbar mit einer Verschlechterung der Prognose assoziiert.

16.1 Klassifizierung des Aktivitätszustands von Tumorpatienten

Die in ◘ Tab. 16.1 aufgeführten Klassifizierungen haben sich in der Praxis bewährt.

16.2 Klassifizierung von Nebenwirkungen

Es existieren mehrere gebräuchliche Klassifizierungen u. a. der WHO oder jene des NCI (National Cancer Institute). Letztere sind in ◘ Tab. 16.2 dargestellt.

16.3 Voraussetzungen für eine Chemotherapie

Die Durchführung einer äußeren klinischen Untersuchung, die Erhebung eines Karnofsky-Status ≥60, das Vorliegen eines aktuellen Blutbilds und der klinische Ausschluss einer akuten Infektion (Harnwegsinfekt, Stomatitis, Gastroenteritis usw.) stellen die Voraussetzung für jede zytostatische Therapie dar.

Im Einzelnen müssen **vor Beginn einer Chemotherapie** die Laborwerte über den folgenden Mindestwerten liegen:

- Neutrophile Granulozyten ≥1500/mm³
- Thrombozyten >100.000/mm³
- Hämoglobin >8 g/100 ml
- Serumkreatinin <1,25facher Normalwert
- Serumbilirubin <1,25facher Normalwert (Ausnahme, wenn durch Lebermetastasen bedingt)

Kontraindikationen für die Durchführung einer Therapie stellen u. a. eine noch nicht abgeklungene Infektion von Herpes labialis, Stomatitis, ein nicht abgeklärter Fieberzustand oder eine nicht abgeklärte Leukozytose (latente bakterielle Infektion?) dar.

Während laufender Chemotherapie hat sich in der Praxis generell eine **Blutbildkontrolle** nach (7–)10 Tagen bewährt.

16.4 Toxizitäten und supportive Maßnahmen

16.4.1 Neutropenie

Die meisten konventionellen Zytostatika(-kombinationen) verursachen bei mehr als einem Drittel der Patientinnen eine Neutropenie Grad 3–4, ohne dass diese von der Patientin bemerkt wird, da sie nur von kurzer Dauer ist. Je niedriger die absolute Neutrophilenzahl (ANZ) und je länger die Neutropeniedauer, desto höher ist das Risiko von **Infektionen**. Bei hochgradiger Neutropenie ohne Fieber wird von vielen Ärzten praktiziert: Ciprofloxacin 2-mal 500 mg/Tag über 5–7 Tage.

Es wurden mehrere Leitlinien der ASCO, EORTC und NCCN für die Anwendung von Granulozytenkoloniestimulierenden Faktoren im **klinischen Alltag** veröffentlicht. Folgende Darstellungen sollen den Succus daraus abbilden. Eine primäre oder sekundäre **prophylaktische** G-CSF-Gabe sollte v. a. bei potenziell kurativem Ansatz erfolgen. Die Empfehlungen für den **therapeutischen** Einsatz von G-CSF gelten sowohl für die kurative als auch für die palliative Situation.

▪ Primärprophylaxe mit G-CSF bereits ab dem ersten Therapiezyklus

Sie sollte ab einem **febrilen Neutropenierisiko >20%** erfolgen. Dabei sind das Therapieschema, sein individuelles Risiko und Patientenfaktoren zu berücksichtigen. Unter diesen Faktoren sind in erster Linie zu erwähnen:

- Alter **>65 Lebensjahre**
- Zustand nach **vorausgegangener Radiotherapie** des Mediastinums, des Paraaortalfelds und/oder des Beckens aufgrund eines anderen Malignoms
- Offene Wunden, Infektionen
- Reduzierter Karnofsky-Status

▪ Mammakarzinom

Febriles Neutropenierisiko >20%

Schema	Dosierung (mg/m²), Intervall
Doxorubicin/Docetaxel	50/75 alle 3 Wochen
In Analogie: Epirubicin/Docetaxel (ET)	75/75 alle 3 Wochen

Schema	Dosierung (mg/m^2), Intervall
Doxorubicin/Paclitaxel	60/125–200 (3 h) alle 3 Wochen
In Analogie: Epirubicin/ Paclitaxel	75/175 (3h) alle 3 Wochen
Docetaxel/Doxorubicin/ Cyclophosphamid (TAC)	75/50/500 alle 3 Wochen
In Analogie: Docetaxel/Epirubicin/Cyclophosphamid (TEC)	75/75/500 alle 3 Wochen
Dosisdichte Sequenztherapie: 4-mal Doxorubicin → 4-mal Paclitaxel → 4-mal Cyclophosphamid + G-CSF	60/175/600 alle 2 Wochen

Febriles Neutropenierisiko 10–20%

Schema	Dosierung (mg/m^2), Intervall
Docetaxel	100 alle 3 Wochen
Doxorubicin/Cyclophosphamid (AC)	60/600 alle 3 Wochen
In Analogie: Epirubicin/Cyclophosphamid (EC)	90/600 alle 3 Wochen
5-Fluoruracil/Epirubicin/ Cyclophosphamid (FEC)	500/90/500 alle 3 Wochen
4-mal Doxorubicin/Cyclophosphamid (AC) →	60/600 alle 3 Wochen
4-mal Paclitaxel	175 (3 h) alle 3 Wochen
4-mal Epirubicin/Cyclophosphamid (EC) →	90/600 alle 3 Wochen
4-mal Paclitaxel	175 (3 h) alle 3 Wochen
4-mal Doxorubicin/Cyclophosphamid (AC) →	60/600 alle 3 Wochen
4-mal Docetaxel	100 alle 3 Wochen
4-mal Epirubicin/Cyclophosphamid (EC) →	90/600 alle 3 Wochen
4-mal Docetaxel	100 alle 3 Wochen

▪ Ovarialkarzinom

Febriles Neutropenierisiko >20% kein Schema

Febriles Neutropenierisiko 10–20%

Schema	Dosierung (mg/m^2), Intervall
Carboplatin/Docetaxel	AUC 5/75 alle 3 Wochen
Carboplatin/Paclitaxel wöchentlich	AUC 6/80/80/80

▪ Zervixkarzinom

Febriles Neutropenierisiko >20% oder 10–20% kein Schema

▪ Endometriumkarzinom

Febriles Neutropenierisiko >20% oder 10–20% kein Schema

▪ Maligner Müller-Mischtumor (Karzinosarkom) des Uterus/Ovars

Febriles Neutropenierisiko >20% kein Schema

Febriles Neutropenierisiko 10–20%

Schema	Dosierung (mg/m^2)
Cisplatin/Doxorubicin/Paclitaxel (TAP)	50 (Tag 1)/45 (Tag 1)/160 (Tag 2) alle 3 Wochen
Cisplatin/Ifosfamid	20 (Tag 1–4)/1500 (Tag 1–4) alle 3 Wochen

▪ Sekundärprophylaxe mit G-CSF

Sekundärprophylaxe bedeutet, dass die Patientin im vorangegangenen Chemotherapiezyklus kein G-CSF erhalten hat. Die Indikation zur Sekundärprophylaxe besteht bei Patientinnen mit vorausgegangener febriler Neutropenie oder evtl. auch einer Neutropenie <500/mm^3.

▪ Therapie mit G-CSF

Afebrile Neutropenie Grad 3 (Neutropenie <1000/mm^3)
Eine G-CSF-Gabe ist **nicht** indiziert.

Afebrile Neutropenie Grad 4 (Neutropenie <500/mm^3)
Eine antibiotische Therapie, z. B. mit Ciprofloxacin 2-mal 500 mg/Tag p. o. ist zu erwägen. Eine G-CSF-Gabe zum Erhalt der Dosisdichte/-intensität kann ebenso erwogen werden. Vor allem sind kurzfristige (tägliche) klinische Kontrollen indiziert.

▪ Dosierung und Verabreichungsmodus von G-CSF

- Eine G-CSF-Gabe darf **frühestens 24 h nach** der letzten Chemotherapie erfolgen.
- Von der letzten G-CSF-Gabe bis zur nächsten Chemotherapie sollte für die tägliche G-CSF-Gabe

Tab. 16.1 Klassifizierung des Aktivitätszustands von Tumorpatienten

Karnofsky-Index [%]	Aktivitätszustand	ECOG-Index (Eastern Cooperative Oncology Group)
100	Normale körperliche Aktivität	0
90	Nur geringe Einschränkungen der Aktivität	1
80	Normale Aktivität nur mit Anstrengung	1
70	Selbstständige Versorgung, jedoch keine aktive Arbeit möglich	2
60	Zeitweilig Hilfe notwendig, im Allgemeinen selbstständige Versorgung	2
50	Häufig Hilfe notwendig, häufige medizinische Betreuung	3
40	Überwiegend bettlägerig, spezielle Hilfe notwendig	3
30	Dauernd bettlägerig; geschulte Krankenpflege notwendig; keine Lebensgefahr	4
20	Schwerkrank; Hospitalisation notwendig; aktive supportive Maßnahmen zur Lebenserhaltung nötig	4
10	Moribund	4
0	Verstorben	5

Tab. 16.2 Häufig klinisch verwendete Klassifizierung der Toxizität. (Adaptiert nach dem NCI-Common Toxicity Criteria-Score-System)

Toxizität	Grad 0	Grad 1	Grad 2	Grad 3	Grad 4
Alopezie	Keine	Gering	Ausgeprägt	–	–
Übelkeit	Keine	Nahrungsaufnahme möglich	Reduzierte Nahrungsaufnahme, Essen jedoch möglich	Keine Nahrungsaufnahme möglich, behandlungsbedürftig	–
Erbrechen	Keines	1-mal/Tag	2- bis 5-mal/Tag	6- bis 10-mal/Tag	Parenterale Ernährung oder Intensivüberwachung nötig oder Kreislaufkollaps
Diarrhö	Keine	Vermehrt, 2–3 Stühle/Tag	Vermehrt, 4–6 Stühle/Tag	Vermehrt, 7–9 Stühle/Tag oder Inkontinenz oder schwere Krämpfe	≥10 Stühle/Tag oder blutige Diarrhöen oder parenterale Substitution nötig
Obstipation	Keine	Weizenkleie, Leinsamen usw. oder diätetische Modifikationen nötig	Laxanzien nötig	Manuelle rektale Ausräumung oder Einlauf nötig	Obstruktion oder toxisches Megakolon
Stomatitis/ Mukositis	Keine	Schmerzlose Ulzera, Erytheme oder mildes Wundsein	Schmerzhaftes Erythem, Ödeme oder Ulzera, Essen und Schlucken möglich	Schmerzhaftes Erythem, Ödeme oder Ulzera, i. v. Flüssigkeitsgabe nötig	Schwere Ulzera bzw. enterale Ernährung erforderlich oder prophylaktische Intubation nötig
Kreatinin	Normal	<1,5facher Normalwert	>1,5- bis 3,0facher Normalwert	>3,0- bis 6,0facher Normalwert	>6,0facher Normalwert
Leukozyten/ mm³	≥4000	3000–3999	2000–2999	1000–1999	<1000
Neutrophile/ mm³	≥2000	1500–1999	1000–1499	500–999	<500

■ **Tab. 16.2** Fortsetzung

Toxizität	Grad 0	Grad 1	Grad 2	Grad 3	Grad 4
Hämoglobin [mg/dl]	Normal	10,0–normal	8,0–9,9	6,5–7,9	<6,5
Thrombozyten/mm^3	Normal	75.000–normal	50.000–74.999	10.000–49.999	<10.000
Blutung bei Thrombopenie Grad 3/4	Keine	Gering ohne Bluttransfusion	–	Bluttransfusion nötig	Massive Blutung, ungeplante große Intervention nötig
Febrile Neutropenie	Keine	–	–	Vorhanden	Lebensbedrohliche Sepsis (z. B. septischer Schock)
Fieber (ohne Neutropenie)	Keines	38,0–39,0°C	39,1–40,0°C	>40,0°C <24 h	>40,0°C >24 h
Infektion ohne Neutropenie	Keine	Gering, nicht behandlungsbedürftig	Mäßiggradig, lokalisiert, lokale oder perorale Therapie nötig	Schwere systemische Infektion, i. v. antibiotische oder antimykotische Therapie oder stationäre Behandlung nötig	Lebensbedrohliche Sepsis (z. B. septischer Schock)
Periphere Neurotoxizität	Keine	Verlust der tiefen Sehnenreflexe oder Parästhesien, jedoch ohne Funktionsverlust	Mäßiger objektiver Sensibilitätsverlust oder funktionsbeeinträchtigende Parästhesien, die jedoch die täglichen Aktivitäten nicht behindern	Schwerer Sensibilitätsverlust oder Parästhesien, die die täglichen Aktivitäten beeinträchtigen	Bleibender Sensibilitätsverlust mit Funktionsbeeinträchtigung
Motorische Muskelschwäche (neuropathisch)	Keine	Asymptomatisch, Schwäche bei klinischer Prüfung	Symptomatische Schwäche mit Funktionsbeeinträchtigung, jedoch nicht bei täglichen Aktivitäten	Symptomatische Schwäche mit Funktionsbeeinträchtigung auch bei täglichen Aktivitäten	Bettlägrigkeit oder Behinderung
Ototoxizität	Keine	Nur audiometrisch messbarer asymptomatischer Hörverlust	Tinnitus oder Hörverlust, keine Hörhilfe oder Therapie nötig	Tinnitus oder Hörverlust, Korrektur mit Hörhilfe oder Therapie möglich	Schwerer, nicht korrigierbarer Hörverlust
Myalgien/Arthralgien bzw. Schmerzen	Keine	Gering, ohne Funktionseinschränkung	Mäßige Funktionseinschränkung, jedoch tägliche Aktivitäten möglich	Starke Einschränkung der Aktivitäten des täglichen Lebens	Arbeitsunfähigkeit
Hypersensitivitätsreaktion	Keine	Vorübergehendes Hautexanthem oder Arzneimittelfieber <38°C	Urtikaria, Arzneimittelfieber >38°C, asymptomatischer Bronchospasmus	Symptomatischer Bronchospasmus, Ödeme/Angioödeme ± Urtikaria, parenterale Medikation nötig	Anaphylaxie
Ödeme	Keine	Asymptomatisch, keine Therapie nötig	Symptomatisch, Therapie nötig	Symptomatische, funktionsbeeinträchtigende und therapierefraktäre Ödeme oder Notwendigkeit des Absetzens der Medikation	Anasarka (schwere, generalisierte Ödeme)
Kardiale Arrhythmie	Keine	Asymptomatisch, keine Therapie nötig	Symptomatisch, keine Therapie nötig	Symptomatisch, Therapie nötig	Lebensbedrohlich (z. B. Arrhythmie assoziiert mit Herzinsuffizienz, Hypotension, Synkope, Schock)
Dyspnoe	Keine	–	Dyspnoe unter Belastung	Dyspnoe unter leichter Belastung	Ruhedyspnoe

(Filgrastim) ein zeitlicher Abstand von **mind. 48 h** gegeben sein.
- **Therapieziel** der täglichen G-CSF-Gabe (Filgrastim, Lenograstim) nach Überwinden des Nadirs ist eine absolute Anzahl von Neutrophilen (ANC) von 3.000/mm^3.
- Die minimale Dauer der täglichen G-CSF-Gabe (Filgrastim) beträgt 3–5 Tage bzw. bis die ANZ nach dem Nadir wieder den normalen Bereich erreicht hat.
- **Filgrastim**-Dosierung: 5 µg/kg Körpergewicht pro Tag s. c.
- **Pegfilgrastim**-Dosierung: 6 mg einmal pro Chemotherapiezyklus s. c.
- **Lipegfilgrastim**-Dosierung: 6 mg einmal pro Chemotherapiezyklus s. c.
- Der therapeutische Einsatz von G-CSF **nach** Pegfilgrastim-Gabe im selben Chemotherapiezyklus ist auch bei einer febrilen Neutropenie oder einer Neutropenie Grad 4 nicht indiziert.
- Bei **wöchentlichen** Chemotherapieschemata ist die Gabe von Pegfilgrastim/Lipegfilgrastim kontraindiziert.
- Bei Therapieschemata mit Applikation von Zytostatika am Tag 1 und 8 alle 3 Wochen kann bei Indikation eine Pegfilgrastim-Gabe am Tag 9 (und nicht am Tag 2!) erfolgen.
- Bei Therapieschemata mit Applikation von Zytostatika am Tag 1 und 15 alle 4 Wochen kann bei Indikation eine Pegfilgrastim-Gabe am Tag 2 und 16 erfolgen.

▪ Nebenwirkungen von G-CSF

Bei etwa einem Drittel aller Patientinnen treten **Knochenschmerzen** auf. Diese können in den allermeisten Fällen mit Paracetamol (z. B. Mexalen, Ben-u-ron 3-mal 500 mg/Tag) gut beherrscht werden. Sehr selten sind Opioide wie z. B. Tramadol (z. B. Tramal) oder Morphin notwendig.

16

16.4.2 Febrile Neutropenie

Die ANZ (absolute Neutrophilenzahl) liegt <500/mm^3. Die Temperatur beträgt ≥38,2°C bei einmaliger axillarer Messung bzw. ≥38,0°C bei 2-maliger Messung im 1-h-Abstand. Infektionen entstehen bei neutropenischen Patientinnen meist durch Bakterien der Haut (z. B. Staphylococcus aureus) oder des Darms (**v. a. E. coli, Klebsiella pneumoniae**). Eintrittspforten für Infektionen sind v. a. der Oropharynx, die Haut, Punktionsstellen und die Atemwege. **Überträger** sind die Patienten selbst, Krankenpflegepersonal und Ärzte. Häufig bestehen trotz hochgradiger Neutropenie keine Infektionszeichen, sondern nur ein **Status febrilis**, der in dieser Situation jedoch ein akutes Alarmsymptom darstellt! Bei jeder hochgradig neutropenischen Patientin kann eine Infektion lebensbedrohlich sein. Die **Mortalität** beträgt bei febriler Neutropenie und gynäkologischem Malignom zwischen 5 und 10%. Betroffen sind davon v. a. Patienten mit Komorbiditäten wie Diabetes, koronarer Herzkrankheit, Immobilität und chronischer Niereninsuffizienz etc. Pilzinfektionen treten meist erst sekundär nach einigen Tagen auf. Virusinfektionen spielen primär bei der neutropenischen Patientin eine untergeordnete Rolle. Bei manifester **Herpesinfektion** ist Aciclovir i. v. (Zovirax 3-mal 5–10 mg/kg/Tag bei normaler Nierenfunktion) indiziert.

Die **Basisdiagnostik** bei febriler Neutropenie umfasst:
- Blutbild, Differenzialblutbild, CRP, Nieren-, Leberparameter, Elektrolyte, Gerinnung
- Thoraxröntgen zum Ausschluss einer Pneumonie
- Harnsediment, Harnkultur, Sputumkultur
- Je 2 Blutkulturen anaerob und aerob bei Fieberschüben >38,5°C

Die **Therapie** der febrilen Neutropenie erfolgt durch:
- Breitbandantibiotika [1. Linie i. v.: Piperacillin/Tazobactam (Tazonam) 3-mal 4/0,5 g/Tag oder Meropenem (Optipenem 3-mal 1 g/Tag; 2. Linie bei Nichtansprechen über **2–3 Tage und** Reevaluation: Optipenem + Glykopeptidantibiotikum **Vancomycin** 2-mal 1 g/Tag i. v.; wenn neuerlich kein Ansprechen: zusätzlich Amphotericin B i. v. (Amphocil) 1-mal 0,75–1 mg/kg/Tag]
- Munddesinfektion (Tantum-verde-Lösung), Antimykotika (▶ Abschn. 16.4.7), bei hochgradiger Stomatitis/Mucositis Infusionstherapie und Schmerztherapie i. v.
- Unterbringung in keimarmem **Einzelzimmer**, evtl. in Isoliereinheit
- G-CSF subkutan. Die G-CSF-Therapie reduziert die infektiöse Mortalität und die Gesamtmortalität während der Chemotherapiephase.
- Niedermolekulares Heparin in prophylaktischer Dosierung, da während des stationären Aufenthalts die Thromboembolierate erhöht ist.

16.4.3 Anämie

Die Tumoranämie (Hämoglobin <12 g/dl) beeinträchtigt häufig die Leistungsfähigkeit von Patientinnen und ist mit Müdigkeit, Abgeschlagenheit, Belastungsdyspnoe, Tachykardie, Blässe und einer Reduktion sozialer Kontakte assoziiert. Folgende Umstände charakterisieren die meist normochrome **Tumoranämie:** Der Eisenspeicher (Ferritin) ist normal oder erhöht, und die Lebensdauer der Erythrozyten, die Eisenverwertung und das Ansprechen auf renales Erythropoetin sind reduziert. Bestimmte Zytostatika wie Cisplatin oder die Radiotherapie wirken direkt toxisch auf die Erythrozyten und auch nephrotoxisch, was mit einer reduzierten Erythropoetinproduktion einhergeht. Nutritive Mangelerscheinungen können die Anämie begünstigen.

Erythropoetin, erythropoesestimulierende Proteine

A Therapieziele

- Verbesserung der Lebensqualität
- Prävention von Bluttransfusionen und deren Risiken, wie z. B. erhöhtes Infektionsrisiko, Gefahr immunologischer Früh- und Spätreaktionen, Eisen- und Volumenüberlastung

B Indikation für erythropoesestimulierende Proteine (ESP)

Klinisch relevante, symptomatische **chemotherapieinduzierte Anämie** mit einem Hämoglobinwert (Hb) ≤10 g/dl. Vor Therapiebeginn Ausschluss einer Anämie anderer Ursache wie Blutungsanämie, Tumor-assoziierte Anämie ohne Chemotherapie, Eisenmangel, Hämolyse, chronische Infektionen, disseminierte intravasale Gerinnung, Vitamin-B_{12}-Mangel. Eine ESP-Gabe bei Patientinnen unter Radiotherapie **ohne** gleichzeitige Chemotherapie wird ausdrücklich **nicht** empfohlen, da eine Verschlechterung des Überlebens möglich ist.

! Schwer symptomatische Patientinnen mit einer Hämoglobinkonzentration <8 g/dl benötigen meist eine rasche Anhebung der Hämoglobinspiegel mittels Bluttransfusionen.

C Kontraindikationen für Erythropoese-stimulierende Proteine

- Anamnestische und/oder bestehende arterielle bzw. venöse Thromboembolie (Myokardinfarkt, ischämischer Insult, Pulmonalembolie, tiefe Beckenvenen- oder Beinvenenthrombose)
- Schwere unkontrollierte arterielle Hypertonie

D Für die Therapie der chemotherapieinduzierten Anämie zugelassene erythropoesestimulierende Proteine und deren Dosierungen

Verabreichungshäufigkeit	Erythropoese-stimulierende Proteine	Dosierung
Wöchentlich s. c.	Epoetin α (Erypo)	40.000 U 1-mal/Woche
	Epoetin β (Neo-Recormon)	30.000 U 1-mal/Woche
	Epoetin Teta (Eporatio)	30.000 U 1-mal/Woche
	Darbepoetin α (Aranesp)	150 µg 1-mal/Woche
Alle 3 Wochen s. c.	Darbepoetin α (Aranesp)	500 µg 1-mal/3 Wochen

E Kriterien des Therapieerfolgs von erythropoesestimulierenden Proteinen

Hämoglobinzielbereich: Hb ≥11,0 g/dl und ≤12,0 g/dl.

Weitere Ansprechkriterien Der zytotoxische Effekt der Chemotherapie auf die Erythropoese ohne ESP-Therapie kann in einem Zeitraum von 12 Wochen zu einem Hb-Abfall von bis zu 4 g/dl führen. Deshalb kann als ESP-Therapieerfolg unter Chemotherapie auch gewertet werden:

- Hb-Anstieg 0,1–1 g/dl in 4 Wochen
- Stabilisierung des Hb-Werts

F Evaluierung des Therapieerfolgs von erythropoesestimulierenden Proteinen

- Lebensqualität
- Anämiesymptome, Karnofsky-Status (Anamnese und Klinik)
- Hämoglobin
  - 4 Wochen **nach** Therapiebeginn bei einer ESP-Gabe 1-mal/Woche bzw. 6 Wochen nach Therapiebeginn bei einer ESP-Gabe 1-mal alle 3 Wochen

G Dosissteigerung von erythropoesestimulierenden Proteinen

Sie wird generell **nicht** empfohlen. Eine Dosissteigerung um bis zu 100% der Initialdosis bei Patientinnen, die innerhalb von 4 Wochen nicht auf die Therapie ansprechen, ist bei Epoetin α und β prinzipiell möglich. Sie erreicht jedoch nur bei weniger als 20% der PatientInnen den gewünschten Therapieerfolg.

H Sicherheit von erythropoesestimulierenden Proteinen: Thromboserisiko

Der Hämoglobinzielbereich von 11–12 g/dl sollte nicht überschritten werden. Besonders Hämoglobinwerte ab 14 g/dl, ein Anstieg des Hb-Werts >1 g/dl innerhalb von 14 Tagen und die Anwendung höherer Erythropoetindosierungen als in der Fachinformation zugelassen sind mit einem signifikant erhöhten Thromboserisiko verknüpft (relatives Gesamtrisiko gegenüber Patienten ohne ESP 1,56–1,67). Die Thromboembolie erhöht auch die Mortalität mäßig (relatives Risiko 1,10). Weitere mögliche Nebenwirkungen sind:

- Arterielle Hypertonie
- Schmerzen bzw. Rötung an der Injektionsstelle (sehr selten)
- Bildung von Antikörpern gegen ESP (in der Onkologie sehr selten)

I Tumorwachstum und Überleben

Auf vielen Tumoren wurden Erythropoetinrezeptoren nachgewiesen. Ein eindeutiger Zusammenhang zwischen der Bindung von ESP an diese Rezeptoren und einem möglichen Proliferationsreiz von Malignomen ist nicht nachgewiesen worden. Ein solcher scheint aber auch nicht ausgeschlossen.

Studien, die den Zusammenhang zwischen der Gabe von ESP und dem Überleben untersuchten, führten zu unterschiedlichen Ergebnissen. Konklusive Aussagen zu Tumorwachstum und Überleben im Zusammenhang mit einer ESP-Therapie können aufgrund widersprüchlicher Studienergebnisse nicht gemacht werden.

In keinem Fall sollte eine ESP-Gabe ohne gleichzeitige Chemotherapie erfolgen.

J Eisensupplementation unter Gabe von erythropoesestimulierenden Proteinen

Eine intravenöse Eisensupplementation (Fe-Carboxymaltose, Fe-Glukonat, Fe-Sukzinat) kann zum schnelleren Erreichen des Therapieziels einer ESP-Gabe bei funktionellem Eisenmangel erfolgen, obwohl beweisende Studien noch fehlen:

- Transferrinsättigung <20%
- Normaler oder reduzierter Serumeisenspiegel
- Normales oder erhöhtes Ferritin
- Anteil hypochromer Erythrozyten >5%
- Normaler mittlerer Erythrozyten-Hämoglobingehalt

Die Transferrinsättigung sollte regelmäßig kontrolliert werden und 50% nicht überschreiten. Eine perorale Eisensupplementation ist wegen geringen Ansprechens während einer Therapie mit ESP nicht indiziert. Für den Nutzen einer ausschließlichen i. v.-Gabe von Eisen ohne ESP gibt es keinen Anhalt.

16.4.4 Thrombopenie

Sie ist viel seltener als die Neutropenie. Üblicherweise werden bei blutungsfreien Patienten erst bei einer Thrombopenie <10.000/mm^3 **Thrombozytenkonzentrate** verabreicht. Diese sollten auch Patienten mit Thrombopenie <20.000/mm^3 erhalten, wenn Blutungen wie Epistaxis, Meläna, Blutauflagerungen auf den Stuhl, Hämaturie oder größere Hämatome vorliegen oder zusätzlich andere schwerwiegende Komplikationen wie eine febrile Neutropenie bestehen. Thrombozytenkonzentrate müssen bei Raumtemperatur gelagert und möglichst rasch verabreicht werden. Thrombozyten weisen eine nur kurze Halbwertszeit auf, sodass sie mindestens 1-mal/Tag mittels Blutbild kontrolliert werden müssen.

16.4.5 Fatigue

Es handelt sich um ein komplexes und häufig schwer beeinflussbares Krankheitsbild, bei dem Patienten ständig über Müdigkeit und Leistungsschwäche klagen, obwohl sie in den meisten Fällen ausreichend schlafen. **Risikofaktoren** dafür sind u. a.:

- Progressive Tumorerkrankung
- Myelosuppressive Chemotherapie, insbesondere Anämie
- Radiotherapie
- Antihormonelle Therapie oder Zustand nach Ovarektomie
- Immuntherapie wie Trastuzumab oder andere zielgerichtete Therapien
- Depression
- Anorexie

Therapie

Bei Anämie unter laufender Chemotherapie kommt eine Erythropoetintherapie bzw. die Gabe von Bluttransfusionen infrage, bei bestehender Depression **Antidepressiva** vom SSRI-Typ (selektive Serotoninwiederaufnahmehemmer) [z. B. abends mit Trazodon 75 mg 0/0/1 (Trittico) und morgens mit Escitalopram 10 mg 1/0/0 (Cipralex)]. Eine **Hormonsubstitution** nach Mammakarzinom wird in den allermeisten Fällen nur in der Palliativsituation gegen belastende Wechselbeschwerden Einsatz finden, während sie beim Ovarial-, Zervix- und Endometriumkarzinom nach der Primäroperation möglich ist. In der Palliativphase der Erkrankung haben sich eine Therapie mit **Kortikosteroiden** (z. B. Prednisolon 25 mg in absteigender Dosierung) unter Magenschutz oder eine Langzeittherapie mit **Medroxyprogesteronazetat** (1-2-mal 250 mg/Tag Farlutal) bewährt. In diesem Zusammenhang sei auch auf ▶ Kap. 24 hingewiesen.

16.4.6 Übelkeit und Erbrechen

Cisplatin, Dacarbazin, Actinomycin, Doxorubicin, Epirubicin und Irinotecan sind in der gynäkologischen Onkologie die Substanzen mit dem größten **emetogenen Potenzial. Risikofaktoren** für das Erbrechen sind weibliches Geschlecht, das Alter <40 Jahre, große (abdominelle) Tumorlast und der Zustand nach Erbrechen bei einer vorangegangenen Schwangerschaft. Prinzipiell nimmt die emetische Kontrolle durch eine (gleich bleibende) antiemetische Therapie von Therapiezyklus zu Therapiezyklus ab. Deshalb sollte eine antiemetische Therapie entsprechend den internationalen Leitlinien bereits **prophylaktisch** ab dem ersten Therapiezyklus zum Einsatz kommen.

Die entsprechend den internationalen Leitlinien empfohlenen prophylaktischen Strategien bei emetogener Chemotherapie sind in ◘ Tab. 16.3 dargestellt.

Tab. 16.3 Empfehlungen gegen Übelkeit und Erbrechen (»Chemotherapy-Induced Nausea and Vomiting« = CINV) je nach Emetogenitätsgrad der Chemotherapie: Empfehlungen der internationalen Fachgesellschaften MASCC (Multidisciplinary Association of Supportive Care in Cancer, ESMO (European Society of Medical Oncology), ASCO (American Society of Clinical Oncology) and NCCN (National Cancer Comprehensive Network)

	Hohe Emetogenität		Moderate Emetogenität		Niedrige Emetogenität		Minimale Emetogenität	
Internationale Fachgesellschaft	Akute CINV	Verzögerte CINV	Akute CINV	Verzögerte CINV	Akute CINV	Verzögerte CINV	Akute CINV	Verzögerte CINV
MASCC/ESMO	5-HT_3 Rez-Antag. + Dexamethason + Aprepitant	Dexamethason + Aprepitant	1. Anthracyclin/ Cyclophosphamid: 5-HT_3 Rez-Antag. + Dexamethason + Aprepitant	Aprepitant	Dexamethason	Keine Routineprophylaxe		
			2. Anderes Schema als Anthracyclin/Cyclophosphamid: Palonosetron + Dexamethason	Dexamethason				
ASCO	5-HT_3 Rez-Antag. + Dexamethason + Aprepitant	Dexamethason + Aprepitant	1. Anthracyclin/ Cyclophosphamid: 5-HT_3 Rez-Antag. + Dexamethason + Aprepitant	Aprepitant	Dexamethason	Keine Routineprophylaxe		
			2. Anderes als Anthracyclin/Cyclophosphamid: Palonosetron + Dexamethason	Dexamethason				
NCCN	5-HT_3 Rez-Antag. (präferentiell Palonosetron) + Dexamethason + Aprepitant ± Lorazepam ± H2-Blocker Protonenpumpen-H.	+ Dexamethason + Aprepitant ± Lorazepam	5-HT_3 Rez-Antag. (präferentiell Palonosetron) + Dexamethason bei ausgewählten Patienten + Aprepitant ± Lorazepam ± H2-Blocker	5-HT_3 Rez-Antag. oder Dexamethason oder Aprepitant ± Lorazepam ± H2-Blocker	Dexamethason oder Metoclopramid oder Prochlorperazin ± Lorazepam ± H2 -Blocker	Keine Routineprophylaxe		

Verzögerte/s oder **persistierende/s** Übelkeit/Erbrechen:

- Metoclopramid (3 Amp. Primperan, Paspertin ad 200 ml 0,9% NaCl) i. v. oder p. o. (4-mal 10 mg/Tag), zusätzlich motilitätssteigernder Effekt
- Lorazepam (Benzodiazepin: Temesta; Tavor 1 mg bis 4-mal 1/Tag)
- Dimenhydrinat (H1-Antihistaminikum; Vertirosan; Vomex A; Demodenal; Dramamine 3-mal 2 Tbl. à 50 mg, auch als Suppositorium erhältlich: bis 2-mal 100 mg). Bei Dimenhydrinattherapie ist auf die Leberwerte zu achten.

Nebenwirkungen von Dexamethason sind Unruhe, Schlaflosigkeit und Gewichtszunahme. Während Therapie mit 5-HT3-Rezeptor-Antagonisten oder Aprepitant/Fosaprepitant sind Kopfschmerzen sowie Obstipation möglich. Metoclopramid kann bei Überdosierung ein hyperkinetisches Syndrom auslösen.

16.4.7 Stomatitis, Mukositis

Unter **Methotrexat** therapie ist eine Stomatitisprophylaxe essenziell: Folinsäure (Citrovorumfaktor; Ca-Leukovorin, Calciumfolinat) 30 mg=1 Amp. in einem Glas Wasser gelöst 2- bis 3-mal/Tag zur Mundspülung (nicht schlucken!). Des Weiteren gibt es Formulierungen von Folinsäure zur p. o.-Prophylaxe mit Kapseln, als i. m.- oder i. v.-Gabe. Hier ist die Dosierung bzw. Applikationsform vom individuellen Schema abhängig (▶ Abschn. 15.9).

Eine Stomatitis tritt häufiger unspezifisch bei hochgradiger **Neutropenie** auf. Die Behandlung erfolgt durch:
- Mundspülungen mit Salbeitee, Kamillenextrakten
- Xylocain-Gel 2% lokal
- Nystatinlösung (Mycostatin), 4-mal 2–6 ml/Tag zur Mundspülung (nicht schlucken)
- Amphotericin-B(Ampho-Moronal)-Lutschtabletten, 3-mal 2/Tag
- Fluconazol(Diflucan)-Tabletten, 100–400 mg/Tag
- Itroconazollösung (Sporanox), peroral 4-mal 100 mg/Tag
- Granulozytenkoloniestimulierende Faktoren subkutan bei hochgradiger Neutropenie (s. oben)
- Infusionstherapie
- Schmerzmittel (Tramadol, Tramundin; Morphine)

PEG-liposomales Doxorubicin kann zu einer toxischen Stomatitis/Mucositis führen. Teilweise wird die Mucositis im Bereich des Ösophagus als »Fremdkörpergefühl« interpretiert. Diese Toxizität ist kumulativ, vom Therapieintervall (2, 3 oder 4 Wochen), v. a. von der Dosis abhängig (bei 50 mg/m^2 alle 4 Wochen deutlich höher als nach 40 mg/m^2) und verläuft oft protrahiert. Die Prophylaxe der Stomatitis/Mucositis ist essenziell. Dazu soll am Tag vor der Therapie (Tag –1) bis zum Tag 4, also für 5 Tage in Bezug auf die Applikation von PEG-liposomalem Doxorubicin, vom Genuss heißer und würziger Speisen/Getränken Abstand genommen werden. Bei Reexposition gegenüber PEG-liposomalem Doxorubicin ist v. a. eine Dosisreduktion indiziert.

Bei **Capecitabin** tritt das Hand-Fuß-Syndrom typischerweise kumulativ an den Finger- und Zehenkuppen in Form schmerzhafter Hautläsionen auf. Tritt es während der peroralen Therapie z. B. nach 12 Tagen auf, ist die Therapie sofort abzusetzen. Nach oft protrahierter Abheilung ist eine Dosisreduktion notwendig.

Eine Stomatitis bei **Everolimus**-(Afinitor-)Therapie ist eine typische, Nebenwirkung. Lokalisierte, oft singuläre Herde treten typischerweise 7–14 Tage nach Beginn der Therapie bei ca. ein Viertel der Patienten auf. Therapeutisch ist das vorübergehende Aussetzen der Everolimus-Therapie, die lokale Behandlung der Mundschleimhautläsionen mit einer Lösung von Rhabarberwurzel und Salicylsäure (Pyralvex) und evtl. Softlaser indiziert. Nach völligem Abklingen der Stomatitis kann eine erneute Everolimus-Therapie mit halbierter Dosis (5 mg/Tag) erfolgen.

16.4.8 Keratoconjuncitivitis sicca

Form der Mukositis. Zur Behandlung des Reibungsgefühls »wie durch Sand« in beiden Augen kommen künstliche Tränen in Form von Tropfen (z. B. Oculotect fluid 4-mal täglich) und abends die Applikation von Gel (z. B. Vidisicc) infrage.

16.4.9 Epiphora

Form der Mukositis. Die verstärkte Tränensekretion durch Verschluss des Ductus nasolacrimalis ist eine typische, wenn auch seltene Nebenwirkung von **Docetaxel** besonders bei wöchentlicher Gabe. Eine rasche Diagnosebestätigung durch den Augenarzt ist nötig. Therapeutisch wird häufig sondiert oder selten ein Tubus in den Ductus nasolacrimalis platziert. Unter Umständen können ophthalmologische Operationen notwendig werden. Meist ist ein Absetzen der Therapie erforderlich.

16.4.10 Alopezie

Viele Zytostatika führen ca. 3 Wochen nach Erstexposition zu reversibler Alopezie. Durch das Zugrundegehen der Haarfollikel sind teilweise stärkere Schmerzen der Kopfhaut möglich. Paracetamol 500 mg bis 3-mal täglich p. o. wird empfohlen.

Früher gab es Versuche, die Alopezie durch eine Verminderung der Kopfhautperfusion mittels Applikation einer **Kältehaube/Eishaube** während der Zytostatikainfusion zu verhindern. Heute wurde dieses Vorgehen weitgehend verlassen, um nicht den präventiven Effekt der Chemotherapie auf die Entwicklung von Metastasen des Gehirns, der Meningen bzw. des knöchernen Schädels zu verhindern. Sehr selten (ca. 0,3%) ist die Alopezie persistierend.

16.4.11 Palmoplantare Erythrodysästhesie, Hand-Fuß-Syndrom

Einige Zytostatika wie **PEG-liposomales Doxorubicin** und Capecitabin können an Handflächen und Fußsohlen, aber auch an sonstigen Druckstellen zu Rötung, schmerzhafter Blasenbildung und Ulzerationen führen. Bei PEG-liposomalem Doxorubicin ist diese Toxizität kumulativ, vom

Therapieintervall (2, 3 oder 4 Wochen) und v. a. von der Dosis abhängig (bei 50 mg/m^2 alle 4 Wochen deutlich höher als nach 40 mg/m2). Die Prophylaxe des Hand-Fuß-Syndroms ist essentiell. Dazu soll am Tag vor der Therapie (Tag –1) bis zum Tag 4, also für 5 Tage in Bezug auf die Applikation von PEG-liposomalem Doxorubicin, von stärkerem Druck und Traumata auf die Haut Abstand genommen werden. Auch Hitze sollte vermieden werden. Bei Reexposition gegenüber PEG-liposomalem Doxorubicin ist v. a. eine Dosisreduktion und die strikte Einhaltung der angeführten prophylaktischen Maßnahmen indiziert.

Bei **Capecitabin** tritt das Hand-Fuß-Syndrom typischerweise kumulativ an den Finger- und Zehenkuppen in Form schmerzhaften Hautläsionen auf. Tritt es während der peroralen Therapie z. B. nach 12 Tagen auf, ist die Therapie sofort abzusetzen. Nach oft protrahierter Abheilung ist eine Dosisreduktion notwendig.

16.4.12 Akutes cholinerges Syndrom und Diarrhö

Das **akute cholinerge Syndrom** mit Schwitzen, Diarrhö, abdominellen Krämpfen, Speichel- und Tränenfluss sowie Sehstörungen tritt bei ca. 2% der Patienten innerhalb der ersten 24 h nach der **Irinotecan**-(Campto-)Infusion auf. Es erfordert eine Therapie mit 0,25 mg Atropin subkutan. Tritt nach Irinotecan eine **verzögerte Diarrhö** auf, ist sofort die Gabe von Loperamidkapseln (Imodium) (zunächst 1-mal 2 Kapseln zu je 2 mg, anschließend je 2 mg alle 2 h, bis 12 h nach dem letzten flüssigen Stuhlgang) indiziert. Die Gesamtdauer der Loperamidgabe darf 48 h nicht überschreiten. Hält der Durchfall länger als 48 h an, ist eine stationäre Aufnahme mit Antibiotika (Ciprofloxacin) und parenteraler Flüssigkeitszufuhr indiziert, evtl. auch Octreotid (Sandostatin) subkutan 0,3 mg bis 2-mal/Tag.

16.4.13 Diarrhö

Beim Vorliegen einer Diarrhö während myelosuppressiver Chemotherapie sollte immer an das gleichzeitige Bestehen einer **Neutropenie** gedacht werden, insbesondere wenn stark myelosuppressive Therapien, wie z. B. Docetaxel, zur Anwendung kommen. Eine Diarrhö kann natürlich auch im Rahmen einer Gastroenteritis auftreten. Bei Verdacht auf jegliche Form der Infektion ist eine Chemotherapie kontraindiziert. Eine Diarrhö kann eine typische Nebenwirkung bestimmter Zytostatika wie Irinotecan, Capecitabin oder Docetaxel darstellen. Bei Capecitabin kann ausgeprägter Durchfall auftreten, insbesondere dann, wenn der seltene angeborene Mangel an **Dihydropyrimidin-Dehydrogenase** (DPD) besteht. Auch bestimmte Antikörper/Tyrosinkinase-Inhibitoren wie **Lapatinib** (Tyverb) oder **Pazopanib** (Votrient) können Diarrhöen auslösen. Durchfall kann auch Ausdruck einer **Peritonealkarzinose** (z. B. beim Ovarialkarzinom) sein, die zu einer erhöhten Darmmotilität und/oder Malabsorption führt. In letzterem Fall können Opiate (v. a. Tinctura opii Tropfen individuell titriert) ± Loperamid angewendet werden. Diese Therapie ist auch bei Durchfällen nach Radiotherapie des Beckens/Abdomen oder Kurzdarmsyndrom (z. B. nach ausgedehnter Dickdarmresektion) indiziert.

16.4.14 Kardiotoxizität

Sie ist bei **Anthrazyklinen** am höchsten ausgeprägt. Bei jedem Zyklus kommt es zum Untergang von Myozyten. Sie entsteht v. a. durch die Bildung freier Sauerstoffradikale aus einem Anthrazyklin-Eisen-Komplex.

Die **kumulativen Höchstdosen** im Hinblick auf eine Kardiotoxizität betragen für Doxorubicin 450–550 mg/m^2 und für Epirubicin 850–900 mg/m^2. Bei Überschreiten dieser Grenzwerte steigt das Risiko für eine Kardiotoxizität exponentiell an. Daneben gelten jedoch vorbestehende Herzerkrankungen, pulmonale Hypertonie, chronisch-obstruktive Lungenerkrankungen, Vorbestrahlung des Mediastinums, Bolusgabe des Anthrazyklins, Diabetes und ein Lebensalter >65 Jahre als **wesentliche Risikofaktoren**. Die Grenzdosis für Doxorubicin in der Kombination **Doxorubicin/Paclitaxel** beträgt 360 mg/m^2. Auch das TAC-Schema weist bis zu 5% Kardiotoxizität auf. Als besonders kardiotoxisch hat sich die Kombination von Doxorubicin mit **Trastuzumab** erwiesen (bis 27% kardiale Dysfunktion bei wenig selektierten Patientinnen). **Trastuzumab** (Herceptin) selbst ist nur gering kardiotoxisch, das Risiko für diese Toxizität steigt jedoch v. a. bei kurzem Intervall nach vorausgegangener Doxorubicintherapie, mit der Gesamtdosis von Doxorubicin und mit der Dauer der Trastuzumabexposition. **Pertuzumab** (Perjeta) scheint die Kardiotoxizität in Kombination mit Docetaxel und Trastuzumab nicht zu erhöhen. Auch **Trastuzumab-Emtansin** (Kadcyla) weist nur eine geringe Kardiotoxizität auf. Sie ist auch bei **Lapatinib** marginal.

Generell sollten bei **kardiotoxischen Medikamenten** wie **Doxorubicin, Epirubicin, Trastuzumab, Trastuzumab-Emtansin, Pertuzumab** (und evtl. auch Lapatinib) vor Beginn und während der Therapie alle 3 Monate eine **Echokardiographiekontrolle** und Bestimmung der linksventrikulären **Auswurffraktion** (EF) erfolgen. Der Grenzwert für die EF vor Beginn der Therapie ist 50%. Bei Abfall des EF-Werts <40% absolut oder >10% des Ausgangswerts sollte nach Bestätigung des Befundes durch einen Referenzkardiologen die laufende kardiotoxische Therapie (wenigstens für 3 Monate) abgesetzt werden. Bei auffälliger kardialer Symptomatik ist selbst bei negativen kardiologischen Untersuchungen das Absetzen einer potenziell kardiotoxischen Therapie indiziert. Klinisch relevante Kardiotoxizität ist bei 1–3% der Patientinnen zu erwarten.

Kardioprotektive Substanzen wie Dexrazoxan sind als **Prophylaxe** entsprechend den aktuellen ASCO-Richtlinien nicht indiziert.

Bradyarrhythmien können nach Paclitaxel auftreten. **Kontraindikationen** für **Paclitaxel** sind Herzinsuffizienz, Zustand nach Herzinfarkt, ventrikuläre Arrhythmien, sinusaurikularer Block, AV-Block II.–III. Grades sowie kompletter Schenkelblock. Auch eine **Hyperhydratation** mit mehreren Litern Flüssigkeit, wie bei einer Cisplatin- oder Ifosfamidtherapie notwendig, kann Herzinsuffizienz auslösen.

Kardiale Toxizitätszeichen können von geringen Blutdruckveränderungen, asymptomatischen EKG-Veränderungen über Tachykardie, Vorhofflimmerarrhythmien und Extrasystolen bis zur chronischen, irreversiblen Kardiomyopathie und akuter Dekompensation mit Ödemen und/oder Belastungsdyspnoe reichen. Kardiotoxizität tritt typischerweise während der Chemotherapie v. a. mit Anthrazyklinen bis 15 Jahre nach einer kardiotoxischen Therapie auf.

Die **Therapie** besteht in Bettruhe, Digitalisierung, Diuretikagabe, Therapie mit ACE-Hemmern zur Senkung der Nachlast des Herzens und Heparinisierung bzw. Marcoumarisierung, sowie weiterhin Flüssigkeitsrestriktion. Die Prognose der Kardiotoxizität durch Anthrazykline ist signifikant ungünstiger als jene nach Trastuzumab, die häufig reversibel ist.

Liegen **kardiale Risikofaktoren** vor, können bei Notwendigkeit der Verabreichung von Anthrazyklinen folgende Optionen erwogen werden:
- Liposomale Anthrazykline mit 3- bis 4fach erniedrigter Kardiotoxizität gegenüber konventionellem Anthrazyklin
- Ersatz der Anthrazykline, z. B. durch Docetaxel-Cyclophosphamid-Kombination beim Mammakarzinom
- Kombination von Trastuzumab, Docetaxel und Carboplatin
- Verkürzung der Therapiedauer von Trastuzumab durch frühe wöchentliche Gabe (×9) in Kombination mit Docetaxel

16.4.15 Pulmonale Toxizität

Bei klinischem Verdacht auf Lungentoxizität (anhaltender, trockener unproduktiver Husten, Dyspnoe) ist eine Lungenfunktionsprüfung indiziert. Die **Grenzdosis für Bleomycin** beträgt 155 mg=E/m^2 bzw. 270 mg absolut. Bei höheren Dosen tritt gehäuft eine fibrosierende Alveolitis mit Lungenfibrose auf, die meist fortgeschritten, irreversibel und letal ist. Als **Therapie** einer manifesten Lungenfibrose ist Sauerstoffgabe kontraindiziert! Wesentlich ist v. a. die hochdosierte Gabe von Kortikosteroiden.

Bei der Behandlung mit **Mitomycin C** sollte als Prämedikation Prednisolon 250 mg i. v. (Solu-Dacortin) zum Einsatz kommen.

Pulmonale Toxizität ist eine seltene, aber wichtige Toxizität von **Everolimus** (Afinitor). Typische Zeichen sind Dyspnoe und Reizhusten. Im Röntgen/Computertomogramm des Thorax zeigt sich typischerweise ein streifig-fleckiges Infiltrat bei interstititieller Pneumonitis. Therapeutisch ist das vorübergehende Aussetzen der Everolimus-Therapie und die Gabe von Aprednisolon, beginnend mit 50 mg/Tag, indiziert. Nach völligem Abklingen der Pneumonitis kann eine erneute Everolimus-Therapie mit halbierter Dosis (5 mg/Tag) erfolgen.

Sehr selten ist eine **radiogene Pneumonitis**. Bei Letzterer kommt es typischerweise 1–5 Monate nach Abschluss der Radiotherapie der Brust zu zunehmender Dyspnoe. Auch hier ist Aprednisolon indiziert.

16.4.16 Hypertonie

Insbesondere zielgerichtete Therapien, die am »vascular endothelial growth factor« (VEGF) ansetzen (Bevacizumab, Pazopanib), bewirken häufig eine Hypertonie. Eine präexistierende Hypertonie stellt einen wesentlichen Risikofaktor dar. Unter einer Anti-VEGF-Therapie erfolgt üblicherweise eine antihypertensive Therapieeinstellung über dem Grenzwert von RR 140/90. Vor allem folgende Therapieschritte sind nach Vorliegen eines EKG und einer Echokardiographie sinnvoll:
- Salzrestriktion
- **ACE-Hemmer** zur Vasodilatation und Senkung der Nachlast: Lisinopril bzw. Enalapril 1-mal 5 mg bis 20 mg/Tag (Nebenwirkungen: Reizhusten, Quincke-Ödem)
- **α-Blocker** mit zusätzlich zentralem Effekt, führt zu peripherer Vasodilatation: Urapadil ret. 1-mal 30 mg bis max. 2-mal 60 mg/Tag
- **Kalziumantagonisten vom Nifedipintyp:** Amlodipin 1-mal 5–10 mg/Tag (Nebenwirkung: Beinödeme).
- **ACE-Hemmer + Diuretikum**

Als **Akutmaßnahme** bei Hypertonie eignen sich am besten 2 Hübe Nitrolingual 0,4 mg Dosieraerosol (Nebenwirkung: Nitratkopfschmerz, Kollaps).

16.4.17 Nephrotoxizität

Folgende Methoden stehen zur **Bestimmung der Kreatininclearance** zur Verfügung:

- **Kreatininclearance** aus dem Harn = Kreatinin im Harn × Harnvolumen [ml] × 1,73 m^2/Serumkreatinin × Sammelzeit [min] × Körperoberfläche [m^2]
- Jeliffe-Formel zur Berechnung der Kreatininclearance (Schätzmethode): Kreatininclearance = 0,9 × [98–0,8 (Alter–20)] × Körperoberfläche [m^2]/Serumkreatinin [mg/100 ml] × 1,73
- **Cockroft-Gault-Formel** zur Berechnung der Kreatininclearance (Schätzmethode): Kreatininclearance = 0,85 × (140–Alter [Jahre]) × Körpergewicht [kg]/72 × Serumkreatinin [mg/100 ml]

Cisplatin und **Ifosfamid** sind am meisten, Methotrexat und Carboplatin mäßig nephrotoxisch. Vor und während den Therapiezyklen sind Kontrollen der Nierenfunktion möglichst einschließlich der **Kreatininclearance** angezeigt. Letztere sollte prätherapeutisch über 60 ml/h liegen. Oft befindet sich der Serumkreatininwert noch im Normbereich, obwohl die Nierenfunktion bereits wesentlich gestört ist. Allerdings ist in der Routine während **Carboplatin**therapie eine Bestimmung des Serumkreatinins ausreichend. Auf dessen Basis kann unter Einbeziehung des Alters und der Körperoberfläche die Berechnung der Dosis am besten elektronisch erfolgen (▸ Abschn. 16.5.4).

Vor und während einer Cisplatintherapie ist eine ausreichende perorale und i. v.-**Hydrierung** essenziell (1000 ml Infusionstherapie als Vorlauf und 500 ml als Nachlauf, forcierte Diurese mit 250 ml **Mannit** 20% i. v., danach Cisplatingabe über 1,5 h, Messung der Harnausscheidung mittels Dauerkatheter über 12–24 h). Die stündliche Harnmenge darf 80 ml nicht unterschreiten. Ist dies der Fall, werden zusätzlich 500 ml NaCl + 250 ml Mannit 20% i. v. verabreicht. Als nächste Maßnahme wird **Furosemid** (Lasix, 20 mg i. v.) gegeben.

Generell sollte bei gynäkologisch-onkologischen Patientinnen mit **Niereninsuffizienz** immer auch an ein mechanisches Harnabflusshindernis im Becken oder paraaortal gedacht werden. Die gynäkologische Palpation bzw. Nierensonographie können hier rasch Klarheit schaffen. Bei mechanisch bedingtem **Harnstau** können eine retrograde transvesikale Ureterschienung oder eine Nephrostomie (± möglichst sekundäre antegrade Ureterschienung) die Nierenfunktion meist rasch verbessern.

16.4.18 Urotoxizität

Cyclophosphamid und Ifosfamid sind durch deren Acroleinbildung in der Harnblase urotoxisch. Deshalb ist eine prophylaktische Gabe von **Mesna** (Uromitexan; Amp. zu 200 und 400 mg) zur Verhinderung einer hämorrhagischen Zystitis bzw. der Entwicklung eines Harnblasenkarzinoms indiziert. Es werden 3-mal je 20% der Cyclophosphamid- bzw. Ifosfamiddosis zu den Stunden 0, 4 und 8 i. v. gegeben. Anstelle der i. v.-Dosis zu den Stunden 4 und 8 kann Mesna auch peroral zu den Stunden 2 und 6 verabreicht werden (je 40% der Cyclophosphamid- bzw. Ifosfamiddosis).

16.4.19 Hepatotoxizität

Eine Funktionseinschränkung aufgrund von **Lebermetastasen** ist prognostisch günstiger einzustufen als jene durch medikamentöse bzw. postinfektiöse (Vor-)Schädigung der Leber. Bei asymptomatischer mäßiger Hyperbilirubinämie **ohne** Erhöhung der Transaminasen ist auch an einen M. Gilbert-Meulengracht zu denken. Es handelt sich klinisch um eine nur gering relevante indirekte Hyperbilirubinämie bei prähepatischem Ikterus.

Eine **Hyperbilirubinämie** ist prognostisch **ungünstiger** zu bewerten als eine isolierte Erhöhung der Transaminasen. Besteht eine Hyperbilirubinämie aufgrund mechanischer Kompression des Ductus choledochus, lässt sich evtl. durch die Anwendung (endoskopisch-)operativer Verfahren, Dilatation und das Einlegen eines Stents bzw. externe Ableitung eine (vorübergehende) Besserung der Leberfunktion erzielen.

Generell ist bei der Anwendung von Zytostatika, die überwiegend oder ausschließlich über die Leber eliminiert werden, besondere Vorsicht geboten. Bei Einschränkung der Leberfunktion sollte v. a. die Indikation für **Anthrazykline und Taxane** besonders streng gestellt werden. Anpassungen der Dosis sind in ◘ Tab. 16.4 ersichtlich. Bei Hyperbilirubinämie ist eine **Trabectedin**-Therapie kontraindiziert.

Methotrexat und **Vinkaalkaloide** sind deutlich hepatotoxisch. Während **5-Fluoruracil** selbst stark hepatotoxisch wirkt, gilt das für **Capecitabin**, welches erst in der Leber zum aktiven 5-Fluoruracil umgewandelt wird, nicht. Auch zielgerichtete Medikamente wie Tyrosinkinase-Inhibitoren wie **Lapatinib** (Tyverb) oder **Pazopanib** (Votrient) sind mäßig lebertoxisch.

16.4.20 Myalgien, Arthralgien

Vor allem **Paclitaxel** und **Docetaxel** können vorübergehende Myalgien typischerweise am 3.–5. Tag nach der Therapie auslösen. Als **Therapie** hat sich die Gabe von Diclofenac (Voltaren) mit bis 2-mal 100 mg/Tag als Suppositorium bewährt. Als **Prophylaxe** kommt Dexamethason

Tab. 16.4 Dosisanpassungen für Anthrazykline und Taxane bei Leberschädigung

AST, ALT (IE/l), Bilirubin (mg/dl)	Empfohlene Dosis [%]	
	Anthrazykline	Taxane
<1,5facher Normalwert	100	100
1,5- bis 3,0facher Normalwert	75	75
3,1- bis 5facher Normalwert	50	50
>5facher Normalwert	Keine Therapie	Keine Therapie

(Fortecortin) 2-mal 8 mg beginnend ab dem 1. Tag nach der Chemotherapie infrage.

Myalgien können bei bzw. nach längerer Zytostatikatherapie auch persistieren. Sie können sich durch Folgetherapien wie jener mit Aromatasehemmern verstärken. Anhaltende Muskelschmerzen sind oft schwer von Arthralgien bzw. Schmerzen bei einer peripheren Neuropathie abzugrenzen. Nicht selten ist in dieser Situation retardiertes **Gabapentin** (Neurontin retard; beginnend mit 300 mg abends, langsam alle 3 Tage zu steigern bis schließlich 3-mal 900 mg/Tag) hilfreich. Anfangs ist eine antiemetische Begleittherapie notwendig.

16.4.21 Neurotoxizität

Es handelt sich meist um **sensorische axonale Neuropathien**, die häufiger die unteren als die oberen Extremitäten betreffen. Sie sind bei **Cisplatin** besonders stark ausgeprägt und kumulativ. **Paclitaxel** und **Docetaxel** führen zu kumulativer, peripherer sensorischer und deutlich seltener auch motorischer Neurotoxizität. Bei bestehender Neurotoxizität kann bei Notwendigkeit, ein Taxan zu verwenden, die wöchentliche Verabreichung von Paclitaxel erwogen werden. **Nanopartikel-Albumin-gebundenes Paclitaxel** (Abraxan) führt ebenso häufig zu Neuropathien, diese sind aber zum Teil reversibel.

Auch **Oxaliplatin** ist signifikant neurotoxisch. Am Tag der Infusion und einige Tage danach sind akute **Dysästhesien** mit Dyspnoe und Kälteempfindlichkeit bzw. Kältegefühl an Fingern und Zehen, der Nase, der Mundregion und des Larynx typisch. Dies äußert sich v. a. beim Trinken kalter Getränke oder beim Berühren kalter Gegenstände. An den ersten Tagen nach der Therapie ist das Tragen von Handschuhen indiziert. Als spezifische Prophylaxe dieser Dysästhesien kann 1 g Kalziumglukonat und 1 g 15%iges Magnesiumsulfat, gelöst in 125 ml Glukose 5% als 20-min-Infusion vor und nach Oxaliplatin verabreicht werden (Gamelin et al. 2002). Daneben entwickelt sich häufig eine kumulative periphere Neuropathie.

Die Grenzdosis für das neurotoxische **Vincristin** beträgt 2 mg als Einzeldosis. **Vinflunin** scheint signifikant weniger neurotoxisch als bisher verfügbare Vinca-Alkaloide zu sein.

Die effektivste symptomatische **Therapie** der Neurotoxizität und insbesondere von Dysästhesien ist Gabapentin (Neurontin retard 300 mg beginnend mit 0/0/1 für 3 Tage, danach 1/0/1 für 3 Tage, und anschließend 1/1/1). Parallel sollte eine antiemetische Prophylaxe, z. B. mit Metoclopramid, erfolgen. Die Dosis von Gabapentin kann langsam bis 2400 mg/Tag gesteigert werden.

Auch **Carbamazepin** (Tegretol, Tegretal) kann die Neuropathie insbesondere in retardierter Form wesentlich verbessern. Langsam steigende p. o.-Dosen mit initial 100 mg abends bis 2-mal 200 mg/Tag sind üblich, ebenso eine initiale Begleittherapie mit Metoclopramid.

Pregabalin (Lyrica) mit langsam steigender Dosierung von bis zu 2-mal 1 Tablette zu 150 mg täglich stellt bei der toxischen Neuropathie auch eine effektive Therapiemöglichkeit mit anxiolytischer Begleitkomponente dar.

Ein weiterer Therapieansatz besteht in der abendlichen Anwendung des trizyklischen Antidepressivums **Amitryptilin** 10–50 mg/Tag (Saroten), wobei hier die Dosis schrittweise über mehrere Tage erhöht werden kann. Auch retardiertes **Oxycontin** (meist 2-mal 10 mg) oder **Tramadol**, nicht aber Hydromorphon oder transdermales Fentanyl, können die Neuropathie verbessern.

16.4.22 ZNS-Toxizität (Ifosfamidenzephalopathie)

Risikofaktoren sind ein erniedrigter Serumalbumin- und Bikarbonatspiegel, eine eingeschränkte Nierenfunktion sowie ein reduzierter Karnofsky-Status. Typische **Zeichen** sind Halluzinationen, Konfusion, Agitation, Krampfanfälle, Inkontinenz, Somnolenz und Koma. Die Enzephalopathie ist meist reversibel.

Als **Therapie** und auch Prophylaxe wird Methylenblau als Antidot erfolgreich eingesetzt (Küpfer et al. 1994). Während 5 min werden 50 mg Methylenblau in 1- bis 2%iger Lösung mit Aqua dest. bis zu 4-mal/Tag i. v. appliziert.

16.4.23 Ototoxizität

Cisplatin ist das am meisten gehörtoxische Zytostatikum. Beim Auftreten eines »stechenden« Ohrenschmerzes, eines Hörverlusts oder von Ohrensausen ist eine Ototoxizität anzunehmen. Oft wird eine **Audiometrie** durchgeführt, die u. U. keine Pathologie aufweist. Sicherheitshalber sollte aber auch nach dem Ausschluss einer Anämie und Hypotonie eine subjektiv empfundene Ototoxizität ohne audiometrisch nachweisbaren Hörverlust zum Absetzen von Cisplatin führen. Carboplatin und Oxaliplatin sind nicht ototoxisch.

16.4.24 Flüssigkeitsretention

Ödembildung mit Gewichtszunahme, insbesondere an den unteren Extremitäten, die Entwicklung eines Pleura- bzw. Perikardergusses und/oder von Aszites stellt eine typische kumulative Toxizität von **Docetaxel** dar. Als **Prophylaxe** steht die perorale Gabe von Dexamethason (Fortecortin) 2-mal 8 mg am Tag –1, 1 und 2 in Bezug auf die Docetaxelverabreichung (am Tag 1) zur Verfügung. Bei wöchentlich verabreichtem, niedriger dosiertem Docetaxel (35 mg/m^2) sind 2-mal 4 mg/Tag Dexamethason über 3 Tage ausreichend. Als **Therapie der Ödeme** kommen eine Dosisreduktion, die Gabe von Furosemid, 20–40 mg peroral, Diosmin (Daflon 500 mg bis 3-mal 1 Tbl./Tag) als kapillarabdichtende Maßnahme und das Absetzen von Docetaxel infrage.

16.4.25 Onycholysis

Hierbei handelt es sich um eine teilweise bis vollständige, allermeist reversible Ablösung der Finger- und Zehennägel. Sie tritt typischerweise bei der wöchentlichen Behandlung mit Taxanen und insbesondere nach Docetaxel auf. Dabei kann es zu typischen Nagelveränderungen mit Querrillenbildung kommen (Beau-Reil-Linien), aber auch zu subungualen Schmerzen, Nekrosen und Hämatombildung.

16.4.26 Hypersensitivitätsreaktionen (Allgemeines)

Typische klinische Zeichen sind:
- Dyspnoe, retrosternales Druckgefühl, Schmerzen im Rückenbereich
- Hautrötung (Flush), Hitzegefühl
- Zyanose
- Symptomatische Arrhythmien
- Hypotension, seltener Hypertension
- Gesichtsschwellung (Angioödem), Urtikaria
- Bronchospasmus, Laryngospasmus
- Selten anaphylaktischer Schock

Zur **Therapie** werden eingesetzt:
- Diphenhydramin 50 mg i. v. (Dibondrin, Fenistil)
- Prednisolon (Solu-Dacortin) 250–1000 mg i. v.
- Ausreichend Volumen i. v.: z. B. Ringer-Lösung, Plasmaexpander
- Bei Bronchospasmus Fenoteroldosieraerosol (Berodual) 2–3 Sprühstöße bzw. Aminophyllininfusion 5 mg/kg KG über 30 min
- Bei Hypotension L-Adrenalin oder Epinephrin (Suprarenin) 0,5 mg in 250 ml 0,9%igem NaCl gelöst. Diese Infusion wird je nach Blutdruck und Pulsverhalten titriert und kann, falls notwendig, nach 5–15 min wiederholt werden

Sonderform Hypersensitivitätsreaktione auf Paclitaxel

Sie ist relativ häufig (5%). Die Prämedikation zur **Prophylaxe** einer solchen besteht 15 min vor der i. v.-Gabe von Paclitaxel in:
- 20 mg Dexamethason (Fortecortin) i. v.
- Diphenhydramin 50 mg (Dibondrin, Fenistil) i. v. oder alternativ Clemastin (1 Amp. Tavegil)
- Ranitidin 50 mg i. v. (Zantac, Zantic, Ulsal)

Treten **leichte** Hypersensitivitätsreaktionen während der 3-h-Infusion mit Paclitaxel auf, kann zur Überwindung der Hypersensitivitätsreaktion nach neuerlicher Prämedikation i. v. unter besonderer Observanz ein weiterer Therapieversuch mit verlängerter Infusionsdauer über 24 h erfolgen.

Alternativ kann die Therapie mit Docetaxel oder Nanopartikel Albumin-gebundenem Paclitaxel angewendet werden.

16.4.27 Paravasation

Patientinnen mit **Mammakarzinom** sollten zur Vermeidung von Lymphödemen möglichst keine i. v.-Injektionen oder Infusionen in den Arm der operierten Seite erhalten. Generell stellt die sicherste Applikationsform die Injektion von Zytostatika in eine gut laufende i. v.-Infusionslösung, möglichst nicht auf dem Handrücken, dar. Bei schlechtem peripher-venösem Zugang sollte frühzeitig an die subkutane Implantation eines **Port-a-cath-Systems** gedacht werden, die in den meisten Fällen in Lokalanästhesie gelingt.

Symptome nach der paravenösen Injektion von Zytostatika sind Rötung, Schwellung und Verhärtung der Einstichstelle und Schmerzen. Nach Tagen bis Wochen können Nekrosen und Ulzerationen der Haut und Subkutis auftreten. Nach Paravasation **Gewebe nekrotisierend** wirken folgende Zytostatika (»Vesicants«): Actinomycin D, Doxorubicin, Epidoxorubicin, Mitomycin C, Mitoxantron, Vinkaalkaloide wie Vincristin, Vinorelbin bzw. Paclitaxel.

Gewebereizend wirken Cisplatin, Dacarbazin, Docetaxel, liposomales Doxorubicin, Etoposid, Gemcitabin, Trabectedin und Treosulfan. Die übrigen Zytostatika in der gynäkologischen Onkologie sind nicht Gewebe schädigend.

Sofortmaßnahmen (Mader et al. 2002) sind:

- Sofortige Beendigung der Injektion bzw. Infusion, jedoch ohne Entfernung der **Kanüle** (!), aus der Kanüle so viel Paravasat wie möglich mit einer mit 0,9% NaCl gefüllten Spritze aspirieren, aber keinen (!) Druck auf die Paravasatstelle ausüben
- **Hochlagerung** der Paravasatstrecke der entsprechenden Extremität
- Entfernen der Kanüle
- **Lokale Kälte:** mit Ausnahme der Vinkaalkaloide bei allen anderen Zytostatika auf das betroffene Areal ohne Druck Auflegen eines **Eisbeutels** 4- bis 6-mal täglich für jeweils 30 min während 3 Tagen
- **Lokale Wärme:** bei den **Vinkaalkaloiden** vorsichtige lokale Applikation **warmer Kompressen** 4- bis 6-mal täglich für je 30 min während 3 Tagen
- Bei Actinomycin D, Cisplatin, Doxorubicin, Epirubicin, Mitomycin C und Mitoxantron Auftragen von 99%igem **Dimethylsulfoxid** (DMSO) mittels sterilem Watteträger, z. B. Kugeltupfer, lokal im Gebiet der Paravasation alle 8 h während 7 Tagen ohne Druck (!), danach Haut jeweils lufttrocknen lassen
- Bei **Anthrazyklinen:** Dexrazoxan 1000 mg/m^2 i. v. innerhalb von 6 h
- Bei Vinkaalkaloiden und Paclitaxel: im Bereich des Paravasats evtl. subkutane Injektion von **Hyaluronidase** 150–1500 IE subkutan je nach Ausdehnung

Insbesondere sollte in der Folge Druck auf die Läsion vermieden werden. Antibiotika und Kortikosteroide (lokal oder i. v.) sind nicht effektiv. Eine Schmerztherapie ist häufig notwendig. Kommt es nach Tagen bis Wochen zu einer starken Verschieblichkeit der Haut gegenüber dem subkutanen Gewebe, ist eine ausgedehnte und tiefe lokale Schädigung anzunehmen. Im Fall von Hautnekrosen ist oft eine chirurgische Exzision, später möglicherweise mit Hautplastik, indiziert.

16

16.4.28 Thrombozytose

Sie tritt als Folge der paraneoplastischen Stimulierung der Megakaryozyten durch **Zytokine** auf, insbesondere bei fortgeschrittenen Tumoren und v. a. beim Ovarialkarzinom (Definition: >400.000/mm^3; Thrombozytose >1.000.000/mm^3 möglich). Die Thromboserate ist aufgrund der Labilisierung des plasmatischen Gerinnungssystems erhöht, sodass je nach prognostischer Beurteilung der Gesamtsituation eine prophylaktische s. c.-Gabe eines niedermolekularen Heparins erwogen werden kann.

16.4.29 Chemotherapieinduzierte Leukämie

Nach adjuvanter **Anthrazyklin**- und/oder **Cyclophosphamid**-haltiger Chemotherapie ± Radiotherapie nach Mammakarzinom oder auch Etoposidbehandlung ist nach 3–8 Jahren bei bis zu 1% mit einem myelodysplastischen Syndrom (MDS) bzw. einer akuten myeloischen Leukämie (AML) zu rechnen. Deren Prognose ist ungünstig. Die Behandlung mit **G-CSF** ist auch mit einem gering erhöhten Risiko der Entwicklung eines MDS und einer AML assoziiert.

16.4.30 Hypothyreose

Eine Behandlung mit einem **m-TOR-Inhibitor (»mammalian target of rapamycin«)** führt nicht selten zu einer Hypothyreose. Zu Beginn der Therapie mit z. B. Everolimus (Afinitor) und auch während der Behandlungsphase sind Kontrollen des TSH, fT3 und fT4 geboten. Bei Hypothyreosezeichen ist eine Substitution von Schilddrüsenhormonen indiziert.

16.4.31 Hyperglykämie

Eine Behandlung mit einem **m-TOR-Inhibitor (»mammalian target of rapamycin«)** kann eine Hyperglykämie begünstigen bzw. auslösen. Als Basisuntersuchung dient ein Blutzucker-Nüchternwert und der HbA1c-Spiegel. Besondere Überwachung benötigen Diabetiker.

16.5 Wesentliche Toxizitäten der einzelnen Zytostatika

Im Folgenden werden die einzelnen Zytostatika hinsichtlich des Nebenwirkungsprofils in alphabetischer Reihenfolge dargestellt.

16.5.1 Actinomycin D

Dactinomycin; i. v.-Antitumorantibiotikum mit Hemmung der RNA- und Proteinsynthese

Im Vordergrund der Toxizität stehen Myelosuppression, Übelkeit und Erbrechen, Stomatitis/Mukositis und Alopezie.

16.5.2 Bendamustin

I. v., Alkylans

Das Toxizitätsprofil umfasst mäßige Neutropenie, Übelkeit und Erbrechen sowie periphere Neuropathie.

16.5.3 Bleomycin

I. v., i. m., i. p., i. pl., intraläsionales Antitumorantibiotikum mit DNA-Strang-Bruchbildung bzw. freier Radikalbildung

Die Haupttoxizität betrifft die Lunge (Fibrose) ab einer **Grenzdosis** von 270 mg Gesamtdosis (s. oben). Des Weiteren können nach der Infusion Fieber und Schüttelfrost sowie selten streifenförmige Hyperpigmentierungen der Haut auftreten.

16.5.4 Carboplatin

I. v.-Alkylans; DNA-Strangbruchbildung

Im Vordergrund der Toxizität steht die Myelosuppression (nicht selten verspätete Thrombopenie nach 20–28 Tagen). Weitere Nebenwirkungen sind Nephrotoxizität, gering Übelkeit/Erbrechen und selten belastende periphere sensorische Neurotoxizität.

- **Calvert-Formel zur Berechnung der Carboplatindosis**

Carboplatingesamtdosis [mg] = AUC (»area under the curve«) [mg/ml × min] × (glomeruläre Filtrationsrate [ml/min] + 25)

16.5.5 Capecitabin

Peroraler Antimetabolit; 5-Fluoruracil

Haupttoxizitäten sind eine **palmoplantare Erythrodysästhesie** (PPE, Hand-Fuß-Syndrom; s. oben), Diarrhö und seltener Stomatitis. Bei PPE bzw. Diarrhö ist eine Dosisreduktion indiziert. Bezüglich Dihydropyrimidin-Dehydrogenase ▶ Abschn. 16.4.13.

16.5.6 Cisplatin

I. v.- und i. p.-Alkylans; Wirkung durch DNA-Strangbruchbildung

Bei Verabreichung der Infusion ist Lichtschutz notwendig. Übelkeit/Erbrechen, Nephrotoxizität und periphere Neurotoxizität stehen im Vordergrund. Selten, aber klinisch hochrelevant, ist die Ototoxizität (s. oben). Nicht selten ist auch eine Hypomagnesämie, jedoch besteht nur geringe Myelotoxizität. Keine Alopezie.

16.5.7 Cyclophosphamid

I. v., p. o. (Endoxan); DNA-Alkylans

Als Nebenwirkungen treten v. a. Myelosuppression, mäßige Übelkeit/Erbrechen, Alopezie (dosis- und schemaabhängig) und selten eine hämorrhagische Zystitis auf. Zweittumoren wie Leukämien kommen selten vor.

16.5.8 Dacarbazin

I. v.-Nitrosoharnstoff; Alkylierung der DNA

Im Vordergrund der Toxizität stehen Nausea/Erbrechen, Alopezie und ausgeprägte Myelotoxizität. Seltener sind Venen- und Hepatotoxizität.

16.5.9 Docetaxel (Taxotere)

I. v.-Taxan; Stabilisierung der Mikrotubuli

Als Nebenwirkungen treten v. a. Alopezie, Leuko-/Neutropenie, Fieber, Infektionen, Stomatitis/Mukositis, Dysgeusie und Diarrhö auf. Auch auf eine kumulative Ödembildung (peripher, Pleura- und Perikarderguss) und Gewichtszunahme ist zu achten (▶ Abschn. 16.4.12). Fatiguesymptomatik, Onycholysis, periphere sensorische und seltener motorische Neurotoxizität, Hepatotoxizität und Epiphora werden in absteigender Reihenfolge beobachtet.

16.5.10 Doxorubicin (Adriamycin, Adriblastin)

I. v.-Antitumorantibiotikum, Interkalation der DNA

Vorwiegend kommt es zu Leuko-/Neutropenie, des Weiteren zu Alopezie, Übelkeit/Erbrechen und Kardiotoxizität (▶ Abschn. 16.4.14).

16.5.11 Pegyliertes liposomales Doxorubicin (Caelyx)

I. v.; Interkalation der DNA

Als Toxizitäten werden vorwiegend palmoplantare Erythrodysästhesie (PPE, Hand-Fuß-Syndrom; ◘ Abb. 16.1) und Stomatitis/Mukositis beobachtet. Als **Prophylaxe** gegen PPE und Stomatitis empfiehlt sich am Tag vor, am

Tag der Chemotherapie sowie 3 Tage danach strikt Traumen der Handflächen und Fußsohlen zu reduzieren (keine längeren Märsche oder grobe Arbeiten mit den Händen, heißes Abwaschen oder heißes Duschen) und an diesen Tagen das Essen und Trinken besonders heißer und würziger Speisen bzw. Getränke zu vermeiden. Bei PPE werden Intervallverlängerung bzw. Dosisreduktion empfohlen. Niemals sollte bei aktuell bestehendem noch so geringem Grad einer Stomatitis/Mucositis bzw. bei einer schmerzenden PPE ein neuerlicher Therapiezyklus erfolgen.

Unter PEG-liposomalem Doxorubicin werden kaum Erbrechen und Übelkeit, selten stärkere Myelotoxizität, keine Alopezie und nur minimale Kardiotoxizität beobachtet.

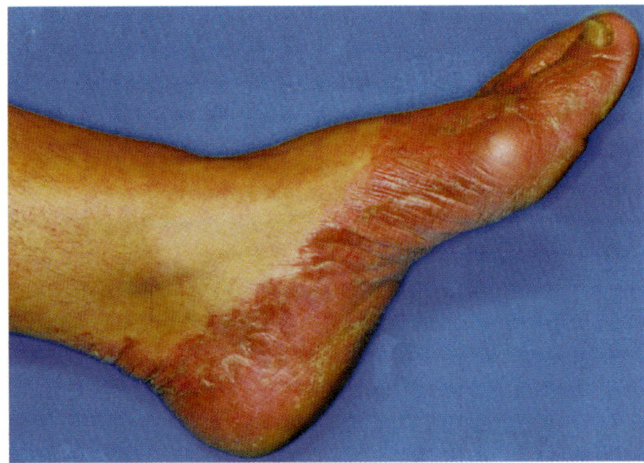

Abb. 16.1 Hand-Fuß-Syndrom

16.5.12 Liposomales Doxorubicin (Myocet)

I. v.; Interkalation der DNA

Vorwiegend myelotoxisch, Alopezie, Übelkeit und Erbrechen, keine palmoplantare Erythrodysästhesie, deutlich geringere Kardiotoxizität im Vergleich zu Doxorubicin

16.5.13 Epidoxorubicin (Epirubicin, Farmorubicin)

I. v.; Interkalation der DNA

Vorwiegend werden Leukopenie und Neutropenie, des Weiteren Übelkeit/Erbrechen und Kardiotoxizität beobachtet.

16.5.14 Eribulin (Halaven)

I. v.; Hemmung der Microtubuli

Haupttoxizitäten sind Alopezie, Leuko- und Neutropenie, Fatigue, periphere Neuropathie und mäßige Übelkeit/Erbrechen.

16

16.5.15 Etoposid (Vepesid, Etoposid)

I. v., p. o.; Spindelgift

Haupttoxizitäten sind Alopezie, Leuko- und Neutropenie, mäßige Übelkeit/Erbrechen und seltener Stomatitis.

16.5.16 5-Fluoruracil

I. v.; Antimetabolit

Toxizitäten umfassen v. a. Stomatitis, Mucositis mit Diarrhö, Übelkeit/Erbrechen und Leberschädigung.

16.5.17 Gemcitabin (Gemzar)

I. v.; Antimetabolit

Haupttoxizitäten sind Neutropenie und Thrombopenie. Selten sind Hepato-, Lungentoxizität und ein capillary leak syndrome. Keine Alopezie und kaum Übelkeit/Erbrechen werden beobachtet.

16.5.18 Ifosfamid (Holoxan)

I. v.; Alkylierung der DNA

Haupttoxizitäten sind Neutropenie, Übelkeit/Erbrechen, Alopezie, Nephrotoxizität, Enzephalopathie und Urotoxizität.

16.5.19 Irinotecan (Campto)

I. v.; Topoisomerase-I-Hemmer

Haupttoxizitäten sind Diarrhö, Neutropenie, Infektionen, Übelkeit/Erbrechen, akutes cholinerges Syndrom, Fatigue und Alopezie.

16.5.20 Methotrexat

I. v., i. m., intrathekal; Antimetabolit; Folsäureantagonist

Haupttoxizitäten umfassen Stomatitis, Leber-, Nierentoxizität, Neutropenie sowie Diarrhö.

16.5.21 Mitomycin C

I. v.-Alkylierung der DNA; Tumorantibiotikum

Haupttoxizitäten sind eine verzögerte Neutropenie, Lungentoxizität sowie mäßige Alopezie.

16.5.22 Mitoxantron (Novantron)

I. v., i. p.; Anthrachinon; Interkalation der DNA

Mäßige Myelosuppression und Alopezie, mäßige/s Übelkeit/Erbrechen und Lebertoxizität. Kardiotoxizität ab 140 mg/m^2.

16.5.23 Paclitaxel (Taxol, Ebetaxel)

I. v.; Taxan; Stabilisierung der Mikrotubuli

Es müssen eine Infusionsflasche aus Glas und PVC-freies Infusionsbesteck mit Filter (Mikroporenmembran 0,22 mcrm; Inline-Filter) bei i. v.- und i. p.-Applikationen verwendet werden.

Haupttoxizitäten sind Alopezie, kumulative periphere sensorische und seltener motorische Neurotoxizität und Myalgien; selten stärkere Myelotoxizität. Wöchentliche Paclitaxelgaben führen seltener zu ausgeprägter Neuropathie.

16.5.24 Nanopartikel Albumin-gebundenes Paclitaxel (Abraxane)

I. v.; Taxan; Stabilisierung der Mikrotubuli

Dieses Taxan kann bei Hypersensitivität gegenüber konventionellem Paclitaxel (mit DMSO-Beimengung) ohne neuerlichem Risiko einer relevanten Hypersensitivität eingesetzt werden. Vorteil ist auch, dass keine Prämedikation, wie beim konventionellen Paclitaxel obligat, notwendig ist. Eine **Neuropathie** tritt häufig auf, ist jedoch in einem Teil der Fälle rückläufig. Weitere Toxizitäten sind v. a. Alopezie, Leuko-/Neutropenie und selten Thrombopenie.

16.5.25 Topotecan (Hycamtin)

I. v.; Topoisomerase-I-Hemmer

Haupttoxizitäten bei 5-tägiger Gabe sind Neutropenie, Anämie und Asthenie. Bei wöchentlicher Gabe kommt es nur selten zu therapiebedürftiger Neutropenie und Thrombopenie. Allerdings sind Dosisreduktionen aufgrund Neutropenie häufig notwendig. Besonders selten ist Alopezie.

16.5.26 Trabectedin (Yondelis)

I. v.; sterische Deformation der DNA, Bindung an die kleine Furche der DNA, G2-M-Blockade

Wesentlich ist insbesondere seine reversible **Hepatotoxizität**, die meist 5 Tage nach der i. v.-Infusion auftritt und sich üblicherweise nach 7–10 Tagen noch vor dem nächsten Zyklus wieder normalisiert. Des Weiteren besteht eine deutliche **Neutropenie**, seltener Thrombopenie, mäßige Übelkeit und mäßiges Erbrechen. Eine periphere Venentoxizität kann durch obligate Anwendung eines **Port à cath-Systems** vermieden werden. Keine Alopezie.

Bei Trabectedinanwendung **Kontraindikation** für die Begleitmedikation mit Aprepitant (Emend), da Trabectedin auch über CYP3A4 metabolisiert wird und damit dessen Konzentration/Toxizität erhöht werden kann. Eine Dexamethasonprophylaxe während 3 Tagen nach der Trabectedintherapie hat sich bewährt, u. a. zur Bekämpfung der Übelkeit/Emetogenität und der Erhöhung der Lebertransaminasen.

16.5.27 Treosulfan (Ovastat)

I. v., p. o; Alkylierung der DNA

Haupttoxizitäten umfassen mäßige Neutropenie, Übelkeit/Erbrechen sowie geringe Alopezie.

16.5.28 Vincristin (Onkovin)

I. v.; Spindelgift, Vinkaalkaloid

Es wirkt v. a. kumulativ peripher neurotoxisch.

16.5.29 Vinflunin (Javlor)

I. v., peroral; Spindelgift, Vinkaalkaloid

Typische Toxizitäten sind Leuko- und Neutropenie, Asthenie und Obstipation. Neurotoxizität ist deutlich seltener als nach den Vorgänger-Vinca-Alkaloiden.

16.5.30 Vinorelbin (Navelbine)

I. v., peroral; Spindelgift, Vinkaalkaloid

Nach **i. v.-Gabe** können v. a. Venentoxizität, Übelkeit, Obstipation sowie Neutropenie auftreten, nach **peroraler Gabe** v. a. Übelkeit/Erbrechen, Neutropenie und Diarrhö. Bei peroraler und i. v.-Gabe besteht eine mäßige kumulative Neurotoxizität.

16.6 Wesentliche Toxizitäten zielgerichteter Antikörper

16.6.1 Trastuzumab (Herceptin)

I. v., s. c.; monoklonaler Antikörper gegen den HER2/neu-Rezeptor

Trastuzumab hat eine geringe Toxizität, die sich meist nur auf die Erstapplikation beschränkt und mit Grippesymptomatik, Fieber, Fatigue und Gliederschmerzen einhergeht. Dagegen ist Paracetamol (Mexalen, Ben-u-ron) oder Metamizol (Novalgin, Novaminsulfon) wirksam. Des Weiteren sind Flush-Symptomatik und Dyspnoe bekannt. Kardiotoxisch wirkt Herceptin v. a. in Kombination mit Doxorubicin bei primär eingeschränkter kardialer Kapazität. Dreimonatliche **Echokardiographiekontrollen** sind indiziert.

16.6.2 Pertuzumab (Perjeta)

I. v.; monoklonaler Antikörper zur Verhinderung der Dimerisierung des HER2-Rezeptors

Pertuzumab weist eine geringe Eigentoxizität auf. Gegenüber Plazebo ist in der Kombination mit Trastuzumab und Docetaxel die Rate febriler Neutropenien und **Diarrhö** mäßig erhöht. Die Kardiotoxizität ist nicht vermehrt. Dreimonatliche Echokardiographiekontrollen indiziert.

16.6.3 Trastuzumab-Emtansin (T-DM1)

I. v.; Konjugat eines monoklonalen Antikörpers gegen den HER2/neu-Rezeptor und eines Maytansinoids mit zytostatischer Hemmung der Polymerisation von Microtubuli

Er weist im Vergleich zu einer Standardchemotherapie nur geringe Toxizität auf. Diese schließt mäßige **Thrombozytopenie**, Erhöhung der Lebertransaminasen und Übelkeit/Erbrechen ein. Prätherapeutische und dreimonatliche Echokardiographiekontrollen sind indiziert.

16.6.4 Bevacizumab (Avastin)

I. v.; monoklonaler Antikörper gegen den »vascular endothelial growth factor« (VEGF)

Bevacizumab ist beim Mammakarzinom im metastasierten Stadium in Kombination mit Paclitaxel oder Capecitabin etabliert. Als Hauptnebenwirkung tritt häufig eine Blutdruckerhöhung auf. Ca. 7% der Patienten entwickeln Blutdruckwerte >180/110 mmHg. Ab einem **Blutdruck >140/90** soll eine antihypertensive Therapie erfolgen (▶ Abschn. 16.4.16).

Eine **Proteinurie** ist häufig, selten aber von klinischer Konsequenz. Selten, aber klinisch umso mehr signifikant, sind mögliche Darmperforationen und Fistelbildungen. In den randomisierten Studien wurden tendenziell auch vermehrt Thrombosen und Blutungskomplikationen berichtet.

16.7 Wesentliche Toxizitäten der Tyrosinkinasehemmer

16.7.1 Lapatinib (Tyverb)

P. o.-Tyrosinkinasehemmer mit Wirkung gegen den HER1 = erb-1-Rezeptor (»epidermal growth factor receptor 1«) und gegen die intrazelluläre Domäne des HER2 = erb-2-Rezeptors

Lapatinib ist nach Vortherapie mit Trastuzumab, Taxanen und Anthrazyklinen wirksam und hat auch bei **Gehirnmetastasen** signifikante Effektivität gezeigt. Die Dosierung beträgt meist 1250 mg/Tag (= 1-mal 5 Tabletten/Tag) entweder mindestens 1 h vor oder nach dem Essen mit Flüssigkeit eingenommen (kein Grapefruitsaft !). Hauptnebenwirkung ist **Durchfall**. Seltener sind Lebertoxizität und ein akneartiges Exanthem. Die Kardiotoxizität ist marginal.

Bei Durchfall wird eine Dosisreduktion von Lapatinib und evtl. die Therapie mit Loperamid empfohlen.

16.7.2 Pazopanib (Votrient)

P. o.-Tyrosinkinasehemmer mit Wirkung gegen VEGFR 1–3, Platelet-derived Growth-Factor-Rezeptor und c-Kit.

Pazopanib führt v. a. zu einer **Hypertension** (siehe oben), **Diarrhö**, seltener Lebertoxizität und Fatigue.

16.8 Wesentliche Toxizitäten der PARP-Inhibitoren

16.8.1 Olaparib

P. o.; Hemmer der Poly-ADP-Ribose-Polymerase (PARP)

Dieses Präparat wird in der Dosis von 2-mal 400 mg/Tag als Konsolidierungstherapie nach Remission beim Platin-sensitiven Ovarialkarzinom-Rezidiv eingesetzt. Voraussetzung ist der Nachweis einer Brustkrebsgenmutation 1 oder 2. Toxizitäten umfassen v. a. Übelkeit, Erbrechen, Fatigue, und Anämie.

16.9 Systemische Therapie in der Schwangerschaft

16.9.1 Zytostatische Chemotherapie beim Mammakarzinom

Sowohl eine neoadjuvante als auch eine adjuvante Chemotherapie kann auch in der Schwangerschaft durchgeführt werden. Praktisch alle Chemotherapeutika sind plazentagängig und gelangen zum Fetus. Am meisten Erfahrungen existieren beim Mammakarzinom und bei Leukämien. Wird in der Schwangerschaft ein lokal fortgeschrittenes Mammakarzinom diagnostiziert, kann eine primäre systemische Therapie überlegt werden. Eine Chemotherapie sollte erst ab dem 2. Trimenon und somit nach Abschluss der Organogenese erfolgen. Die Entbindung sollte zwischen der 33. und 35. Schwangerschaftswoche geplant werden. Am meisten Erfahrungen gibt es mit der Kombination von Doxorubicin und Cyclophosphamid (AC). Bei neoadjuvanter Therapie erfolgt diese zumeist über 4 Zyklen. Zur Effektivität dieser liegen nur inkonklusive Daten vor. Auch zur Taxantherapie liegen einige Fallberichte ohne negative Wirkungen auf den Fetus vor.

▪ Auswirkungen der Zytostatikatherapie auf das Geburtsgewicht und den Fetus

Das Geburtsgewicht liegt im Median bei 2700 g und ca. ein Viertel der Kinder wird vor der 35. Schwangerschaftswoche geboren. In der Schwangerschaft sind, unabhängig von der Applikation einer Chemotherapie, keine vermehrten Fehlbildungen oder erhöhte Risiken von Infektionen oder Asphyxie zu erwarten (Loibl et al. 2011).

Eine systematische, standardisierte, prospektive Untersuchung von 68 Kindern mit 1–18 Jahren nach Chemotherapie ihrer Mütter in der Schwangerschaft hat bei einer medianen Nachbeobachtungsdauer von 22,3 Monaten wichtige Aufschlüsse erbracht (Amant et al. 2011). Hinsichtlich klinisch-neurologischem Befund, Kognitivfunktionen, Audiometrie, Verbalisierungsvermögen, Aufmerksamkeit, Gedächtnis, Körperwachstum und kardialer Funktion ergaben sich keine Auffälligkeiten gegenüber der Kontrollpopulation. Auffällig war allerdings eine neurokognitive Entwicklungsverzögerung bei Frühgeburten vor der 37. Schwangerschaftswoche.

Eine weitere größere Studie hat die kardiale Funktion von Kindern und jungen Erwachsenen 9–29 Jahre nach einer Anthrazyklintherapie in der Schwangerschaft untersucht (Avilles et al. 2006). Hier zeigten sich weder hinsichtlich der Echokardiographie als auch der klinisch-kardiologischen Untersuchung Auffälligkeiten.

▪ Trastuzumabtherapie in der Schwangerschaft

Eine Therapie mit dem Antikörper Trastuzumab (Antikörper gegen den Wachstumsfaktor HER2/neu) ist auch in der Schwangerschaft möglich, es sollten aber regelmäßige Ultraschallkontrollen mit besonderem Augenmerk auf das fetale Wachstum und die Fruchtwassermenge erfolgen. Dieses Vorgehen basiert auf wenigen Fallberichten über die Entwicklung eines Oligohydramnion und intrauteriner Wachstumsverzögerung.

▪ Andere zielgerichtete Therapien in der Schwangerschaft

Jede Form der antiangioneogenetischen Therapie und jener mit Tyrosinkinaseinhibitoren ist in der Schwangerschaft kontraindiziert.

▪ Antihormonelle Therapie und Radiotherapie

Tamoxifen sollte erst nach der Entbindung eingeleitet werden, da es in der Schwangerschaft unter anderem zu vaginalen Blutungen führen kann. Auch eine Radiotherapie ist während der Schwangerschaft kontraindiziert.

16.9.2 Chemotherapie beim Zervix- und Ovarialkarzinom

Beim **Zervixkarzinom** gibt es einige Erfahrungen mit Cisplatin-haltigen Schemata. Beim **Ovarialkarzinom** existieren mehrere Fallberichte zu Carboplatin und Paclitaxel, in denen keine wesentlichen mütterlichen und kindlichen Probleme beschrieben wurden.

16.9.3 Antiemetika, Protonenpumpenhemmer, G-CSF und Bisphosphonate in der Schwangerschaft

Metoclopramid, 5-HT3-Antagonisten und Protonenpumpeninhibitoren sind auch in der Schwangerschaft anwendbar. Zur G-CSF Gabe in der Schwangerschaft existieren nur wenige Daten. Bisphosphonate sollten in der Schwangerschaft besonders zurückhaltend eingesetzt werden.

16.10 RECIST-Kriterien des Tumoransprechens

Die maximale Größe der Zielläsionen wird addiert. Auch Lymphknoten >15 mm in der kurzen Achse können inkludiert werden. Die aktuellen RECIST-Kriterien sind in ◘ Tab. 16.5 dargestellt.

Tab. 16.5 RECIST-Kriterien des Tumoransprechens. Gemessen wird die Größe der Summe der max. 5 größten messbaren Zielläsion(en) im Vergleich zur Voruntersuchung, jedoch max. 2 pro Organ

Komplettes Ansprechen	Verschwinden aller Zielläsionen
Partielles Ansprechen	Rückgang ≥30% der Summe aller Zielläsionen
Progression	Zunahme ≥20% der Summe aller Zielläsionen (min. 5 mm) und/oder Auftreten neuer Läsionen
Stabilisation	Rückgang <30% der Summe aller Zielläsionen bzw. Zunahme <20% der Summe aller Zielläsionen ohne das Auftreten neuer Läsionen

Zusammenfassung

Cisplatin ist neurotoxisch, nephrotoxisch und ototoxisch. Paclitaxel weist insbesondere eine kumulative periphere Neurotoxizität auf. Docetaxel führt häufig zu ausgeprägter Neutropenie, Diarrhö und Fieber. Die palmoplantare Erythrodysästhesie stellt eine typische Nebenwirkung des pegylierten liposomalen Doxorubicins und von Capecitabin dar. Bevacizumab führt bei ca. 7% der Patienten zu Hypertonie ≥180/110 mmHg. Selten treten Darmperforationen und Fistelbildungen auf.

Anthrazykline sind ab dem 2. Trimenon meist mit einem positiven Ausgang der Schwangerschaft verbunden. Frühgeburten und intrauterine Wachstumsrestriktionen kommen in ca. 25% der Fälle vor. Trastuzumab kann mit der Entwicklung von Oligohydramnion und Wachstumsrestriktion verbunden sein.

Literatur

Aapro MS et al. (2006) EORTC guidelines for the use of granulocyte-colony stimulating factor to reduce the incidence of chemotherapy-induced febrile neutropenia in adult patients with lymphomas and solid tumours. Eur J Cancer 42:2433–2453

Amant F, Van Calsteren K, Halasaka M et al. (2012) Long-term cognitive and cardiac outcomes after prenatal exposure to chemotherapy in children aged 18 months or older: an observational study. Lancet Oncol 13: 256–264

Aviles A, Neri N, Nambo M (2006) Long-term evaluation of cardiac function in children who recieved anthracyclines during pregnancy. Ann Oncol 17: 286–288

Gamelin E, Gamelin L, Delva R et al. (2002) Prevention of oxaliplatin peripheral sensory neuropathy by Ca^+ gluconate/Mg^+ chloride infusions: a retrospective study. Proc ASCO 21: Abstr 624

Küpfer A, Aeschlimann C, Wermuth B et al. (1994) Prophylaxis and reversal of ifosfamide encephalopathy with methylen blue. Lancet 343: 763–764

Loibl S, Han S, Von Minckwitz G et al. (2012) Treatment of breast cancer during pregnancy: An observational study. Lancet Oncol 13: 887–896

Mader I, Fürst-Weger P, Mader R, Semenitz E, Terkola R, Wassertheurer S (Hrsg) (2002) Paravasation von Zytostatika. Springer, Berlin Heidelberg New York

Petru E, Petru C, Klocker-Kaiser U, Klocker J (2010) Chemotherapie. Praxisorientierte Hilfe für Patienten, Betreuer und Angehörige. Unipress Graz

Smith TJ et al. (2006) 2006 update of recommendations for the use of white blood cell growth factors: an evidence-based clinical practice guideline. J Clin Oncol 24:3187–3205

Radiotherapie bei gynäkologischen Tumoren

Claudia Linsenmeier

17.1 Einleitung

Wenige Monate nach Entdeckung der **Röntgenstrahlen 1895** wurde bereits die erste Patientin mit Mammakarzinom erfolgreich perkutan bestrahlt. Wenig später wurden diese Röntgenstrahlen auch als intrakavitäre Radiotherapie, der Brachytherapie, eingesetzt. Patientinnen mit gynäkologischen Tumoren konnten so erstmals effektiv behandelt werden. Heute hat die Bestrahlung neben Operation und Systemtherapie einen festen Platz in der Behandlung gynäkologischer Tumore. Dabei kommt die Bestrahlung sowohl als kurative definitive Therapie als auch adjuvant nach der Operation zum Einsatz. Mit modernen hochkonformalen Techniken der Radiotherapie konnten die Nebenwirkungen deutlich reduziert werden und die Kombination mit einer sensibilisierenden Systemtherapie ist heute für viele Indikationen auch in der Gynäkologie Standard.

17.2 Grundlagen der Strahlentherapie

Die Radiotherapie erfolgt durch hochenergetische Röntgenstrahlen. Diese führen durch **Radikalbildung** oder direkt zu **Einzel- oder Doppelstrangbrüchen** in der DNA der Zelle und damit zum Zelltod. Die Regulationsmechanismen der gesunden Zelle können diese besser reparieren, sodass die gesunde Zelle überlebt. Lange galten die am Kern und an der DNA bewirkten Veränderungen als einzige Strahlenwirkung. Heute weiß man jedoch, dass eine Vielzahl der **intrazellulären Signalketten** ebenfalls von der ionisierenden Strahlung beeinflusst wird. Damit werden auch außerhalb des Zellkerns wesentliche zytotoxische Effekte erzielt. Diese Signalketten werden auch durch Medikamente modifiziert und mit der Kombination von Radiotherapie und Systemtherapie kann die Wirkung verstärkt werden.

▪ Photonen

Mit Photonen (hochenergetische elektromagnetische Wellen, ultraharte Röntgenstrahlen) verschiedener Energie werden heute die meisten Patientinnen perkutan bestrahlt. Durch den **Aufbaueffekt mit der maximalen Dosis erst einige Millimeter** unter der Haut kann diese optimal geschont werden. Hinzu kommen die modernen perkutanen Radiotherapietechniken wie die intensitätsmodulierte Radiotherapie (IMRT) oder die bogenförmige Bestrahlung (VMAT), die neben der Hautschonung auch die dem Strahlenfeld anliegenden Risikoorgane optimal schonen (▣ Abb. 17.1).

▪ Elektronen

Elektronen werden ebenfalls perkutan für oberflächliche Tumoren oder intraoperativ angewendet, da die Reichweite begrenzt ist. Hier kommt es, je nach Energie, zu einem sehr **raschen Dosisabfall in der Tiefe** mit ebenfalls wieder optimaler Schonung des umliegenden Gewebes.

▪ Protonen

Protonen mit der charakteristischen Dosisabgabe in einer definierten Tiefe des Gewebes (Bragg-Peak) haben momentan in der gynäkologischen Onkologie keinen Stellenwert in der Routine. Protonen werden vor allem bei Kindern oder im Kopfbereich angewendet, wo die **Risikoorgane in kritischer kürzester Distanz** liegen.

▪ Brachytherapie

Für die Brachytherapie (Therapie aus kurzer Distanz) werden γ-Strahlen verwendet, meist **Iridium-192**. Die Strahlenquelle liegt dabei direkt im oder am Tumor und es erfolgt wiederum ein **rascher Dosisabfall** in die Tiefe. So können am Tumor sehr **hohe Bestrahlungsdosen** erreicht werden.

17.3 Radiotherapieplanung und Durchführung

Sowohl die perkutane als auch die intrakavitäre Radiotherapie werden heute meist **computergestützt** geplant. Anhand eines sogenannten Planungs-CT werden die zu bestrahlenden Volumina definiert und die Risikoorgane eingezeichnet. Es ist somit gut möglich, nicht nur die Dosis im Therapievolumen darzustellen, sondern auch die Belastung der Risikoorgane. Wo nötig, wird das Planungs-CT mit einem MRT fusioniert, um die Vorteile beider Modalitäten zu kombinieren und das Tumorvolumen bei definitiven Bestrahlungen wie z. B. beim Zervixkarzinom exakt zu definieren.

▪ Perkutane Radiotherapie

Die perkutane Radiotherapie wird am sog. LINAC (Linearbeschleuniger) durchgeführt. Hierbei wird ultraharte Röntgenstrahlung erzeugt und die Strahlenfelder werden mit Bleilamellen, Blenden, verschiedenen Einstrahlrichtungen und Modulation der Strahlenintensität angepasst. Neben der einfachen tangentialen Radiotherapie der Mamma gibt es konformierende neuere Techniken. So wird die **intensitätsmodulierte Radiotherapie** (IMRT) oder eine **bogenförmige Bestrahlung** (VMAT) verwendet (▣ Abb. 17.2). Damit lassen sich in einer Sitzung verschiedene Einzeldosen und damit unterschiedliche Gesamtdosen einstrahlen, der sog. simultan integrierte Boost

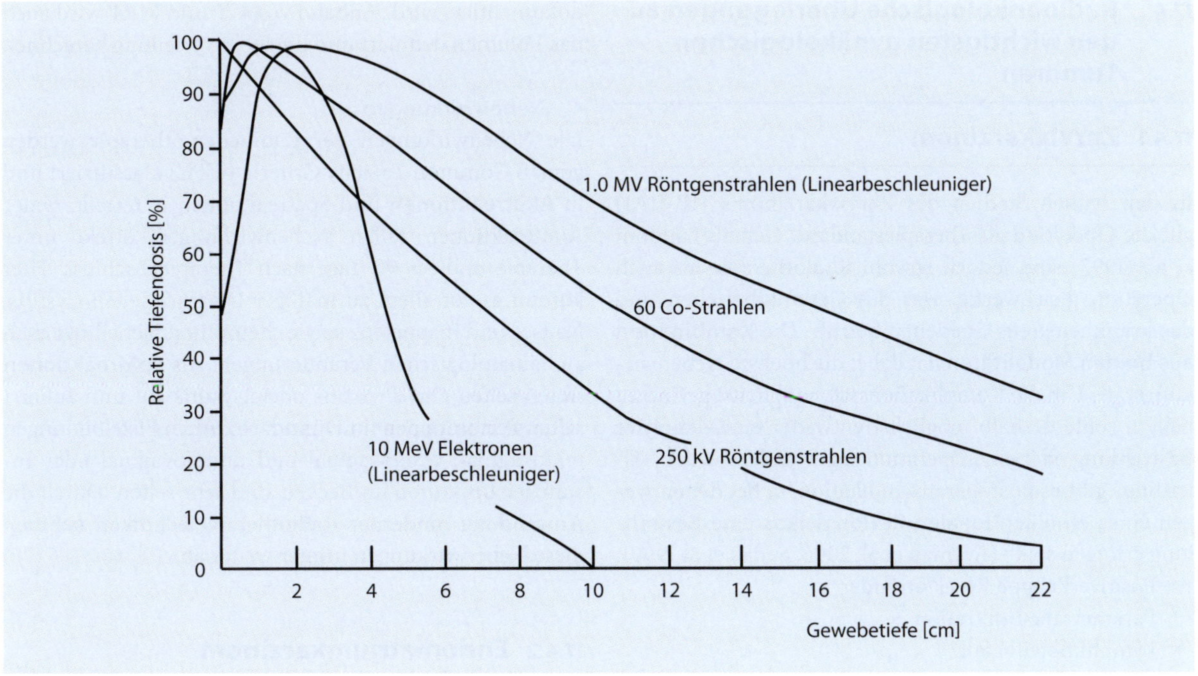

Abb. 17.1 Tiefendosis verschiedener Strahlenarten

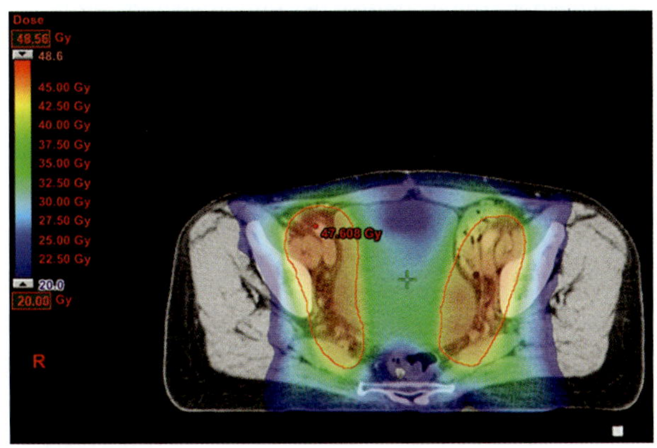

Abb. 17.2 Dosisverteilung bei intensitätsmodulierter Radiotherapie (IMRT)

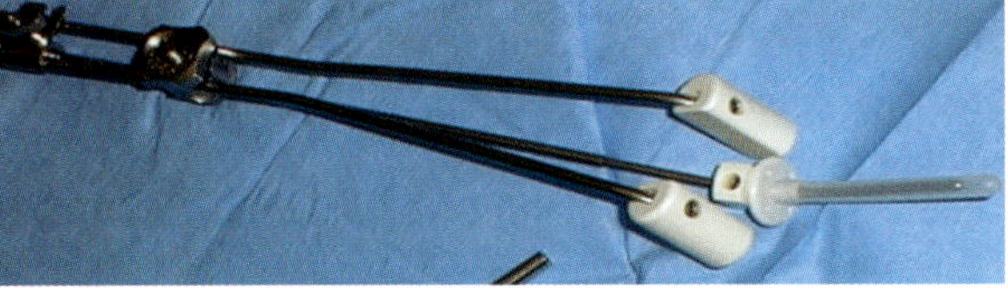

Abb. 17.3 Fletcher-Applikationsset für die zervikale Brachytherapie

(SIB). Auch die Atembewegung kann bei der Bestrahlung berücksichtigt werden. Mit der **atemgetriggerten Radiotherapie** (»Gating«) wird z. B. bei der Mammabestrahlung, wo nötig, die Herzbelastung reduziert. In diese modernen Bestrahlungsgeräte ist auch die Möglichkeit der Bildgebung integriert. So können zur Lagerungskontrolle des Patienten sowohl Röntgenaufnahmen gemacht werden, um knöcherne Strukturen darzustellen, als auch Computertomographieaufnahmen. Diese integrierte Bildgebung erlaubt es, die Lagerung der Patienten direkt auf der Bestrahlungsliege zu kontrollieren. Damit können die Bestrahlungsvolumina deutlich verkleinert werden und umliegendes Gewebe kann besser geschont werden.

Die **Brachytherapie** wird heute meist im einer **hohen Dosisrate** (HDR; »high dose rate«) im **Afterloadingverfahren** verwendet. Dabei werden ein oder mehrere Applikatoren in den Tumor, die Tumorhöhle oder die Vagina eingebracht und dann die radioaktive Quelle (Iridium-192) eingefahren (Abb. 17.3). Die Lagekontrolle der Applikatoren erfolgt vorgängig mit Röntgenaufnahmen oder am Computertomographen. Während der nur einige Minuten dauernden Bestrahlung liegt die Patientin dann in einem speziell abgeschirmten Raum. Wird intraoperativ bestrahlt, kommen meist Elektronen oder Röntgenweichstrahlen (50 kV) zum Einsatz.

17.4 Radioonkologische Überlegungen zu den wichtigsten gynäkologischen Tumoren

17.4.1 Zervixkarzinom

In den frühen Stadien des Zervixkarzinoms (IB-IIA1) gilt die Operation als Therapiestandard. Gemäß Landoni et al. (1997) sind jedoch sowohl Radiotherapie als auch Operation gleichwertig, was das Gesamtüberleben und das krankheitsfreie Überleben betrifft. Die **Kombination aus beiden Modalitäten** hat dabei die höchste Nebenwirkungsrate. Um die Komplikationsrate möglichst gering zu halten, sollte deshalb möglichst entweder eine definitive Bestrahlung oder eine Operation angewendet werden. Allerdings gibt es postoperativ Indikationen, bei denen wegen eines erhöhten **lokalen Rezidivrisikos** eine Bestrahlung erfolgen sollte (Rotman et al. 2006, Sedlis et al 1999):

- Positive/knappe Resektatränder
- Parametrane Infiltration
- Lymphknotenbefall
- Lymphgefäß-/Gefäßeinbrüche
- Tumordurchmesser >4 cm
- Tiefe Stromainfitration
- Inadäquate Lymphadenektomie

Die postoperative Radiotherapie sollte, wenn immer möglich, mit einer Chemotherapie kombiniert werden, um optimale Ergebnisse in Bezug auf das progressionsfreie Überleben und das Gesamtüberleben zu erreichen (Peters et al. 2000).

Definitive Radiochemotherapie

Beim fortgeschrittenen Zervixkarzinom ab dem Stadium IIA2/IIB bis IVA gilt die kombinierte definitive Radiochemotherapie als Standard. Bereits seit 1999 wird anhand fünf großer randomisierter Studien die Kombination mit einer platinhaltigen Chemotherapie empfohlen. Dies wurde in verschiedenen Metaanalysen bestätigt (Vale et al. 2008). Diese Kombinationstherapie verbessert dabei sowohl das progressionsfreie Überleben als auch das Gesamtüberleben signifikant.

Die optimale Radiotherapie besteht dabei aus einer hohen Dosis (80–90 Gy) auf das Zielvolumen, möglichst in weniger als 50–55 Tagen. Verwendet wird eine Kombination aus **perkutaner Radiotherapie** und **Brachytherapie**. Die Brachytherapie wird mit hohen Einzeldosen in wenigen Sitzungen gegen Ende der perkutanen Radiotherapie appliziert. Verwendet wird in Europa meist die HDR-(»High-dose-rate«-) Brachytherapie mit Einzeldosen zwischen **6-7 y in 3-5 Sitzungen**. Nach perkutaner Bestrahlung kann dabei bereits meist eine Tumorreduktion beobachtet werden, welche mittels MRT genau dokumentiert wird. Anhand von CT und MRT wird auch das Volumen definiert und die Dosisverteilung berechnet.

Nebenwirkungen

Die Nebenwirkungen der Radiochemotherapie werden gemäß Common Toxicity Criteria (CTC) klassifiziert und in **Akutreaktionen** und Spätreaktionen unterteilt. Unter Akutreaktionen fallen Nebenwirkungen direkt unter Therapie und bis 90 Tage nach Therapieabschluss. Hier kommt es vor allem zu mäßiger Diarrhö, selten Cystitis, Nausea und Inappetenz sowie chemotherapiebedingt auch zu hämatologischen Veränderungen. Als **Spätreaktionen** treten selten eine Proktitis oder Cystitis auf und äußerst selten Perforationen im Dünndarm. Auch Fistelbildungen rektovaginal, vesikovaginal und ureterovaginal oder Insuffizienzfrakturen im Becken sind sehr selten. Durch die Anwendung moderner Radiotherapietechniken nehmen diese Nebenwirkungen immer weiter ab.

17.4.2 Endometriumkarzinom

Nach primärem Staging und folgender Operation des Endometriumkarzinoms stellt sich die Frage der Nachbehandlung. Die Rolle der adjuvanten Radiotherapie hat sich dabei bei den frühen Stadien des Endometriumkarzinoms gewandelt. In die Entscheidung über die adjuvante Therapie muss nicht nur die Art der Operation (Hysterektomie/Adnexektomie ± pelvine/paraaortale Lymphonodektomie) mit einfließen, sondern auch einige andere wichtige Faktoren:

- Alter der Patientin
- Histologie
- Größe des Tumors
- Myometrane Invasionstiefe
- Lymphgefäßeinbrüche
- Lokalisation des Tumors
- Differenzierungsgrad

Berücksichtigt man alle diese Faktoren, so kann man das Frühstadium des Endometriumkarzinoms in verschiedene Risikogruppen einteilen: die Niedrigrisikogruppe, die Hochrisikogruppe und die dazwischen liegende mittlere Risikogruppe.

In der **Niedrigrisikogruppe** (endometrioide Histologie und Stadium IA, G1-G2) wird keine postoperative Brachytherapie empfohlen (Creutzberg u. Nout 2011). Zwei große Studien zeigen, dass die postoperative perkutane Radiotherapie im Stadium I vor allem die lokale Kontrolle verbessert, jedoch keinen Einfluss auf das Gesamtüberleben hat (Creutzberg et al. 2000; Keys et al. 2004). Im Stadium I entstehen die meisten Rezidive vaginal im Bereich der Kolpotomienarbe und können mit einer vaginalen Brachytherapie sehr gut verhindert werden.

In der **mittleren Risikogruppe** des Endometriumkarzinoms (endometrioide Histologie und Stadium IA G3 sowie Stadium IB G1–G2) wird daher primär eine vaginale Brachytherapie empfohlen (Nout et al. 2010).

Die **Hochrisikopatienten** im Stadium IB G3 und Stadium II und III profitieren hingegen von einer Kombination aus Strahlentherapie (Brachytherapie mit/ohne perkutane Radiotherapie) und Chemotherapie. Hochrisikopatienten sind auch alle Patientinnen mit nicht endometrioidem Adenokarzinom des Uterus. Verschiedene Studien haben gezeigt, dass diese Patienten auch ein erhöhtes Risiko für Fernmetastasen haben (Creutzberg u. Nout 2011). Drei große Phase-III-Studien (PORTEC-3, GOG 249 und GOG 258) laufen gerade, um die Rolle der kombinierten Radiochemotherapie genauer zu definieren, d. h. der Kombination von Brachytherapie und der adjuvanten Chemotherapie. Zu Platin und Paclitaxel liegen dabei die meisten Daten vor und diese werden in allen drei Studien verwendet. Durch welche Kombination das Gesamtüberleben der meist älteren Patientinnen positiv beeinflusst wird, ist dabei neben dem Erhalt der Lebensqualität und dem Benefit auch für serös-papilläre oder klarzellige Karzinome eine der Hauptfragen,.

Nebenwirkungen der Brachytherapie

Für die Brachytherapie werden standardisierte Vaginalzylinder verwendet. Meist wird in 5 mm Gewebetiefe dosiert und eine Dosierung von 20 Gy (z. B. 4-mal 5 Gy) erreicht.

Unter intravaginaler alleiniger Brachytherapie treten selten in Abhängigkeit von der Dosis und der bestrahlten Vaginallänge eine vorübergehende leichte Zystitis und/oder Proktitis auf. Ohne Verlust an Tumorkontrolle konnten in den letzten Jahren die Bestrahlungsdosen und Volumina so reduziert werden, dass nicht mehr mit dem Auftreten relevanter Nebenwirkungen wie Fibrosen oder Verklebung der Vagina gerechnet werden muss. Vor allem im kranialen Drittel der Vagina sind solche Veränderungen mit Schmerzen beim Geschlechtsverkehr verbunden. Ein Vaginaldilatator (Plexiglasstab) nach Therapieabschluss kann prophylaktisch abgegeben werden, um die Vagina ausreichend zu dehnen. Dies ist aber vor allem nach einer kombinierten Brachytherapie und perkutanen Radiotherapie wichtig, häufig in Kombination mit topischen Östrogenen.

Die kurative Radiotherapie kommt auch bei Patientinnen zum Einsatz, die nach Hysterektomie im Bereich der Kolpotomienarbe ein **Lokalrezidiv** entwickeln. Um eine ausreichende Dosis im Rezidivtumor zu erreichen, wird eine perkutane Radiotherapie mit der Brachytherapie kombiniert.

17.4.3 Vaginalkarzinom

Die definitive Radiotherapie beim Vaginalkarzinom ist eine etablierte Therapie und beinhaltet meist eine Kombination aus Brachytherapie und perkutaner Bestrahlung. Ist das untere Drittel der Vagina befallen, wird nicht nur der pelvine, sondern auch der inguinale Lymphabfluss mitbestrahlt (Greenwalt et al. 2013). Auch hier wird eine Radiotherapie meist mit einer platinhaltigen Chemotherapie kombiniert, was zu einem signifikant besseren Gesamtüberleben und krankheitsfreiem Überleben führt (Miyamoto u. Viswanathan 2013).

17.4.4 Vulvakarzinom

Auch hier gilt es, nach histologischer Diagnosesicherung und vor einer definitiven Therapie interdisziplinär mit gynäkologischer Onkologie, Radioonkologie und Pathologie die notwendige präoperative Bildgebung und das beste Vorgehen zu besprechen und eine individuelle, den Bedürfnissen der Patientin angepasste Therapieentscheidung zu fällen (Kidd et al. 2013). Im Stadium T1, bei dem der Tumor begrenzt auf Vulva und Perineum ist, wird bei operablen Patienten meist eine radikale lokale Exzision durchgeführt. Eine postoperative Radiotherapie sollte bei R1-Resektion oder nur knapp reseziertem Vulvakarzinom (Resektatrand ≤8 mm) erfolgen. Weitere negative Faktoren für ein Lokalrezidiv sind Lymphgefäßeinbruch (LVSI) und Infiltrationstiefe >5 mm (Barnes u. Thomas 2006). Im **fortgeschrittenen Stadium** empfiehlt es sich, Chirurgie und Radiotherapie zu kombinieren. Die optimale Reihenfolge ist dabei offen, auch neoadjuvante Therapiekonzepte werden diskutiert. Wenn das Vulvakarzinom lokal fortgeschritten ist und gleichzeitig inguinal operable Lymphknotenmetastasen bestehen, wird häufig lokal mit alleiniger Radiochemotherapie behandelt, um die Morbidität gering zu halten. Meist wird zunächst die inguinale Lymphonodektomie durchgeführt, um dann sowohl das Lymphabflussgebiet postoperativ als auch den Primarius definitiv zu bestrahlen (Landrum et al. 2008). Bei inoperablen inguinalen Lymphknoten kommt die alleinige kurative Radiochemotherapie zum Einsatz.

17.4.5 Mammakarzinom

Die **brusterhaltende Behandlung** des Mammakarzinoms (limitierte Operation und Nachbestrahlung) gilt als Standardtherapie bei frühen und mittleren Tumorstadien.

Bei fortgeschrittenen Tumorstadien kommt vermehrt eine präoperative Systemtherapie zum Einsatz mit folgender Operation. Die Definition der postoperativen Bestrahlungsvolumina richtet sich dabei nach dem primären Tumorstadium.

Mit **modernen Therapietechniken** kann bei linksseitigem Mammakarzinom die Bestrahlung des Herzens vermieden werden, sodass die früher festgestellte erhöhte kardiale Morbidität und Mortalität als Risiko reduziert werden. Die sehr seltene symptomatische Strahlenpneumonitis bleibt allerdings gerade bei älteren Patientinnen mit eingeschränkter Lungenfunktion ein Risikofaktor, vor allem wenn der supra- und infraclaviculäre Lymphabfluss mitbestrahlt werden muss.

Die tangentiale, computergeplante Bestrahlung der Mamma ist dabei weiterhin die Technik der Wahl, um die Lunge bestmöglich zu schonen. Je nach Anatomie oder zu bestrahlendem Volumen kann jedoch auch eine hochkonformale Technik oder die atemgetriggerte Radiotherapie (Gating) zum Einsatz kommen. Der lokale Boost im Tumorbett wird idealerweise anhand der intraoperativen Clipmarkierung des Tumorbettes festgelegt. Eine intraoperative Markierung des Tumorbettes ist bei einer geplanten Teilbrustbestrahlung obligat.

Die **Dauer der Radiotherapie** hat sich in den letzten Jahren deutlich verringert. Gerade bei älteren Patientinnen werden höhere Einzeldosen verwendet und damit kürzere Gesamtbestrahlungszeiten ohne Einbuße an Kosmetik oder lokaler Kontrolle erreicht (Haviland et al. 2013).

Die **Bestrahlung der Thoraxwand** nach Mastektomie senkt das Risiko für Lokalrezidive. Bei Patienten mit hohem Risiko für ein Lokalrezidiv wird auch das Gesamtüberleben verbessert. Die Indikation wird in der Regel bei großem Primärtumor und/oder deutlichem axillarem Lymphknotenbefall gestellt. Allerdings bleibt ein Ermessensspielraum, ab welcher Rezidivwahrscheinlichkeit dies sinnvoll ist. Eine große englische Phase-III-Studie widmet sich genau dieser Fragestellung (SUPREMO).

Nebenwirkung bei einer Brustbestrahlung ist meist eine Akutreaktion mit Hautrötung (Erythem Grad 1). Nur selten kommt es zu Epitheliolysen (Erythem Grad 2), die meist 1–2 Wochen nach Abschluss der Bestrahlung rasch und folgenlos abheilen. Bei voluminöser Brust kann es gelegentlich zu Ödembildung kommen und in den Monaten nach Radiotherapie kann die Konsistenz der Mamma etwas derber werden. Sehr selten beschreiben Patientinnen auch Monate nach Therapieabschluss eine Druckempfindlichkeit der Mamma. Die Radiotherapiefelder blassen meist im Verlauf wieder ab und bleibende Hautveränderungen wie Hyperpigmentierung oder Teleangiektasien sind sehr selten.

Zusammenfassung

Die Radiotherapie hat bei gynäkologischen Tumoren ein breites Indikationsspektrum und wird sowohl postoperativ als auch kurativ definitiv eingesetzt. Die große Stärke der Bestrahlung liegt dabei im Beitrag zur lokalen und regionalen Tumorkontrolle. Die meisten Bestrahlungen werden am Linearbeschleuniger mit sog. Photonen (ultraharte Röntgenstrahlen) durchgeführt. Als Grundlage für die Therapieplanung dient eine Computertomographie, angefertigt in der Bestrahlungsposition der Patientin. Moderne Strahlentherapietechniken und eine im Beschleuniger integrierte Bildgebung haben zu einer exakteren Bestrahlung und Verkleinerung der Bestrahlungsvolumina geführt, ohne dabei die Tumorkontrolle zu kompromittieren. Außerdem können während einer Bestrahlungssitzung verschiedene Dosen appliziert werden. Damit sinken die Nebenwirkungen am umliegenden gesunden Gewebe und die Akut- und Spättoxizität einer Bestrahlung nimmt deutlich ab.

Literatur

Barnes EA, Thomas G (2006) Integrating radiation into the management of vulvar cancer. Semin Radiat Oncol 16: 168–176

Creutzberg CL, Nout RA (2011) The role of radiotherapy in endometrial cancer: current evidence and trends. Curr Oncol Rep 13: 472–478

Creutzberg CL, van Putten WL, Koper PC et al. (2000) Surgery and postoperative radiotherapy versus surgery alone for patients with stage-1 endometrial carcinoma: multicentre randomised trial. PORTEC Study Group. Post Operative Radiation Therapy in Endometrial Carcinoma. Lancet 355: 1404–1411

Greenwalt JC, Amdur RJ, Morris CG et al. (2013) Outcomes of Definitive Radiation Therapy for Primary Vaginal Carcinoma. Am J Clin Oncol, Oct 16. (Epub ahead of print)

Haviland JS, Owen JR, Dewar JA et al. (2013) The UK Standardisation of Breast Radiotherapy (START) trials of radiotherapy hypofractionation for treatment of early breast cancer: 10-year follow-up results of two randomised controlled trials. Lancet Oncol 14: 1086–1094

Keys HM, Roberts JA, Brunetto VL et al. (2004) A phase III trial of surgery with or without adjunctive external pelvic radiation therapy in intermediate risk endometrial adenocarcinoma: a Gynecologic Oncology Group study. Gynecol Oncol 92: 744–751

Kidd E, Moore D, Varia MA et al. (2013) ACR Appropriateness Criteria(R) management of locoregionally advanced squamous cell carcinoma of the vulva. Am J Clin Oncol 36:415–422

Landoni F, Maneo A, Colombo A et al. (1997) Randomised study of radical surgery versus radiotherapy for stage Ib-IIa cervical cancer. Lancet 350: 535–540

Landrum LM, Skaggs V, Gould N, Walker JL, McMeekin DS (2008) Comparison of outcome measures in patients with advanced squamous cell carcinoma of the vulva treated with surgery or primary chemoradiation. Gynecol Oncol 108: 584–590

Miyamoto DT, Viswanathan AN (2013) Concurrent chemoradiation for vaginal cancer. PLoS One 8(6):e65048

Nout RA, Smit VT, Putter H et al. (2010) Vaginal brachytherapy versus pelvic external beam radiotherapy for patients with endometrial cancer of high-intermediate risk (PORTEC-2): an open-label, non-inferiority, randomised trial. Lancet 375: 816–823

Peters WA, 3rd, Liu PY, Barrett RJ, 2nd et al. (2000) Concurrent chemotherapy and pelvic radiation therapy compared with pelvic radiation therapy alone as adjuvant therapy after radical surgery in high-risk early-stage cancer of the cervix. J Clin Oncol 18: 1606–1613

Rotman M, Sedlis A, Piedmonte MR, Bundy B, Lentz SS, Muderspach LI, Zaino RJ (2006) A phase III randomized trial of postoperative pelvic irradiation in Stage IB cervical carcinoma with poor prognostic features: follow-up of a gynecologic oncology group study. Int J Radiat Oncol Biol Phys 65: 169–176

Sedlis A, Bundy BN, Rotman MZ, Lentz SS, Muderspach LI, Zaino RJ (1999) A randomized trial of pelvic radiation therapy versus no further therapy in selected patients with stage IB carcinoma of the cervix after radical hysterectomy and pelvic lymphadenectomy: A Gynecologic Oncology Group Study. Gynecol Oncol 73: 177–183

Vale C et al. (2008) Reducing uncertainties about the effects of chemoradiotherapy for cervical cancer: a systematic review and meta-analysis of individual patient data from 18 randomized trials. J Clin Oncol 26: 5802–5812

Lymphödem

Sarah Nause, Cornelia Liedtke, Thorsten Kühn und Michael Untch

18.1 Definition

Das Lymphsystem stellt eine wichtige Komponente des Zirkulationssystems des menschlichen Körpers dar und ergänzt den arteriellen und venösen Fluss. Das Lymphsystem kontrolliert den Flüssigkeitsstrom zwischen Interstitium und intravaskulärem Raum (Ellis et al. 2006). Dabei werden etwa 90% der peripheren Flüssigkeit über das venöse System und ca. 10% über das Lymphsystem abtransportiert (Warren et al. 2007).

Ein Lymphödem ist eine Schwellung des interstitiellen Gewebes, die aus einem inadäquaten Fluss der Lymphe resultiert (Consensus Document of the International Society of Lymphology, 2009).

18.2 Entstehung des Lymphödems

Bei einem Lymphödem ist die Transportkapazität der Lymphgefäße zu gering für die anfallenden lymphovaskulären Filtrate. Dies kann einerseits durch eine geringere Kapazität der Lymphbahnen bedingt sein, z. B. aufgrund der Resektion von Lymphknoten oder Kompression durch Tumoren oder aber durch eine pathologisch erhöhte Menge an lymphpflichtigen Substanzen, z. B. bei erhöhter Permeabilität der Kapillaren.

18.3 Primäres und sekundäres Lymphödem

Im Gegensatz zum **primären Lymphödem**, welches durch eine angeborene Malformation der Lymphgefäße verursacht wird, ist das **sekundäre Lymphödem** Folge einer Störung des Lymphabflusses durch Operation, Trauma, Bestrahlung oder Infektion. Auch wenn für den zweiten Fall angenommen wird, dass das Auftreten eines Lymphödems (genetisch) prädisponiert ist, ist in der Regel eine der oben genannten zusätzlichen Ursachen erforderlich, ehe ein Lymphödem klinisch relevant wird (Rockson 2010). Eine Mammakarzinombehandlung durch axillare Operation und/oder Bestrahlung stellt dabei die häufigste Ursache für ein Lymphödem der oberen Extremität dar. Gynäkologische Karzinome (und die erforderlichen Therapien) können Ödeme der unteren Extremitäten erzeugen. Generell korreliert dabei die Inzidenz des Lymphödems mit der **Anzahl der entfernten Lymphknoten**.

Im Zusammenhang mit onkologischen Erkrankungen manifestiert sich ein Lymphödem meist innerhalb der **ersten 3 Jahre** nach Therapiebeginn der Grunderkrankung, kann aber auch noch viele Jahre später entstehen (Rockson 2010).

18.4 Inzidenz

Die Inzidenz eines Lymphödems ist bei den einzelnen Tumorentitäten sehr unterschiedlich. Ein Lymphödem tritt nach gynäkologischen Krebserkrankungen in 6–37% der Patientinnen auf. Für Brustkrebspatientinnen wird die Inzidenz mit 5–60% angegeben (Gartner et al. 2010). Grund für diese stark variierenden Inzidenzangaben können u. a. fehlende einheitliche Diagnosekriterien und sehr unterschiedliche Nachbeobachtungszeiten in einzelnen Studien sein. Die meisten Untersuchungen zu Risikofaktoren und Therapiemöglichkeiten des Lymphödems in der Onkologie liegen für Brustkrebspatientinnen vor. Im Folgenden beziehen wir uns daher primär auf dieses Kollektiv.

18.5 Risikofaktoren

Die Risiken für die Entstehung eines Lymphödems sind durch die Grunderkrankung, die Therapieform, sowie patientenassoziierte Eigenschaften bedingt (◘ Tab. 18.1).

Eine aktuelle Cochrane-Analyse hat untersucht, inwiefern sich die Einlage einer Wunddrainage auf die Inzidenz eines Lymphödems auswirkt. In der Analyse von randomisierten Studien mit insgesamt 960 Patientinnen zeigte sich kein Unterschied in Abhängigkeit von der Einlage einer Drainage (Thomson et al. 2013).

18.6 Diagnostik und Stadieneinteilung

Es gibt keinen einheitlichen Standard zur Diagnosestellung eines Lymphödems. Generell umfasst diese die Anamnese sowie die körperliche Untersuchung. Bei der körperlichen Untersuchung imponiert ein Lymphödem im Initialstadium als weiches (in der Regel in unterschiedlichem Maße eindrückbares) Ödem der Extremität. In fortgeschrittenen (häufig nur unzureichend reversiblen) Stadien zeigt ich eine zunehmende Fibrosierung, die häufig von einer harten Verdickung sowie Verfärbung der Haut begleitet wird.

Die am häufigsten verwendete Methode, ein Lymphödem zu objektivieren, ist die Umfangsmessung der Extremitäten. Dabei ist darauf hin zu weisen, dass sich die Diagnose eines Lymphödems idealerweise auf Referenzmesswerte derselben Extremität vor Therapiebeginn bezieht, denn auch an zwei gesunden Armen gibt es Seitendifferenzen. Die gängigste Definition eines Lymphödems beinhaltete die Erhöhung von 10% bzw. 200 ml des Volumens der Extremität oder 2–5 cm Umfangsvermehrung (Hayes et al. 2005). Es ist offensichtlich, dass diese Methoden nur unzureichend reproduzierbar sind. Hier können standardisierte Messmethoden unterstützt

Tab. 18.1 Risikofaktoren für das Auftreten eines therapieassoziierten Lymphödems bei Patientinnen mit Mammakarzinom (Wojcinski et al. 2012)

Krankheitsassoziiert	Therapieassoziiert	Patientenassoziiert
– Anzahl metastatisch befallener Lymphknoten	– Radikalität der Operation, Anzahl entfernter LK – Chemotherapie – Radiatio	– Wundinfektionen – Übergewicht – Bluthochdruck – Alter zum Diagnosezeitpunkt – Exzessiver Gebrauch des Armes nach Operation

durch Fragebögen Lösungen bieten (Armer et al. 2003). Wesentlich genauere Methoden zur Objektivierung eines Lymphödems sind hingegen die Lymphangiographie, die Lymphszintigraphie oder die MR-basierte Bildgebung. Diese Untersuchungen haben sich im klinischen Alltag jedoch nicht durchgesetzt.

Zusätzlich zur objektiven Feststellung eines Lymphödems können subjektive Beschwerden wie Schweregefühl des Armes, Spannungsgefühl der Haut oder Parästhesien erfragt werden.

Die Stadieneinteilung erfolgt wie in Tab. 18.2 dargestellt.

Tab. 18.2 Stadieneinteilung des Lymphödems (Consensus document of the Int. Soc. of Lymphology 2013)

Stadium	Klinische Darstellung
0	Subklinisch, gestörter Lymphtransport, keine Schwellung
1	Ödem von weicher Konsistenz, Hochlagern reduziert die Schwellung
2	Ödem mit sekundären Gewebsveränderungen, Hochlagern ohne Wirkung
3	Elephantiastische harte Schwellung, typische Hautveränderungen

18.7 Therapie

Das Lymphödem ist häufig eine chronische Erscheinung und eine lebenslange Therapie bzw. Pflege ist nötig. Dabei variiert die Therapie des Lymphödems deutlich vor dem Hintergrund, dass wenig einheitliche Standards bestehen. Das **Fehlen einheitlicher Standards** führt dazu, dass Lymphödeme häufig verspätet und somit nicht adäquat therapierbar diagnostiziert werden können.

Bei länger bestehendem Lymphödem und ausbleibender Behandlung kommt es zum Teil zu einer Umwandlung des flüssigkeitsgefüllten Gewebes im Fettgewebe und durch Proliferation des Bindegewebes können **Fibrosen** entstehen. Dadurch kommt es mitunter zu störenden Bewegungseinschränkungen des betroffenen Armes.

Weitere Komplikationen können wiederholte **Infektionen** bei häufig trockener, rissiger Haut und gestörtem Lymphtransport sein. Selten kommt es zu einer malignen Entartung, z. B. zu der Entwicklung eines **Angiosarkoms** (Stewart-Treves-Syndrom).

Die frühzeitige Feststellung und der Therapiebeginn eines Lymphödems bedingen bessere Behandlungschancen. Generell unterscheidet man konservative von operativen Behandlungsansätzen.

18.7.1 Konservative Therapie

Hauthygiene und Pflege stehen zu jedem Zeitpunkt der Therapie eines Lymphödems an erster Stelle. Des Weiteren sollten Bewegungsübungen, **Kompression** der betroffenen Extremität und manuelle Massage erfolgen (zusammenfassend komplexe physikalische Entstauungstherapie genannt). Ziel dieser Methoden ist die Verminderung des Extremitätenumfangs, die Erhaltung der Hautgesundheit, die Stimulation des Lymphtransports mit der Konsequenz der Stärkung/Ausbildung von Kollateralen und den Abtransport schädlicher Substanzen aus dem Interstitium (Rockson et al. 1998). Das **Hochlegen der Extremität** oder die Pneumomassage sind weitere Maßnahmen.

Auch wenn diese Maßnahmen häufig sehr effizient sind, sind sie zeitaufwendig und müssen in der Regel langfristig regelmäßig durchgeführt werden.

Ein wichtiger Punkt im Kontext eines therapierefraktären Lymphödems ist die **psychosoziale Rehabilitation**, da sich einige Patientinnen durch das Ödem ständig an ihre onkologische Erkrankung erinnert fühlen. Dies kann unter Umständen zu Depressionen oder sozialer Isolation führen.

Tab. 18.3 Operative Therapieoptionen bei Lymphödem

Rekonstruktive Verfahren	Mikrochirurgische Verfahren
	Lymphknotentransplantation
Deviierende Verfahren	Extraanatomische Ableitung der Lymphflüssigkeit
Resezierende Verfahren	Debulking
	Liposuction

18.7.2 Operative Therapie

Vor operativen Maßnahmen sollte für mindestens 6 Monate eine konservative Therapie versucht worden sein. Verschiedene chirurgische Ansätze sind in unterschiedlichem Umfang beschrieben (Tab. 18.3).

Eine typische **Indikation** für ein chirurgisches Interventionsverfahren ist ein in Bezug auf konservative Maßnahmen refraktäres Lymphödem mit einer deutlichen Zunahme des Umfanges und des Gewichts der Extremität mit der Folge einer eingeschränkten Funktion. Hier bedarf es einer dezidierten Indikationsstellung und Auswahl eines spezifischen Verfahrens.

18.8 Vermeidung des Lymphödems beim Mammakarzinom durch optimiertes axillares Staging

- **Primär-operative Situation**

Fortschritte in der Diagnose und Therapie des Mammakarzinoms haben zu höheren Überlebensraten geführt und somit einen stärkeren Fokus auf die Lebensqualität der Patientinnen gelenkt. Die Therapie bzw. Vermeidung eines Lymphödems spielt somit eine große Rolle. Im Gegensatz zum mittlerweile überholten Vorgehen, dass bei allen Patientinnen mit Mammakarzinom die Axilladissektion mit Lymphknotenentfernung aller drei Level bzw. von Level 1 und 2 durchgeführt wurde, die mit einer hohen Morbidität verbunden war, ist heute die **Sentinel-Lymphknoten-Entfernung** das Standardverfahren bei klinisch nodal-negativen Patientinnen. Dieses deutlich schonendere operative Vorgehen hat bereits zu einer Reduktion von Lymphödemen des Armes geführt.

Die Behandlungsmethoden des Mammakarzinoms werden stets weiterentwickelt und optimiert. Wie bereits erwähnt ist die Sentinel-Lymphonodektomie bei Patientinnen mit klinisch unauffälligen Lymphknoten zum Staging der Axilla bereits ein etabliertes Vorgehen. Seit Einführung der Sentinel-Lymphonodektomie als axillare Stagingmethode für Patientinnen mit Mammakarzinom und klinisch unauffälligen Lymphknoten galt die **komplettierende Axilladissektion** als conditio sine qua non beim Nachweis von Sentinel-Lymphknoten-Metastasen. Hier wurde üblicherweise eine Entfernung von mindestens 10 Lymphknoten des Level 1 und 2 gefordert.

Die **Z0011-Studie des American College of Surgeons Oncology Group** (ACOSOG) stellte die Durchführung einer Axilladissektion auch bei Patientinnen mit positivem Sentinel-Lymphknoten erstmals grundsätzlich infrage. Ihre Ergebnisse haben zu einem Paradigmenwechsel in der Durchführung des axillaren Staging geführt, indem sie zeigen konnte, dass unter bestimmten Voraussetzungen auch bei Sentinel-Lymphknoten-Metastasen auf eine komplettierende Axilladissektion verzichtet werden kann (Giuliano et al. 2011). In dieser prospektiv-randomisierten Phase-III-Studie wurde bei 445 Frauen bei Nachweis von axillaren Sentinel-Lymphknoten-Metastasen weiterhin der operative Standard im Sinne einer Axilladissektion durchgeführt, während 445 Frauen keine zusätzliche Operation erhielten. Eingeschlossen wurden Patientinnen mit einem cT1- oder -2-Stadium, klinisch unauffälliger Axilla (cNo) sowie **weniger als 3 tumorbefallenen Lymphknoten**. Auch war ein **brusterhaltendes Vorgehen** mit anschließender **adjuvanter Radiatio** erforderlich. Nach einer medianen Nachbeobachtungszeit von 6,3 Jahren zeigte sich sowohl mit Hinblick auf das In-Brust-Rezidiv als auch das axillare Rezidiv sowie für das krankheitsfreie und Gesamtüberleben kein signifikanter Unterschied zwischen den beiden Gruppen. Auch wenn diese Studie in verschiedenen wissenschaftlichen Gremien sehr kontrovers diskutiert wird – nicht zuletzt vor dem Hintergrund, dass keine vollständige Rekrutierung der initial vorgesehenen Studienpopulation durchgeführt wurde und der Stellenwert der Strahlentherapie in diesem Zusammenhang nicht ausreichend geklärt ist – kann angesichts dieser Studienergebnisse nicht zuletzt vor dem Prinzip des »primum non nocere« die Durchführung einer Axilladissektion bei befallenem Sentinel-Lymphknoten nicht mehr zweifelsfrei empfohlen werden. Dies hat auch Eingang in die entsprechenden Leitlinien gefunden. Die Organkommission Mamma der Arbeitsgemeinschaft Onkologie (AGO) hat die Durchführung einer Axilladissektion bei klinisch unauffälligem axillaren Lymphknotenstatus, Vorliegen von maximal 2 Sentinel-Lymphknoten-Metastasen (Makrometastasen), Durchführung einer brusterhaltenden Operation bei cT1/2 und Indikation zur adjuvanten tangentialen Bestrahlung und adjuvanten Systemtherapie mit »+/–« bewertet und somit nicht mehr ausdrücklich empfohlen. Betroffene Patientinnen, die die oben genannten Kriterien erfüllen, sollten hierüber in Kenntnis gesetzt und in die Entscheidung für oder wider eine axillare Dissektion auch vor dem Hintergrund der limitierten Datenlage für die sichere Unterlassung der komplettierenden Axilladissektion miteinbezogen werden.

Eine weitere Alternative, die bei vergleichbarer onkologischer Sicherheit zu einer Senkung der Morbidität führen kann, ist die **axillare Bestrahlung**. In der AMAROS-Studie wurde die axillare Dissektion mit einer Radiotherapie der Axilla bei Patientinnen mit T1- und -2-Tumoren sowie klinisch negativen axillaren Lymphknoten (cN0) und positiven Sentinel-Lymphknoten verglichen (Rutgers et al. 2013). Auch in dieser Studie zeigte sich für beide Modalitäten kein signifikanter Unterschied hinsichtlich der axillaren 5-Jahres-Rezidivfrate sowie des krankheitsfreien Intervalls und des Gesamtüberlebens. Hinsichtlich der Toxizitäten zeigte sich bei Strahlentherapie eine signifikant reduzierte Rate an Lymphödemen im Vergleich zur Axilladissektion. Die Armbeweglichkeit war für beide Therapiemodalitäten vergleichbar.

18.9 Axillares Lymphknotenstaging nach primär-systemischer Therapie

Auch im neoadjuvanten Kontext besteht ein wichtiges Ziel darin, die Morbidität des axillaren Stagings durch eine Senkung der axillaren Dissektionsrate zu erreichen. In gleichem Maße, in dem die primäre systemische Therapie (PST) eine Erhöhung der Rate an brusterhaltender Therapie erreichen kann und somit Wegbereiter für ein schonendes operatives Vorgehen an der Brust ist, kann durch die Systemtherapie auch ein sog. axillares Downstaging möglich sein. So könnte ggf. durch eine Konversion einer klinisch positiven Axilla hin zu einer klinisch negativen Axilla mittels primär systemischer Therapie auf eine Axilladissektion verzichtet werden. Demgegenüber stehen Bedenken beispielsweise hinsichtlich einer erhöhten **Falsch-negativ-Rate** der Sentinel-Lymphonodektomie (SNB) nach PST und die Unsicherheit dahingehend, inwiefern der klinische Lymphknotenstatus vor PST Eingang in die Entscheidung für oder wider ein spezifisches (z. B. dosisdichtes) Chemotherapieregime finden könnte.

Im Rahmen der San Antonio Breast Cancer Conference 2012 wurden zwei wesentliche Studien zur Rolle des SNB im Kontext einer neoadjuvanten Chemotherapie vorgestellt: In der deutschen nichtinterventionellen **SENTINA-Studie** wurden Patientinnen in vier verschiedenen Kohorten untersucht, um die Wertigkeit der SNB vor und nach einer primär systemischen Therapie zu untersuchen (Kuehn et al. 2013). Insgesamt wurde bei 1022 Frauen eine SNB vor der neoadjuvanten Therapie durchgeführt. In dieser Gruppe zeigten sich hohe Detektionsraten von 99,1% ([95% CI] 98,3–99,6%). Bei Frauen, die einen positiven SLN vor der Chemotherapie aufwiesen, wurde untersucht, ob eine erneute SNB nach der Systemtherapie ein geeignetes Instrument darstellen könnte, um das Kollektiv der nodal-negativen Patientinnen nach einer Chemotherapie zu identifizieren. In diesem Studienarm lag die Detektionsrate jedoch nur bei 60,8% und auch die Falsch-negativ-Rate wurde mit nur 51,6% beziffert.

Bei den Frauen, die vor der neoadjuvanten Therapie suspekte Lymphknoten aufwiesen und nach der Chemotherapie einen unauffälligen Nodalstatus zeigten (d. h. durch die neoadjuvante Therapie von einem klinisch nodal-positiven zu einem nodal-negativen Status konvertierten), lag die Detektionsrate bei 80,1% und die Falsch-negativ-Rate (FNR) bei 14,2%. Sie war damit deutlich ungünstiger als bei primär operierten Patientinnen. Auffallend war in der Studie, dass die Falsch-negativ-Rate in hohem Maße durch die Anzahl entfernter SLN bestimmt wurde. Bei Frauen, bei denen nur 1 SLN identifiziert werden konnte, betrug die Falsch-negativ-Rate 24,3%. Wurden 2 SLNs entfernt, betrug die Falsch-negativ-Rate 18,5 %. Erst bei 3 entfernten Wächterlymphknoten konnte eine verlässliche Falsch-negativ-Rate <10% erzielt werden, eine Rate, die als minimaler Standard für die diagnostische Genauigkeit der SNB angesehen wird.

Sehr ähnliche Ergebnisse wurden von der zeitgleich vorgestellten **ACOSOG-1071**-Studie berichtet (Boughey et al. 2013). Auch in dieser Studie wurde die Detektionsrate und Falsch-negativ-Rate der SNB bei Patientinnen untersucht, die unter neoadjuvanter Chemotherapie von einem positiven zu einem negativen Nodalstatus konvertierten. Die Ergebnisse waren vergleichbar mit denen der SENTINA-Studie. Die Falsch-negativ-Rate im Gesamtkollektiv betrug 14,7%. Für Patientinnen mit einem SLN betrug die Falsch-negativ-Rate 31,5% und für Frauen mit 2 entfernten SLN 21,1%. Erst ab 3 detektierten SLN betrug die Falsch-negativ-Rate <10%. Somit sind die Erfolgsraten für die SLNB für Patientinnen nach einer Systemtherapie im Vergleich zu primär operierten Patientinnen deutlich ungünstiger, wenn vor der Behandlung positive Lymphknoten vorgelegen haben.

Zum aktuellen Zeitpunkt wird man die Veröffentlichung weiterer Ergebnisse und methodischer Details der beiden Studien abwarten müssen, ehe eine definitive Schlussfolgerung gezogen werden kann. Dennoch: Ehe die Sicherheit des axillaren Stagings mittels SLNB nach neoadjuvanter Chemotherapie zweifelsfrei gezeigt werden kann, sollte die SLNB nach primär systemischer Therapie nicht routinemäßig eingesetzt werden.

Zusammenfassung

Zur Verbesserung der Lebensqualität von onkologischen Patientinnen ist die frühzeitige, zunächst konservative Therapie eines Lymphödems ein wesentlicher Faktor. Gerade für das Mammakarzinom scheint es durch eine immer individueller werdende Therapie möglich, ausgedehnte Operationen in der Axilla oder eine Radiatio auf ein Hochrisikokollektiv zu beschränken und daher das Risiko eines

Lymphödems für die einzelne Patientin zu minimieren. Nach neoadjuvanter Chemotherapie weist die Sentinel-Lymphonodektomie eine hohe Falsch-negativ-Rate auf, weshalb sie derzeit nicht außerhalb von Studien als Routineverfahren empfohlen wird.

Literatur

Armer JM, Radina ME, Porock D et al. (2003) Predicting breast cancer-related lymphedema using self-reported symptoms. Nurs Res 52: 370–379

Boughey JC, Suman VJ, Mittendorf EA et al. (2013) Sentinel lymph node surgery after neoadjuvant chemotherapy in patients with node-positive breast cancer: the ACOSOG Z1071 (Alliance) clinical trial. JAMA 310: 1455–1461

Concensus Document of the International Society of Lymphology (2009) The diagnosis and treatment of peripheral lymphedema. Lymphology 42: 51–60

Consensus Document of the International Society of Lymphology (2013) The diagnosis and treatment of peripheral lymphedema. Lymphology 46: 1–11

Ellis S (2006) Structure and function of the lymphatic system: an overview. Br J Community Nurs 11: 4–6

Gartner R, Jensen MB, Kronborg L et al. (2010) Self-reported arm-lymphedema and functional impairment after breast cancer treatment–a nationwide study of prevalence and associated factors. Breast 19: 506–515

Giuliano AE, Hunt KK, Ballman KV et al. (2011) Axillary dissection vs no axillary dissection in women with invasive breast cancer and sentinel node metastasis: a randomized clinical trial. JAMA 305: 569–575

Hayes S, Cornish B, Newman B (2005) Comparison of methods to diagnose lymphoedema among breast cancer survivors: 6-month follow-up. Breast Cancer Res Treat 89: 221–226

Kuehn T, Bauerfeind I, Fehm T et al. (2013) Sentinel-lymph-node biopsy in patients with breast cancer before and after neoadjuvant chemotherapy (SENTINA): a prospective, multicentre cohort study. Lancet 14: 609–618

Rockson SG, Miller LT, Senie R et al. (1998) American Cancer Society Lymphedema Workshop. Workgroup III: Diagnosis and management of lymphedema. Cancer 83: 2882–2885

Rockson SG (2010) Causes and consequences of lymphatic disease. Ann N Y Acad Sci 1207 Suppl 1:E2–6, 2010

Rutgers E, Donker M, Straver ME et al. (2013) Radiotherapy or surgery of the axilla after a positive sentinel node in breast cancer patients: Final analysis of the EORTC AMAROS trial (10981/22023). J Clin Oncol 31:Abstr LBA1001

Thomson DR, Sadideen H, Furniss D (2013) Wound drainage after axillary dissection for carcinoma of the breast. Cochrane Database Syst Rev 10:CD006823

Warren AG, Brorson H, Borud LJ et al. (2007) Lymphedema: a comprehensive review. Ann Plast Surg 59: 464–472

Wojcinski S, Nuengsri S, Hillemanns P et al. (2012) Axillary dissection in primary breast cancer: variations of the surgical technique and influence on morbidity. Cancer Manag Res 4: 121–127

Allgemeine supportive Maßnahmen in der gynäkologischen Onkologie

Edgar Petru und Christoph Benedicic

19.1 Subileus, Ileus und Vorgehen in der Terminalphase

Die meisten Patientinnen mit einem in das Cavum peritonei metastasierten Karzinom des Genitale versterben mit dem klinischen Bild eines Ileus. Dies gilt insbesondere für das Ovarial-, Tuben- und Peritonealkarzinom. Dabei besteht ein chronischer Subileus meist über Wochen bis Monate und ein voll ausgeprägter Ileus über mehrere Tage. Während Subileusbeschwerden **vor der Primäroperation** eines Karzinoms der Adnexe häufig als Folge einer neoplastischen Rektum- oder Sigma-Infiltration bestehen, handelt es sich im **terminalen Stadium** mit Peritonealkarzinose meist um einen **Dünndarmileus**.

19.1.1 Subileus

Meist wird anfangs noch eine palliative Chemotherapie eingesetzt, welche bei Chemosensitivität des Tumors die Subileussymptomatik über einige Monate rückgängig machen oder abschwächen kann. Ergänzend kommen Punktionen bei deutlichem Aszites, die Gabe von **Metamizol** (Novalgin, Novaminsulfon) als antiödematöse Maßnahme, **transdermale Opioide** (Durogesic, Transtec) als Maßnahme gegen die abdominellen Krämpfe, **Kortikosteroide** peroral (Fortecortin), Laxanzien wie Senna-Präparate (Colonorm), Natriumpicosulfat (Guttalax) oder Macrogol (Movicol) und verschiedene **Klysmen** (Clysmol) und vorsichtig Metoclopramid (Paspertin, Primperan) zum Einsatz. Ein Elektrolytausgleich mit Infusion, z. B. bei Hypokaliämie oder Hypomagnesämie, ist in dieser Phase oft hilfreich.

19.1.2 Ileus

Die Symptome eines Subileus verstärken sich zu rezidivierendem Erbrechen, anhaltendem Völle- und Druckgefühl im Oberbauch auch nach kleinsten Mahlzeiten, Bauchkrämpfen, hochgradiger Obstipation bzw. Durchfall, und anhaltendem Meteorismus. Häufig leiden Patientinnen in dieser Phase unter einem **quälenden Hungergefühl.** ◘ Tab. 19.1 zeigt im Überblick, welche klinischen Kriterien für eine konservative bzw. operative Therapie des Ileus herangezogen werden können.

Beim Vorliegen eines Ileus sollte die Entscheidung für oder gegen eine Operation immer vom **gynäkologischen Onkologen** in Kenntnis der Gesamtsituation (Vortherapien, Platinresistenz usw.) erfolgen. Es sollte unbedingt vermieden werden, dass die Patientin in ihrer letzten Lebensphase von einer Untersuchungsstelle zur anderen gebracht und schließlich von einem Allgemeinchirurgen, der sie nur mit dem aktuellen Befund eines Ileus kennen lernt, hinsichtlich weiterem Vorgehen beurteilt wird.

Wird ein konservatives Vorgehen gewählt, sollte auch keine weitere bildgebende Diagnostik, sondern die Konzentration auf eine **effiziente symptomatische Therapie** erfolgen. Diese umfasst Flüssigkeitsrestriktion, die Gabe eines Protonenpumpeninhibitors i. v. [z. B. **Omeprazol** (Losec) 40 mg], 5-HT3-Serotonin-Rezeptor-Antagonisten i. v. [z. B. Ondansetron (Zofran) bis 4-mal 4 mg/Tag], **Metamizol** i. v. (Novalgin, Novaminsulfon bis 6 g/Tag), **Dexamethason** i. v. (20–40 mg Fortecortin) und **Spasmolytika** i. v. bei krampfartigen Schmerzen [z. B. Hyoscin-N-Butylbromid (Buscopan) bis 6-mal 20 mg/Tag]. Subkutan appliziertes **Octreotid** (Sandostatin 3-mal 0,05 mg/Tag bis 2-mal 0,3 mg/Tag) reduziert die Darmsekretion.

Nur selten ist die Platzierung einer Magensonde notwendig. Es sollte schluckweise getrunken werden. Sorgfältige Mundpflege und ein ständiges Anfeuchten der Lippen sind ebenfalls wesentlich. Auf die Bauchdecke aufgebrachte Dunstwickel können evtl. vorübergehende Linderung bewirken.

In der **Terminalphase** haben sich folgende Medikamente als Monotherapie, Zweier- oder Dreierkombination, mittels i. v.-Perfusoren appliziert, bewährt: **Morphin** (z. B. Vendal) 20 mg/50 ml NaCl, Anfangsdosis 1 ml/h (Steigerung um 0,1 ml/15 min) und **Midazolam** (Dormicum) 50 mg/50 ml NaCl, Beginn mit 0,5 ml/h zur Analgosedierung (Steigerung um 0,1 ml/15 min). Diese zwei Medikamente werden je nach Schmerzzustand titriert. Prinzipiell ist die Applikation dieser Medikamente auch s. c. möglich. Ergänzend ist **Metamizol** i. v. (Novalgin, Novaminsulfon 1g/200 ml, bis 6 g/Tag) v. a. bei abdominellen Krämpfen hochwirksam.

Die Patientin hat gerade in der Terminalphase das Recht auf eine effektive Distanzierung und Schmerzausschaltung.

19.2 Maligner Aszites und Pleuraerguss

In vielen Fällen ist nach bzw. unter Ultraschalldarstellung durch die Punktion von ausgeprägtem Aszites am Übergang des mittleren in das laterale Drittel der Verbindungslinie zwischen dem Nabel und der linken Spina iliaca anterior superior eine effektive Palliation, insbesondere auch von Subileusbeschwerden möglich. Eine Immuntherapie mit Catumaxomab intraperitoneal kann die Nachproduktion von Aszites reduzieren (▶ Kap. 8).

Ein Pleuraerguss kann klinisch durch Perkussion, Auskultation und Ultraschall (auch Oberbauchsonographie) festgestellt und v. a. durch ein Thoraxröntgen bestätigt werden. Danach werden bei Ruhedyspnoe eine the-

19

Tab. 19.1 Konservatives versus operatives Vorgehen beim Ileus

	Konservativ	Operativ
Karnofsky-Index	Reduziert	80–100
Vortherapie	Extensiv	Gering
Platinresistenz	Ja	Nein
Ileuslokalisation	Dünndarm	Dickdarm
Metastasenlokalisation im Oberbauch (CT, Ultraschall)	Vorhanden	Nicht vorhanden
Gynäkologischer Befund	Diffuse Peritonealkarzinose	Isoliertes Beckenrezidiv
Geschätzte Lebenserwartung	<1–2 Monate	>1–2 Monate

Tab. 19.2 Am häufigsten verwendete niedermolekulare Heparine bei Tumorpatienten mit Thromboembolie

	Initial für 5–10 Tage	Ab 2. Woche bis Ende 4. Woche	2.–6. Monat
Enoxaparin (Lovenox)	2-mal 1 mg/kg KG/Tag s. c.	1-mal 1,5 mg/kg KG/Tag s. c.	Studiendaten bis 3 Monate existieren
Dalteparin (Fragmin)	2-mal 100 I.E./kg[a] KG/Tag s. c.	1-mal 200 I.E./kg KG/Tag s. c. (max. Dosis 18.000 I.E./Tag)	1-mal 150 I.E./kg KG/Tag s. c.

[a] Alternativ 1-mal 200 I.E./kg KG/Tag; max. Einzeldosis 18.000 I.E./Tag.

rapeutische Punktion bzw. bei günstiger Prognose (keine andere Metastasenlokalisation) evtl. auch eine dauerhafte medikamentöse Verklebung der Pleurablätter (**Pleurodese**) vorgenommen. Dieser Vorgang erfolgt stationär über mehrere Tage unter Thoraxsaugdränage oder Pleuroskopie.

19.3 Thromboembolien

Postoperativ sollten Patientinnen mit Genitalkarzinom prophylaktisch eine Antikoagulation für 4 Wochen erhalten. Dadurch reduziert sich die Thromboembolierate entscheidend (Lee et al. 2004).

Zeichen einer **Pulmonalarterienembolie** (PAE) sind v. a. plötzliche Atemnot, Tachykardie und evtl. Hämoptoe. Ergänzend sollte eine sorgfältige Inspektion und Palpation der unteren Extremitäten zum Ausschluss bzw. zur Bestätigung einer Bein- bzw. Beckenvenenthrombose erfolgen. Als Akutdiagnostik sollte D-Dimer (falls negativ, ist eine PAE auszuschließen; falls positiv, Pulmonalembolie möglich) bestimmt sowie eine arterielle Blutgasanalyse (Abfall von O_2 und CO_2) durchgeführt werden. Im EKG zeigt sich typischerweise eine tachykarde Flimmerarrhythmie, ein p pulmonale, ein Rechtsschenkelblock sowie SI QIII. In der Echokardiographie zeigt sich evtl. eine Rechtsherzdilatation.

Bei Verdacht auf eine **Pulmonalarterienembolie** sollten ein Spiral-CT oder eine Perfusionsszintigraphie der Lungen erfolgen. Bei Verdacht auf **tiefe Bein- bzw. Beckenvenenthrombose** sollte eine Dopplersonographie (evtl. Phlebographie) der unteren Extremität durchgeführt werden.

Nach Diagnosestellung werden als **Therapie** ein Kompressionsverband der unteren Extremitäten und initial die Gabe von höher dosiertem niedermolekularem Heparin (Tab. 19.2) angeschlossen. Meist wird die Thrombosetherapie nach 5–10 Tagen nach klinischer Kontrolle bzw. Kontrolle der Dopplersonographie mit reduzierter Dosis eines niedermolekularen Heparins über weitere 6 Monate fortgesetzt. Die über insgesamt 6 Monate verabreichte Gabe von Dalteparin hat gegenüber der Vergleichstherapie mit Warfarin [Marcoumar mit einer Ziel-INR (= International Normalized Ratio) von 2,5] in einer Studie von Lee et al. (2004) zu einer klinisch relevanten Reduktion von Re-Thrombosen bzw. Re-Embolien geführt (9 vs. 17%). Das Risiko für Blutungen ist dabei für die Therapie mit niedermolekularem Heparin nicht erhöht.

19.4 Lebensbedrohliche vaginale Blutung

Sie wird zunächst notfallmäßig durch vaginale Applikation von **Streifentamponaden**, die mit einem Hämostyptikum angereichert sind, versorgt. Je nach prognostischer

Gesamtsituation ist auch eine Gabe von Erythrozytenkonzentraten nötig. Wenn die Blutung durch die Lokaltherapie nicht zum Stillstand kommt, können nach vorhergehender Punktion der A. femoralis einer Seite und Arteriographie der Beckenarterien die (Haupt-) Blutungsquelle identifiziert und die ventralen Äste der A. iliaca interna selektiv mittels Embolisaten wie Polyvinylalkohol, Silikonpartikeln oder Gelatine verschlossen werden (**Beckenarterienembolisation**). Alternativ kommen auch eine Laparotomie und **Ligatur der Aa. iliacae internae** beidseits infrage.

Bei leichteren vaginalen Dauerblutungen ist die hämostyptische Bestrahlung (Brachytherapie) während mehreren Tagen (nur wenige Minuten täglich) indiziert. In der Palliativsituation mit rezidivierenden vaginalen Blutungen hat sich die Therapie mit dem Hämostyptikum **Tranexamsäure** (Cyclocapron 3-mal bis 3-mal 2) bzw. die perorale Gabe von **Vitamin-K**-Mischmizellenlösung (Konakion) in der Dosierung 1- bis 4-mal 10 mg/Tag bewährt. Alternativ ist auch eine Vitamin-K-Infusion (10 mg Konakion ad 200 ml NaCl 0,9%) möglich.

19.5 Bisphosphonate oder Denosumab bei Knochenmetastasen

Sowohl bei osteoplastischen als auch bei osteolytischen Metastasen sind den Knochenabbau hemmende Medikamente zur Reduktion der metastasenbedingten Morbidität des Skelettsystems indiziert. Heute stehen 2 Therapieformen im Vordergrund:

- Zoledronat (Zometa) 4 mg in 500 ml NaCl i. v. über 15 min alle 3–4 Wochen
- Denosumab (Xgeva) 120 mg s. c. 1-mal/Monat

Während einer Zoledronattherapie sind regelmäßige Kontrollen des Serumkreatininwerts indiziert. Bei Denosumab, einem monoklonalen Antikörper gegen den Ligand des Rezeptoraktivators des »nuclear factor kappa«, ist dies nicht notwendig.

Nebenwirkungen der Bisphosphonate und von Denosumab umfassen v. a. Gliederschmerzen und Fieber. Diese Akutreaktionen sind bei Denosumab deutlich seltener. Dennoch sollte in beiden Fällen Paracetamol prophylaktisch verschrieben werden. Bei Denosumab-Therapie ist die tägliche Gabe von VitaminD und Kalzium notwendig, um Hypokalzämien vorzubeugen.

Außerdem kommen Osteonekrosen des Kiefers vor.

19.5.1 Osteonekrose des Kiefers

Sie tritt häufiger im Unter- und seltener im Oberkiefer bei ca. 5% aller Patienten v. a. während bzw. nach Lang-

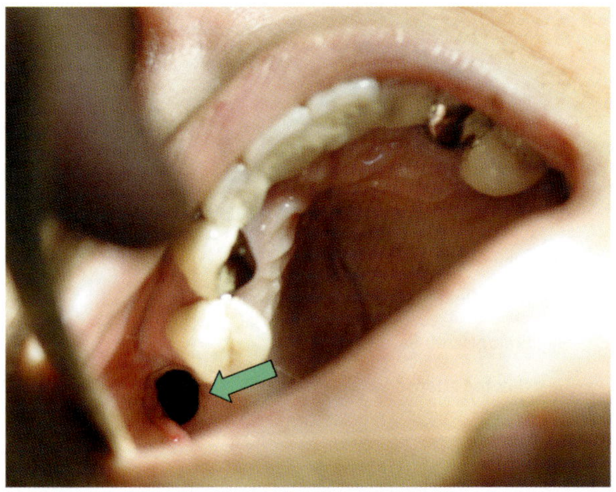

Abb. 19.1 Osteonekrose des rechten Oberkiefers nach 3 Jahren einer monatlichen i. v.-Zoledronattherapie bei einer 38-jährigen Patientin mit metastasiertem Mammakarzinom

zeittherapien mit i. v.-Bisphosphonaten auf (Abb. 19.1). Folgende **prädisponierende Faktoren** tragen dazu bei:

- Rezente ausgedehnte zahn- und kieferchirurgische Eingriffe
- Lange Dauer einer monatlichen i. v.-Bisphosphonattherapie oder Denosumabtherapie wegen Knochenmetastasen, typischerweise 30–40 Monate
- Hochdosierte monatliche Bisphosphonatgabe (insbesondere mit Zoledronat, Pamidronat) bzw. Denosumabgabe
- Multiples Myelom, Mamma- oder Prostatakarzinom als Grunderkrankungen
- Infektionen (Actinomyces)
- Vaskuläre Vorschädigungen (Diabetes, höheres Lebensalter)
- Nikotin- und Alkoholkonsum
- Kortikoidtherapie

Vor Beginn einer knochenprotektiven Therapie mit Denosumab bzw. Bisphosphonaten und auch bei **Verdachtsdiagnose** wird eine zahnärztliche Untersuchung samt Panoramaröntgenaufnahme des Kiefers empfohlen. Klinisch typisch sind Schwellungen und **Schmerzen** im Kieferbereich mit freiliegenden nekrotischen Knochenarealen bzw. Sequestern und Zeichen einer »chronischen, oft purulenten Entzündung« des Knochens ohne Spontanheilungstendenz. **Foetor ex ore** und das Hängenbleiben von Nahrungsresten bzw. deren Aspiration über die Kieferhöhle mit Superinfektionen sind mögliche Begleiterscheinungen. Soziale Isolation kann die Folge sein.

Die **Stadien** der Osteonekrose werden wie folgt eingeteilt:

- Stadium I: freiliegender Knochen ohne Infektion

- Stadium II: freiliegender Knochen mit Superinfektion, Schmerzen
- Stadium III: freiliegender Knochen, Schmerzen, Infektion und pathologische Frakturen **oder** extraorale Fistel **oder** großflächige Osteolysen

Als **Therapie** kommen infrage:
- Möglichst konservative Lokaltherapie insbesondere bei Parodontopathien, möglichst schonende, aber vollständige Entfernung des nekrotischen Kieferknochens mit Histologiegewinnung zum Metastasenausschluss
- Soft-Lasertherapie
- Orale antiseptische Mundspülungen (z. B. mit Chlorhexidin)
- Schmerztherapie
- Eventuell (!) plastische Deckung unter spannungsfreier Mobilisierung von ausreichend viel Weichgewebe oder – falls erforderlich – Lappenplastik
- Postoperativ mechanische Schonung des Operationsgebietes (flüssige bzw. passierte Kost)
- Antibiogramm; meist Amoxicillin + Clavulansäure 2-mal 1 g über mindestens 10–14 Tage, um die häufig nachweisbare Actinomycesinfektion zu bekämpfen, bei Penicillinallergie Clindamycin 4-mal 300–600 mg/Tag
- Meist Absetzen des vorher verwendeten i. v.-Bisphosphonats bzw. von Denosumab, obwohl aufgrund der langen Verweildauer im Knochen (Halbwertszeit von vielen Jahren) dafür kein wissenschaftlicher Beleg existiert

Die **Prognose** bestehender Osteonekroseherde ist generell aufgrund schlechter Heilungstendenz ungünstig. In <25% kommt es zu Remissionen. Als **Prophylaxe (!)** der Osteonekrose des Kiefers werden empfohlen:
- **Vor** (i. v.-) Bisphosphonat/Denosumabgabe Information des Zahnarztes. Durchführung eines Panoramaröntgens und Sanierung entzündlicher Prozesse der Zähne bzw. des Kiefers, u. a. durch Entfernung beherdeter Zähne
- Kontrolle des korrekten Sitzes der Zahnprothese bzw. von Zahnimplantaten auf etwaige Druckstellen
- Intensivierung der Mundhygiene während Bisphosphonat/Denosumabtherapie
- Halbjährliche zahnärztliche Kontrollen während i. v.-Bisphosphonat/Denosumabtherapie

19.6 Tumorinduzierte Hyperkalzämie

Sie wird meist aufgrund einer paraneoplastischen ektopen Sekretion von **parathormonverwandten Proteinen** bzw. viel seltener aufgrund der Osteolyse bei Knochenmetastasen beobachtet. Die klinischen **Symptome** umfassen Müdigkeit, Lethargie, Muskelschwäche, Verwirrtheit, Desorientiertheit, Krämpfe, Koma, Arrhythmie, Übelkeit, Erbrechen, Obstipation, Polyurie, Polydipsie, Exsikkose und Obstipation. Die **Therapie** umfasst:
- Rehydratation(!) mit 2–5 l 0,9%igen NaCl-Infusionen/24 h
- Forcierte Diurese (Furosemid, Lasix, 40–80 mg alle 4 h) nur nach Restitution des Zirkulationsvolumens
- Kaliumsubstitution nach Bedarf (KCl ad infusionem)
- Bisphosphonate (s. oben) i. v. (Zoledronat 4 mg/Tag i. v.; Ibandronat 2–6 mg/Tag i. v., Denosumab 120 mg s. c.) in Abhängigkeit vom Kalziumwert
- Kalzitonin (Parathormonantagonist) i. v. (2–8 E/kg alle 6 h) in einer NaCl-Infusion über 6 h, bei lebensbedrohlicher Hyperkalzämie während 3–4 Tagen
- Kortikosteroide
- Effektive tumorspezifische Therapie (Chemotherapie usw.)
- Bei zunehmendem Nierenversagen, je nach onkologischer Prognose, evtl. Hämodialyse

Im Allgemeinen dauert es 4–7 Tage, bis erhöhte Kalziumspiegel wieder in den Normbereich zurückkehren, wobei die Dauer der Hyperkalzämie vom initialen Kalziumwert abhängig ist.

19.7 Chronische Diarrhö

Als Folge ausgedehnter Darmresektionen, einer **Radiotherapie** des Beckens bzw. Abdomen oder als Folge der Anlage eines **Ileostomas** bei Ausschaltung der Resorption des Dickdarms tritt oft eine chronische Diarrhö mit flüssigen Stühlen und großem Flüssigkeitsverlust auf. Klinisch handelt es sich um ein **Kurzdarmsyndrom**. Hier ist **Loperamid** das Mittel der ersten Wahl. Die Initialdosierung beträgt 4 mg, gefolgt von 2 mg typischerweise alle 4–8 Stunden per os. Auch die **Tinctura opii** (z. B. 3-mal tgl. 10–15 Tropfen ist selbst bei therapieresistenten Diarrhöen zu empfehlen. Auch die retardierte Form von **Octreotid** kann in diesem Fall eingesetzt werden.

19.8 Fisteln im Genitalbereich

Bei gynäkologischen Patientinnen sind insbesondere folgende Fisteln möglich:
- Vesikovaginalfistel
- Rektovaginalfistel,
- Ureterovaginalfistel,
- Bauchdecken-Darm-Fistel.

Sie können als **postoperative Komplikation** auftreten. Bei diesen Formen ist eine **operative Therapie** meist möglich. Bei Darmfisteln ist meist ein vorübergehendes Stoma (Kolostoma oder Ileostoma) notwendig.

Handelt es sich um **tumorbedingte** (Rezidiv) oder **radiogene Fistelbildungen**, die am Darm typischerweise nach 5–10 Jahren und bei der Harnblase nach 10–15 Jahren auftreten, ist eine kausale operative Therapie nicht möglich. In diesen Fällen ist eine **Nephrostomie beidseits** zur Harnableitung, ein Darmstoma und in hochselektieren Fällen eine **palliative Exenteration** indiziert. Die letzteren Maßnahmen sind definitive Therapien.

Zusammenfassung

Subileusbeschwerden werden symptomatisch mit Metamizol als antiödematöse Maßnahme, transdermalen Opioide gegen die abdominellen Krämpfe, Kortikosteroiden peroral, und milden Laxantien wie Macrogol bekämpft. Beim Vorliegen eines Ileus sollte die Entscheidung für oder gegen eine Operation immer vom gynäkologischen Onkologen in Kenntnis der Gesamtsituation (Vortherapien, Platinresistenz usw.) erfolgen. Es sollte unbedingt vermieden werden, dass die Patientin in ihrer letzten Lebensphase von einer Untersuchungsstelle zur anderen gebracht und schließlich von einem Allgemeinchirurgen, der sie nur mit dem aktuellen Befund eines Ileus kennen lernt, hinsichtlich weiterem Vorgehen beurteilt wird. Bei Verdacht auf eine Pulmonalarterienembolie sollten ein Spiral-CT oder eine Perfusionsszintigraphie der Lungen erfolgen. Bei Verdacht auf tiefe Beinvenenthrombosetiefe Bein- bzw. tiefe Beckenvenenthrombose sollte eine Dopplersonographie (evtl. Phlebographie) der unteren Extremität durchgeführt werden.

Bei Thromboembolie ist bei der onkologischen Patientin eine Thrombosetherapie während insgesamt 6 Monate indiziert.

Bisphosphonate oder der Antikörper gegen den RANK-Ligand, Denosumab, sind zur Reduktion der metastasenbedingten Morbidität des Skelettsystems indiziert. Die Osteonekrose des Kiefers ist ein typische Nebenwirkung dieser Präparate und tritt etwa bei 3% der Patientinnen mit monatlicher Dauertherapie auf.

Die Hyperkalzämie wird meist aufgrund einer paraneoplastischen ektopen Sekretion von parathormonverwandten Proteinen bzw. seltener aufgrund der Osteolyse bei Knochenmetastasen beobachtet.

Als Folge ausgedehnter Darmresektionen, einer Radiotherapie des Beckens bzw. Abdomen oder als Folge der Anlage eines Ileostomas bei Ausschaltung der Resorption des Dickdarms tritt oft eine chronische Diarrhoe mit flüssigen Stühlen und grossem Flüssigkeitsverlust auf. Klinisch handelt es sich um ein Kurzdarmsyndrom. Hier ist Loperamid das Mittel der ersten Wahl. Fisteln des Genitale können als postoperative Komplikation auftreten. Bei diesen Formen ist eine operative Therapie meist möglich. Bei Tumor-bedingten oder radiogenen Fistelbildungen ist eine kausale operative Therapie nicht möglich. In diesen Fällen ist eine Nephrostomie beidseits oder ein Darmstoma indiziert.

Literatur

Body J, Diel I, Lichtinser M et al. (2003) Intravenous ibandronate reduces the incidence of skeletal complications in patients with breast cancer and bone metastases. Ann Oncol 14: 1399–1405

Lee A, Levine M, Baker R (2004) Low-molecular-weight heparin versus a coumarin for the prevention of recurrent venous thromboembolism in patients with cancer. N Engl J Med 349: 146–153

Major P, Lortholary A, Hon J et al. (2001) Zoledronic acid is superior to pamidronate in the treatment of hypercalcemia of malignancy: a pooled analysis of two randomized, controlled clinical trials. J Clin Oncol 19: 558–567

Stopeck A, Lipton A, Body J et al. (2010) Denosumab compared with zoledronic acid for the treatment of bone metastases in patients with advanced breast cancer: A randomized, double-blind study. J Clin Oncol 28: 5132–5139

Medikamentöse Schmerztherapie

Alexander Reinthaller

20.1 Einleitung

Patienten, die an einer fortgeschrittenen Tumorerkrankung leiden, haben sehr häufig Schmerzen, und diese Schmerzen sind eines jener Symptome, die die Lebensqualität erheblich beeinträchtigen. Ungefähr **70–90%** der Tumorpatienten leiden während des Krankheitsverlaufs dauernd oder phasenweise unter therapiebedürftigen Schmerzen. Bei den therapeutischen Möglichkeiten muss zwischen einer **Kausaltherapie** (Operation, Chemo-, Strahlen-, Hormontherapie) und einer symptomatischen medikamentösen Therapie unterschieden werden. Zusätzlich können auch noch **lokale Therapieverfahren** wie Nervenblockaden, Neurostimulation, physikalische und Psychotherapie zum Einsatz kommen. Welche Therapiemodalität in erster Linie angewendet wird, hängt im Wesentlichen vom Krankheitsstadium, der Tumorlokalisation und Tumorausbreitung ab. **Schmerzen** bei Tumorpatienten sind in ca. **80% tumorbedingt** und nur in 20% therapie- oder nicht tumorbedingt. Allerdings sollte, auch wenn eine kausale Therapie möglich ist, immer parallel mit einer symptomatischen medikamentösen Schmerzbehandlung begonnen werden.

Im Jahr 1986 veröffentlichte die Weltgesundheitsorganisation (WHO 1986) Leitlinen zur Tumorschmerztherapie. Eine zweite, durch eine Expertengruppe revidierte Auflage wurde von der WHO 1996 publiziert. Die Publikation des **WHO-Stufenschemas** zur analgetischen Therapie stellt nicht nur eines der ersten, sondern noch immer eines der wenigen Beispiele für den Einsatz von Leitlinien in der Schmerztherapie dar. Mittlerweile konnten die Effektivität und Praktikabilität dieser Leitlinien in mehreren kontrollierten Studien nachgewiesen werden (Schug et al. 1990; Grond et al. 1991; Zech 1995).

Es existieren nur wenige aussagekräftige Studien über die Einhaltung des WHO-Stufenplans in der Praxis. Die Auswertungen zweier **Ärztebefragungen** im Rahmen von Anwendungsbeobachtungen ergaben in Deutschland eine große Diskrepanz zwischen der Kenntnis des WHO-Stufenschemas und dessen Anwendung (Radbruch 1999; Sabatowski 2001). In einer Untersuchung an der Universitätsklinik für Anästhesie in Wien zeigte sich nach **Objektivierung des Schmerzausmaßes** – in Relation zur eingesetzten Therapie mittels **»Pain Management Index«** (PMI) – dass 39% der teilnehmenden Tumorpatienten untertherapiert waren und 38% der Therapien nicht den Leitlinien entsprachen. Durch exakte Einhaltung des WHO-Stufenplans konnte bei 72% der Patienten eine signifikante Verbesserung der Schmerzsymptomatik erzielt werden (Felleiter 2005).

20.2 Schmerzarten

Schmerz ist eine unangenehme sensorische und gefühlsmäßige Erfahrung, die mit akuter oder potenzieller Gewebeschädigung einhergeht oder in Form solcher Schädigungen beschrieben wird.

Schmerzen können bei Krebspatienten sowohl in akuter als auch in chronischer Form auftreten. Da Schmerzen subjektiv sind, empfahl die Krankenschwester und Pflegeberaterin Margo McCaffery schon 1968 für Schmerzpatienten folgende Definition für die Verwendung in der klinischen Praxis: »Schmerz ist das, was der Betroffene über die **Schmerzen** mitteilt; sie **sind vorhanden, wenn der Patient mit Schmerzen sagt, dass er sie hat.**«

Grundsätzlich unterscheidet man Schmerzen, die durch den Tumor selbst bedingt sind (60–80%), von Schmerzen, die durch die Tumortherapie hervorgerufen werden können (15–20%). Daneben können auch Schmerzen auftreten, die nicht auf den Tumor oder die Therapie zurückzuführen sind, sog. tumorassoziierte Schmerzen (ca.10%) oder gänzlich tumorunabhängige Schmerzen (3–10%).

Tumorbedingte Schmerzzustände sind im Wesentlichen durch **Ödembildung und Kompression** mit folgender Durchblutungsstörung, Infiltration, Ulzeration und Perforation bedingt. Die Einteilung der Schmerzen nach ihrer Ätiologie ist wichtig für eine korrekte Diagnose und somit auch für die Schmerzbehandlung im Konkreten.

20.2.1 Akuter Schmerz

Der akute Schmerz wird durch ein eng umschriebenes, definiertes Ereignis ausgelöst und ist von vorübergehender Natur. Er funktioniert im Sinn eines **Warn- und Alarmzeichens**. Wird die Ursache des akuten Schmerzes gezielt behandelt, verschwindet der Schmerz normalerweise.

20.2.2 Chronischer Schmerz

Der chronische Schmerz beginnt meist schleichend, ohne dass sich der Patient genau an das erste Symptom erinnern kann. Definitionsgemäß (International Association for the Study of Pain) spricht man von chronischen Schmerzen, wenn diese mindestens 3 Monate andauern. Man findet jedoch in der Literatur auch widersprüchliche Meinungen darüber, wie lange Schmerzen bestehen müssen, bevor man sie als chronisch bezeichnet. Der chronische Schmerz:

- hört nicht von alleine auf
- erfüllt nicht mehr die notwendige Alarmfunktion wie der akute Schmerz

- führt nicht nur zu einer Einschränkung der Körperfunktionen und der Leistungsfähigkeit, sondern bei ungenügender Behandlung auch zu einer Veränderung der Persönlichkeit und des psychosozialen Verhaltens
- beeinflusst seine Umwelt

Daraus resultiert, dass der chronische Schmerz **nicht nur somatisch**, sondern auch **psychologisch und pflegerisch behandelt** werden kann und muss. Tumorschmerz hat meist chronischen Charakter.

20.2.3 Somatogener Schmerz

Der somatogene Schmerz entsteht durch **Aktivierung freier Nervenendigungen der Nozizeptoren** in Knochen, Muskeln und Gelenken. Schmerzen bei Knochenmetastasen entstehen z. B. meist durch Sensibilisierung und Aktivierung von Nozirezeptoren durch endogene algetische Mediatoren wie Bradykinin, Serotonin und Prostaglandin. Er ist meist gut lokalisiert, bewegungsunabhängig, konstant und wird als dumpf, stechend und/oder bohrend beschrieben. Er ist der am häufigsten auftretende Schmerz bei Krebspatienten, z. B. bei Knochenmetastasen. Somatogene Schmerzen sind durch Analgetika gut beeinflussbar.

20.2.4 Viszeraler Schmerz

Der viszerale Schmerz ist ebenfalls durch die Aktivierung von **Nozirezeptoren** bedingt. Er entsteht durch **Infiltration, Kompression oder Dehnung** von thorakalen oder abdominalen Organen, aber auch durch **Schleimhautulzerationen**. Dieser Schmerz ist meist schlecht lokalisierbar und wird als pulsierend und gelegentlich krampfartig beschrieben. Manchmal wird der Viszeralschmerz nicht an seinem Entstehungsort, sondern an einem anderen Körperteil empfunden (Projektionsschmerz). Dies ist z. B. beim Pankreaskarzinom, ausstrahlend in Richtung Wirbelsäule, der Fall. Viszerale Schmerzen sind durch Analgetika ebenfalls gut beeinflussbar.

20.2.5 Neuropathischer Schmerz

Der neuropathische Schmerz (Deafferenzierungsschmerz) entsteht durch Schädigungen des zentralen und/oder peripheren Nervensystems. Häufigste Ursachen für diese Schmerzart sind Tumorkompression oder -infiltration, aber auch therapiebedingte Schädigungen durch Operation oder Strahlentherapie. Er ist gekennzeichnet durch eine **brennende, stechende oder elektrisierende,** manchmal auch einschießende Schmerzqualität, oftmals kombiniert mit Sensibilitätsstörungen in seinem Ausbreitungsgebiet. Die Schmerzen können auch peripher in das Versorgungsgebiet der betroffenen Nerven ausstrahlen (Schmerzprojektion).

20.3 Bewertung und Objektivierung von Schmerzen und Schmerztherapie

Die Schmerzempfindlichkeit ist von Mensch zu Mensch sehr unterschiedlich. Manche Patienten haben eine recht hohe, andere wiederum eine sehr niedrige Schmerzschwelle. Beurteilungen von außen führen häufig zu einer Unterschätzung der Schmerzintensität. Deshalb ist der Schmerz, der behandelt werden muss, jener **Schmerz, den der Patient angibt**. Eine gute Möglichkeit der subjektiven Schmerzschätzung ist die **visuelle Analogskala**. Der Patient schätzt den Schmerz auf einer Skala von null bis zehn und notiert Uhrzeit und Schmerzintensität. »Null« bedeutet kein Schmerz, »zehn« bedeutet unerträglicher Schmerz.

Im **Schmerzprotokoll** werden dann für den Tag mehrfach die Schmerzintensität und der jeweilige Zeitpunkt der Medikamenteneinnahme eingetragen. Es ist auch sinnvoll, Ereignisse zu notieren, die die Tumorschmerzen verstärken oder abschwächen. So bekommen Patient und Arzt einen Überblick über das Ausmaß der Schmerzen und können prüfen, wie die Schmerztherapie weiter verbessert werden kann.

In der Folge sollte dann die Effektivität der eingeleiteten Schmerztherapie beurteilt werden. Dafür eignen sich Bewertungssysteme wie der »Pain Management Index« (PMI) in der folgenden Übersicht.

Pain Management Index (PMI)

- Schmerzfrei = 0 Punkte
- VAS 1–4 = 1 Punkt
- VAS 5–6 = 2 Punkte
- VAS 7–10 = 3 Punkte
- Keine Medikation = 0 Punkte
- WHO-Stufe 1 = 1 Punkt
- WHO-Stufe 2 = 2 Punkte
- WHO-Stufe 3 = 3 Punkte

PMI = Punkte Medikation minus Punkte VAS (visuelle Analogskala)

Der PMI gibt die Differenz zwischen der analgetischen Therapie nach dem Stufenschema der WHO und der Schmerzintensität in 4 Stufen an. Negative Werte werden als Zeichen der Unterversorgung im Bereich der medikamentösen Schmerztherapie interpretiert.

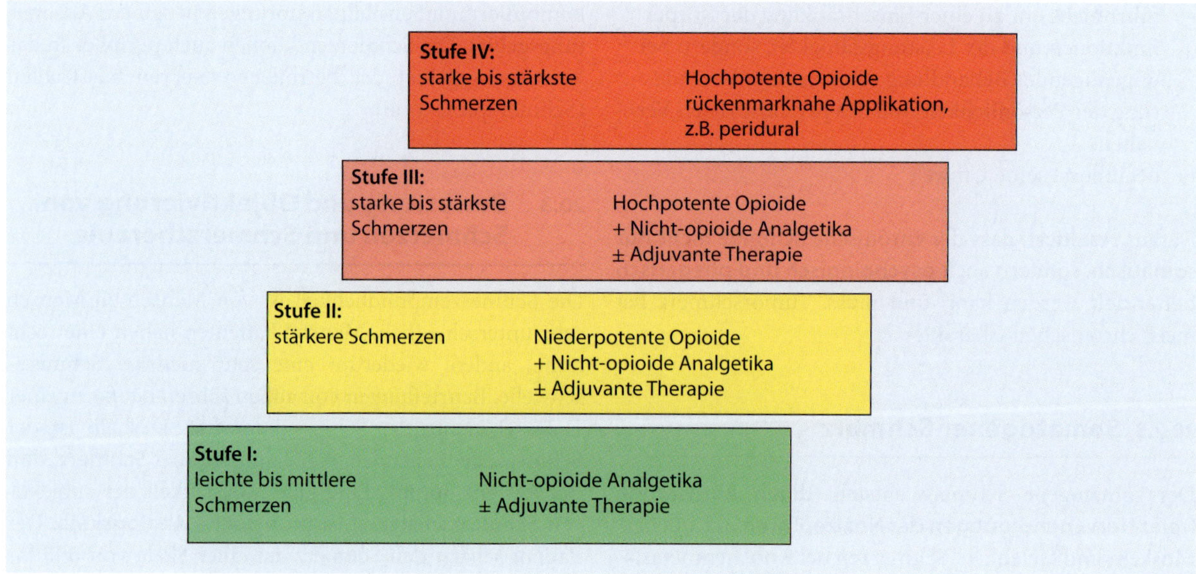

Abb. 20.1 WHO-Stufenplan der Tumorschmerztherapie

Ein von Radbruch et al. (1999) entwickeltes Bewertungsschema – später als WHO-Index bezeichnet – erweiterte die Beurteilungskriterien um die Applikationsart, die Applikationsintervalle und die Verordnung adjuvanter Medikamente.

20.4 Allgemeines zur Schmerztherapie

Zur Behandlung von Tumorschmerzen muss zunächst geklärt werden, ob eine **kausale Behandlung** des Tumors bzw. von Metastasen durch Operation, Strahlentherapie, zytostatische, hormonelle oder zielgerichtete Therapie möglich ist. Gleichzeitig mit der einsetzenden Schmerzdiagnostik sollte aber auch mit einer medikamentösen Therapie begonnen werden.

Starke **chronische Tumorschmerzen** führen **nicht** zu einer **»Gewöhnung«** an den Schmerz. Ähnlich wie Muskeln durch Belastung trainiert werden und so effektiver arbeiten können, gibt es auch eine Anpassung der schmerzleitenden Strukturen an eine vermehrte Beanspruchung. **Länger anhaltende Schmerzreize** führen zu einem Absenken der Schmerzschwelle, sodass im Extremfall nach längerer Zeit sogar dann Schmerzsignale gesendet werden, wenn die Schmerzursache nicht mehr besteht. Länger bestehende starke Tumorschmerzen können auch den stabilsten und psychisch gesündesten Menschen zermürben, in Dauerstress bringen, den Schlafrhythmus zerstören und depressive Symptome erzeugen. Auch kontakt- und lebensfreudige Menschen kapseln sich bei starken Schmerzen zunehmend ab, ziehen sich zurück und verlieren die Freude am Leben. Deshalb ist es das Ziel jeder Schmerztherapie, schmerzstillende Medikamente so zu dosieren, dass eine gleichmäßige Linderung der Tumorschmerzen erreicht wird. Bevor die Wirkung der Schmerzmedikamente nachzulassen beginnt, muss die nächste Dosis bereits eingenommen werden.

20.5 WHO-Stufenplan zur Schmerztherapie

Das WHO-Stufenschema ist seit mehr als 20 Jahren zur Tumorschmerztherapie in Verwendung. Eindeutige Stärken dieses Schemas sind:

- Gültigkeit für alle Tumorentitäten
- Einfachheit und überschaubare Anwendung
- Betonung des nichtinvasiven Ansatzes, womit die Behandlung ambulant und zu Hause durchführbar ist
- Gabe der Analgetika nach Wirkspiegeln
- Betonung der individuell erforderlichen Dosis
- Entstigmatisierung von Opioiden
- Erfolgsraten von 80–90%

Schwäche des Schemas ist der geringe Evidenzgrad.

In diesem Zusammenhang muss jedoch bedacht werden, dass die Durchführung von randomisierten und kontrollierten Studien bei schwer kranken Schmerzpatienten eine extreme Herausforderung darstellt. Das WHO-Schema gibt keine eindeutige Aussage zu den ca. 10–20% Therapieversagern (Opioid-Nonresponder oder Opioidtoxizität), keine eindeutige Definition der WHO-Stufe IV und ist gekennzeichnet durch die Überbetonung des pharmakologischen Ansatzes (Abb. 20.1).

■ **Tab. 20.1** Nichtopioide Analgetika

Präparat	Handelsname (Beispiele)	Einzeldosis [mg]	Einnahme-Intervall [h]	Maximaldosis [mg/Tag]
Diclofenac retard	Voltaren retard	100	8–12	300
Ibuprofen	Avallone Ibuprofen Genericon	400	6–8	2400
Celecoxib	Celebrex	100–200	12	400
Parecoxib	Bextra	10–20	24	20
Paracetamol	Mexalen Ben-u-ron	500–1000	6–8	6000
Metamizol	Novalgin Novaminsulfon	400–600	6–8	2400

■ **Tab. 20.2** Klinische Wirkung nichtopioider Analgetika

Wirkung	Analgetisch	Antiphlogistisch	Spasmolytisch	Antipyretisch
Nichtsteroidale Antirheumatika (NSAR) (Diclofenac, Naproxen, Ibuprofen, Celecoxib)	+	+	–	+
Anilinderivate (Paracetamol)	+	–	–	+
Nichtsaure Pyrazole (Metamizol)	+H	–	+	+

20.5.1 Allgemeine Regeln für die Anwendung des WHO-Stufenplans

Folgende allgemeine Regeln sollten bei der medikamentösen Schmerzbehandlung von Tumorpatienten beachtet werden:

- Genaue Schmerzanamnese, Lokalisation und Art des Schmerzes, Bestimmung der Schmerzintensität mittels visueller Analogskala
- Orale oder transdermale Verabreichung der ausgewählten Medikation, andere Verabreichungsformen nur bei entsprechender Indikation
- Fixe Dosierungsintervalle nach Wirkungsdauer mit Uhrzeitangabe (nicht z. B. bei Bedarf oder 1–3 Kaps./Tag)
- Verwendung von Monopräparaten, sinnvolle Kombinationen dieser, z. B. mit Koanalgetika
- Retardpräparate sind zu bevorzugen
- Opioide gegen den Schmerz titrieren, Dosisanpassung des Opioids in 30%-Schritten
- Zusatzmedikation bei Durchbruchschmerzen mit ca. 20–30% der regulären Opioid-Tagesdosis unretardiert beginnen
- Notwendige wirksame Dosis suchen
- Nebenwirkungen (v. a. Übelkeit, Obstipation) vorbeugend behandeln
- Einsatz von adjuvanten Therapien, insbesondere bei neuropathischem Schmerz
- Nachkontrolle und Überprüfung der Therapieeffektivität und -verträglichkeit innerhalb weniger Tage nach Behandlungsbeginn
- Regelmäßige Kontrolluntersuchungen, ggf. Dosisanpassung, Verwendung des »Pain-Management Index«

20.6 Nichtopioide Analgetika

Die **nichtopioidhaltigen Analgetika bilden die Basis** nahezu jeder medikamentösen Schmerztherapie (■ Tab. 20.1). In dieser Gruppe wird eine Reihe von Substanzen zusammengefasst, die unterschiedlichen Stoffklassen entstammen. Die Gemeinsamkeit dieser Präparate besteht darin, dass sie **nicht am Opiatrezeptor** angreifen, aber neben ihrem peripheren Wirkmechanismus zusätzlich noch **zentrale Effekte** besitzen (■ Tab. 20.2). Allen Präparaten gemeinsam ist die Tatsache, dass **ab einer bestimmten Dosis** keine Verbesserung der Analgesie zu erzielen ist (**»Ceiling-Effekt«**).

Erhebliche Unterschiede weisen die einzelnen Präparate jedoch hinsichtlich Pharmakokinetik, analgetisch-antiphlogistischer Potenz und der Ausprägung von Nebenwirkungen auf. Die **nichtsteroidalen Antirheumatika** haben vorwiegend gastrointestinale Nebenwirkungen (Ulkusbildung). Die selektiven **Cyclooxygenase-II-Inhibitoren** weisen den Vorteil auf, dass gastrointestinale Komplikationen deutlich seltener auftreten (wie auch bei Paracetamol). Wegen der langen Halbwertszeit werden sie nur 1- bis 2-mal am Tag eingenommen. **Metamizol** ist aufgrund seiner **hohen analgetischen und auch spasmolytischen Potenz** ein wichtiger Vertreter dieser Substanzklasse. Die schwerwiegende Agranulozytose als Nebenwirkung ist ein **sehr seltenes Ereignis** (1:20.000–1:1 Mio.).

20.7 Opioide

Opioide stellen die **wichtigste Medikamentengruppe** in der Tumorschmerztherapie dar. Sie entfalten ihre Wirksamkeit durch Bindung an Opiatrezeptoren vornehmlich im Zentralnervensystem, aber auch in der Körperperipherie. Bei identischem Wirkungsspektrum unterscheiden sich die Opioide in ihrer Affinität zum Opiatrezeptor und damit in ihrer analgetischen Potenz (◘ Tab. 20.3). Für die Klinik hat sich eine Einteilung in **niedrig- und hochpotente Opioide** bewährt. In der Regel lässt sich das Behandlungsergebnis dadurch verbessern, dass zusätzlich zum Opioid ein nichtopioides Analgetikum verordnet wird. Es ist jedoch **sinnlos, verschiedene Opioide** gleicher Wirkdauer oder unterschiedlicher Stärke miteinander zu kombinieren. Die Kombination eines **langwirksamen Opioids** (Retardpräparat) mit einem **kurzwirksamen Opioid,** insbesondere bei **Durchbruchschmerzen und Schmerzspitzen,** ist hingegen sinnvoll.

20.7.1 Niedrigpotente Opioide

Zu den niedrigpotenten Opioiden gehören **Tramadol**, Dihydrocodein und Codein. Tramadol liegt als einziger Vertreter dieser Gruppe in sämtlichen Applikationsformen vor. Wie auch die übrigen schwachen Opioide (Codein, Dihydrocodein) besitzt auch Tramadol eine **Höchstdosis** (600 mg/Tag), die nicht überschritten werden sollte, da dies keine Verbesserung der analgetischen Wirkung mit sich bringt. In diesem Fall muss die Medikation auf hochpotente Opioide umgestellt werden. Die **Wirkungsdauer** von Tramadol beträgt ca. 4 h. Die bevorzugt zu wählende **Retardform** ermöglicht Intervalle von 8–24 h. Bei Schluckstörungen kann Tramadol auch in Tropfenform appliziert werden.

Als häufigste Nebenwirkung werden **Übelkeit und Erbrechen** beobachtet, insbesondere bei zu schneller intravenöser Injektion. Anfänglich ist daher vor Tramadolapplikation die Einnahme von Metoclopramid (Paspertin, Primperan) sinnvoll. Zu beachten ist, dass Retardpräparate ihre Retardwirkung nur bei intakter Darreichungsform entfalten. Sie dürfen daher **nicht** halbiert oder gar zerrieben verabreicht werden (◘ Tab. 20.4).

◘ **Tab. 20.3** Analgetische Potenz der Opioide

Substanz	Analgetische Potenz
Codein	1/10
Dihydrocodein	1/10
Tramadol (Tramal, Tramundin)	1/10
Morphin (Mundidol retard, M-dolor retard, M-beta retard, M-long retard, MST retard, MST-Continus retard, Sevredol)	1
Oxycodon (Oxycontin, Oxygesic, Eukodal)	2
Oxycodon/Naloxon[a] (Targin, Targon)	2
Hydromorphon (Palladon, Dilaudid, Hydal,)	7,5
Buprenorphin (Temgesic)	60
Fentanyl (Transtec)	100

[a] Kombination von Opioidantagonist und -agonist, dadurch Reduktion der Obstipation

20.7.2 Hochpotente Opioide

Ist durch die Kombination nichtopioidhaltiger Analgetika und niedrigpotenter Opioide der Tumorschmerz nicht mehr beherrschbar, kombiniert man in der dritten Stufe des WHO-Stufenplans das Nichtopioidanalgetikum mit einem potenten Opioid (◘ Tab. 20.5). Eine solche Umstellung sollte nicht hinausgezögert werden. Eine klinisch relevante **Atemdepression, Suchterzeugung oder Toleranzentwicklung** stellen bei richtiger Anwendung der gebräuchlichsten Formulierungen (peroral, transdermal) keine ernsthafte Gefährdung des Patienten dar. Bei sorgfältiger Dosierung können potente Opioide lange Zeit ohne Toleranzentwicklung eingesetzt werden. Innerhalb dieser Analgetikagruppe gilt Morphin als Medikament der ersten Wahl. Bei der Umstellung auf ein anderes Opioid ist auf die Äquipotenzdosis zu achten (◘ Tab. 20.6). Die Morphindosis sollte so lange erhöht werden, bis **Schmerzfreiheit** erzielt ist. Bei starken Nebenwirkungen oder im Verlauf geringer Wirksamkeit trotz adäquater Dosiserhöhung ist ggf. ein Opioidwechsel oder eine sog. **»Opioidrotation«** sinnvoll (z. B. Umstellung von Hydromorphon auf Oxycodon oder Morphin).

Die **retardierten Präparate wie Hydromorphon oder Oxycodon** stellen heute den Standard in der Tumorschmerztherapie dar. In der Regel wird bei einer Vorbe-

Tab. 20.4 Niedrigpotente Opioide

Wirkstoff	Handelsnahme (Beispiele)	Einzeldosis mg]	Einnahmeintervall [h]	Maximaldosis [mg/Tag]
Tramadol	Tramal Tramundin	50–100	4–6	600
Tramadol retard	Tramal retard Tramundin retard	100–200	12	600
Tramadol retard	Noax uno	100, 200	24[a]	400
Dihydrocodein	Codidol retard	60–120	8–12	360
Codein	Codipront retard	60	4	360

[a] Abendliche Einnahme empfohlen

Tab. 20.5 Hochpotente Opioide

Wirkstoff	Präparat	Initiale Einzeldosis	Einnahme-intervall [h]	Maximaldo-sis [mg/Tag]
Morphin	Morapid p. o.	10 mg	4	Keine
	Vendal	25 mg	4	
	Mundidol retard p. o. MST Continus	10 mg	12	
	Vendal retard p. o.	10 mg	12	
	Vendal i. v.	20 mg/50 ml NaCl mittels Perfusor	–	Keine
Oxycodon	Oxycontin p. o., Oxygesic	5 mg	4	Keine
	Oxycontin retard p. o.	10 mg	12	
Oxycodon/Naloxon	Targon, Targin p. o.	2-mal 10 bzw. 5 mg	12	Keine
Hydromorphon	Hydal p. o., Palladon	1,3 mg bzw. 2,6 mg	4	Keine
	Hydal retard p. o., Palladon retard	2 mg	12	
	Hydal i. v.	0,5 mg/50 ml NaCl mittels Perfusor	–	
Fentanyl	Durogesic transdermal	25 mcg/h	72	Keine
	Actiq oral-transmukosal als Applikatorstab	200 µg	4	
	Effentora oral-transmukosal als Bukkal-tablette	100 µg bzw. 200 µg	4	
Buprenorphin	Temgesic sublingual	0,2 mg	6–8	4–5
	Transtec TTS transdermal	35 mcg/h	72	

handlung mit 600 mg Tramadol/Tag mit z. B. 2-mal 4 mg Hydromorphon retard begonnen. Zusätzlich sollte bei Bedarf ein kurzwirksames, nicht retardiertes Hydromorphon in Höhe von 1/6 der Gesamttagesdosis verabreicht werden (z. B. Hydromorphon 1,3 mg). Erfolgt diese Anforderung mehr als 3-mal innerhalb von 24 h, sollte die Retarddosis erhöht werden.

Alternativ hat sich, insbesondere bei Problemen mit der oralen Medikation, der **transdermale** Einsatz eines **Fentanyl-TTS-Pflasters** etabliert. Hierbei ist zu beachten, dass stabile Plasmaspiegel nach der ersten Pflasterapplikation erst nach 12–24 h erzielt werden. Deshalb sollte in den **ersten 12 Stunden** weiterhin das zuvor eingenommene Opioid in der gleichen Dosis und in den nächsten 12 h bedarfsorientiert in Form eines **nicht** retardierten Morphins verabreicht werden. Die Pflaster werden alle 72 h gewechselt. Der Applikationsort sollte für den Patienten leicht erreichbar sein (z. B. Brust, Bauch oder Oberschenkel).

Tab. 20.6 Opioidumstellungstabelle

Wirkstoff	Dosis/24 h					
Tramadol p. o.	150	300	600	Ceiling	–	mg
Morphin p. o.	30	60	120	180	240	mg
Hydromorphon p. o.	4	8	16	24	32	mg
Oxycodon p. o.	15	30	60	90	120	mg
Fentanyl TTS	12	25	50	75	100	mcg
Buprenorphin TTS	–	35–52,7	70	105	140	mcg
Morphin i. v.	10	20	40	60	80	mg
Piritramid i. v.	15	30	60	90	120	mg
Tramadol i. v.	100	200	400	600	Ceiling	mg

Bei **kachektischen Patienten** muss das Pflaster manchmal auch alle 48 h gewechselt werden. Wird das TTS-System entfernt, muss mit einer langsamen Abflutung der Fentanylkonzentration über 12–24 h gerechnet werden, da aus dem Depot unter der Haut über diese Zeit hinweg das Medikament noch weiter in den Blutkreislauf abgegeben wird. Die Schmerzbehandlung eines **opioid-naiven Patienten** sollte immer mit der **niedrigsten Pflasterstärke** begonnen werden.

Bei Schluckbeschwerden können zusätzlich zum Pflaster über die Mundschleimhaut resorbierbare Präparate als Rescuemedikation bei Schmerzspitzen verabreicht werden (Fentanyl Lutschtabletten – Actiq 200–1600 mcg). Die Dosis kann im Bedarfsfall nach oben bis zur Schmerzfreiheit titriert werden. Auch der Partialantagonist **Buprenorphin** ist als transdermales System (Transtec TTS) verfügbar. Als Rescuemedikation bei Schmerzspitzen muss hier orales Buprenorphin (Temgesic Sublingualtabletten 0,2 mg und 0,4 mg) verwendet werden.

20.8 Nebenwirkungen von Opioiden

Schwache und starke Opioide haben ein ähnliches Nebenwirkungsprofil. Die wichtigsten Nebenwirkungen sind **Übelkeit, Erbrechen, Obstipation, Myoklonien** und **Schwitzen**. Zeichen einer **Überdosierung** sind **Sedierung und Atemdepression**. Übelkeit und Erbrechen treten meist nur zu Beginn der Opioidtherapie auf und verschwinden aufgrund einer Toleranzentwicklung während der ersten 10–14 Tage. Alle Patienten sollten initial oder seltener dauerhaft ein Antiemetikum erhalten. Bei den anderen Nebenwirkungen kommt es zu keiner Toleranzentwicklung. Eine **symptomatische** Therapie der Nebenwirkungen oder auch eine **Opioidrotation** führen häufig zu einer Besserung.

Die **Obstipation** ist eine praktisch immer auftretende, chronische Nebenwirkung, die prophylaktisch mit Laxanzien behandelt werden sollte.

- **Laxanzien**
  - Lactulose (Laevolac) 1- bis 4-mal 15 ml/Tag p. o., Wirkungseintritt nach 8 h
  - Natriumpicosulfat (Laxoberal, Guttalax) 10–30 Tropfen/Tag p. o., Wirkungseintritt nach 2–4 h
  - Bisacodyl (Dulcolax) 10 mg Supp./Tag, Wirkungseintritt nach 0,5 h
  - Macrogol (Movicol) 2–6 Beutel/Tag, Wirkungseintritt nach 8 h p. o.
  - Sennosid (Pursennid) 10 ml/Tag, Wirkungseintritt nach 10 h p. o.
  - Sorbitol- (Microclist-) Einlauf
  - Natriumhydrogenphosphat-Einlauf (Clysmol)
  - Als Ultima Ratio: Methylnaltrexon (Relistor) 8 oder 12 mg s. c. je nach Körpergewicht

- **Antiemetika**
  - Metoclopramid (Paspertin, Primperan) 3-mal 10 mg/Tag p. o.
  - Domperidon (Motilium) Tropfen oder Tbl. p. o.
  - Haloperidol (Haldol) 3-mal 0,5–1 mg (3-mal 5–10 Tropfen)/Tag p. o.
  - Ondansetron (Zofran) 1- bis 2-mal 4 mg/Tag p. o.
  - Granisetron (Kytril) 1-mal 2 mg/Tag p. o.
  - Dexamethason (Fortecortin) 2-mal 4–8 mg/Tag p. o.
  - Dimenhydrinat (Vomex, Vertirosan) 3-mal 100–200 mg/Tag p. o.
  - Midazolam (Dormicum) 5–10 mg/Tag p. o.

- **H_2-Antagonisten/Protonenpumpeninhibitoren**

Indikationen: Reflux, Sodbrennen, Therapie mit Nichtopioidanalgetika

- Ranitidin (Zantac, Zantic, Ulsal) 150–300 mg/Tag p. o. abends
- Pantoprazol (Pantoloc) 20–40 mg/Tag p. o. morgens nüchtern etwa 30 min vor dem Frühstück oder Omeprazol u. ä.

20.9 Koanalgetika

Koanalgetika gehören nicht zu der Gruppe der Analgetika, können aber in Kombination mit Standardanalgetika eine weitere Schmerzreduktion bewirken und dienen damit der **Ergänzung der Schmerztherapie**. Ihr Einsatz erfordert eine sorgfältige Anamnese des Schmerzcharakters und Kenntnisse über die Schmerzart sowie über das Stadium der Tumorerkrankung. Folgende Koanalgetika können bei richtiger Indikation sehr hilfreich sein.

20.9.1 Antidepressiva

Indikation

Neuropathische Schmerzen, insbesondere kontinuierliche, brennende Schmerzen und depressive Verstimmung durch das Tumorleiden

- Amitryptilin (Saroten) 40–150 mg/Tag, indifferent/sedierend
- Clomipramin (Anafranil) 10–150 mg/Tag, antriebsfördernd
- Duloxetin (Cymbalta) 2-mal 30 mg/Tag, antriebsfördernd (Lavoie et al. 2013)

Nebenwirkungen

- Mundtrockenheit
- Herzrhythmusstörungen
- Miktionsstörungen
- Selten Leberfunktionsstörungen
- Agitiertheit
- Schlaflosigkeit
- Lethargie

Wichtig ist eine einschleichende Dosierung. Das Wirkungsmaximum wird erst nach 10 Tagen erzielt.

20.9.2 Neuroleptika

Indikation

Neuropathische Schmerzen

- Haloperidol (Haldol) 3-mal 0,5–1 mg (=3-mal 5–10 Tropfen)/Tag
- Levomepromazin (Nozinan) 50–300 mg/Tag

Nebenwirkungen

- Extrapyramidalmotorische Syndrome
- Anticholinerge Wirkungen wie Obstipation
- Harnverhalt bei Prostataadenom
- Akkommodationsstörungen und Mundtrockenheit
- Herzrhythmusstörungen
- Tachykardie

Einschleichende Dosierung!

20.9.3 Antikonvulsiva

Indikation

Einschießende, elektrisierende, neuropathische Schmerzen, z. B. bei Tumorinfiltration von nervalen Strukturen

- Carbamazepin (Tegretol, Tegretal) 300–1200 mg/Tag

Nebenwirkungen

- Schwindel
- Ataxie
- Hautreaktionen
- Gastrointestinale Beschwerden
- Selten Leuko- und Thrombopenie

Einschleichende Dosierung!

- Gabapentin (Neurontin) 900–3600 mg/Tag
- Pregabalin (Lyrica) 150-600 mg/Tag

Nebenwirkungen

- Schwindel
- Müdigkeit
- Gastrointestinale Beschwerden
- Ataxie

Einschleichende Dosierung!

20.9.4 Kortikosteroide

Indikation

Antiphlogistisch/antiödematös bei Schmerzen durch Weichteilinfiltration, Nervenkompressionssyndrome, Lymphödem, intraabdominelle Tumoren, Hirndruck

- Dexamethason (Fortecortin) initial i. v.-Bolus von 20–40 mg, Weiterführung bzw. Erhaltungstherapie p. o. möglichst nach Umstieg auf ein **Prednisolon**-Präparat, da damit die Gefahr eines iatrogenen M. Cushing reduziert ist

Nebenwirkungen

- Stimmungsaufhellung
- Appetitzunahme

- Gastroduodenalulzera
- Ödeme

Gleichzeitiger Magenschutz!

20.9.5 Bisphosphonate und RANKL-Antikörper

Indikation

Osteolytische Prozesse durch Hemmung der Osteoklastenaktivität, Schmerzlinderung bei Skelettmetastasen

- Zoledronat (Zometa) i. v.: 4 mg alle 4 Wochen
- Ibandronat (Bondronat) i. v.: 2–6 mg/500 ml alle 4 Wochen

Nebenwirkungen

- Gastrointestinale Beschwerden bei zu schneller Infusion
- Knochen- und Gelenkschmerzen, grippale Symptome
- Kieferknochennekrose (**cave** Zahnstatus)

Bei Zoledronatgabe Beachtung der Nierenfunktion!

Denosumab ist ein Antikörper der mit hoher Affinität und Spezifität an RANKL bindet. Dadurch wird die RANK/RANKL-Interaktion unterbunden. Dies führt zu einer Reduktion der Zahl und Funktion von Osteoklasten und damit zu einer Verminderung der Knochenresorption und der tumorinduzierten Osteolyse.

- Denosumab (Xgeva) 120 mg s. c. alle 4 Wochen

Nebenwirkungen

- Diarrhö
- Dyspnoe
- Hypokalzämie
- Kieferknochennekrose (**cave** Zahnstatus).

Sowohl bei Anwendung von Bisphosphonaten wie auch Denosumab ist außer bei bestehender Hyperkalzämie eine Kalzium und Vitamin-D-Supplementierung notwendig.

20.9.6 Benzodiazepine

Indikation

Agitiertheit

- z. B. Diazepam (Valium) 5–20 mg/Tag p. o. oder Lorazepam (Tavor, Temesta) 1 mg-4 mg/Tag

Kritischer Einsatz, stark sedierende Wirkung in Zusammenhang mit Opioiden und paradoxe Reaktion bei älteren Patienten. Keine koanalgetische Wirkung.

20.9.7 Capsaicin

Indikation

Neuropathischer Schmerz

- Capsaicin (Qutenza) 179 mg Pflaster

Kann alleine oder in Kombination mit anderen Medikamenten verwendet werden. 14×20 cm=280 cm^2 Pflaster auf die betroffenen Hautstellen kleben, Klebedauer 30–60 min, bis max. 4 Pflaster/Applikation verwenden, Hautstellen vorher mit EMLA-Salbe behandeln, Nitrilhandschuhe verwenden.

Nebenwirkungen Vorwiegend an der Anwendungsstelle

- Schmerzen
- Erythem
- Urtikaria
- Bläschen- und Ödembildung

Zusammenfassung

Während des Krankheitsverlaufs leiden 70–90% der Tumorpatienten dauernd oder phasenweise unter therapiebedürftigen Schmerzen. Bei den therapeutischen Möglichkeiten muss zwischen einer **Kausaltherapie** und einer **symptomatischen medikamentösen Therapie** unterschieden werden. Das Ziel jeder medikamentösen Schmerztherapie ist es, schmerzstillende Medikamente so zu dosieren, dass eine gleichmäßige Linderung der Tumorschmerzen erreicht wird. Das WHO-**Stufenschema** ist seit mehr als 20 Jahren zur Tumorschmerztherapie in Verwendung. Durch konsequente Anwendung dieses Schemas lassen sich 80–90% der Tumorpatienten erfolgreich behandeln. Wichtig sind die Erhebung einer genauen Schmerzanamnese und eine regelmäßige Überprüfung des Therapieerfolgs. Dem **Nebenwirkungs**profil der eingesetzten Therapeutika sollte durch eine ausführliche Patientenaufklärung und geeignete **Begleitmedikation** Rechnung getragen werden. Nicht zuletzt kann der gezielte Einsatz von **Koanalgetika** wesentlich zum Therapieerfolg beitragen.

Literatur

Felleiter P et al. (2005) Einsatz der WHO-Leitlinien für die Tumorschmerztherapie vor Zuweisung in eine Schmerzklinik. Schmerz 19: 265

Grond S et al. (1991) Validation of the WHO guidelines for cancer pain relief during the last days and hours of life. J Pain Symptom Manag 6: 411

Lavoie EM et al. (2013) Effect of duloxetine on pain, function, and quality of life among patients with chemotherapy-induced painful peripheral neuropathy: A randomized clinical trial. JAMA 309: 1359

Radbruch L et al. (1999) WHO-Empfehlungen zur Tumorschmerztherapie. Entwicklung eines Bewertungssystems. Schmerz 13: 259
Sabatowski R et al. (2001) Tumorschmerztherapie in Deutschland. Ergebnisse und Analysen einer Befragung von Ärzten. Schmerz 15: 241
Schug S A et al. (1990) Cancer pain management according to WHO analgesic guidelines. J Pain Symptom Manag 5: 27
World Health Organization (1986) Cancer pain relief. World Health Organization, Geneva
World Health Organization (1996) Cancer pain relief: with a guide to opioid availability. World Health Organization, Geneva
Zech D F et al. (1995) Validation of the WHO guidelines for cancer pain relief: a 10-year prospective study. Pain 63: 65

Psychische Probleme und Interventionen bei Krebspatientinnen

Elfriede Greimel und Eva Mautner

21.1 Häufigkeit von psychischen Problemen

Etwa 30–50% der Patientinnen und Patienten entwickeln im Lauf einer Krebserkrankung psychische Symptome. Bei fast 4500 neu diagnostizierten Karzinompatientinnen wiesen 35% erhöhte psychische Stressreaktionen auf (Zabora et al. 2001). Bei Frauen mit gynäkologischen Malignomen liegt der Prozentsatz um 30%. ◘ Tab. 21.1 gibt einen Überblick über die Prävalenz psychischer Symptome in Abhängigkeit vom Krankheitsstadium. Krebspatientinnen weisen meist **kein »klassisches« psychisches Störungsbild** auf, sondern leiden neben körperlichen Beschwerden auch an **psychischen Begleitsymptomen**, die meist vorübergehend sind. Erst bei länger andauernden emotionalen oder kognitiven Beeinträchtigungen können sich psychische Störungen entwickeln, die nach den Kriterien der internationalen Klassifikation psychischer Störungen (ICD 10) diagnostiziert werden können.

21.1.1 Risikofaktoren für die Entwicklung psychischer Störungen

Etwa 5–10% aller onkologischen Patientinnen gehören einer psychosozialen Risikogruppe an und benötigen neben der medizinischen Versorgung eine professionelle psychologische Behandlung. Die **Behandlungsbedürftigkeit** ist für Ärztinnen und Ärzte nicht immer leicht erkennbar, da Patientinnen ihre psychische Symptomatik und ihren Leidensdruck selten offenbaren. Eine Früherkennung wäre aber wünschenswert, um komplizierte Krankheitsverarbeitungsverläufe zu verhindern.

Folgende **Risikofaktoren** begünstigen die Entwicklung einer psychischen Symptomatik (Pouget-Schors u. Degner 2002):

- Fortgeschrittene Tumorerkrankung mit ungünstiger Prognose
- Schwere Beeinträchtigung von Körper- und Selbstbild bzw. der kommunikativen Funktionen durch Tumorerkrankung bzw. medizinisch-therapeutische Maßnahmen (z. B. Mammaamputation)
- Anhaltende, somatisch nicht erklärbare Symptome: Schmerzsyndrome, Stimmungsschwankungen, innere Unruhe, Müdigkeit, Schlafstörungen und andere psychovegetative Begleitreaktionen
- Psychosoziale Faktoren: mangelnder Rückhalt in Familie und beruflichem/sozialem Umfeld, anhaltende Konflikte in Partnerschaft und/oder Familie sowie Probleme aufgrund erkrankter naher Bezugspersonen
- Tendenz zur Selbstgefährdung: latente bzw. manifeste Suizidalität (auch in der Familienanamnese)
- Fehlende Ressourcen im Umgang mit Belastungen durch psychische Vorerkrankungen
- Persönlichkeitsstörungen

Die **Behandlungsbedürftigkeit** leitet sich aus der Schwere der psychischen Symptomatik, der Dauer des Bestehens, dem Grad der Beeinträchtigung in der Funktionsfähigkeit im Alltag und dem Leidensdruck der Patientin ab.

21.2 Aufklärung und Informationsvermittlung

Ärztliche Aufklärung über Erkrankung und Behandlung ist ein schrittweiser Prozess und erfordert ein hohes Maß an Einfühlungsvermögen. Grundsätzlich sollte die Aufklärung dem **»Prinzip Hoffnung«** folgen sowie die Abwehr- und Verarbeitungsmöglichkeiten der Patientin berücksichtigen. Wenn deutlich wird, dass die Patientin **nicht mehr aufnahmefähig** ist, sollte das Aufklärungsgespräch zu einem späteren Zeitpunkt wieder aufgenommen werden. Die Art und Weise der Informationsvermittlung sind für die Krankheitsverarbeitung entscheidend. Aufklärung sollte niemals ausschließlich sach- oder befundbezogen erfolgen. Die Gefühle der Patientin sollen beachtet und ein Mindestmaß an emotionaler Unterstützung vermittelt werden, was die Verarbeitung medizinischer Informationen erleichtert.

Voraussetzungen für eine effektive Gesprächsführung bzw. Aufklärung

- Schaffung von räumlichen und zeitlichen Rahmenbedingungen
- Aufbau einer vertrauensvollen Beziehung
- Einbeziehen von Bezugspersonen nur auf Wunsch der Patientin
- Erfragen von Vorinformationen
- Berücksichtigen des bisherigen Wissensstands und Informationsbedürfnisses
- Vermittlung der medizinischen Information in verständlicher Sprache
- Eingehen auf Fragen; rückfragen, ob die Information verstanden wurde
- Wahrnehmen des Gefühlszustands und Erkennen der psychischen Belastbarkeit
- Anbieten von psychologischer Betreuung (je nach Situation und Bedarf)

Tab. 21.1 Prävalenz psychischer Symptome in Abhängigkeit vom Krankheitsstadium. (In Anlehnung an Schwarz u. Krauß 2000)

Behandlungsphase	Kurativ [%]	Palliativ [%]	Final [%]
Emotionale Beeinträchtigungen			
Depressive Episode	25–50	77	–
Major Depression	–	3	9
Angststörungen	1–44	9–33	–
Generalisierte Angststörung	–	1	–
Anpassungsstörungen	–	8	–
Kognitive Beeinträchtigungen			
Neuropsychologische Symptome	–	20–44	61
Demenz	–	11	–
Amnesie	–	3	–
Suizidalität	0,2	–	0,027

21.2.1 Schwierigkeiten in der Kommunikation zwischen Arzt und Patient

Beim Aufklärungsgespräch befinden sich der Arzt/die Ärztin und die Patientin in einer nahezu konträren Situation. Der Arzt/die Ärztin ist in der professionellen Rolle und erledigt »Routinearbeit«. In strukturierter Form werden diagnose- und therapierelevante Inhalte vermittelt und Informationen über Untersuchungsergebnisse, Wirkung und Nebenwirkungen von Behandlungen weitergegeben. Die Patientin ist aus dem Alltagsleben herausgerissen und befindet sich in einer **Ausnahmesituation**. Sie ist mit emotionalen Themen und Ängsten in Zusammenhang mit Heilungschancen und Überleben beschäftigt. In Tab. 21.2 sind diese konträren Lebensrealitäten dargestellt.

21.3 Phasen der Krankheitsverarbeitung und Interventionen

In zahlreichen Studien konnte nachgewiesen werden, dass psychologisch-psychotherapeutische Interventionen die emotionale Stressbelastung von Krebspatientinnen reduzieren und ihre Lebensqualität verbessern können. Das Behandlungsspektrum ist vielfältig und reicht von akuter Krisenintervention, psychologischer Einzelberatung, klinisch-psychologischer und psychotherapeutischer Behandlung, Rehabilitationsberatung bis hin zur Angehörigenberatung und Sterbebegleitung. Tab. 21.3 zeigt unterschiedliche Interventionsmöglichkeiten in Abhängigkeit von den Krankheitsphasen.

Tab. 21.2 Unterschiedliche Situation für Arzt/Ärztin und Patientin beim Aufklärungsgespräch. (In Anlehnung an Klusmann 2000)

	Arzt	Patientin
Lebenssicht	Arbeitssituation	Existenzielle Bedrohung
Wissen	Expertenwissen	Laienwissen
Rolle	Aktiv	Passiv
Gefühle	Kontrolliert	Gefühlsverwirrung
Weltsicht	Im Leben stehend	Aus dem Leben gerissen

21.3.1 Krisenintervention

Krisensituationen treten vorwiegend nach Diagnosemitteilung oder Mitteilung eines Rezidivs auf. Eine Krisenintervention umfasst:

- Gesprächs- und Beziehungsangebot herstellen
  - Offenes, einfühlsames Zuhören
  - Therapeutische Beziehung knüpfen
  - Vermittlung von Hoffnung
  - Evtl. Kontaktaufnahme mit Vertrauensperson
  - Bagatellisierung und Dramatisierung vermeiden
- Krisenmanagement in der Akutsituation
  - Aktuellen Krisenanlass klären: Auslöser eruieren
  - Aktuellen Handlungsdruck abschätzen, z. B. bei Gefahr der Selbstgefährdung
  - Betreuungsangebote klären (ambulante/stationäre Behandlung)
  - Aufgestaute Emotionen zulassen
- Krisenmanagement nach der Akutsituation
  - Klärung der weiteren Therapie
  - Gewohnte Lösungsstrategien aktivieren: Alltagsaktivitäten wieder aufnehmen, Kontakt mit Freunden
  - Evtl. nach neuen Lösungsmöglichkeiten suchen
  - Angebot der therapeutischen Begleitung

21.3.2 Sterbebegleitung

Tod und Sterben gehören heute nicht mehr zu den selbstverständlichen Lebenserfahrungen des Menschen. Das Sterben spiegelt die Einstellung einer Gesellschaft zum Tod wider. Mit der Verlagerung des Sterbens aus der Familie ins Krankenhaus werden professionelle Betreuer zu wichtigen Bezugspersonen.

21

Tab. 21.3 Psychologisch-psychotherapeutische Interventionen in den unterschiedlichen Krankheitsphasen der Tumorerkrankung. (In Anlehnung an Tschuschke 2003)

Zeitpunkt	Interventionen
Diagnostische Phase	Krisenintervention
	Emotional entlastende Gespräche
Behandlungsphase	Therapie begleitende psychologische Einzelberatung
	Evtl. Gruppentherapie
	Entspannungsverfahren
Rehabilitationsphase	Rehabilitationsberatung zur Wiedereingliederung in den Alltag
	Förderung der Anpassung an veränderte Lebensumstände
	Sexualberatung
Tumorprogression und terminale Phase	Krisenintervention
	Bearbeitung von existenziellen Themen
	Angehörigenberatung
	Sterbebegleitung

Hinweise zur Kommunikation mit Sterbenden

- Herstellen einer vertrauensvollen Beziehung
- Vorsichtiger Umgang mit **Abwehrmechanismen**, Durchbrechen dieser nur, wenn sie für Sterbenden einen Vorteil bringen würden
- Eingehen auf Bedürfnisse der Patientin, z. B. Ängste ansprechen
- Einbeziehen der Familie des Erkrankten
- Ansatzpunkte für **Hoffnung** vermitteln, wie z.B. Hoffnung auf Schmerzlinderung, gute Pflege, psychische Unterstützung
- Hilfestellung bei Regelung letzter organisatorischer Dinge und ggf. die Erfüllung des letzten Willens (z. B. Testament, Begräbnis)
- Akzeptieren ungerechtfertigt erscheinender »Gefühle« oder aggressiver Äußerungen

21.3.3 Beratung von Angehörigen

Angehörige sind durch die Krankheit mitbetroffen und durchlaufen, ähnlich wie Krebspatienten, verschiedene Verarbeitungsphasen. Die Krebsdiagnose kann zum **funktionalen Zusammenbruch der Familie** führen, v. a. dann, wenn die Patientin ihre alltägliche Rolle nicht mehr erfüllen kann. Bezugspersonen sollten daher **möglichst früh** in die Aufklärung und Therapieplanung mit einbezogen werden, sofern dies dem Wunsch der Patientin entspricht.

Angehörige sind in ihrem Verhalten gegenüber der erkrankten Person oft verunsichert. Professionelle Hilfe und individuelle Beratungen können helfen, den Umgang mit der erkrankten Person zu erleichtern.

Eckpunkte der Kommunikation mit Angehörigen von Tumorpatientinnen

- Exploration der Angehörigen: Familienstruktur, soziale Rollen, Bedeutung von Krebs für die Familie, bisherige Erfahrungen mit Krisen
- Emotionale Unterstützung der Angehörigen
- Informative Unterstützung über Reaktionen im Krankheitsverlauf
- Förderung der offenen Kommunikation innerhalb der Familie
- Anleitung zum Verständnis und zum Umgang mit den Gefühlen des Krebskranken
- Gemeinsame Gespräche mit Patientin und Angehörigen

Zusammenfassung

Etwa 30–50% der Patientinnen und Patienten entwickeln im Lauf einer Krebserkrankung psychische Symptome. Erst bei länger andauernden emotionalen oder kognitiven Beeinträchtigungen können sich psychische Störungen entwickeln, die nach den Kriterien der internationalen Klassifikation psychischer Störungen diagnostiziert werden können. Etwa 5–10% aller onkologischen PatientInnen gehören einer psychosozialen Risikogruppe an und benötigen neben der medizinischen Versorgung eine professionelle psychologische Behandlung. Die Früherkennung der Behandlungsbedürftigkeit wäre wünschenswert, um komplizierte Krankheitsverarbeitungsverläufe zu verhindern. Ärztliche Aufklärung über Erkrankung und Behandlung ist ein schrittweiser Prozess. Grundsätzlich sollte die Aufklärung dem »Prinzip Hoffnung« folgen und die Abwehr- und Verarbeitungsmöglichkeiten der Patientin berücksichtigen. Wenn deutlich wird, dass die Patientin nicht mehr aufnahmefähig ist, sollte das Aufklärungsgespräch zu einem späteren Zeitpunkt wieder aufgenommen werden. Krisensituationen treten vorwiegend nach Diagnosemitteilung oder Mitteilung eines Rezidivs auf. Eine Krisenintervention umfasst Gesprächs- und Beziehungsangebote, Krisenmanagment in und nach der Akutsituation. Angehörige sind durch die Krankheit mitbetroffen und durchlaufen, ähnlich wie Krebspatienten, verschiedene Verarbeitungsphasen. Die Krebsdiagnose kann zum funktionalen Zusammenbruch der Familie führen, v. a. dann, wenn die Patientin ihre alltägliche Rolle nicht mehr erfüllen kann. Bezugspersonen sollten daher möglichst früh in die Aufklärung und Therapieplanung mit einbezogen werden, sofern dies dem Wunsch der Patientin entspricht.

Literatur

Klusmann D (2000) Das ärztliche Aufklärungsgespräch. In: Verres R, Klusmann D (Hrsg) Strahlentherapie im Erleben der Patienten. Johann Ambrosius Barth, Heidelberg Leipzig

Pouget-Schors D, Degener H (2000) Erkennen des psychosozialen Behandlungsbedarfs bei Tumorpatienten. Manual Psychoonkologie. Tumorzentrum, München/Zuckerschwerdt, München

Schwarz R, Krauß O (2000) Palliativmedizin – psychologische Therapie. Internist 41: 612–618

Tschuschke V (2003) Psychologisch-psychotherapeutische Interventionen bei onkologischen Erkrankungen. Psychotherapeut 48: 100–108

Zabora J, Brintzenhofeszoc K, Curbow B, Hooker C, Piantadosi S (2001) The prevalence of psychological distress by cancer site. Psycho-Oncology 10: 19–28

Onkologische Rehabilitation

Johann G. Klocker, Ursula M. Klocker-Kaiser und Dietmar Geissler

Nicht nur quantitativ, sondern auch qualitativ haben sich die berufliche Rehabilitationsbedürftigkeit, die Rehabilitationsbereitschaft sowie die Erfolgswahrscheinlichkeit beruflicher Rehabilitationshilfen bei Tumorerkrankten geändert. Für die Zukunft ist von einer weiteren Zunahme der Prävalenz **erwerbstätiger TumorpatientInnen** und damit von einem erhöhten beruflichen Rehabilitationsbedarf auszugehen. In Deutschland gibt es zahlreiche Hilfen, die die berufliche Reintegration Krebskranker erleichtern. Welche Tätigkeiten vom Patienten noch ausgeführt werden können, welche Reintegrationsmöglichkeiten es gibt, und wie diese zu organisieren sind, gehört mit zum Handwerkszeug des Onkologen mit dem Schwerpunkt Rehabilitation. Weiterhin geht es um berufliche Schutzmaßnahmen für onkologische PatientInnen. Da die Verweildauer bei und nach onkologischer Behandlung in öffentlichen Krankenhäusern aufgrund des Kostendrucks immer kürzer wird und sich diese Spitäler auf die Durchführung der primären Therapie konzentrieren müssen, steigt der Bedarf an onkologischer Rehabilitation. Viele Patienten erleben nach Abschluss der Akuttherapie ein therapeutisches Vakuum, Unsicherheit, Angst und Depression. Dies ist jener Zeitpunkt, zu dem eine **Rehabilitation** mit dem Ziel der vollen sozialen Integration stattfinden kann und soll.

Die onkologische Rehabilitation steht auf 4 Säulen

- Die Annahme von und der Umgang mit organischen Defekten
- Überdenken und, wenn nötig, Korrektur des Lebensstils
- Psychische Stabilisierung
- Soziale und berufliche Reintegration

22.1 Umgang mit organischen Defekten und Schmerzen

Durch die Tumortherapie können organische Defekte verursacht werden. Beispiele hierfür sind die Entfernung einer Brust, ein künstlicher Darmausgang, Nervenirritationen durch Chemotherapie oder Hautveränderungen durch Strahlentherapie. Ein Großteil der Defekte ist bleibend, sodass es um ein Annehmen eines neuen Körpergefühls, ein »Damit-zu-leben-Lernen« geht. Defekte, wie die häufig nach Chemotherapie auftretende periphere Polyneuropathie und andere Schmerzsyndrome, können durch Physio- und Ergotherapie und gezielte medikamentöse Maßnahmen verbessert werden.

22.2 Lebensstil

Aerobe Bewegungstherapie, eine Diät zum Erreichen des **Normalgewichts** und die Reduktion kanzerogener Substanzen (z. B. Rauchen) sind hier die wichtigsten Faktoren, die modifiziert werden können. In zahlreichen Studien konnte beweisen werden, dass sich **Bewegungstherapie** positiv auf die Bewältigung einer Krebserkrankung auswirkt. Bei bestimmten Krebsarten wie Brustkrebs und Dickdarmkrebs kann sogar das Rezidivrisiko gesenkt werden. Holmes und Mitarbeiter (2005) zeigten in einer Studie, dass durch gezielte bewegungstherapeutische Maßnahmen das Brustkrebsrezidiv um 50% gesenkt werden kann. Chlebowski et al. (2006) haben gezeigt, daß die Reduktion des Übergewichtes eine Verbesserung des rückfallsfreien Überlebens bei Brustkrebspatientinnen bewirkt. Auch im Sinne einer Sekundärprävention wurde von Meyerhardt et al. (2006) nachgewiesen, dass körperliche Aktivität einen signifikant verbessernden Effekt auf das Gesamtüberleben von Dickdarmkarzinompatienten hat.

Studiendaten zur Prävention von Krebs existieren u. a. für Dickdarmkrebs. Nach Wolin (2010) kann das Risiko, an Dickdarmkrebs zu erkranken, durch regelmäßigen Sport um 24% verringert werden.

22.3 Psychische Stabilisierung

Die psychische Situation der Patienten nach Behandlung einer Krebserkrankung ist meist gravierend labilisiert. Eine veränderte Lebenssituation, andere Körperidentität, Ängste vor einem Rezidiv und die Angst, durch falsches Verhalten ein Rezidiv zu begünstigen, prägen diese Situation. Stützende ressourcenorientierte Psychotherapien (Reddemann 2003) stellen einen weiteren wichtigen Schwerpunkt der onkologischen Rehabilitation dar.

Krankheiten, die mit der Erwartung eines lebensbedrohlichen Ausgangs verbunden sind, stellen eine potenziell psychisch traumatisierende Situation dar. Sie können zu anhaltender psychischer Vulnerabilität und Entwicklung von psychischen Erkrankungen führen. Die Diagnose einer Krebserkrankung ist für Betroffene meist eine schwere Belastung. Besonders traumatisierend ist, dass der bedrohliche Einfluss nicht von der Außenwelt stammt, sondern dem eigenen Körper, dem Körperinneren, entsprungen ist. Diese psychische Verletzung kann über leichte Symptome wie Besorgnis, Irritation, Spannung, über körperliche Schmerzen, Angst und Panik, in eine schwere Depression münden.

Ziel der onkologischen Rehabilitation ist, diesen psychisch verletzenden Zustand zu erkennen und diesem durch gezielte Maßnahmen entgegenzuwirken. Wichtige therapeutische Schritte sind das Finden der inneren Stabilität und das Erlernen eines heilsamen Umgangs mit dem Körper. Hilfreich können hier vor allem Kunst-, Musik- und Gestaltungstherapien sein.

■ Ressourcenförderung

In der rehabilitativen Betreuung ist es wichtig, nicht nur die kranken Anteile der Betroffenen zu sehen und zu behandeln, sondern die Menschen anzuhalten, ihre gesunden Anteile zu erkennen und zu fördern, im Sinne der Stärkung eines gesunden Kerns, der in jedem Lebewesen existiert. Neben körperlicher Aktivität sind Kreativität, soziale Kontakte, Religion, Philosophie, Spiritualität, Entspannungsübungen und Visualisation wichtige Wege zur Stärkung des gesunden Kerns im Menschen.

22.4 Soziale und berufliche Reintegration

Die **soziale** Reintegration wird durch entsprechende körperliche Stärkung einerseits, und durch Copingstrategien, die den Selbstwert der Betroffenen steigern, bestärkt.

Die **beruflich** orientierte Rehabilitation spielt im onkologischen Bereich eine eher untergeordnete Rolle. Ein Großteil der PatientInnen ist nicht mehr im erwerbstätigen Alter oder erlebt durch die Erkrankung eine starke Funktionseinschränkung, sodass die Wiederaufnahme der Arbeit erschwert ist. Eine Frühberentung ist oft die Folge, wohl auch durch die wirtschaftliche Gesamtsituation begünstigt. Laut Statistik des Verbandes Deutscher Rentenversicherungen stellen Krebserkrankungen bei Männern die vierthäufigste und bei Frauen die dritthäufigste Berentungsursache dar (Heckl et. al 1998).

Die berufliche Wiedereingliederung, vor allem von PatientInnen im arbeitsfähigen Alter, stellt eine wichtige Herausforderung in der onkologischen Rehabilitation dar. Neben körperlicher Stärkung und Behandlung der Therapiefolgen spielt der Motivationsgedanke eine erhebliche Rolle. Die Motivation des Arbeitgebers einerseits und des Rehabilitanten andererseits ist häufig unterschiedlich.

Zukunftsperspektive, Krankheitsbewältigung und Angstreduktion haben neben psychischer und körperlicher Stabilisierung einen hohen Stellenwert für die Motivation, wieder in den Arbeitsprozess einzusteigen.

Bei ca. 800 Rehabilitanden im Rehabilitationszentrum Althofen/Kärnten konnte gezeigt werden, dass durch das multidisziplinäre onkologische Rehabilitationskonzept eine anhaltende Besserung der somatischen und psychischen Beschwerden erzielt werden kann. Dadurch kommt es auch zu einer anhaltenden Verbesserung der Lebensqualität und der Fähigkeit, sich selbst zu versorgen.

Zusammenfassung

Da die Verweildauer bei und nach onkologischer Behandlung in öffentlichen Spitälern aufgrund des Kostendrucks immer kürzer wird, und sich diese Spitäler auf die Durchführung der primären Therapie konzentrieren müssen, steigt der Bedarf der Rehabilitation im Bereich Onkologie. Ziele der Rehabilitation sind in erster Linie Annehmen und Umgang mit organischen Defekten, Überdenken und wenn nötig Korrigieren des Lebensstils, psychische Stabilisierung und soziale und berufliche Reintegration. Zukunftsperspektive, Krankheitsbewältigung und Angstreduktion haben neben psychischer und körperlicher Stabilisierung einen hohen Stellenwert bei der sozialen und beruflichen Wiedereingliederung.

Literatur

Barth J et al. (2006) Berufsorientierte Motivationsklärung – Stellenwert in der onkologischen Rehabilitation In: Müller-Fahrnow W, Hansmeier T, Karoff M (Hrsg.) Wissenschaftliche Grundlagen der medizinisch-beruflichen Rehabilitation. Pabst Science Publishers, Lengerich

Bürger W (2009) Psychosoziale Aspekte berufsorientierter Krankheitsbewältigung In: Hillert A, Müller-Fahrnow W, Radoschewski FM (Hrsg.) Medizinisch-berufliche Rehabilitation. Deutscher Ärzteverlag, Köln

Chlebowski RT, Blackburn GL, Thomson CA et al. (2006) Dietary fat reduction and breast cancer outcome: interim efficacy results from the women's intervention nutrition study. J. Natl Cancer Inst 98: 1767

Delbrück H, Witte M (2004) Vergleich onkologischer Rehabiliationsmaßnahmen und Strukturen in Ländern der Europäischen Gemeinschaft. Nordrhein-Westfälischer Forschungsverbund Rehabilitationswissenschaften, Wuppertal

Hartmann MS (1991) Therapiekonzepte und Anleitungen für Patienten zur psychsozialen Selbsthilfe bei Krebserkrankungen. J. Pfeifer, München

Heckl U, Singer S, Wickert M, Weis J (1998) Berufliche Rehabilitation von Tumorpatienten In: Koch U, Weis J (Hrsg.) Krankheitsbewältigung bei Krebs und Möglichkeiten der Unterstützung. Schattauer, Stuttgart-Wuppertal

Holmes MD, Chen WY, Feskanich D et al. (2005) Physical activity and survival after breast cancer diagnosis. JAMA 293: 2479–2486

Meyerhardt JA, Heseltine D, Niedzwiecki D et al. (2006) Physical activity and survival after colorectal cancer diagnosis, J Clin Oncol 24: 3527–3534

Reddemann L (2003) Imagination als heilsame Kraft. Pfeifer bei Klett-Cotta, Stuttgart

Weis J (2006) MBO-Assessment und Intervention in der onkologischen Rehabilitation. In: Müller-Fahrnow W, Hansmeier T, Karoff M (Hrsg.) Wissenschaftliche Grundlagen der medizinisch-beruflichen Rehabilitation. Pabst Science Publishers, Lengerich

Wolin KY, Patel AV, Campbell PT et al. (2010) Change in physical activity and colon cancer incidence and mortality. Cancer Epidemiol Biomark Prevent 19: 3000–3004

Sexualität nach der Therapie gynäkologischer Malignome

Johanna Tiechl und Christian Marth

Nach der Diagnose einer potenziell lebensbedrohlichen Erkrankung treten die eigene Körperwahrnehmung und die Sexualität vorübergehend in den Hintergrund. Durch frühe Diagnosestellung und neue Therapieoptionen konnte die Morbidität und Mortalität gynäkologischer Malignome jedoch in den letzten Jahren entscheidend gesenkt werden und eine Krebserkrankung kann in vielen Fällen geheilt werden oder gilt zumindest zunehmend als chronische Erkrankung.

Durch diese Errungenschaften tritt nun vermehrt die Lebensqualität der Patientinnen in den Fokus. Dies zeigt sich auch durch zunehmende Berücksichtigung in aktuellen Forschungsarbeiten.

Sexualität ist ein menschliches Grundbedürfnis und beeinflusst das eigene Wohlbefinden, ein selbstbewusstes Körperbild und die Partnerschaft. Eine Störung der Sexualität ist ein multifaktorielles Problem, das physiologische, psychologische und soziale Aspekte beinhaltet. Diese Thematik wird im Rahmen einer onkologischen Therapie oft unterschätzt bzw. unterbewertet und sowohl von den Frauen als auch vom medizinischen Team oft auf Grund von Hemmungen nur selten thematisiert. Bis zu 90% der Patientinnen mit einer gynäkologischen Krebsdiagnose berichten über negative Auswirkungen der Erkrankung und der darauffolgenden Therapie auf ihr Sexualleben. Dennoch werden maximal 10–28% der Frauen von ihren betreuenden Ärzten in der Klinik darüber aufgeklärt bzw. informiert (Lammerink et al. 2012). Einer Literaturrecherche von Howard-Anderson et al. (2012) zufolge sind vor allem bei jüngeren Frauen unter 50 Jahren mangelnde Lebensqualität und Depressionen durch eine Krebsdiagnose häufig. Bei Brustkrebspatientinnen waren 7 Monate nach Diagnose vor allem Haarverlust nach Chemotherapie, Gewichtsschwankungen, vermindertes Selbstbewusstsein und partnerschaftliche Probleme bedingt durch ein vermindertes Verständnis Ursache für ein gestörtes Körperbild (Krychman u. Millheiser 2013).

23.1 Sexualität und Partnerschaft

Aus unterschiedlichen Gründen hat eine Krebsdiagnose Effekte auf die Sexualität und beeinflusst auch die Partnerschaft der Patientinnen. In einer Studie gaben 84% der Partner einen negativen Einfluss der Diagnose/Behandlung auf das Sexualleben in der Beziehung an und 79% berichteten über verminderte Intimität. Probleme entstehen hier auch durch Hilflosigkeit seitens der Partner und der Angst, die Partnerin und ihr bisheriges Leben zu verlieren.

Nicht nur die physischen Auswirkungen der onkologischen Therapie auf den Körper der Frau vermindern die Intimität, sondern auch die Sichtweise auf die Partnerin, weg vom sexuellen Partner hin zur Krebspatientin, die man versorgt (Ratner et al. 2010).

Die Patientinnen selbst fühlen sich, oft trotz eigener Beschwerden (Dyspareunie, verminderte sexuelle Lust) verantwortlich, die sexuellen Bedürfnisse des Partners zu erfüllen (Abbot-Anderson et al. 2012). Auch latente, schon vor der Diagnosestellung bestehende Probleme in der Partnerschaft können nun einen anderen Stellenwert bekommen und die partnerschaftliche Beziehung belasten. Eine gleichberechtigte funktionierende Kommunikation und gegenseitige Wertschätzung in der Partnerschaft vor der Diagnose sind die Voraussetzungen für ein funktionierendes Sexualleben und eine befriedigende Beziehung nach einer Krebsdiagnose.

23.2 Psychische und physische Einflussfaktoren auf die weibliche Sexualität durch eine Krebserkrankung und deren Therapie

Eine Krebsdiagnose und die damit verbundenen Therapien beeinflussen sowohl durch psychische, physische als auch durch soziale Aspekte das Leben der Frauen. Jeder dieser Faktoren kann Ursache für die Entwicklung einer sexuellen Funktionsstörung sein, meist liegt jedoch eine Wechselwirkung mehrerer Faktoren zugrunde.

Als sexuelle Funktionsstörung werden alle Beeinträchtigungen der Sexualität bezeichnet. Diese beinhalten sowohl Einschränkungen in der Durchführung des Geschlechtsakts als auch im Lusterleben.

Störungen der sexuellen Erregung, des Verlangens oder der Befriedigung

- Verminderte Empfindungsfähigkeit durch Operationen im kleinen Becken
- Verminderte Libido z. B. durch Hormonentzug, Fatigue, Depression
- Psychische Belastung durch ein verändertes Körperbild, verminderte Attraktivität (Brustoperationen, Narben, Stoma, Neovagina)

Körperliche Funktionsstörungen: Vaginale Probleme

- Vaginale Trockenheit (Hormonentzug, endokrine Therapie, vorzeitige Menopause, vaginale Atrophie nach Radiatio)
- Dyspareunie
- Beschwerden durch Verkürzung oder Verengung der Vagina

23.3 Auswirkungen onkologischer Operationen auf die Sexualfunktion

23.3.1 Hysterektomie, Konisation, radikale Trachelektomie

Als Goldstandard in der Therapie gynäkologischer Malignome steht die Hysterektomie mit bilateraler Salpingoophorektomie und Lymphadenektomie oft am Anfang der Behandlung. Die radikale Hysterektomie mit Entfernung der Parametrien und Resektion einer Scheidenmanschette kann durch Verletzung der die Vagina versorgenden Nerven und Gefäße zur Beeinflussung der sexuellen Funktion führen. Frauen berichten über verminderte Sensibilität im Bereich der Labien (71%), verminderte Libido (25–57%), Beeinträchtigung durch Verkürzung der Vagina (10–26%), vaginale Trockenheit und Dyspareunie (18%). Auch eine Denervierung der Blase und des Rektums mit Störungen der Kontinenz, sowie bei größeren onkologischen Operationen die oft notwendige Stomaanlage, beeinflussen das Sexualleben nicht nur allein durch den Verlust körperlicher Funktionen, sondern führen auch durch Scham und vermindertes Selbstbewusstsein zu einer massiven Beeinträchtigung der sexuellen Aktivität (Carter et al.2013).

In einer Studie mit 173 Zervixkarzinompatientinnen im frühen Stadium nach radikaler Hysterektomie und pelviner Lymphadenektomie berichten die Frauen 6 Monate nach Operation über Dyspareunie, vaginale Verengung und Orgasmusstörungen. 2 Jahre nach der Operation reduzierten sich die Nebenwirkungen auf ein vermindertes sexuelles Interesse und vaginale Trockenheit (Krychman u. Millheiser 2013). Auch die Reviewarbeit von Lammerlink et al. zeigte bei Zervixkarzinompatientinnen mit therapeutisch bedingter Beeinträchtigung der Sexualität eine deutliche Verbesserung nach 1–2 Jahren (Lammerink et al. 2012).

Bei Patientinnen mit nervenschonender Hysterektomie zeigte sich in vergleichenden Studien eine deutlich verminderte postoperative Morbidität mit besserer Blasen- und Darmfunktion sowie eine gesteigerte vaginale Durchblutung bei sexueller Erregung.

Laparoskopische und minimal invasive Operationstechniken (Roboter-assistierte Operationsverfahren) führen zu signifikant weniger postoperativen Komplikationen, Blutverlust und zu einer Reduktion des stationären Aufenthalts und somit zu deutlich gesteigerter Lebensqualität (Carter et al. 2013).

In der Arbeit von Song et al. (2012) wurde die Qualität der Sexualität bei 105 Zervixkarzinompatientinnen im Stadium I a2 verglichen. Bei alleiniger Konisation kam es im Gegensatz zu einer radikale Hysterektomie oder Trachelektomie zu keiner Beeinträchtigung der Sexualität (Krychman u. Millheiser 2013).

23.3.2 Bilaterale Salpingoovarektomie

Der Einfluss einer bilateralen Salpingoovarektomie auf das Wohlbefinden und die Sexualität der Frauen wird auch bei benignen Indikationen kontrovers diskutiert. Als Teil der operativen Therapie des Ovarial- und Endometriumkarzinoms induziert sie eine vorzeitige Menopause oder kann zu einer Verschlechterung bereits vorhandener Menopausenbeschwerden führen. Der abrupte Östrogenentzug führt oft zu stärkeren postmenopausalen Beschwerden als ein langsamer Entzug.

Neben der psychischen Beeinflussung (emotionale Labilität, Depressionen, verminderte Libido, gestörtes Schlafverhalten), einem erhöhten Risiko für urogenitale Infektionen und Hitzewallungen führt der plötzliche Östrogenentzug auch zu genitalen Beschwerden (verminderte Lubrikation, Atrophie) mit Dyspareunie.

Als besondere Indikation für eine bilaterale Salpingovarektomie gilt die prophylaktische Operation bei BRCA-1/2-Mutationen. Aufgrund eines 84% bzw. 60% Lebenzeitrisikos, an einem Mamma- bzw. Ovarialkarzinom zu erkranken, sollte mit den Patientinnen nach abgeschlossenem Kinderwunsch eine prophylaktische Operation diskutiert werden, da eine suffiziente Früherkennung nicht angeboten werden kann. Eine ausführliche Aufklärung und der Wunsch der Patientin ist grundlegende Voraussetzung, da der resultierende Hormonmangel einschneidende Auswirkungen auf Körper und Psyche der Frau darstellt.

Hat die Patientin bei vorliegender BRCA-Mutation bereits eine prophylaktische Mammaoperation durchführen lassen, ist eine Add-back-Therapie möglich und sinnvoll.

23.3.3 Vulvektomie und pelvine Exenteration

Die operative Therapie des Vulvakarzinoms reicht je nach FIGO-Stadium von einer lokalen Exzision bis zur radikalen Vulvektomie, mit Entfernung der Vulva, der regionalen Lymphknoten und der Klitoris. Abhängig von der Radikalität der Operation führt dies zu einer massiven Beeinträchtigung des Sexuallebens. Zusätzlich zum Ausmaß der Operation beeinflussen auch das höhere Alter oder ein schlechter Allgemeinzustand das postoperative Sexualleben. Die Entfernung der inguinalen Lymphknoten erhöht dabei das Risiko für Wundheilungsstörungen.

Die bei gynäkologisch-onkologischen Operationen oft durchgeführte Lymphonodektomie führt steigend mit der Radikalität der Operation und Anzahl der resezierten Lymphknoten, zu einer Erhöhung des Risikos eines Lymphödems der unteren Extremität. Die Behandlung des Lymphödems stellt oft noch lange nach Abschluss der onkologischen Therapie ein Problem dar.

Es führt sowohl zur Beeinträchtigung der physischen Leistungsfähigkeit als auch zur emotionalen Belastung durch permanente Erinnerung an die Diagnose und soziale Stigmatisierung (Novackova et al. 2012).

23.3.4 Brusterhaltende Operation, Mastektomie, Brustrekonstruktion

Goldstandard der operativen Therapie des Mammakarzinoms ist das brusterhaltende Vorgehen (BET) gefolgt von Radiatio. Ist diese auf Grund von Brust, Tumorgröße, Multizentrizität oder individuellen Ängsten bzw. Wünschen der Patientin nicht möglich, wird eine Mastektomie mit oder ohne Brustrekonstruktion (Sofortrekonstruktion bzw. Sekundärrekonstruktion) durchgeführt.

Die Brust spielt eine wichtige Rolle im Leben und in der Sexualität der Patientinnen. Für die meisten Frauen ist sie wichtig, um sich als sexuelles Wesen zu empfinden und sich weiblich und attraktiv zu fühlen. Der Einfluss auf die Sexualität korreliert direkt mit der Radikalität der Operation. So stellt eine BET im Gegensatz zur Mastektomie nur eine geringe Beeinträchtigung des Sexuallebens dar. Eine brustrekonstruktive Operation kann bei Patientinnen mit Mastektomie die Lebensqualität, vor allem das Gefühl der eigenen Attraktivität, das Selbstbewusstsein und das Körperbild deutlich verbessern (Neto et al. 2013). So zeigt sich z. B. bei Patientinnen mit Brustrekonstruktion eine geringere Rate an Angststörungen und Depressionen. In einer brasilianischen Studie wurden Patientinnen mit und ohne Brustaufbau über ihre sexuelle Zufriedenheit befragt und es zeigte sich im Vergleich eine signifikante Beeinträchtigung bei Patientinnen mit alleiniger Mastektomie (Rowland et al. 2000). Bezüglich des Zeitpunkts der Brustrekonstruktion (Simultan- vs. Sekundäraufbau) bevorzugt die Mehrheit der Patientinnen einen sofortigen Brustaufbau und es zeigt sich auch eine höhere Zufriedenheitsrate mit dem ästhetischen Ergebnis (Fernandez-Delgado et al. 2008).

Eine Arbeit von Didier et al. zeigt, sofern es auf Grund der Tumorlokalisation und Größe möglich ist, eine weitere Verbesserung des Körpergefühls, der Zufriedenheit und einen positiven Einfluss auf das Sexualleben bei Patientinnen mit Nippel erhaltender »skin-sparing« Mastektomie (Didier et al. 2009).

23.4 Auswirkungen einer Radiatio auf das Sexualleben

Eine Radiatio nach Mammakarzinom hat keine belegten Langzeiteffekte auf die Sexualität der Patientinnen.

Eine externe Bestrahlung des kleinen Beckens bzw. eine Brachytherapie im Bereich der Vagina ist postoperativ oder als alleinige Radiochemotherapie die Therapie der Wahl bei Malignomen des Endometriums und der Zervix. Die Nebenwirkungen sind abhängig von der Größe des Strahlenfeldes und reichen von vaginaler Trockenheit, Hautreizungen und Stenose der Vagina bis zu Fatigue-Symptomatik und Lymphödemen im Genitalbereich und der unteren Extremität. Akute Nebenwirkungen wie Hautreizungen bessern sich meist 2 Monate nach Therapieende.

Eine Bestrahlung der Vagina und des kleinen Beckens bei Patientinnen mit Zervixkarzinom führte bei 38% der Patientinnen zu einer Stenose der Vagina, mit höherem Risiko für Frauen über 50 Jahren. Der Anteil an Frauen mit sexuellen Funktionsstörungen während der ersten 2 Jahre nach Therapie stieg bei Patientinnen mit fortgeschrittenen Tumoren bzw. bei Rezidiv. 85% dieser Patientinnen berichteten über fehlendes sexuelles Interesse, 55% über Dyspareunie. Fast 50% der Frauen gaben an, den Geschlechtsakt nie oder nur selten zu Ende zu führen. Zwei Drittel der Frauen erklärten, nach Abschluss der Therapie noch sexuell aktiv zu sein (Krychman u. Millheiser 2013).

23.5 Auswirkungen systemischer Therapie auf das Sexualleben

23.5.1 Chemotherapie

Eine Chemotherapie kann die Sexualität der Patientinnen einerseits durch unmittelbar auftretende Nebenwirkungen während der laufenden Therapie und andererseits durch eine vorzeitige Ovarialinsuffizienz und dadurch bedingte menopausale Symptomatik beeinflussen. Fatigue-Symptomatik, Haarausfall, Gewichtsverlust und Erbrechen wirken sich negativ auf das sexuelle Interesse aus. Einzelne Chemotherapeutika führen auch zu vaginaler Mukositis oder zu Sensibilitätsstörungen an Händen, Füßen und auch im Genitalbereich.

Vor allem bei jungen Frauen führt das Eintreten der vorzeitigen Menopause zu massiver Beeinträchtigung des Sexuallebens durch verminderte Libido und Dyspareunie, reduziertes Selbstbewusstsein durch Gewichtszunahme, Haarausfall und Verlust der Fertilität (Kedde et al. 2013).

23.5.2 Antihormonelle Therapie

In der Wahl der endokrinen Therapie bei Brustkrebspatientinnen ist der Menopausenstatus am Beginn der Therapie entscheidend. Bei prämenopausalen Patientinnen ist eine Therapie mit GnRH-Analoga zur Ovarialsuppression in Kombination mit Tamoxifen ein gängiges anerkanntes Therapieregime. Den größten Einfluss auf die Lebensqualität hat auch hier die vorzeitig induzierte Menopause mit den dafür typischen Symptomen. Die belastendsten Nebenwirkungen einer alleinigen Therapie mit Tamoxifen sind Hitzewallungen, Zwischenblutungen und vaginaler Ausfluss. In einer Studie an 54 Brustkrebspatientinnen unter Tamoxifentherapie waren 72% sexuell aktiv und fast ein Drittel davon berichtete über Dyspareunie. Die Beschwerden verbesserten sich jedoch mit zunehmender Einnahmedauer.

Aromataseinhibitoren (z. B. Anastrozol) werden vor allem in der Therapie postmenopausaler Brustkrebspatientinnen eingesetzt. Die häufigsten Nebenwirkungen sind Hitzewallungen, muskuloskeletale Beschwerden und vaginale Trockenheit.

Konzentriert man sich auf die Auswirkungen der beiden Medikamente auf das Sexualleben, so berichteten die Patientinnen unter Anastrozoltherapie im Vergleich zu alleiniger Tamoxifentherapie vermehrt über vaginale Trockenheit, Libidoverminderung und Dyspareunie (56,5% vs. 31,3%).

In einer Übersichtarbeit von Buijs et. al. zeigten sich trotz verschiedener Nebenwirkungsprofile von Tamoxifen und Aromataseinhibitoren generell keine großen Unterschiede dieser beiden Therapien im Einfluss auf die Lebensqualität. Die Nebenwirkungen verbesserten sich nach längerer Einnahmedauer der antihormonellen Therapie (Buijs et al. 2008).

23.6 Therapieoptionen

Die Sexualität und deren Beeinträchtigung werden in der Betreuung onkologischer Patientinnen nur ungenügend behandelt, wenn überhaupt angesprochen. Patientinnen mit dieser Problematik werden oft alleine gelassen, zum einen durch ungenügende Ausbildung des medizinischen Personals und zum anderen auf Grund von Schamgefühlen.

Sexuelle Rehabilitation nach onkologischen Diagnosen, großen Operationen und Therapien, die zu körperlichen Einschränkungen führen, konzentriert sich nicht darauf, den Status vor Diagnose wieder herzustellen, sondern eine neue Normalität in das Sexualleben zu bringen.

23.6.1 Verbesserung des Allgemeinzustandes

Onkologische Therapien führen oft zu einer deutlichen Reduzierung der körperlichen Leistungsfähigkeit. Ein guter Ernährungszustand und verbesserte körperliche Fitness stehen am Anfang des Weges zurück in die Normalität.

Es sollte bedacht werden, dass auch einige andere Medikamente wie Antidepressiva und Antihypertonika ebenfalls zu sexuellen Funktionsstörungen führen können.

Falls möglich, sollte eine Zuweisung zum Sexualtherapeuten erfolgen.

Verbesserung des Zeit- und Stressmanagements sowie eine gute innerpartnerschaftliche Kommunikation sind Voraussetzungen zur Verbesserung des Sexuallebens.

Den Patientinnen können kleinere sexuelle Aufgaben wie das Führen eines Tagebuchs für sexuelle Phantasien oder das Lesen erotischer Texte gestellt werden. Auch Selbstbefriedigung kann als Einstieg in ein befriedigendes Sexualleben helfen.

Dyspareunie auf Grund von vaginaler Stenose oder Verkürzung kann manchmal durch andere Sexualstellungen vermindert werden. Bei chronischen vaginalen Schmerzen können vaginale Diazepam-Suppositorien bzw. Botoxinjektionen versucht werden.

Vaginale Stenose oder Atrophie stellt ein häufiges und schmerzhaftes Problem dar. Hier ist vor allem der Einsatz von Dilatatoren und Gleitgelen hilfreich.

Bei Radiatio sollten Dilatatoren bereits während der Therapie als Prophylaxe verwendet werden. Gleitgele basierend auf der Basis von Hyaluronsäure, Vitamin E oder Silikonen sollten mehrmals pro Woche, unabhängig vom Geschlechtsverkehr, angewendet werden. Vor allem bei rezidivierenden Vaginal- bzw. Harnwegsinfektionen können auch pH-regulierende Gels hilfreich sein (Krychman u. Millheiser 2013).

23.6.2 Pharmakologische Therapie

Die Gabe von hormonhältigen Präparaten an Patientinnen mit gynäkologischen Tumoren stellt ein oft diskutiertes Problem mit ungenügender Datenlage dar. Sowohl bei lokalen Beschwerden wie vaginaler Atrophie als auch bei postmenopausalen Beschwerden wie Libidoverlust, Störungen der sexuellen Erregbarkeit, Hitzewallungen oder Depressionen zeigt eine Hormontherapie den wirkungsvollsten Effekt.

Bei Patientinnen mit nicht hormonabhängigen Tumoren wie dem Zervix, -Vulva oder Vaginalkarzinom stellt die Gabe von Östrogen, sei es systemisch oder lokal, kein Problem dar.

Die lokale Applikation von östrogenhaltigen Ovula oder Cremen führt zwar zu systemischer Absorption, aber zu niedrigen Serumkonzentrationen. Der Östrogenspiegel im Blut nimmt im Laufe der Therapie mit zunehmend wieder intaktem und geheiltem Vaginalepithel ab.

Eine lokale Therapie mit Östrogenen kann bei Patientinnen mit Ovarial- bzw. Endometriumkarzinom bei entsprechender Indikation verschrieben werden (Falk et al. 2013).

Es existieren wenige Studien über die systemische Gabe von Östrogen bei Frauen mit Ovarialkarzinom. Gemäß der vorhandenen, limitierten Datenlage zeigte sich bei verbesserter Lebensqualität kein Unterschied im krankheitsfreien- bzw. Gesamtüberleben.

In einer großen Studie der Women Health Initiative (WHI) wurde die Gabe von systemischem Östrogen an Patientinnen mit Endometriumkarzinom im frühen Stadium untersucht. Hier zeigte sich ein minimal erhöhtes Rezidivrisiko von 1,27. Die Gabe muss je nach Leidensdruck und nach ausführlicher Aufklärung mit der Patientin diskutiert werden.

Tibolon zeigte nicht nur bei Osteoporose gute Wirkung, sondern auch im Einsatz gegen vasomotorische Symptome, wie Hitzewallungen. Beim Endometriumkarzinom konnte die unbedenkliche Gabe bestätigt werden. In einer aktuellen Studie zeigte sich jedoch ein erhöhtes Rezidivrisiko bei Brustkrebspatientinnen (Ratner et al. 2010).

Zum Einsatz von vaginalem Östrogen beim Mammakarzinom besteht eine ungenügende Datenlage. In einer Studie an 69Patientinnen mit Östriol fand man kein erhöhtes Rezidivrisiko. Es bestehen jedoch Bedenken bezüglich einer Verminderung der Wirkung von Aromatasehinhibitoren. Der Einsatz von lokalen Östrogenen beim Mammakarzinom ist abhängig vom Leidensdruck. Auf Wunsch der Patientin und nach ausführlicher dokumentierter Aufklärung ist er zu überlegen (Falk et al. 2013).

Weitere Therapieansätze zur symptomatischen Behandlung klimakterischer Beschwerden sind der Einsatz von Venlafaxin, Gabapentin und transdermalem Clonidin. Auch kognitive Verhaltenstherapie zeigte in Studien einen positiven Einfluss auf postmenopausale Beschwerden.

Weitere Informationen für Patientinnen und medizinisches Personal

- The International Society for the Study of Women Sexual Health (▶ www.isswsh.org)
- North American Menopause Society (▶ www.menopause.org)
- American College of Obstericians and Gynecologists (▶ www.acog.org)
- International Society for Sexual Medicine (▶ www.issm.info)

Informationsbroschüren für Patientinnen

- Österreichische Krebshilfe: »Sexualität und Krebs«
- Deutsches Krebsforschungszentrum, Krebsinformationsdienst: »Weibliche Sexualität und Krebs«
- Schweizer Krebsliga: »Weibliche Sexualität bei Krebs«

Zusammenfassung

Körperliche und seelische Veränderungen nach Krebs beeinflussen insbesondere die intimen zwischenmenschlichen Lebensbereiche. Die Verarbeitung der Erkrankung stellt eine Herausforderung für die Patientinnen und deren Partner dar.

Eine der wichtigsten Grundsätze in der Beratung ist ein offener Umgang mit der Thematik. Auch hierbei ist eine interdisziplinäre Zusammenarbeit mit Psychologen und Sexualtherapeuten von großer Wichtigkeit.

Literatur

Abbott-Anderson K, Kwekkeboom KL (2012) A systematic review of sexual concerns reported by gynecological cancer survivors. Gynecol Oncol 124: 477–489

Buijs C, de Vries EG, Mourits MJ, Willemse PH (2008) The influence of endocrine treatments for breast cancer on health-related quality of life. Cancer Treat Rev 34: 640–655

Carter J, Stabile C, Gunn A, Sonoda YJ (2013) The physical consequences of gynecologic cancer surgery and their impact on sexual, emotional, and quality of life issues. Sex Med 10 Suppl 1: 21–34

Didier F, Radice D, Gandini S, Bedolis R, Rotmensz N, Maldifassi A, Santillo B, Luini A, Galimberti V, Scaffidi E, Lupo F, Martella S, Petit JY (2009) Does nipple preservation in mastectomy improve satisfaction with cosmetic results, psychological adjustment, body image and sexuality? Breast Cancer Res Treat 118: 623–633

Falk SJ, Dizon DS (2013) Sexual dysfunction in women with cancer. Fertil Steril 2013 Sep 5: S0015-0282(13)02965–8

Fernández-Delgado J, López-Pedraza MJ, Blasco JA, Andradas-Aragones E, Sánchez-Méndez JI, Sordo-Miralles G, Reza MM (2008) Satisfaction with and psychological impact of immediate and deferred breast reconstruction. Ann Oncol 19: 1430–1434

Howard-Anderson J, Ganz PA, Bower JE, Stanton AL (2012) Quality of life, fertility concerns, and behavioral health outcomes in younger breast cancer survivors: A systematic review. J NatlCancer Inst 104: 386–405

Kedde H, van de Wiel HB, Weijmar Schultz WC, Wijsen C (2013) Sexual dysfunction in young women with breast cancer. Support Care Cancer 21:271–280

Krychman M, Millheiser LS (2013) Sexual health issues in women with cancer. J Sex Med 10(Suppl 1): 5–15.

Lammerink EA, de Bock GH, Pras E, Reyners AK, Mourits MJ (2012) Sexual functioning of cervical cancer survivors: a review with a female perspective. Maturitas 72: 296–304

Lee MC, Bhati RS, von Rottenthaler EE, Reagan AM, Karver SB, Reich RR, Quinn GP (2013) Therapy choices and quality of life in young breast cancer survivors: a short-term follow-up. Am J Surg Sep 6.

Novackova M, Halaska MJ, Robova H, Mala I, Pluta M, Chmel R, Rob L (2012) A prospective study in detection of lower-limb lymphedema and evaluation of quality of life after vulvar cancer surgery. Int J Gynecol Cancer. 22: 1081–1088

Neto MS, de Aguiar Menezes MV, Moreira JR, Garcia EB, Abla LE, Ferreira LM (2013) Sexuality after breast reconstruction post mastectomy Plast Surg 37: 643–647

Ratner ES, Foran KA, Schwartz PE, Minkin MJ (2010) Sexuality and intimacy after gynecological cancer. Maturitas 66: 23–26

Rowland JH, Desmond KA, Meyerowitz BE, Belin TR, Wyatt GE, Ganz PAJ (2000) Role of breast reconstructive surgery in physical and emotional outcomes among breast cancer survivors. Natl Cancer Inst 92: 1422–1429

Song T, Choi CH, Lee YY, Kim TJ, Lee JW, Kim BG, Bae DS (2012) Sexual function after surgery for early-stage cervicalcancer: Is there a difference in it according to the extent of surgical radicality? J Sex Med 9:1697–704

Ernährungsberatung und -therapie während einer Chemo-/Hormontherapie

Claudia Petru

Der Bedarf für eine Ernährungsberatung ist in absteigender Reihenfolge bei folgenden Themenbereichen gegeben:
- Appetitlosigkeit
- Übelkeit, Erbrechen
- Gewichtszunahme
- Gewichtsabnahme, Kachexie
- Darmträgheit, Obstipation
- Blähungen
- Durchfall
- Neigung zu Infekten, Fatigue-Symptomatik
- Mundschleimhautentzündung
- Mundtrockenheit
- Veränderungen des Geruchs- und Geschmacksinns
- Klimakterische Beschwerden
- Osteoporose
- Einnahme von Nahrungsergänzungsmitteln

Vor allem Frauen – und hier jene mit Mammakarzinom – legen besonderen Wert darauf, Änderungen ihrer Ernährungsgewohnheiten zu einem **Bestandteil ihres onkologischen Therapiekonzepts** zu machen.

24.1 Appetitlosigkeit

Als Nebenwirkung von Chemotherapien oder tumorbedingt kann ein völliger Verlust des Appetits bzw. Hungergefühls auftreten. Dieser Umstand löst häufig massive **Ängste** beim Patienten aus, der sich selbst oft bereits als abgemagerter, gezeichneter Krebspatient sieht.

Die positive Wirkung vieler **appetitanregender Tropfen aus der Apotheke** beruht auf deren Alkoholgehalt, der die Magensaftproduktion angeregt. Nach Rücksprache mit dem behandelnden Arzt ist ein Aperitif, wie Campari, Martini oder Bier, ca. 20 min vor dem Essen, sinnvoll. Appetitanregend wirken auch **bitterstoffhaltige Teesorten** wie Wermut, Bitterklee, Kalmus, Tausendgüldenkraut, Enzianwurzel, Schafgarbe oder Salbei. **Viele kleine Mahlzeiten**, auch spät abends vor dem Schlafen, werden empfohlen. Die Nahrungsaufnahme in **Gesellschaft** wirkt sich positiv aus. Bei Appetitlosigkeit eignen sich vor allem verschiedene Suppen, wie z. B. Cremesuppen oder klare Suppen mit Einlage.

Die **Flüssigkeitszufuhr** sollte nur zwischen den Mahlzeiten erfolgen, um einem Völlegefühl vorzubeugen. Bei starkem, raschem Gewichtsverlust wie 10 kg in 3 Monaten, sollte die zusätzliche Einnahme **energiereicher Trinknahrung**, z. B. mit Frucht- oder Kaffeegeschmack erwogen werden.

Auch die Einnahme von **Antidepressiva** können den Appetit entscheidend steigern.

24.2 Übelkeit, Erbrechen

Patienten sollten vor Beginn der Chemotherapie nur eine kleine Mahlzeit zu sich nehmen. **Geruchsarme Nahrungsmittel** wie Nudeln, Kartoffeln, Reis, Klöße/Knödel, Suppen, Brot und Gebäck werden nach der Chemotherapie meist gut toleriert. Als **Eiweißquellen** eignen sich Quark, Joghurt, Ei oder Tofu, besonders, falls Fleisch oder Fisch geruchsmäßig nicht toleriert wird. Bei **morgendlicher Übelkeit** sollten »trockene« Nahrungsmittel wie Brötchen/Semmeln, Toastbrot, Knäckebrot, Butterkekse, Zwieback, Salzgebäck bereits 30 Minuten vor dem eigentlichen Aufstehen gegessen werden. Flüssige oder **breiige Nahrung** wie klare und gebundene Suppen, pikante Soßen mit Kartoffelpüree, Puddings oder Mus werden meist gut toleriert. Ist eine **Energieanreicherung** nötig, kann diese über die Zugabe kleiner Mengen Sahne oder Butter erfolgen.

Kühle Getränke wie Wasser, kohlensäurearmes Mineral- und Tafelwasser, kalte Tees, verdünnte Obst- und Gemüsesäfte werden angenehmer als heiße Getränke empfunden. **Nach dem Essen** sollte bevorzugt Pfefferminztee getrunken und/oder Mundhygiene betrieben werden, um den Nachgeschmack des Essens im Mund zu verlieren.

Bei Übelkeit und Erbrechen hat sich in der Praxis auch der Einsatz von **Ingwer** sehr bewährt. Die Teezubereitung kann am einfachsten durch die Verwendung einer frischen Ingwerwurzel erfolgen.

24.3 Gewichtszunahme

Dieses Problem zeigt sich v. a. bei Patientinnen mit Mammakarzinom unter Antihormontherapie. Diese essen anamnestisch dieselben Nahrungsmengen wie vor Therapiebeginn, nehmen aber dennoch kontinuierlich im Durchschnitt 1,5 kg an Gewicht pro Jahr zu. Dies ist nur zum Teil auf eine Ödemeinlagerung zurückzuführen.

Die unten angeführten Ratschläge sind lediglich Einstiegshilfen. Gewichtsreduktion erfordert Geduld, Konsequenz und möglichst Kontrolle durch eine medizinische Fachperson. Das Führen eines **Ernährungstagebuchs** mit Zeitangabe des Verzehrs ist anzuraten. Dabei sind genaue Angaben über Ess- und Trinkmengen in Haushaltsmaßen wünschenswert, z. B. 1 Schöpfkelle, 1 Scheibe oder 1 Tasse. Die anzustrebende tägliche **Flüssigkeitszufuhr** liegt bei 2,5 l Wasser, Mineral-, Tafelwasser, ungesüßten Tees oder stark verdünnten Obst- und Gemüsesäften. Fünf Portionen Obst, Salat oder **Gemüse** sollten fix in den Speiseplan eingeplant werden. Jede Mahlzeit sollte mit einer **Salatvorspeise** beginnen. Die **Fettangaben** auf den Lebensmittelverpackungen sollten genauer gelesen werden. Die Lust auf **Süßigkeiten** sollte durch Konsum von Obst(salat) oder Joghurt mit frischen Früchten gestillt werden.

Tab. 24.1 Klassifizierung von Trinknahrungen

Bilanzierte Trinknahrung	Zur ausschließlichen Ernährung einsetzbar: 1–1,5 kcal/ml
Nährstoffdefinierte Trinknahrung	Energie-, eiweiß-, ballaststoffreich, pro zusätzlichen 1000 kcal/Tag=1 kg Gewichtszunahme/Woche

Falsches Essverhalten wie zu schnelles Essen, und Nahrungsaufnahme während des Kochens oder Fernsehens sollte korrigiert werden.

24.4 Gewichtsverlust, Kachexie

Behandlungsbedürftigkeit wird definiert durch:

- Body-Mass-Index <18,5 und zusätzlich beeinträchtigter Allgemeinzustand
- Ungewollter Gewichtsverlust >5% in den letzten 3Monaten
- ≥10 kg Gewichtsverlust in den letzten 3 Monaten
- Voraussichtliche Nahrungsaufnahme entsprechend <500 kcal/Tag über >5 Tage
- Veränderung von Laborwerten: erniedrigtes Gesamteiweiß, erniedrigtes Serumalbumin sowie Zunahme der Kreatinin-, Triglyzerid- und Cholesterinwerte

Je **früher** mit einer **Ernährungsintervention** durch die zusätzliche Gabe von Trinknahrungen begonnen wird, desto geringer können irreversible Ernährungsdefizite bzw. Gewichtsverluste gehalten werden. Die Klassifizierung von Trinknahrungen ist in Tab. 24.1 dargestellt.

Wird die Trinknahrung ergänzend eingesetzt, sollte dies am besten als **Spätmahlzeit** erfolgen, um den Appetit tagsüber nicht zu verlieren.

Es sollten bewusst eiweißreiche Lebensmittel wie Eier, Milch und Milchprodukte, Fleisch und Fleischwaren, Geflügel, Fisch und Tofu in den Speiseplan eingebaut werden. Um die **biologische Wertigkeit von Eiweiß** bestmöglich zu nutzen, sollte die Patientin im Idealfall tierische und pflanzliche Eiweißstoffe in einer Mahlzeit kombinieren, wie z. B. Röstkartoffeln und Spiegelei, Käsespätzle, Grießbrei u. Ä. Am Morgen ist der Appetit meist am größten. Deshalb ist bei Appetitlosigkeit besonderes Augenmerk auf ein **reichhaltiges Frühstück** zu legen. Zur **Energieanreicherung** der üblichen Mahlzeiten eignet sich das in jeder Apotheke erhältliche geschmacksneutrale **Maltodextrin**.

24.5 Darmträgheit, Obstipation

Die meisten Chemotherapien, Schmerzmedikamente und Bewegungsmangel lösen eine vorübergehende oder chronische Darmträgheit bzw. Obstipation aus. Die tägliche **Trinkmenge** sollte mindestens 2 l betragen. Zu bevorzugende **abführende Lebensmittel** sind roter Betesaft, Sauerkrautsaft, lauwarmes Apfelmus, in Wasser eingeweichte Dörrpflaumen, im nüchternen Zustand am Morgen getrunkener Obst- oder Gemüsesaft, Sauermilchprodukte und Joghurt. Eine Umstellung der Ernährung auf **ballaststoffreiche Lebensmittel** wie Vollkornbrot, Naturreis, Vollkornnudeln, Müsli, Salat, Gemüse, Hülsenfrüchte und frisches Obst sollte nur nach Rücksprache mit dem betreuenden Arzt erfolgen. Ballaststoffreiche Nahrung kann jedoch v. a. anfänglich zu unangenehmen Blähungen führen. Nach großen Operationen im Bauchraum ist von einer Zufuhr mit Vollkornprodukten dringend abzuraten. Weitere natürliche Verdauungshilfen sind Weizenkleie, Leinsamen, Flohsamen und z. B. Präparate wie Benefiber (Fa. Novartis). Eine Dosis von 10–40 g/Tag (=4 Esslöffel) ist möglich. Am besten sollten diese Verdauungshilfen in Joghurt, Sauermilchprodukten oder Gemüse- oder Fruchtsäften eingerührt werden.

Pro Esslöffel Kleie oder Leinsamen sind jedoch 200 ml zusätzliche Trinkflüssigkeit notwendig!

Bei besonders hartnäckiger Obstipation kann ein Versuch mit Hanf- oder Leinöl in der Dosierung von 1 Teelöffel morgens und 1 Esslöffel mittags gemacht werden. Dies bewährt sich v.a. auch bei Mastdarmentleerungsstörungen z. B. nach Wertheim-Radikaloperation.

Stopfend und abführend wirkende Nahrungsmittel

Stopfende Wirkung:

- Kartoffeln, Püree, polierter Reis
- Bananen
- Rotwein
- Weißbrot, Toastbrot, Brötchen/Semmeln
- Schwarztee – lange gezogen
- Schokolade, heiße Schokolade

Abführende Wirkung

- Rohes Gemüse, Kraut- und Kohlspeisen
- Rohes Obst und Fruchtsäfte, Trockenfrüchte, Feigen
- Kaffee
- Vollkorngebäck
- Buttermilch, Sauermilch, Kefir
- Fruchtzuckerhaltige Bonbons und Säfte

24.6 Blähungen

Hier haben sich v. a. Fenchel-, Anis- oder Kümmeltee bewährt: 1 Teelöffel Gewürz wird kurz vor Gebrauch zerstoßen, mit etwa 150 ml siedend heißem Wasser übergossen und nach 10–15 min abgeseiht.

Blähende und blähungshemmende Nahrungsmittel

Blähende Wirkung:
- Frisches Obst, insbesondere Birnen
- Hülsenfrüchte
- Kraut
- Kohl
- Pilze
- Zwiebel
- Lauch
- Knoblauch
- Kohlensäurehältige Getränke
- Dörrfrüchte
- Vollmilch
- Frisches Brot
- Fruchtzucker- oder zuckeralkoholhältige Bonbons oder Kaugummis

Blähungshemmende Wirkung:
- Kümmel, Kümmelöl
- Fencheltee
- Anistee
- Pfefferminztee
- Kardamomtee
- Obstkompott und Mus
- Sellerie
- Fenchel
- Karotten

24.7 Durchfall

Die **wichtigste Maßnahme** ist das Trinken leicht gesüßten Schwarztees. Dieser muss mindestens 15–20 min ziehen.

Eine von Patienten sehr geschätzte Alternative zur Elektrolytzufuhr ist die Zubereitung **einer klaren Brühe/Suppe. Hafer- oder Reisschleimsuppen**, Reis, Nudeln, Kartoffeln, altbackenes Weißbrot, Zwieback und Schokolade mit 70% Kakaoanteil sind empfehlenswert. Als unterstützende Maßnahmen sind folgende Anregungen zu sehen:

Geschabter Apfel Zu jeder Mahlzeit sollten etwa 300 g Apfel, geschält und gerieben, evtl. mit Zitronensaft verfeinert, um die Dunkelfärbung zu verhindern, eingenommen werden. Über den Tag verteilt wären 6 Apfelmahlzeiten anzustreben.

Getrocknete Heidelbeeren Diese sind in Apotheken erhältlich. Für den **Heidelbeertee** werden 2 Esslöffel getrocknete Heidelbeeren zerdrückt und mit 150 ml Wasser zum Kochen gebracht, 10 min ziehen gelassen, abgefiltert und leicht gesüßt. Für ein **Kompott** werden 2 Esslöffel getrocknete Heidelbeeren in 150 ml Wasser zum Kochen gebracht und leicht gesüßt. Auf eine dunkle bis schwarze Stuhlverfärbung sollte hingewiesen werden.

Weitere Ernährungsmaßnahmen Hier ist die Aufnahme von Karottensuppe, Reis- oder Haferschleimsuppe und von pürierten Bananen zu nennen. Bei der Zufuhr von Milch, Joghurt und Quark/Topfen soll auf laktosefreie Produkte umgestellt werden.

24.8 Neigung zu Infekten, Fatigue-Symptomatik

Die Zufuhr **vitaminreicher Säfte** ist bei onkologischen Patienten mit Neigung zu Infekten und Fatigue-Symptomatik sinnvoll. Von der Einnahme von **Multivitaminpräparaten** in Kapselform ist aufgrund der geringen Bioverfügbarkeit und wegen möglicher Interaktionen mit Antitumortherapien **abzuraten. Gemüsesäfte** lassen sich geschmacklich durch Zugabe von Orangen- bzw. Apfelsaft oder pürierten Bananen verfeinern. **Frisches Obst** kann am besten in Form von Obstsalaten oder mit Jogurt oder Quark kombiniert werden. Zum Marinieren von **Salaten** können, falls Essig als zu sauer empfunden wird, Zitronensaft oder Joghurtdressing verwendet werden. Bei nachgewiesenem **Eisenmangel** (Anämie, erniedrigte Transferrinsättigung, erniedrigter Ferritinwert) wird 1-mal/Woche eine Mahlzeit mit gerösteter Leber, Leberklößen/-knödeln oder Leberaufstrich empfohlen. **Gemüse** sollte sowohl in roher als auch gekochter Form zubereitet werden.

24.9 Mundschleimhautentzündung

Lauwarme oder kühle Speisen werden als angenehmer empfunden. Speisen sollten mit süßen (Fruchtmus, Pudding, Joghurtcreme) oder pikanten Soßen (Gurken-, Kartoffel-, Spinat-, Kürbis) **weich gemacht** werden. Runde Eiswürfel mit **Ananassaft**, der Bromelain enthält, wirken antibakteriell. Die runde Form verhindert ein Aufschürfen der irritierten Mundschleimhaut.

Fruchtsäurehaltige Säfte wie Orangensaft und Ähnliches sollten mit dem Trinkhalm getrunken werden. Karotten- und andere Gemüsesäfte sind **säurearm** und damit reizarm. Bei ausgeprägter Stomatitis bewähren sich wiederholte Spülungen der Mundhöhle mit **Salbei- und/oder Eibischtee**: 2 Teelöffel Kräuter auf 100 ml heißes

Wasser, 10 min ziehen lassen. Diese Tees sollten immer wieder frisch zubereitet werden. Mundspülungen mit lauwarmem **Salzwasser**, mit 1 Teelöffel Salz/250 ml Wasser zubereitet, sind aus hygienischer Sicht besonders sinnvoll.

Beim Vorliegen von **Schleimhautläsionen** bewähren sich die lokale Applikation von Johanniskrautöl, Vitamin-E-Tropfen und Propolistinktur. Um den **Speichelfluss** zu maximieren, ist das Kauen von zuckerfreien Kaugummis sinnvoll. Ergänzend können zur Zahnpflege ein fluoridreiches Zahngel oder eine Zahncreme mit Sanguinariaextrakt verwendet werden.

24.10 Mundtrockenheit

Sie kann als Nebenwirkung von verabreichten Chemotherapien, aber auch als Begleiterscheinung einer Behandlung mit Antidepressiva auftreten. **Eiswürfel in Kugelform** gefroren eignen sich gut, um die Mundhöhle ständig feucht zu halten. Empfehlenswert ist auch das Lutschen tiefgefrorener Tees von Salbei, Pfefferminz, Tausendgüldenkraut oder Schafgarbe. Ein oftmaliges Kauen von zuckerfreiem Kaugummi oder Anis führt zur **Anregung des Speichelflusses. Mundspülungen** mit Speiseöl, Bier oder die Applikation von künstlichem Speichel verbessern die Gleitfähigkeit der Schleimhäute bei der Aufnahme von Speisen.

Um eine **verstärkte Schleimbildung** der Mundschleimhaut zu verhindern, sollten Vollmilch oder Milchmixgetränke gemieden werden. Sauermilchprodukte wie Buttermilch, Joghurt, Kefir und auch Sojamilch bewirken keine vermehrte Schleimbildung.

24.11 Veränderungen des Geruchs- und Geschmackssinns

Speisen, die plötzlich anders als vor der Tumortherapie schmecken, stellen eine massive Beeinträchtigung der Lebensqualität dar. Süßes wird als noch süßer und Speisen, die normalerweise pikant schmecken, als bitter empfunden. Salzig-pikante Speisen schmecken oft einheitlich fade. Nicht selten bemerken Patienten v. a. nach dem Essen einen **metallischen Nachgeschmack**. Der Gebrauch von Plastikbesteck anstelle des üblichen Metallbestecks ist in diesen Fällen ratsam. Die bewusste Verwendung verschiedenster Küchenkräuter wie Schnittlauch, Petersilie, Oregano oder Basilikum ist sinnvoll, da sie den Eigengeschmack von Speisen verstärkt. Der Einsatz von Grapefruitsaft, Bitter Lemon oder Tonic Water zur positiven Beeinflussung des Geruchs- und Geschmackssinns ist bei der Behandlung mit m-TOR-Inhibitoren oder Lapatinib wegen möglicher Interaktionen im Lebermetabolismus über Cytochrom P3A4 nicht sinnvoll.

Bei **Abneigung gegen Fleisch, Wurst oder Fisch** sollten Eiweißquellen wie Eier, Milchprodukte und Tofu bewusst zum Einsatz kommen. Bei Geschmacksirritation durch Essig und Balsamico können diese durch Zitronensaft oder Joghurt ersetzt werden.

Nach jeder Mahlzeit sollten konsequent Mundspülungen bzw. Zähneputzen erfolgen, um den **unangenehmen Nachgeschmack** wieder rasch zu neutralisieren. Bei massiver Einschränkung der Freude am Essen ist auch der Einsatz vor **Zink**tabletten ratsam.

24.12 Klimakterische Beschwerden

Solche sind mit **hierzulande üblichen Lebensmitteln** wie Leinsamen, Sesam, Kohlgemüse oder Broccoli nicht beeinflussbar. Im Einzelfall können sie durch hohe Konzentrationen von **Sojaprodukten** gelindert werden. Während sehr wohl unser Speiseplan durch Sojagerichte erweitert werden kann, ist deren Anwendung in **Tablettenform** jedoch entsprechend einigen rezenten Publikationen onkologisch nicht als unbedenklich einzustufen. Sie können unter Umständen zur Abschwächung der Wirkung von Antihormontherapien führen.

24.13 Osteoporose

Vor allem Antihormontherapien können einen stärkeren Verlust der Knochenmasse auslösen. Neben der Gabe von Medikamenten sollte man die Patientin auf die wichtige tägliche Kalzium- und Vitamin-D-Zufuhr in der Nahrung hinweisen. **Milchprodukte**, wie Joghurt, Sauermilch, Buttermilch, Kefir, Quark u. Ä. sollten täglich – möglichst in einer fettarmen Variante – in den Speiseplan integriert sein. Bei einer Laktoseintoleranz sollte auf laktosefreie Produkte zurückgegriffen werden.

Unter den Käsesorten ist der **Emmentaler und der Parmesan** hervorzuheben, da sie den höchsten Kalziumgehalt aller Käsesorten aufweisen. Auch **Gemüsesorten** wie Brokkoli, Grünkohl, Fenchel und ebenso grüne Bohnen sind kalziumreich. Wer keine Milch und Milchprodukte verträgt, sollte an die Möglichkeit des Genusses von **kalziumreichen Mineralwässern** denken.

24.14 Nahrungsergänzungsmittel aus Sicht der Ernährungswissenschaft

Antioxidativ wirksame Vitamine wie Vitamin A und β-Carotin, Vitamin E und Vitamin C können Körperzellen vor Oxidationsschäden schützen. Dies geschieht gemeinsam mit enzymatischen Schutzsystemen wie z. B. der Glutathionperoxidase. Die Substitution mit verschiedenen Vitaminen war deshalb Gegenstand vieler Studien im Zusammenhang mit Krebs. Die CARET-**Präventionsstudie** mit 18.300 Rauchern wurde vorzeitig abgebrochen, da die Anzahl der Studienteilnehmer mit β-Carotin- und Vitamin-A-Ergänzung, die an Lungenkrebs erkrankten, um 36% erhöht war. Auch die Mortalität durch Lungenkrebs war um 59% drastisch höher als in der Vergleichsgruppe jener Raucher, die keine Substitution erhalten hatten (Omenn et al. 1996). Eine Folgeanalyse nach weiteren 6 Jahren zeigte, dass v. a. Frauen ein um 33% anhaltend erhöhtes Lungenkrebsrisiko und ein um 44% erhöhtes Risiko für schwere Herzkreislauferkrankungen aufwiesen (Goodman et al. 2004). Diese Erkenntnisse führten dazu, dass die Lebensmittelkonzerne ihre Vitaminzugaben bei Säften, Frühstücksflocken, Joghurts u. Ä. in der Folge drastisch reduziert haben.

In der **Hautkrebsvorsorge** wurde eine doppelblinde, randomisierte und placebokontrollierte Untersuchung an über 13.000 Teilnehmer/innen durchgeführt. **Frauen** wiesen nach der Einnahme von Vitamin C, Vitamin E, β-Carotin, Selen und Zink über 7,5 Jahre eine deutlich höhere Rate an Hautkrebs auf als jene in der Kontrollgruppe (Hercberg et al. 2007).

Neuere Forschungsergebnisse bei Tumoren des HNO-Bereichs zeigten, dass die Einnahme von **Antioxidanzien während einer Strahlentherapie** die Prognose der Erkrankung **verschlechtern** kann. Bei dieser Studie mit 540 Patienten wurde nach der Einnahme von Vitamin E und β-Carotin ein um **37% erhöhtes Risiko für das lokale Wiederauftreten des Tumors** im Vergleich zur Kontrollgruppe ohne Vitamine beobachtet (Bairati et al. 2005).

Eine hohe Zufuhr von Vitamin A und C, Niacin, Selen, Coenzym Q10, und Zink **nach** der **Behandlung von Brustkrebs** kann die Prognose ebenfalls negativ beeinflussen. In dieser historischen Kohortenstudie ergab sich unter dieser Therapie mit NEM (Nahrungsergänzungsmittel) eine **75%ige Verschlechterung des krankheitsspezifischen Überlebens** (Lesperance et al. 2002). Eine Stellungnahme des St. Gallen Konsensusmeetings für Brustkrebs weist auf eine mögliche Verschlechterung der Prognose von Brustkrebs durch die Einnahme von β-Karotin, Vitamin A und Vitamin E hin. Bei Selen, Vitamin C und Vitamin D ist die Datenlage kontrovers bzw. inkonklusiv (Goldhirsch et al. 2011)

Zusammenfassend existieren mittlerweile einige wissenschaftliche Daten aus großen und meist randomisierten klinischen Studien, bei welchen ein **negativer Einfluss von Nahrungsergänzungsmitteln (NEM) auf die Krebsentstehung und den Verlauf von Krebserkrankungen** nachgewiesen wurde. Bessere Prüf- und Kontrollverfahren für die Zulassung solcher NEM analog den Medikamenten sollten daher vom Gesetzgeber gefordert werden. Somit gilt bei Krebskranken hinsichtlich der Einnahme von NEM daher **keinesfalls**: »Nützt es nicht, so schadet es wenigstens nicht.«

Zusammenfassung

Das Thema Ernährung ist ein wichtiger Faktor für Patientinnen und deren Angehörige während einer onkologischen Therapie aktiv am Therapieprozess teilzunehmen. Speziell Frauen sind hoch motiviert, für ihren körperlichen Zustand abgestimmte Speisen selbst zuzubereiten.

Eine Ernährungstherapie bzw. -intervention soll medizinische Therapien unterstützen, eine Mangelernährung bei Patientinnen vermeiden und damit zu einer verbesserten Lebensqualität führen. Die aktive Auseinandersetzung mit der Ernährung führt in vielen Fällen auch zu einer kritischen Haltung in Bezug auf die Einnahme von Nahrungsergänzungsmitteln.

Die Themenbereiche in der Ernährungstherapie reichen von Appetitlosigkeit, Übelkeit, Erbrechen, Gewichtsabnahme, Obstipation, Diarrhö, Blähungen, Mundschleimhautentzündungen, Mundtrockenheit bis hin zu Veränderungen des Geruchs- und Geschmacksinns. Einfache Maßnahmen bei der Auswahl von Lebensmitteln können große Effekte bzw. Linderung der körperlichen Beschwerden bewirken. Bei hormonabhängigen Tumoren, wie z. B. dem Brustkrebs, stehen vor allem Maßnahmen zur Gewichtsabnahme im Vordergrund der Ernährungsintervention.

Literatur

Bairati I, Meyer F, Gelinas M et al. (2005) Randomized trial of antioxidant vitamins to prevent acute adverse effects of radiation therapy in head and neck cancer patients. J Clin Oncol 23: 5805–5813

Delbrück H (1999) Ernährung für Krebserkrankte. Kohlhammer, Stuttgart

Goodman GE, Thornquist MD, Balmes J et al. (2004) The beta-carotene and retinol efficacy trial: incidence of lung cancer and cardiovascular disease mortality during 6-year follow-up after stopping beta- carotene and retinol supplements. JNCI 96: 1743–1750

Goldhirsch A, Wood WC et al. (2011); Strategies for subtypes–dealing with the diversity of breast cancer: highlights of the St. Gallen International Expert Consensus on the Primary Therapy of Early Breast Cancer 2011. Ann Oncol; 22: 1736

Hercberg S, Ezzedine K, Guinot C (2007) Antioxiant supplementation increases the risk of skin cancers in women but not in men. J Nutr 137: 2089–105

Kraft K (2000) Checkliste Phytotherapie. Thieme, Stuttgart New York

Lesperance M, Olivotto I, Forde N et al. (2002) Mega dose vitamins and minerals in treatment of non-metastatic breast cancer: ah historical cohort study. Breast Cancer Res Treat 76: 137–143

Omenn GS, Goodman GE, Thornquist MD et al. (1996) Risk factors for lung cancer and for intervention effects in CARET, the beta-carotene and retinol efficacy trial. JNCI 88: 1150–1159

Petru E, Petru C, Klocker J, Klocker-Kaiser U (2010) Chemotherapie – Praxisorientierte Hilfe für Patienten, Angehörige und Betreuer, 3. Aufl. Unipress, Graz

Komplementärmedizinische onkologische Maßnahmen: Wissenschaftliche Evidenz

Edgar Petru

25.1 Einleitung

Komplementärmedizinische Therapien sind populär. Sie sollen einerseits die Verträglichkeit von onkologischen Standardtherapien erhöhen und andererseits die onkologische Prognose verbessern.

Außer Zweifel steht in der Onkologie der wissenschaftlich erwiesene Nutzen von Supportivtherapien wie Schmerztherapie, Granulozyten-Kolonie-stimulierenden Faktoren, Erythropoietinen, Glucokortikoiden sowie Gestagenen zur Roborisierung. Ähnliches gilt für die Psychotherapie, Entspannungstherapien, antidepressive Therapie, den Nutzen von Gläubigkeit und Religiosität, Bewegungstherapie, sowie Bisphosphonate und Denosumab gegen Osteoporose. Diese Verfahren werden in diesem Artikel nicht berührt.

Es geht auch nicht um Hypothesen, warum bestimmte Maßnahmen bei onkologischen Patienten wirken sollen oder nicht, sondern um die **wissenschaftliche Evidenz ihrer Effektivität**. Jede Diskussion führt in die wissenschaftliche Leere, wenn sie sich nicht auf Daten aus randomisierten Studien bezieht.

Deshalb konzentriert sich dieser Artikel auf PatientInnen **mit oder nach einer onkologischen Erkrankung,** bei denen komplementärmedizinische Maßnahmen im Rahmen **randomisierter Studien** angewendet worden sind.

25.2 Prognose von onkologischen Patienten

25.2.1 Omega-3 ungesättigte Fettsäuren

In einer randomisierten, placebokontrollierten Studie wurden 60 Patienten mit metastasiertem Karzinom behandelt. Die Verum-Gruppe erhielt Fischöl mit 18 g Omega-3 ungesättigten Fettsäuren pro Tag. Die Hälfte der Patienten wies einen normalen Ernährungszustand auf. Sowohl in der Gruppe der normal ernährten als auch in der Gruppe der unterernährten Patienten zeigte sich eine signifikante Verbesserung des Überlebens (jeweils $p < 0{,}05$), welches mit einem signifikanten immunmodulierenden Effekt einherging. Die Produktion des Tumornekrosefaktors war in der Gruppe der mindererernährten Tumorpatienten durch die Supplementierung signifikant reduziert (Gogos et al. 1997).

25.2.2 Misteltherapie

In einer randomisierten Phase-III-Studie wurden 830 Patienten mit Melanom und hohem Rezidivrisiko (Tumordicke >3 mm) oder regionalen Lymphknotenmetastasen (Stadium III) vier Gruppen zugeordnet: Niedrig dosiertes Interferon α 2b 1 Mio. Einheiten s. c. jeden 2. Tag für 1 Jahr, Interferon γ 0,2 mg s. c. jeden 2. Tag für 1 Jahr, das Mistelpräparat Iscador M s. c. oder keinerlei Therapie (Observationsgruppe). Die mediane Nachbeobachtungsdauer betrug 8,2 Jahre. Es zeigten sich weder hinsichtlich des progressionsfreien Überlebens noch des Gesamtüberlebens Unterschiede zwischen den 4 Gruppen (Kleeberg et al. 2004).

25.2.3 Astralgus-basierte chinesische Kräuter

Beim nicht kleinzelligen Bronchuskarzinom wurden chinesische Kräuter auf der Basis von **Astralgus** in 34 randomisierten Studien bei 2815 PatientInnen während platinhaltiger Chemotherapie eingesetzt. Astralgus kann Makrophagen und »natural killer cells« stimulieren sowie Zytokine der T-Helfer Typ-II-Zellen inhibieren. Das **Mortalitätsrisiko** war nach 1 Jahr reduziert (Relatives Risiko [RR] =0,67) und auch das **Tumoransprechen** war verbessert (RR =1,34) (McCulloch et al. 2006).

25.2.4 γ-Interferon

Beim Ovarialkarzinom wurde im FIGO-Stadium III–IV γ-Interferon in der Dosierung von 100 μg s. c. 3-mal/Woche zusätzlich zur Standardchemotherapie mit 6 Zyklen Carboplatin und Paclitaxel verabreicht. Die Vergleichsgruppe erhielt nur die Standardchemotherapie. 847 Patientinnen waren eingeschlossen worden. Die randomisierte Studie musste wegen schlechteren Überlebens in der Interferon-Gruppe vorzeitig beendet werden (Hazard Ratio 1,45). Auch das progressionsfreie Überleben war in der experimentellen Gruppe verschlechtert. Schwere Nebenwirkungen, in erster Linie **hämatologische Toxizitäten**, traten im Interferon-Behandlungsarm häufiger auf. Sie könnten in Kombination mit Intervallverlängerungen und Dosisreduktionen Ursache für die **Verschlechterung** des Überlebens gewesen sein (Alberts et al. 2008).

25.2.5 Vitamin E und β-Karoten

540 Patienten mit HNO-Tumoren wurden randomisiert. Die eine Studiengruppe erhielt 400 E Tocopheroi (Vitamin E) und 30 mg β-Karoten pro Tag während der Strahlentherapie bis zu 3 Jahre danach, die andere Placebo. Das **Lokalrezidivrisiko** der Patienten mit HNO-Tumoren war in der Supplementierungsgruppe erhöht (RR =1,37; Bairati et al. 2005).

25

25.2.6 Vitamin C

123 Patienten mit fortgeschrittenem Karzinom nahmen an der randomisierten, doppelblinden, placebokontrollierten Studie teil. Die eine Hälfte erhielt hochdosiertes Vitamin C (10 g täglich) und die andere Placebo. Das mediane Gesamtüberleben unterschied sich in der Vitamingruppe **nicht** von jenem der Placebogruppe (Creagan et al. 1985)

100 Patienten mit Kolorektalkarzinom, die sich in gutem Allgemeinzustand mit minimalen Symptomen befanden und zuvor keine Chemotherapie erhalten hatten, wurden randomisiert. Sie erhielten entweder hochdosiertes Vitamin C oder Placebo. **Weder** das progressionsfreie noch das Gesamtüberleben unterschied sich in der Vitamingruppe gegenüber jenem der Placebogruppe (Moertel et al. 1985).

25.3 Beeinflussung der Toxizität von Chemotherapien

25.3.1 Übelkeit und Erbrechen

Akupunktur-Punkt-Stimulation

Eine **Metaanalyse** von 11 randomisierten Studien mit 1247 Patientinnen ergab eine **signifikante** Reduktion des akuten Erbrechens (RR =0,82; p=0,04). Manuelle Akupunktur wies **keinen** signifikanten Effekt auf akutes Erbrechen auf (Ezzo et al. 2005).

Homöopathie

431 Brustkrebs-Patientinnen wurden in einer randomisierten, placebokontrollierten Studie untersucht. Bei adjuvanter FEC-, FAC und TAC-Chemotherapie wurde nach Applikation des Homöopathikums Cocculine gegenüber der antiemetischen Standardtherapie + Placebo **kein** Zusatznutzen beobachtet (Perol et al. 2012).

Diethyldithiocarbamat

221 Patienten, die Cisplatin (100 mg/m^2) und Etoposid (Bronchuskarzinom) oder Cyclophosphamid (Ovarialkarzinom) erhielten, wurden in eine randomisierte, doppelverblindete Studie aufgenommen. Eine Hälfte erhielt Diethyldithiocarbamat (DDTC) in der Dosierung von 1,6 g/m^2 über 4 Stunden i. v., und die andere Placebo. Die Begleittherapie erfolgte alle 4 Wochen. Erbrechen war in beiden Studienarmen **vergleichbar** (Gandara et al. 1995).

25.3.2 Chemotherapieinduzierte Toxizität

Chinesische Kräuter

120 Patienten mit frühem Mamma- und Kolorektalkarzinom erhielten entweder eine von chinesischen Kräuterspezialisten zusammengestellte kombinierte Kräutermischung oder Placebo, das den typischen Geruch und Geschmack eines Kräutertees aufwies. Der primäre Endpunkt war das Auftreten von hämatologischer und nichthämatologischer Toxizität während der adjuvanten Chemotherapie mit Adriamycin und Cyclophosphamid bzw. 5-Fluoruracil und Folinsäure. Die Hämatotoxizität wurde durch die chinesischen Kräuter nicht beeinflusst. Unter 16 untersuchten nichthämatologischen Toxizitätsparametern war **einzig die Übelkeit** vom Grad 2 in der Therapiegruppe reduziert (p<0,04; Mok et al. 2007).

25.3.3 Nephrotoxizität und Ototoxizität

Vitamin C, Vitamin E, Selen

48 Patienten, die eine Cisplatintherapie erhielten, wurden in zwei Arme doppelblind randomisiert: Supplementation mit Vitamin C und E sowie Selen oder Placebo. Primäre Studienziele waren Nephro- und Ototoxizität. Es zeigte sich **kein** Unterschied zwischen den Studiengruppen (Weijl et al. 2004).

Diethyldithiocarbamat

221 Patienten, die Cisplatin (100 mg/m^2) und Etoposid (Bronchuskarzinom) oder Cyclophosphamid (Ovarialkarzinom) erhielten, wurden in eine randomisierte, doppelverblindete Studie aufgenommen. Eine Hälfte erhielt Diethyldithiocarbamat (DDTC) in der Dosierung 1,6 g/m^2 über 4 Stunden i. v., und die andere Placebo. Die Begleittherapie erfolgte alle 4 Wochen. Nephrotoxizität war im Studienarm **erhöht**. Daneben verursachte DDTC eine vorübergehende Hypertension, Flush-Symptomatik und Hyperglykämie (Gandara et al. 1995).

25.3.4 Neuropathie

Vitamin E

400 mg Vitamin E (Tocopherol) oder Placebo wurden in einer Phase III randomisierten, doppelblinden, placebokontrollierten Studie 207 Patienten während einer adjuvanten neurotoxischen Therapie v. a. mit Taxanen, Oxaliplatin oder Cisplatin täglich verabreicht. Das primäre Studienziel war die Inzidenz von Grad 2 sensorischer Neurotoxizität oder höher. Es zeigte sich **kein** Unterschied zwischen den beiden Studienarmen (Kottschade et al. 2009).

In einer weiteren randomisierten Studie erhielten 47 Patienten während einer Cisplatin-Therapie bis 3 Monate danach 300 mg Vitamin E (Alpha-Tocopherol) pro Tag oder keine Vitamingabe. Die Inzidenz und der Schweregrad der Neuropathie war im Vitamin-E-Arm **signifikant** niedriger als im Kontrollarm (Pace et al. 2003).

■ **Reduziertes Glutathion**

52 Patienten, die mit 14-tägigem Oxaliplatin behandelt wurden, erhielten vor der Oxaliplatininfusion in einer doppelblinden, placebokontrollierten, randomisierten Studie 1.500 mg Glutathion oder Placebo intravenös. Die Neuropathie wurde nach 4, 8 und 12 Zyklen untersucht. Grad 2-4 Neurotoxizitäten traten **signifikant** seltener im Glutathion-Arm auf ($p=0{,}004$; Cascinu et al. 2002).

■ **Acetyl-L-Carnithin**

Eine randomisierte, doppelblinde, placebokontrollierte Studie untersuchte die natürlich vorkommende Substanz Acetyl-L-Carnithin in der Prävention der Taxan-induzierten Neuropathie. 409 Frauen mit Brustkrebs wurden eingeschlossen. Patientinnen mit Acetyl-L-Carnithin wiesen bei der Selbsteinschätzung der Neurotoxizität einen nicht signifikanten **ungünstigen** Effekt auf die Neuropathie auf. Außerdem war im experimentellen Arm nach 24 Wochen eine Grad-3- oder -4-Neuropathie häufiger zu beobachten (Hershman et al. 2013).

■ **Diethyldithiocarbamat**

221 Patienten, die Cisplatin (100 mg/m^2) und Etoposid (Bronchuskarzinom) oder Cyclophosphamid (Ovarialkarzinom) erhielten, wurden in eine randomisierte, doppelverblindete Studie aufgenommen. Eine Hälfte erhielt Diethyldithiocarbamat (DDTC) in der Dosierung 1,6 g/m^2 über 4 Stunden i. v., und die andere Placebo. Die Begleittherapie erfolgte alle 4 Wochen. Die Neuropathie war in beiden Studienarmen **vergleichbar** (Gandara et al. 1995).

25.3.5 Allgemeinzustand

■ **Chinesische Kräuter**

Chinesische Kräuter oder Placebo wurden Frauen mit Ovarialkarzinom während der Standard-Chemotherapie mit Carboplatin ± Paclitaxel verabreicht. In der Gruppe von Frauen mit traditioneller chinesischer Medizin fand sich **keine** Verbesserung des Allgemeinbefindens, wohl aber eine Reduktion der Grad 4 Neutropenie (Chan et al. 2011).

25.3.6 Fatigue

■ **Orales Koenzym Q10**

In einer doppelblinden, placebokontrollierten, randomisierten Studie wurden 236 Frauen mit frühem Mammakarzinom vor und während einer **anthrazyklinhaltigen** Chemotherapie mit 300 mg des Koenzyms Q10 und 300 mg Vitamin E über 6 Monate behandelt. Die Kontrollgruppe erhielt Vitamin E. Es ergab sich hinsichtlich Fatigue **keine** Verbesserung der Symptomatik als Folge der Enzymtherapie (Lesser et al. 2010).

■ **Akupunktur**

Eine randomisierte Studie, in der 97 PatientInnen während 6 Wochen entweder Scheinakupunktur oder tatsächliche Akupunktur erhielten, ergab **keinen** Unterschied in der Wirksamkeit gegen Fatigue (Deng 2011).

25.3.7 Hand-Fuß-Syndrom

■ **Pyridoxin (Vitamin B6)**

Das Hand-Fuß-Syndrom ist eine wesentliche unerwünschte Nebenwirkung von Capecitabin. Eine randomisierte, doppelblinde, placebokontrollierte Studie hat den Effekt von 200 mg Pyridoxin (Vitamin B6) täglich in der Prophylaxe des Hand-Fuß-Syndroms bei 360 Patienten während einer Capecitabintherapie wegen eines Karzinoms des Gastrointestinums untersucht. Ein Grad-2- oder -3-Hand-Fuß-Syndrom wurde bei 31% der Placebogruppe und bei 32% der Therapiegruppe beobachtet. Es wurde **kein** signifikanter Effekt von Pyridoxin beobachtet (Kang et al. 2010).

Pyridoxin konnte in einer zweiten randomisierten, placebokontrollierten Studie toxizitätsbedingte Dosisreduktionen von Capecitabin zwar numerisch, **nicht** aber **signifikant** vermindern. Es zeigte sich auch ein **nicht signifikanter** Trend zu weniger Grad-3- und -4-Hand-Fuß-Syndrom (Corrie P et al. 2012).

■ **Celecoxib**

Celecoxib konnte in einer randomisierten Phase-III-Studie von 139 Patienten mit Kolorektalkarzinom im Stadium II–III sowohl ein Hand-Fuß-Syndrom des Grades ≥1 als auch des Grades ≥2 signifikant **reduzieren** ($p \leq 0{,}005$; Zhang et al. 2012).

Eine Metaanalyse von drei randomisierten Studien ergab einen **positiven** Effekt von Celecoxib auf die Verhinderung eines milden Hand-Fuß-Syndroms. Allerdings waren 2 der 3 Studien nicht verblindet und die Dosis nicht einheitlich (400 mg oder 800 mg; Traldi Macedo u. Sasse 2012).

■ **Harnstoff-Milchsäure-Creme**

Eine placebokontrollierte Studie hat den Effekt einer auf Harnstoff und Milchsäure basierenden topischen keratolytischen Creme auf die Entstehung des Capecitabin-assoziierten Hand-Fuß-Syndroms bei 137 Patienten während des ersten Therapiezyklus untersucht. Es zeigte sich **kein** Unterschied zwischen den beiden Studiengruppen (Wolf et al. 2010).

25.3.8 Lebensqualität

Mistel

Eine chinesische Studie hat 233 Patienten mit Mammakarzinom (n=68), Ovarialkarzinom (n=71) und nicht kleinzelligem Bronchuskarzinom (n=94) in zwei Gruppen randomisiert: **Mistelextrakt Helixor A** 3-mal/Woche s. c. in steigender Dosierung von 1 mg bis maximal 200 mg oder Lentinan 4 mg i. m. täglich. Letztere Substanz stellt ein immunmodulierendes Phytopharmakon dar. Die Patienten erhielten **konventionelle Chemotherapien** einschließlich Cyclophosphamid (C), Adriamycin (A), Cisplatin (P), 5-Fluoruracil (F), Vinorelbin (VR), Mitomycin C (M), Ifosfamid (I), Vindesin (VD) oder Carboplatin (Cb). Brustkrebspatientinnen erhielten CAP bzw. CAF, Ovarialkarzinompatientinnen CP oder I-Cb und Patienten mit Bronchuskarzinom VR-P oder M-VD-P. Die Lebensqualität (**Functional Living Index Cancer**) war in der Gruppe, die mit dem Mistelextrakt behandelt wurde, signifikant **höher** als in der Vergleichsgruppe. Auch Nebenwirkungen sowie ernste Nebenwirkungen traten in der Gruppe mit Misteltherapie **seltener** auf (Piao et al. 2004). Es wurde zur Auswertung der traditionelle chinesische Symptom-Medizinindex verwendet. Es fehlen in dieser Publikation aber genauere Angaben zur Dosierung der Chemotherapieschemata, zu den Zyklusintervallen und den Graden der Toxizität.

25.4 Beeinflussung der Toxizität der Radiotherapie

25.4.1 Akute Toxizitäten im HNO-Bereich

Tocopherol und β-Karoten

540 Patienten mit HNO-Tumoren wurden randomisiert. Die eine Studiengruppe erhielt 400 E Tocopherol sowie 30 mg β-Karoten pro Tag oder Placebo während der Strahlentherapie bis zu 3 Jahre danach. Die akuten Nebenwirkungen waren im Supplementierungsarm **signifikant reduziert** (RR =0,38; Bairati et al. 2005).

25.4.2 Übelkeit und Erbrechen

Akupunktur

215 Patientinnen mit gynäkologischem Malignom, Karzinom des Rectum, Anus, Colon, Magens, Pankreas und Testis wurden entweder mit Verum-Akupunktur oder mit Schein-Akupunktur 2- bis 3-mal/Woche während der Radiotherapiephase behandelt. Die Radiotherapie erfolgte abdominell oder pelvin. Die Dosis betrug mindestens 25 Gray und umfasste ein Volumen von mindestens 800 cm^3. Es zeigte sich **kein** Vorteil für die Verum-Gruppe. Allerdings berichteten 67% der Patienten beider Gruppen positive entspannende Effekte (Enblom et al. 2012).

25.4.3 Stomatitis, Dysphagie, Geschmacksempfindung, Mundtrockenheit

Selen

39 Patienten wurden in einer randomisierten Phase-II-Studie während der Strahlentherapie eines Malignoms im Kopf- bzw. Halsbereich entweder mit dem Radikalfänger Na-Selenit 500 mcrg täglich behandelt oder erhielten keine Selentherapie. Die meisten Patienten wiesen Karzinome der Mundhöhle oder des Oropharynx auf. Keine signifikanten Unterschiede wurden bezüglich ernsthafter Nebenwirkungen gefunden. Während der letzten Woche war die **Dysphagie** in der Selengruppe signifikant reduziert (Büntzel et al. 2010).

25.4.4 Diarrhö

Antibiophilus

206 Patienten, die sich einer Radiotherapie des Beckens und des Abdomen unterzogen, wurden in zwei Gruppen randomisiert: Antibiophilus oder Placebo. Nach Einschätzung der Ärzte war die Anzahl der Defäkationen nicht signifikant reduziert, wohl aber die Konsistenz des Faeces erhöht ($p<0,05$). Patienten beurteilten den Einfluss von Antibiophilus sowohl hinsichtlich des Grades der Diarrhö als auch der Konsistenz des Faeces **positiv** ($p< 0,001$; Urbancsek et al. 2001).

Glutamin

129 Patientinnen erhielten während pelviner Radiotherapie in einer doppelblind randomisierten Studie entweder 4 mg Glutamin 2-mal täglich per os oder Placebo. Es zeigte sich **weder** ein Effekt auf den Toxizitätsgrad noch auf die Anzahl der Defäkationen (Kozelsky et al. 2001).

Selen

81 Patientinnen mit Endometrium- oder Zervixkarzinom erhielten eine adjuvante externe Radiotherapie während 6 Wochen. Patientinnen mit reduziertem Selenspiegel erhielten nach Randomisierung entweder 500 µg Natriumselenit/Tag an den Tagen einer Strahlentherapie und 300 µg Natriumselenit/Tag an den Tagen ohne Strahlentherapie oder keine Selentherapie (Kontrollgruppe). Nach der Strahlentherapie war der Selenspiegel in der Selengruppe höher. Die Lebensqualität und der Aktivitätsstatus wurde durch die Selengabe nicht verändert. Diarrhö ≥Grad 2 trat **signifikant seltener** in der Selengruppe auf (21% versus 45%; $p=0,04$; Muecke et al. 2010).

25.4.5 Toxizität der Harnwege und des Genitale

Hydrolytische Enzyme

In einer randomisierten, offenen Studie bei 120 indischen Patientinnen wurde eine orale Enzymmischung mit Trypsin, Chymotrypsin und Papain während der externen Radiotherapie eines Zervixkarzinoms verabreicht. Akute Reaktionen wurden durch die Enzymtherapie **signifikant reduziert** (p<0,001; Dale et al. 2001).

25.4.6 Hauttoxizität

Hydrolytische Enzyme

In einer randomisierten, offenen Studie bei 120 indischen Patientinnen wurde eine orale Enzymmischung mit Trypsin, Chymotrypsin und Papain während der externen Radiotherapie eines Zervixkarzinoms verabreicht. Akute Hautreaktionen wurden durch die Enzymtherapie **signifikant reduziert** (p< 0,001; Dale et al. 2001).

25.4.7 Fatigue

Multivitamine

40 Patientinnen mit Mammakarzinom, die sich einer Radiotherapie unterzogen, erhielten unterstützend Multivitamine oder Placebo. Die Lebensqualität und Fatigue wurden untersucht. Es zeigte sich **kein** Unterschied zwischen den beiden Studienarmen (Kaliks-Guendelmann et al. 2007).

25.4.8 Lymphödem

Pentoxifyllin und Vitamin E

83 Frauen mit Mammakarzinom erhielten in einer randomisierten, doppelblinden, placebokontrollierten Studie 12 Monate lang täglich 3-mal 400 mg Pentoxifyllin und 3-mal100 mg Vitamin E. Diese Behandlung wurde 1–3Monate nach Beendigung der Radiotherapie gestartet. Primärer Endpunkt der Studie war die Fähigkeit, bei fehlendem oder geringerem Lymphödem eine passive Abduktion im Schultergelenk durchzuführen. Sekundär sollte der Armumfang im Vergleich zur Basisuntersuchung durch die Medikation reduziert werden. Nach 1 Jahr konnten beide Endpunkte durch die Medikation **signifikant** günstig beeinflusst werden (Malmström et al. 2009).

25.4.9 Lebensqualität

Tocopherol und β-Karoten

540 Patienten mit HNO-Tumoren wurden während einer Strahlentherapie randomisiert. Die eine Studiengruppe erhielt 400 E und 30 mg β-Karoten pro Tag oder Placebo während der Strahlentherapie bis zu 3 Jahre danach. Die Lebensqualität wurde **nicht** verändert (Bairati et al. 2005).

Multivitamine

40 Patientinnen mit Mammakarzinom, die sich einer Radiotherapie unterzogen, erhielten unterstützend Multivitamine oder Placebo. Die Lebensqualität wurde auch untersucht. Es zeigte sich **kein** Unterschied zwischen den beiden Studienarmen (Kaliks-Guendelmann et al. 2007).

Yoga

Während der 6-wöchigen Radiotherapieserie wurde Yoga im Vergleich zu einer Kontrollgruppe auf der Warteliste bei 61 Frauen mit Mammakarzinom untersucht. Die **Körperfunktionen und das gesundheitliche Gesamtbefinden** verbesserten sich durch die Yogatherapie **signifikant** (Cohen et al. 2006).

25.5 Reduktion von belastenden Symptomen onkologischer PatientInnen

25.5.1 Fatigue

Methylphenidat

Methylphenidat ist dem Amphetamin ähnlich. Methylphenidat über 7 Tage (alle 2 Stunden 5 mg bis maximal 20 mg/Tag) hatte in einer doppelblind randomisierten, placebokontrollierten Studie mit 112 Patientinnen keinen Effekt auf Fatigue (Bruera et al. 2006). In einer weiteren randomisierten Studie wurden 149 PatientInnen mit Methylphenidat 5 mg alle 2 Stunden bis maximal 20 mg/Tag und/oder einer pflegerischen Telefonintervention oder Placebo behandelt. Methylphenidat ± Telefonintervention erwiesen sich gegenüber Placebo als **nicht** überlegen (Bruera et al. 2013).

Eine weitere Phase-III-Studie untersuchte, doppelblind randomisiert, placebokontrolliert, den Effekt von 54 mg/Tag lang wirksamem Methylphenidat oder Placebo bei 148 PatientInnen mit Fatigue. Es zeigte sich **kein** Unterschied zwischen beiden Gruppen (Moraska et al. 2010).

Donepezil

142 Patienten mit Krebs-assoziiertem Fatigue (Score ≥4 auf einer Skala von 0 bis 10) wurden in einer randomisierten, doppelblinden, placebokontrollierten Studie mit

Donepezil oder Placebo therapiert. Am Tag 8 wurde **kein** Unterschied zwischen den Studienarmen beobachtet (Bruera et al. 2007).

▪ **Modafinil**

Die eugeroische Substanz Modafinil, die stimulatorische Eigenschaften aufweist, wurde in der Dosierung von 200 mg/Tag an 888 Tumorpatienten in einer randomisierten Studie gegenüber Placebo untersucht. **Schwere** Fatigue-Symptomatik wurde signifikant seltener im Modafinil-Arm beobachtet (p=0,017). Bezüglich mittelschwerer Fatigue zeigte sich kein Unterschied zwischen den Gruppen (Morrow et al. 2008).

▪ **L-Carnithin**

In einer doppelblind randomisierten, placebokontrollierten Studie wurde Carnithin bei 366 PatientInnen mit invasivem Malignom und Fatigue in der p. o. Dosierung von 2 g/d oder Placebo verabreicht. Der Endpunkt der Studie war Fatigue nach 4 Wochen. Es zeigte sich **kein** Unterschied zwischen den beiden Studiengruppen (Cruciani et al. 2012).

▪ **Guarana**

75 Patientinnen mit Mammakarzinom, die nach dem 1. Chemotherapiezyklus Fatigue aufwiesen, wurden in einer randomisierten Studie untersucht. Patientinnen erhielten 50 mg des Naturstoffes Guarana 2-mal täglich oder Placebo. Fatigue wurde durch Guarana signifikant **günstig** beeinflusst (Campos et al. 2010).

▪ **Akupunktur**

Eine randomisierte Studie untersuchte den Effekt von Akupunktur gegenüber erhöhter Standardbetreuung bei 302 Patientinnen mit Brustkrebs und Fatigue. 1-mal Akupunktur pro Woche während 6 Wochen bewirkte eine **signifikante** Verbesserung der Fatigue (Molassiotis et al. 2012).

▪ **Yoga**

410 Patientinnen mit nicht metastasiertem Mammakarzinom, die unter Fatigue und Schlafstörungen litten, wurden in einer randomisierten Studie 4 Wochen lang mit einer der beiden folgenden Therapien behandelt: 2-mal/Woche Yoga-Interventionen (jeweils 75 Min/Sitzung) + Standardtherapie versus Standardtherapie allein. In der Yoga-Gruppe wurde eine **signifikante** Reduktion von Schlafstörungen und von Fatigue beobachtet (Mustian et al. 2010).

Eine randomisierte Studie hat bei 66 Patientinnen mit metastasiertem Brustkrebs mit einem Leistungsstatus Zubrod 0–2 den Effekt von Yoga während 12 Wochen gegenüber supportiver Therapie evaluiert. Es zeigte sich durch Yoga eine **signifikante** Reduktion der Schwere von Fatigue ($p< 0{,}001$; Raghavendra et al. 2010).

25.5.2 Lymphödem

▪ **Selen**

60 TumorpatientInnen mit sekundärem Lymphödem wurden in einer doppelblind randomisierten Studie mit Natriumselenit behandelt. Signifikant **weniger Erysipele** wurden in der Behandlungsgruppe während 3 Monaten beobachtet (Kasseroller 1998).

25.5.3 Hitzewallungen

▪ **Akupunktur gegen Hitzewallungen**

Frauen mit Mammakarzinom und 3 oder mehr Hitzewallungen/Tag erhielten nach Randomisierung 2-mal/Woche Verum- oder Scheinakupunktur. Verum-Patientinnen profitierten **signifikant** von einer Akupunkturbehandlung über **4 Wochen** (Deng et al. 2007).

25.5.4 Angst und Depression

▪ **Aromatherapie und Massage**

288 englische PatientInnen mit onkologischen Erkrankungen erhielten entweder 4 Wochen lang eine Aromatherapie-Massage oder die übliche supportive Therapie. Nach **6 Wochen** zeigte sich ein signifikant **positiver** Effekt der Aromatherapie-Massage, nicht aber nach 10 Wochen (Wilkinson et al. 2007).

25.5.5 Appetitlosigkeit/Anorexie/Kachexie

▪ **Enterale und parenterale Ernährung, Indomethacin und Erythropoietin**

309 kachektische Patienten mit fortgeschrittenem, meist gastrointestinalem Karzinom (Ösophagus, Leber, Pankreas, Kolon) wurden in einer randomisierten Studie mit Indomethacin 2-mal 50 mg/Tag und Erythropoietin 15.000-40.000 E/Woche behandelt. Nach Randomisierung erhielt die eine Hälfte zusätzlich eine spezialisierte, auf die Patienten abgestimmte enterale sowie parenterale Ernährung für zuhause. Patienten mit der Ernährungstherapie wiesen eine **Verbesserung** der Energiebalance auf ($p<0{,}03$). Sie zeigten auch verbessertes Überleben ($p<0{,}01$), welches von verbesserter Energiebalance, vermehrtem Körperfett und vermehrter körperlicher Aktivität begleitet war (Lundholm et al. 2004).

Eicosapentaensäure

518 PatientInnen mit fortgeschrittenem gastrointestinalem Karzinom oder einem Bronchuskarzinom wurden in einer placebokontrollierten, doppelblind randomisierten Studie mit der Eicosapentaensäure, einer Omega-3-Fettsäure, untersucht. Dabei fand sich nach 8 Wochen **kein** statistischer Unterschied hinsichtlich Überleben, Gewicht oder anderer Ernährungsvaraiblen (Fearon et al. 2006).

In einer weiteren randomisierten Studie wurde Eicosapentaensäure in einer Dosis von 1,09 g 2-mal täglich supplementiert und dem Effekt von **Megestrolazetat** gegenübergestellt. 421 Patientinnen waren eingeschlossen worden. Während der Einnahme von Eicosapentaensäure nahmen signifikant weniger PatientInnen als mit Megestrolazetat ≥10% an Gewicht zu ($p=0{,}004$). Die Wirkung auf den Appetit war in der Gruppe mit Eicosapentaensäure geringer als bei Gabe von Megestrolazetat. Das Überleben war in beiden Gruppen vergleichbar (Jatoi et al. 2004).

In einer weiteren doppelblind randomisierten Studie bei 60 PatientInnen konnten Fischölkapseln mit Eicosapentaensäure gegenüber Placebo nach 2 Wochen **keinen** positiven Effekt auf den Appetit, die Kalorienzufuhr, Müdigkeit, Übelkeit, das Wohlbefinden und den Ernährungsstatus bewirken. Schließlich war die Mehrzahl der PatientInnen nicht mehr in der Lage, mehr als 10 Fischölkapseln pro Tag zu schlucken (Bruera et al. 2003).

Cannabis

Oraler Cannabis Extrakt und Delta-9-tetrahydrocannabinol konnten in einer randomisierten Studie gegenüber Placebo an 289 PatientInnen mit fortgeschrittenem Karzinom **keinen** verbesserten Effekt erzielen (Strasser et al. 2006).

Melatonin

Appetit, Körpergewicht oder Lebensqualität konnten bei PatientInnen mit fortgeschrittenem Bronchus- oder Gastrointestinalkarzinom durch die einmonatige Gabe von peroralem Melatonin 20 mg pro Tag in einer doppelblinden, placebokontrollierten randomisierten Studie **nicht günstig** beeinflusst werden (Del Fabbro et al. 2013).

Tumornekrosefaktor-Inhibitor Etanercept

In einer placebokontrollierten Studie wurden 63 Patientinnen mit Etanercept 25 mg s. c 2-mal/Woche gegenüber Placebo während 12 Wochen behandelt. Es zeigte sich **kein** signifikanter Effekt auf das Körpergewicht oder das Überleben. Etanercept führte zu höheren Raten von Neurotoxizität (29% versus 0%), aber geringeren Raten an Anämie (0% versus 19%) und geringeren Raten an Thrombozytopenie (0% versus 14%; Jatoi et al. 2006).

Zusammenfassung

Dieser Artikel konzentriert sich auf PatientInnen mit oder nach einer onkologischen Erkrankung, bei denen komplementärmedizinische Maßnahmen im Rahmen randomisierter Studien angewendet worden sind. Es existieren prinzipiell viele randomisierte Studien zur komplementären Therapie in der Onkologie. Die Mehrzahl der Studienergebnisse war negativ. Die Prognose von onkologischen Patienten konnte laut einer kleinen Studie durch Omega-3 ungesättigte Fettsäuren verbessert werden. Misteltherapie war beim Melanom in der Adjuvans nicht wirksam. Astralgusbasierte chinesische Kräuter haben beim Bronchuskarzinom die Mortalität reduziert. Beim fortgeschrittenen Ovarialkarzinom führte die zusätzliche Gabe von γ-Interferon zusätzlich zur Standardchemotherapie zu schlechterem Überleben. Hämatologische Toxizitäten traten im Interferon-Behandlungsarm häufiger auf. Bei HNO-Tumoren hat die Gabe von Tocopherol und β-Karoten während und nach einer Strahlentherapie zwar zu einer Reduktion der Toxizität, aber auch erhöhten Lokalrezidivrate geführt. Chinesische Kräuter oder Placebo wurden bei Patienten mit frühem Mamma- und Kolorektalkarzinom eingesetzt. Hämatologische und nichthämatologische Toxizitäten während der adjuvanten Chemotherapie waren vergleichbar. Einzig die Übelkeit vom Grad 2 war in der Therapiegruppe reduziert. Der Naturstoff Acetyl-L-Carnithin wurde in einer randomisierten, doppelblinden, placebokontrollierten Studie in der Prävention der Taxan-induzierten Neuropathie untersucht. Im experimentellen Arm war eine schwere Neuropathie häufiger zu beobachten. Interessant ist, dass trotz einiger positiver Studienergebnisse die meisten dieser Maßnahmen im klinischen Alltag bislang nicht integriert worden sind.

Literatur

Alberts D, Marth C, Alvarez R et al. (2008) Randomized phase 3 trial of interferon gamma-1b plus standard carboplatin/paclitaxel versus carboplatin/paclitaxel alone for first-line treatment of advanced ovarian and primary peritoneal carcinomas: results from a prospectively designed analysis of progression-free survival. Gynecol Oncol 109: 174–181

Bairati I, Meyer F, Gelinas M et al. (2005) Randomized trial of antioxidant vitamins to prevent acute adverse effects of radiation therapy in head and neck cancer patients. J Clin Oncol 23: 5805–5813

Bruera E, Strasser F, Palmer L et al. (2003) Effect of fish oil on appetite and other symptoms in patients with advanced cancer and anorexia/cachexia: a double-blind, placebo-controlled study. J Clin Oncol 21: 1298–134

Bruera E, Valero V, Driver L, Shen L, Willey J, Zhang T, Palmer L (2006) Patient-controlled methylphenidate for cancer fatigue: a double-blind, randomized, placebo-controlled trial. J Clin Oncol 24: 2073–2078

Bruera E, El Osta B, Valero V et al. (2007) Donepezil for cancer fatigue: a double-blind, randomized, placebo-controlled trial. J Clin Oncol 25: 3475–3481

Bruera E, Yennurajalingam S, Palmer L et al. (2013) Methylphenidate and/or a nursing telephone intervention for fatigue in patients in patients with advanced cancer: a randomized, placebo-controlled, phase II trial. J Clin Oncol 31: 2421–2427

Büntzel J, Riesenbeck D, Glatzel M et al. (2010) Limited effects of selenium substitution in the prevention of radiation-associated toxicities. Results of a randomized study in head and neck cancer patients. Anticancer Res 30: 1829–1832

Campos M, Riechelmann R, Martins L et al. (2010) Effect of guarana (Paullinia cupana) on fatigue in breast cancer patients undergoing systemic chemotherapy. J Clin Oncol 28: 637s (Abstr. 9007)

Cascinu S, Catalano V, Cordella L et al. (2002) Neuroprotective effect of reduced glutathione on oxaliplatin-based chemotherapy in advanced colorectal cancer: a randomized, double-blind, placebo-controlled trial. J Clin Oncol 20: 3478–3483

Chan K, Yao T, Jones B et al. (2011) The use of Chinese herbal medicine to improve quality of life in women undergoing chemotherapy for ovarian cancer; a double-blind placebo-controlled randomized trial with immunological monitoring. Ann Oncol 22: 2241–2249

Cohen L, Chandwani K, Thornton B et al. (2006) Randomized trial of yoga in women with breast cancer undergoing radiation treatment. Proc ASCO 24: 469s (Abstr. 8505)

Corrie P, Bulusu R, Wilson C et al. (2012) A randomized study evaluating the use of pyridoxine to avoid capecitabine dose modifications. Br J Cancer 107: 585–587

Creagan E, Moertel C, O'Fallon J et al. (1979) Failure of high-dose vitamin C (ascorbic acid) therapy to benefit patients with advanced cancer. N Engl J Med 301: 687–690

Cruziani R, Zhang J, Manola J, Cella D, Ansari B, Fisch M (2012) L-carnithine supplementation for the management of fatigue in patients with cancer: an eastern cooperative oncology group phase III, randomized, double-blind, placebo-controlled trial. J Clin Oncol 30: 3864–3869

Dale PS, Tamhankar C, George D, Daftary G (2001) Co-medication with hydrolytic enzymes in radiation therapy of uterine cervix: evidence of the reduction of acute side effects. Cancer Chemother Pharmacol 47 (Suppl) S 29–34

Del Fabro E, Dev R, Hui D et al. (2013) Effects of melatonin on appetite and other symptoms in patients with advanced cancer and cachexia: A double-blind placebo-controlled trial. J Clin Oncol (2013) 1271–1276

Deng G, Vickers A, Yeung S, Cassileth B (2007) Randomized, controlled trial of acupuncture for the treatment of hot flashes in breast cancer patients. J Clin Oncol 25: 5584–5590

Deng G (2011) Acupuncture for chemotherapy-induced fatigue: a randomized controlled trial. J Clin Oncol 29 (Suppl 18) 557s (Abstr. 9029)

Enblom A, Johnsson A, Hammar M et al. (2012) Acupuncture compared with placebo acupuncture in radiotherapy-induced nausea – a randomized controlled study. Ann Oncol 23: 1353–1361

Ezzo J, Vickers A, Richardson M et al. (2005) Acupuncture-point stimulation for chemotherapy-induced nausea and vomiting. J Clin Oncol 23: 7188–7198

Fearon K., Barber M, Moses A et al. (2006) Double-blind, placebo-controlled, randomized study of eicosapentaenoic acid diester in patients with cancer cachexia. J Clin Oncol 24: 3401–3407

Gandara D, Nahhas W, Adelson M et al. (1995) Randomized placebo-controlled multicenter evaluation of diethyldithiocarbamate for chemoprotection against cisplatin-induced toxicities. J Clin Oncol 13: 490–496

Gogos C, Ginopoulos P, Salsa B et al. (1998) Dietary omega-3 polyunsaturated fatty acids plus vitamin E restore immunodeficiency and prolong survival for severely ill patients with generalized malignancy. Cancer 82: 395–402

Campos M, Riechelmann R, Martins L, Hassan B, Casa F, Del Giglio A (2010) Effect of guarana (Paullinia cupana) on fatigue in breast cancer patients undergoing systemic chemotherapy. J Clin Oncol 28: 637s (Abstr. 9007)

Hershman D, Unger J, Crew K et al. (2013) Randomized double-blind placebo-controlled trial of acetyl-L-carnithine for the prevention of taxane-induced neuropathy in women undergoing adjuvant breast cancer therapy. J Clin Oncol 31: 2627–2633

Jatoi A, Rowland K, Loprinzi C et al. (2004) An eicosapentaenoic acid supplement versus megestrol acetate versus both for patients with cancer-associated wasting: a north central cancer treatment group and national cancer institute of Canada collaborative effort. J Clin Oncol 22: 2469–2476

Jatoi A, Dakhil S, Kugler J et al. (2006) A placebo-controlled trial of etanercept, a tumor necrosis factor (TNF) inhibitor, in patients with the cancer anorexia/weight loss syndrome. J Clin Oncol 24 (Suppl) 476s (Abstr. Nr. 8534)

Kaliks-Guendelmann R, Campos O, Fede S, Bensi C, Trufelli D (2007) Multivitamins do not improve radiation therapy related fatigue: results of a double-blind randomized cross-over trial. J Clin Oncol 25 (Suppl 18) 518 (Abstr. 9103)

Kang YK, Lee S, Yoon DH et al. (2010) Pyridoxine is not effective to prevent hand-foot syndrome associated with capecitabine: Results of a randomized double-blind placebo-controlled study. J Clin Oncol 28: 3824–3829

Kasseroller R (1998) Sodium selenite as prophylaxis against erysipelias in secondary lymphedema. Anticancer Res 18: 2227–2230

Kleeberg U, Suciu S, Bröcker E et al. (2004) Final results of the EORTC 18871/DKG 80-1 randomised phase III trial: rIFN-alpha2b versus rFN-gamma versus iscador M versus observation after surgery in melanoma patients with either high-risk primary (thickness > 3 mm) or regional lymph node metastasis. Eur J Cancer 40: 390–402

Kottschade L, Sloan J, Mazurczak M et al. (2009) The use of vitamin E for prevention of chemotherapy-induced peripheral neuropathy: a phase III double-blind, placebo controlled study – N05C3. J Clin Oncol 27 (Suppl) 491s (Abstr. 9532)

Kozelsky T, Martenson J, Sloan J et al. (2001) Phase III double-blind study of glutamine versus placebo for the prevention of acute diarrhea in patients receiving pelvic radiation therapy. J Clin Oncol 20 (Suppl) 386a (Abstr. 1540)

Lesser G, Case L, Stark N et al. (2010) A randomized double-blind placebo-controlled study of oral coenzyme Q10 to relieve self-reported cancer-treatment-related fatigue in newly diagnosed breast cancer patients. J Clin Oncol 28: 837 (Abstr. 9006)

Lundholm K, Daneryd P, Bosaeus I, Körner U, Lindholm E (2004) Palliative nutritional intervention in addition to cyclooxygenase and erythropoietin treatment for patients with malignant disease: Effects on survival, metabolism, and function. Cancer 100: 1967–1977

Malmström P (2009) Pentoxifyllin and vitamin E treatment for prevention of radiation induced side effects in women with breast cancer: A phase two, double blind, placebo controlled randomized clinical trial (Ptx-5). Cancer Res 69 (Suppl) 740s (Abstr. 4100)

Moertel CG, Fleming T, Creagan E, Rubin J, O´Connell M, Ames M (1985) High-dose vitamin C versus placebo in the treatment of patients with advanced cancer who have had no prior chemotherapy. A randomized double-blind comparison. N Engl J Med 312: 137–141

Molassiotis A, Bardy J, Finnegan-John J et al. (2012) Acupuncture for cancer-related fatigue in patients with breast cancer: a pragmatic randomized controlled trial. J Clin Oncol 30: 4470–4476

Moraska A, Sood A, Dakhil S et al. (2010) Phase III, randomized, double-blind, placebo-controlled study of long-acting methylphenidate for cancer-related fatigue: North central cancer treatment group NCCTG-N05C7 trial. J Clin Oncol 28: 3673–3679

Morrow G, Roscoe JP, Roscoe J et al. (2008) A phase III randomized, placebo-controlled, double-blind trial of a eugeroic agent in 642 cancer patients reporting fatigue during chemotherapy: A URCC CCOP study. J Clin Oncol 26 (18 Suppl) 504s (Abstr. 9512)

McCullich M, See C, Shu XJ et al. (2006) Astralgus-based Chinese herbs and platinum-based chemotherapy for advanced non-small cell lung cancer: Meta-analysis of randomized trials. J Clin Oncol 24: 419–430

Mok T, Yeo W, Johnson P et al. (2007) A double-blind placebo-controlled randomized study of Chinese herbal medicine as complementary therapy for reduction of chemotherapy-induced toxicity. Ann Oncol 18: 768–774

Muecke R, Schomburg L, Glatzel M et al. (2010) Multicenter, phase 3 trial comparing selenium supplementation with observation in gynecologic radiation oncology. Int J Radiat Oncol Biol Phys 78: 828–835

Mustian O, Palesh O, Sprod L, Peppone L et al. (2010) Effect of yoga on sleep, fatigue and quality of life: A URCC CCOP randomized, controlled clinical trial among 410 cancer survivors. J Clin Oncol 28 (Suppl) 639s (Abstract 9013)

Pace A, Savarese A, Picardo M et al. (2003) Neuroprotective effect of vitamin E supplementation in patients treated with cisplatin chemotherapy. J Clin Oncol 21: 927–931

Perol D, Provencal J, Hardy-Bessard A, Coeffic D et al. (2012) Can treatment with cocculine improve the control of chemotherapy-induced emesis in early breast cancer patients ? A randomized, multi-centred, double-blind placebo-controlled phase III trial. BMC Cancer 12: 603

Piao B, Wang Y, Xie R et al. (2004) Impact of complementary mistletoe extract treatment on quality of life in breast, ovarian and non-small cell lung cancer patients. A prospective randomized controlled clinical trial. Anticancer Res 24: 303–310

Rhaghavendra R, Ajaikumar B, Vadiraja H et al. (2010) Role of yoga in modulating fatigue, sleep disturbances, salivary cortisol, and immune rmeasures in breast cancer survivors: a randomized controlled trial. J Clin Oncol 28: 660s (Abstr 9099)

Strasser F, Luftner D, Possinger K et al. (2013) Camparison of orally administered cannabis extract and Delta-tetraahydrocannabinol in treating patients with cancer-related anorexia-cachexia syndrome: a multicenter, phase III, randomized, double-blind, placebo-controlled clinical trial from the cannabis-in-cachexia-study-group. J Clin Oncol 24: 3394–3400

Traldi Macedo L, Sasse A (2012) Prevention strategies for chemotherapy induced hand-foot syndrome: a meta-analysis of prospective randomized trials. Ann Oncol 23 (Suppl 9) ix513 (Abstr 1594P)

Urbancsek H, Kazar T, Mezes I, Neumann K (2001) Results of a double-blind, randomized study to evaluate the efficacy and safety of antibiophilus in patients with radiation-induced diarrhea. Eur J Gastroenterol Hepatol 13: 391–396

Weijl N, Elsendoorn T, Lentjes E et al. (2004) Supplementation with antioxidant micronutrients and chemotherapy-induced toxicity in cancer patients treated with cisplatin-based chemotherapy: a randomized, double-blind, placebo-controlled study. Eur J Cancer 40: 1713–1723

Wilkinson S, Love S, Westcombe A et al. (2007) Effectiveness of aromatherapy massage in the management of anxiety and depression in patients with cancer: a multicenter randomized controlled trial. J Clin Oncol 25: 532–539

Wolf S, Qin R, Menon S et al. (2010) Placebo-controlled trial to determine the effectiveness of a urea/lactic acid-based topical keratolytic agent for prevention of capecitabine-induced hand-foot syndrome: North central cancer treatment group study N05C5. J Clin Oncol 28: 5182–5187

Zhang R, Wu X, Wan D et al. (2012) Celecoxib can prevent capecitabine-related hand-foot syndrome in stage II and III colorectal cancer patients: result of a single-center, prospective randomized phase III trial. Ann Oncol 23: 1348–1353

Praktische Zubereitung und Anwendung von Zytostatika, Antikörpern, Antiemetika und Supportiva

Edgar Petru

26.1 Zytostatika

26.1.1 Actinomycin D = Dactinomycin

- Handelsübliche Menge: 0,5 mg (Trockenstechampulle)
- Auflösen: 1 Durchstechampulle zu 0,5 mg in 1,1 ml aqua ad injectionem
- Injektionsdauer: Gesamtdosis von Actinomycin D als Bolus in 3 min in die Leitung einer laufenden i. v.-0,9%igen NaCl-Infusion (250 ml) injizieren

❗ Paravasation

26.1.2 Bleomycin

- Handelsübliche Menge: 15 E=15 mg (Trockenstechampulle)
- Auflösen: Trockenstechampulle zu 15 E mit 10 ml 0,9%igem NaCl
- Injektionsdauer: Gesamtdosis von Bleomycin als Bolus in 5 min
- Infusionsdauer z. B. während 24 h: Gesamtdosis von Bleomycin ad 250 ml NaCl

Alternativ gelöstes Bleomycin (s. oben) ad 250 ml NaCl und diese Infusion über 24 h mittels Perfusor verabreichen

26.1.3 Carboplatin

- Handelsübliche Mengen: 50, 150, 450, 1000 mg (Konzentrat)
- Auflösen: nicht notwendig, da als Konzentrat vorliegend
- Gesamtdosis: ad 500 ml 0,9%igem NaCl oder ad 500 ml 5%iger Glukose
- Infusionsdauer: 30 min (Lichtschutz)

26.1.4 Cisplatin

- Handelsübliche Mengen: 10, 50, 100 mg (Konzentrat)
- Auflösen: nicht notwendig, da als Konzentrat vorliegend
- Gesamtdosis: ad 1000 ml 0,9%igem NaCl

26.1.5 Cyclophosphamid

- Handelsübliche Mengen: 200, 500, 1000 mg (Trockenstechampulle)
- Auflösen: 1 Durchstichflasche zu 200 mg mit 10 ml aqua ad injectionem, 1 Durchstichflasche zu 500 mg mit 25 ml aqua ad injectionem und 1 Durchstichflasche zu 1000 mg mit 50 ml aqua ad injectionem
- Gesamtdosis: ad 250 ml 0,9%igem NaCl
- Infusionsdauer: 30 (–60) min

26.1.6 Dacarbazin

- Handelsübliche Mengen: 100, 200, 500, 1000 mg (Trockenstechampulle)
- Auflösen: 100 mg der Trockensubstanz plus 9,9 ml aq. dest.
- Gesamtdosis: ad 150 ml 0,9%igem NaCl (Lichtschutz)
- Infusionsdauer: 15 (–30) min

26.1.7 Docetaxel

- Handelsübliche Mengen: 20, 80, 160 mg (Konzentrat) plus Lösungsmittel in Durchstichflasche
- Auflösen: Konzentrat und Lösungsmittel in einer Durchstichflasche mischen. Danach 5 min bei Raumtemperatur stehen lassen. Im Normalfall entsteht eine homogene Lösung. Schaumbildung ist normal. 1 ml dieser Lösung enthält 10 mg Docetaxel
- Gesamtdosis: bis max. 240 mg ad 250 ml 0,9%igem NaCl
- Infusionsdauer: bei der 1.–2. Docetaxel-Infusion empfohlen: in den ersten 10 min reduzierte Infusionsrate mit 40 ml/h, danach weiter über 1 h bei 3-wöchentlichem Schema bzw. über 30 min bei wöchentlichem Schema
- Prämedikation: am Tag vor der Chemotherapie, am Tag 1 (Tag der Chemotherapie) und Tag 2 jeweils 2-mal 8 mg Dexamethason (Fortecortin) p. o.
- Zusätzlich Magenschutz

26.1.8 Doxorubicin = Adriamycin

- Handelsübliche Mengen: 10, 50, 200 mg (Konzentrat)
- Auflösen: nicht notwendig, da als Konzentrat vorliegend
- Gesamtdosis: ad 250 ml 0,9%igem NaCl
- Infusionsdauer: 20–30 min

❗ Paravasation

26.1.9 Doxorubicin, PEG-liposomal (Caelyx)

- Handelsübliche Menge: 20 mg (Konzentrat)
- Auflösen: nicht notwendig, da als Konzentrat vorliegend
- Gesamtdosis: bis 90 mg ad 250 ml Glukose, Gesamtdosis über 90 mg ad 500 ml Glukose
- Infusionsdauer: 60 min
- Erstinfusion: in den ersten 15 min Reduktion der Infusionsgeschwindigkeit auf 60 ml/h

Parallel zur Zytostatikainfusion sollten über einen Seitenanschluss derselben i. v.-Leitung 250 ml einer 5%igen Glukoselösung verabreicht werden. Vor der Verabreichung von liposomalem Doxorubicin sollte auch das Antiemetikum in 100 ml einer 5%igen Glukoselösung verabreicht werden!

26

26.1.10 Doxorubicin, liposomal (Myocet)

- Handelsübliche Menge: 50 mg. 3 Durchstechflaschen mit Myocet-Doxorubicin-HCl, Myocet-Liposomen und Myocet-Puffer
- Auflösen:
  - Das verfügbare Wasserbad auf 55–60°C erwärmen. Alternativ Erwärmung eines speziellen Heizblocks auf 75–76°C
  - Mit einer Injektionsspritze 20 ml 0,9%iges NaCl aufziehen und dieses in die Myocet-Doxorubicin-Flasche injizieren
  - Flasche kippen bzw. schütteln
  - Flasche 10 min in das vorgewärmte Wasserbad (55–60°C) bzw. den vorgewärmten Heizblock (75–76°C) stellen
  - Mischen der Liposomen und des Puffers, indem 1,9 ml Liposomen in einer Spritze aufgezogen werden und diese Menge in die Pufferflasche injiziert wird
  - Schütteln der Pufferflasche
  - 10-minütige Erwärmung des Doxorubicins im Wasserbad/Heizblock
  - Schütteln der Doxorubicin-Flasche
  - Entfernen des sterilen Verschlussplättchens
  - Innerhalb von 2 min Hinzugabe des gesamten Liposomengemischs
  - Drehen und Schütteln dieser Flasche. Die endgültige Myocet-Doxorubicin-Lösung sollte eine trübe, rotorangefarbene Dispersion sein. Sind dunkle Partikel sichtbar, ist der Einschlussprozess der Liposomen nicht vollständig erfolgt, und die Lösung darf nicht angewendet werden
  - Mindestens 10 min bei Raumtemperatur abwarten, bis Myocet-Doxorubicin angewendet werden kann
  - Mit 0,9%iger NaCl-Verdünnung von Doxorubicin auf eine Endkonzentration von 0,4–1,2 mg Doxorubicin/ml
- Infusionsdauer: 60 min

26.1.11 Epirubicin = Epi-Doxorubicin

- Handelsübliche Mengen: 10, 50 mg (Konzentrat)
- Auflösen: nicht notwendig, da als Konzentrat vorliegend
- Infusionsdauer: Gesamtdosis ad 250 ml einer 0,9%igen NaCl-Infusion über 20-30 min

Paravasation

26.1.12 Eribulin

- Halaven
- Handelsübliche Mengen: 0,88 mg=2 ml (Konzentrat)
- Auflösen: nicht notwendig, da als Konzentrat vorliegend
- Infusionsdauer: Gesamtdosis ad 50 ml einer 0,9%igen NaCl-Infusion über ca. 5 min

26.1.13 Etoposid

- Handelsübliche Mengen: 100, 200, 400, 1000 mg (Konzentrat)
- Auflösen: nicht notwendig, da als Konzentrat vorliegend (= 5 ml). Dosen bis 200 mg mit je 500 ml 0,9%igem NaCl bzw. 500 ml 5%iger Glukose verdünnen
- Infusionsdauer: 30 (bis 60) min

26.1.14 5-Fluoruracil

- Handelsübliche Mengen: 250, 500, 1000, 5000 mg (Trockenstechampulle)
- Auflösen: 1 Trockenstechampulle zu 250 mg mit 5 ml, zu 500 mg mit 10 ml und zu 1000 mg mit 20 ml 0,9%igem NaCl bzw. 5 ml 0,9%iger Glukose. Gesamtmenge von 5-Fluoruracil ad 500 ml 0,9%igem NaCl bzw. 500 ml 5%iger Glukose
- Infusionsdauer: 20 min, alternativ Dauerinfusion über 24 h

26.1.15 Gemcitabin

- Handelsübliche Mengen: 200, 1000 mg (Trockenstechampulle)
  Auflösen: 1 Trockenstechampulle zu 200 mg ad 5 ml 0,9%igem NaCl; 1 Trockenstechampulle zu 1000 mg ad 25 ml 0,9%igem NaCl
- Gesamtdosis: ad 250 ml 0,9%igem NaCl
- Infusionsdauer: 30 min

26.1.16 Ifosfamid

- Handelsübliche Menge: 2000 mg = 2 g (Trockenstechampulle)
- Auflösen: 1 Trockenstechampulle zu 2000 mg ad 50 ml aqua ad injectionem
- Gesamtdosis: ad 500 ml 0,9%igem NaCl
- Infusionsdauer: 60 min
- Empfohlene Prähydratation: 2-mal 1000 ml einer Mischinfusion 2,5%iger Glukose plus 0,45%igem NaCl während 2 h. Jeder Infusionsflasche 2 Amp. Natriumbikarbonat zur Alkalisierung des Harns beifügen. Vor der Ifosfamid-Infusion Harnstreifentest: pH-Wert des Harns sollte >7,5 betragen. Ist der Harn nicht alkalisch, neuerliche Gabe von 2 Amp. Natriumbikarbonat per infusionem (z. B. ad 200 ml NaCl über 15 min = 800 ml/h)
- Verhinderung einer Urotoxizität: Zu Beginn der Ifosfamid-Injektion (= Stunde 0) Mesna (Uromitexan) als Bolus i. v. (20% der Ifosfamiddosis in mg), zusätzlich über die nächsten 24 h als kontinuierliche Infusion (Perfusor) 100% der Ifosfamiddosis (gelöst in 200 ml NaCl 0,9% = 9 ml/h)

26.1.17 Irinotecan

- Handelsübliche Menge: 40 mg = 2 ml (Konzentrat)
- Auflösen: nicht notwendig, da als Konzentrat vorliegend
- Gesamtdosis: ad 250 ml 0,9%igem NaCl oder 250 ml 5%iger Glukose
- Infusionsdauer: 90 min

26.1.18 Methotrexat

- Handelsübliche Mengen: 10, 50 mg (Konzentrat)
- Auflösen: nicht notwendig; 10 mg/1 ml bzw. 50 mg/5 ml
  - Bis zu einer Gesamtdosis von 100 mg/m^2 kein zusätzliches Infusionsmedium notwendig
  - Ab einer Gesamtdosis von 100 mg/m^2: Gesamtdosis mit 100 ml NaCl verdünnen
- Injektionsdauer: Bolus in 5 min

26.1.19 Mitomycin C

- Handelsübliche Mengen: 2, 10 mg (Trockenstechampulle)
- Auflösen: 10 mg ad 20 ml aqua ad injectionem
- Prämedikation: 125 mg Aprednisolon i. v.
- Injektionsdauer: Bolus ad 50 ml 0,9%igem NaCl in 5 min

! Paravasation

26.1.20 Mitoxantron

- Handelsübliche Menge: 20 mg (Konzentrat)
- Auflösen: nicht notwendig, da als Konzentrat vorliegend. Somit beträgt die Konzentration der Lösung 2 mg/ml
- Gesamtdosis: ad 250 ml 0,9%igem NaCl oder 250 ml 5%iger Glukose
- Infusionsdauer: 30 min

26.1.21 Oxaliplatin

- Handelsübliche Mengen: 50, 100 mg (Pulver)
- Auflösen: mit je 20 ml aqua ad injectionem bzw. 5%iger Glukoselösung pro 100 mg Oxaliplatin (Konzentration 5 mg/ml)
- Gesamtdosis: ad 500 ml 5%ige Glukose
- Infusionsdauer: 240 (–360) min [4 (bis 6) h]
- Prämedikation: während 20 min
  - Kalziumglukonat 10% (1 Amp à 10 ml) (Kalzium »Fresenius«) plus
  - Magnesiumchlorid 10 ml 0,5 molar ad 125 ml 5%ige Glukose
- Postmedikation: neuerlich während 20 min
  - Kalziumglukonat plus Magnesiumchlorid (s. oben)

26.1.22 Paclitaxel

- Handelsübliche Mengen: 30, 100 mg (Konzentrat)
- Auflösen: nicht notwendig
- Gesamtdosis: ad 1000 ml 0,9%igem NaCl bzw. 1000 ml 5%iger Glukose (Perfusor: 333 ml/h)
- Infusionsdauer: 3 h (evtl. 24 h)

Paravasation

- Prämedikation: 30 min vor Applikation
  - 20 mg Dexamethason (Fortecortin) (= 5 Amp. à 4 mg) ad 200 ml 0,9%igem NaCl während 15 min als Kurzinfusion (= 800 ml/h)
  - 50 mg Ranitidin (Zantic, Zantac, Ulsal) oder 300 mg Cimetidin (Cimetag) plus 4 mg Dimetinden (Fenistil) bzw. 50 mg Diphenhydramin (Dibondrin) bzw. 2 mg Clemastin (Tavegil, Tavegyl) ad 100 ml NaCl als Kurzinfusion parallel schalten

Nur PVC-freies Infusionsbesteck verwenden. Filter für die Infusionslösung notwendig, auch bei i. p.-Instillation.

26.1.23 Nanopartikel-Albumin-gebundenes Paclitaxel

- Abraxane
- Handelsübliche Menge: 100 mg Pulver (Durchstechflasche)
- Auflösen: 20 ml 0,9% NaCl über mindestens 1 min gegen die Innenwand der Durchstechflasche mit 100 mg Abraxane injizieren.
- Infusionsdauer: Gesamtdosis von Abraxane als Infusion während 30 min
- Keine Prämedikation nötig

26.1.24 Topotecan

- Handelsübliche Menge: 4 mg (Durchstechampulle)
- Auflösen: 1 Durchstechampulle = 4 mg ad 2 ml aqua ad injectionem
- Gesamtdosis: ad 100 ml 0,9%igem NaCl bzw. 100 ml 5%iger Glukose
- Infusionsdauer: 30 min

26.1.25 Trabectedin

- Handelsübliche Mengen: 0,25, 1 mg (Durchstechampullen)
- Auflösen: Pulver in Durchstechampulle mit Aqua dest. auflösen (Endkonzentration: 0,05 mg/ml):
  - 0,25 mg Amp. + 5 ml Aqua dest.
  - 1 mg Amp. + 20 ml Aqua dest.
- Gesamtdosis: ad 100–500 ml 0,9%igem NaCl bei zentralvenösem Zugang (Port-a-cath-System empfohlen), ansonsten ad 1000 ml 0,9%igem NaCl bei peripher-venöser Leitung
- Infusionsdauer: 3 h (Ovarialkarzinom) oder 24 h (Weichteilsarkom)
- Prämedikation mit 20 mg Dexamethason und einem 5-HT3-Serotonin-Rezeptor-Antagonist
- Kein Aprepitant (Emend), da ansonsten erhöhte Lebertoxizität

26.1.26 Treosulfan

- Handelsübliche Mengen: 1000, 5000 mg
- Auflösen: je 5000 mg (= 5 g) ad 100 ml aqua ad injectionem (Infusionsflasche), das zuvor auf 30°C erwärmt wurde
- Infusionsdauer: 30 min

26.1.27 Vinblastin

- Handelsübliche Menge: 10 mg (Trockensubstanz)
- Auflösen: in 10 ml 0,9%igem NaCl (1 mg/1 ml)
- Gesamtdosis: als Bolus in 1 min unverdünnt in eine laufende 0,9%ige NaCl-Infusion injizieren
- Injektionsdauer: 1 min

Paravasation

26.1.28 Vincristin

- Handelsübliche Mengen: 1, 2 mg (Konzentrat)
- Auflösen: nicht notwendig, da als Konzentrat vorliegend
- Gesamtdosis: als Bolus in 2–3 min unverdünnt in eine laufende 0,9%ige NaCl-Infusion injizieren
- Injektionsdauer: 2–3 min

Paravasation

26.1.29 Vinflunin

- (Javlor)

26.1.30 Vinorelbin

- Handelsübliche Mengen: 10, 50 mg (Konzentrat)
- Auflösen: nicht notwendig, da als Konzentrat vorliegend (10 mg/ml)
- Gesamtdosis: ad 100 ml 0,9%igem NaCl (bzw. 100 ml 5%iger Glukose). Dieser Lösung werden unmittelbar

vor der Infusion 25 ml 20%iges Humanalbumin zugesetzt
- Infusionsdauer: nur 6–10 min

Bei Kombinationschemotherapie stets Vinorelbin als erstes Zytostatikum verabreichen. Immer nach Vinorelbin-Infusion 500 ml NaCl nachhängen, um eine Venenirritation zu verhindern (Ausnahme: liegendes Port-a-cath-System)

26.2 Antikörper

26.2.1 Trastuzumab

- Handelsübliche Menge: 150 mg (Durchstechampulle)
- Auflösen: 1 Durchstechampulle = 150 mg ad 7,2 ml sterilem aqua ad injectionem. Endkonzentration = 21 mg/ml
- Gesamtdosis: ad 250 ml 0,9%igem NaCl
- Infusionsdauer: 90 min (erste Gabe: 4 mg/kg), ab der 2. Applikation 30 min (2 mg/kg), wenn die erste Applikation gut vertragen wurde. Wenn 3-wöchentliche Infusion, Erstapplikation mit 8 mg/kg während 90 min, ab 2. Applikation 6 mg/kg während 60 min, ab 3. Applikation bei guter Verträglichkeit 30 min

26.2.2 Trastuzumab subkutan

- Handelsübliche Menge: 600 mg (Durchstechampulle)
- Auflösen: 1 Durchstechampulle = 600 mg ad 5 ml 0,9%igem NaCl
- Injektionsdauer: 2–5 min

26.2.3 Pertuzumab

- Handelsübliche Menge: 420 mg (als Konzentrat in Durchstechampulle = 14 ml)
- Auflösen: 840 mg = 2 Durchstichampullen à 420 mg = 2-mal 14 ml ad 500 ml 0,9% NaCl 420 mg (Fixdosis); 1 Durchstechampulle = 14 ml ad 250 ml 0,9% NaCl
- Infusionsdauer: 60 min bei 840 mg, 30 min bei 420 mg, wenn die erste Applikation gut vertragen wurde.

26.2.4 Emtansin-Trastuzumab (T-DM1; Kadcyla)

- Handelsübliche Menge: 100 mg, 160 mg (Durchstechampulle)
- Auflösen: 100 mg ad 15 ml Durchstechflasche, 160 mg ad 20 ml Durchstechflasche
- Gesamtdosis 3,6 mg/kg ad 0,9% NaCl
- Infusionsdauer: 90 min bei erster Applikation, ab 2. Applikation 30 min, wenn die erste Applikation gut vertragen wurde
- Keine Prämedikation notwendig

26.2.5 Bevacizumab

- Handelsübliche Menge: 100 mg/4 ml; 400 mg/16 ml Konzentrat (Durchstechflasche)
- Auflösen: nicht notwendig, da bereits gelöst
- Gesamtdosis ad 100–200 ml NaCl 0,9%
- Infusionsdauer 90 min (Erstinfusion)
- Nach guter Verträglichkeit der Erstinfusion bei 2. Applikation Infusion während 60 min
- Nach guter Verträglichkeit der 2. Applikation Infusion ab der 3. Applikation während je 30 min
- Bevacizumab sollte immer vor der Chemotherapie verabreicht werden

26.3 Antiemetische Therapie

26.3.1 Variante 1

- Aprepitant 125 mg p. o. (60 min vor Chemotherapie, zusätzlich Tag 2 + 3), alternativ Fosaprepitant 150 mg i. v.
- 30 min vor der Chemotherapie (nur 1 Dosis notwendig):
- Ondansetron 8 mg (=1 Amp. Zofran) oder
- Granisetron 3 mg (Keratril, Kytril) oder
- Tropisetron 5 mg (=1 Amp. Navoban) oder
- Palonosetron 0,25 mg (Aloxi) ad 100 ml 0,9%igem NaCl
- Dexamethason (12 mg) ad 100 ml 0,9%igem NaCl über 10 min als Kurzinfusion

26.3.2 Variante 2

30 min vor der Chemotherapie:
- Metoclopramid (Paspertin, Primperan) Amp. zu 10, 50 mg
- Dosis von 2 mg/kg Körpergewicht ad 200 ml 0,9%igem NaCl (max. 5 Einzeldosen/Tag) über 15 min als Kurzinfusion (= 800 ml/h)

26.4 Supportiva

26.4.1 Folinsäure = Kalziumfolinat = Kalzium-Leukovorin

- Handelsübliche Mengen: 30, 100, 200 mg (Konzentrat), 15 mg (Tabletten)
- Auflösen: nicht notwendig; 30 mg/3 ml bzw. 100 mg/10 ml bzw. 200 mg/20 ml
- Gesamtdosis: intramuskulär bis max. 3 ml, ansonsten i. v.

26.4.2 Mesna

- (Uromitexan)
- Handelsübliche Menge: 200 mg/2 ml (Ampulle)
- Auflösen: nicht notwendig: 200 mg/2 ml
- Injektionsdauer: Bolus in 30 sec bzw. als kontinuierliche Infusion in 250 ml NaCl.
  - i. v.-Gabe (Bolus) zur Stunde 0, 4, 8 in Bezug zur Chemotherapie: je 20% der Cyclophosphamid-Dosis bzw. Ifosfamid-Dosis
  - i. v.-Gabe (kontinuierliche Infusion): während 24 h mittels Perfusor 100% der Ifosfamiddosis (gelöst in 250 ml NaCl)
  - p. o.-Gabe statt der i. v.-Gabe Stunde 4 und 8: zu Stunde 2 und Stunde 6 je 40% der Cyclophosphamid-Dosis oder Ifosfamid-Dosis

26.4.3 Zoledronat

- Handelsübliche Menge: 4 mg (Trockenstechampulle)
- Auflösen: mit beiliegendem aqua ad injectionem (5 ml). Die Gesamtdosis ad 500 ml 0,9%igem NaCl (bzw. 500 ml 5%iger Glukose)
- Infusionsdauer: 15 min

26.4.4 Denosumab

- Handelsübliche Menge: 120 mg (Injektionslösung)
- Auflösen: nicht notwendig
- Applikation: subkutan

26.5 Hinweis zu den nationalen Krebshilfe-Organisationen

- Deutsche Krebshilfe: ▶ www.krebshilfe.de
- Frauen- und Brustkrebshilfe Österreich: ▶ www.frauenkrebshilfe.at, ▶ www.brustkrebshilfe.at
- Österreichische Krebshilfe: ▶ www.krebshilfe.net
- Krebsliga Schweiz: ▶ www.swisscancer.ch

Häufig verwendete systemische Therapieschemata in der gynäkologischen Onkologie

Edgar Petru und Jacobus Pfisterer

In diesem Kapitel werden die wichtigsten systemischen Therapieschemata in Bezug zum jeweiligen gynäkologischen Primärtumor aufgelistet (▣ Tab. 27.1; ▣ Tab. 27.2; ▣ Tab. 27.3; ▣ Tab. 27.4; ▣ Tab. 27.5; ▣ Tab. 27.6; ▣ Tab. 27.7; ▣ Tab. 27.8; ▣ Tab. 27.9; ▣ Tab. 27.10; ▣ Tab. 27.11; ▣ Tab. 27.12; ▣ Tab. 27.13).

▣ Tab. 27.1 Mammakarzinom (Auswahl)

Schema	Dosierung	Applikationsform	Applikationstag	Intervall, Bemerkungen
»EC«				
Epidoxorubicin	(60–)90 mg/m^2	i. v.	Tag 1	
Cyclophosphamid	600 mg/m^2	i. v.	Tag 1	Alle 3 Wochen 4–6 Zyklen
»AC«				
Doxorubicin	50 mg/m^2	i. v.	Tag 1	
Cyclophosphamid	600 mg/m^2	i. v.	Tag 1	Alle 3 Wochen 6 Zyklen
»FEC > DOC«				
5-Fluoruracil	500 mg/m^2	i. v.	Tag 1	
Epidoxorubicin	(90–)100 mg/m^2	i. v.	Tag 1	
Cyclophosphamid	500 mg/m^2	i. v.	Tag 1	Alle 3 Wochen 3 Zyklen
Gefolgt von:				
Docetaxel	100 mg/m^2	i. v.	Tag 1	Alle 3 Wochen 3 Zyklen
+ GCSF				
»TAC«				
Doxorubicin	50 mg/m^2	i. v.	Tag 1	
Cyclophosphamid	500 mg/m^2	i. v.	Tag 1	
Docetaxel	75 mg/m^2	i. v.	Tag 1	Alle 3 Wochen 4–6 Zyklen
+ GCSF				
»EC > T«				
Epidoxorubicin	90 mg/m^2	i. v.	Tag 1	
Cyclophosphamid	600 mg/m^2	i. v.	Tag 1	Alle 3 Wochen 4 Zyklen
Gefolgt von: Paclitaxel	80 mg/m^2/Tag	i. v.	Tag 1 + 8 + 15	Alle 3 Wochen 4 Zyklen
»DX > CEX« (FinXX)				
Docetaxel	60 mg/m^2	i. v.	Tag 1	
Capecitabin	1800 mg/m^2/Tag (aufgeteilt auf 2 Dosen)	p. o.	Tag 1–14	Alle 3 Wochen 3 Zyklen
Gefolgt von:				
Epidoxorubicin	75 mg/m^2	i. v.		
Cyclophosphamid	600 mg/m^2	i. v.		
Capecitabin	1800 mg/m^2/Tag (aufgeteilt auf 2 Dosen)	p. o.	Tag 1–14	Alle 3 Wochen 3 Zyklen

Tab. 27.1 Fortsetzung

Schema	Dosierung	Applikationsform	Applikationstag	Intervall, Bemerkungen
»EC > TH«				
Epidoxorubicin	90 mg/m²	i. v.	Tag 1	
Cyclophosphamid	600 mg/m²	i. v.	Tag 1	Alle 3 Wochen 4 Zyklen
Gefolgt von:				
Paclitaxel	80 mg/m²/Tag	i. v.	Tag 1 + 8 + 15	Alle 3 Wochen 4 Zyklen
Trastuzumab	4 mg/kg KG/Tag (»loading dose«) bei erster Gabe; anschließend:	i. v.		
	2 mg/kg/Tag	i. v.	Tag 1 + 8 + 15	Alle 3 Wochen 4 Zyklen
Gefolgt von:				
Trastuzumab	6 mg/kg KG/Tag	i. v.	Tag 1	Alle 3 Wochen für insgesamt 1 Jahr ab Beginn der Trastuzumab-Therapie
»EC > DH«				
Epidoxorubicin	90 mg/m²	i. v.	Tag 1	
Cyclophosphamid	600 mg/m²	i. v.	Tag 1	Alle 3 Wochen 3–4 Zyklen
Gefolgt von:				
Docetaxel	100 mg/m²/Tag	i. v.	Tag 1	
+ GCSF (z.B. PEG-Filgrastim)	6 mg	s. c.	Tag 2	Alle 3 Wochen 3–4 Zyklen
Trastuzumab	8 mg/kg KG/Tag (»loading dose«) bei erster Gabe; anschließend:	i. v.		
	6 mg/kg/Tag	i. v.	Tag 1	Alle 3 Wochen für insgesamt 1 Jahr ab Beginn der Trastuzumab-Therapie
Carboplatin	AUC 6	i. v.	Tag 1	
Docetaxel	75 mg/m²	i. v.	Tag 1	
Trastuzumab	6 mg/kg	i. v.	Tag 1	Alle 3 Wochen (1. Infusion Trastuzumab 8 mg/kg)
Trastuzumab	6 mg/kg	i. v.	Tag 1	
Pertuzumab	420 mg	i. v.	Tag 1	
Docetaxel	75 mg/m²	i. v.	Tag 1	Alle 3 Wochen (1. Infusion Trastuzumab 8 mg/kg, 1. Infusion Pertuzumab 840 mg)
Trastuzumab	2 mg/kg/Tag (bei erster Gabe 4 mg/kg KG (»loading dose«)	i. v.	Wöchentlich	

Tab. 27.1 Fortsetzung

Schema	Dosierung	Applikationsform	Applikationstag	Intervall, Bemerkungen
Lapatinib	1000 mg/Tag (1x 4 Tbl. a 250 mg)	p. o.	Täglich	Bis Progression/Toxizität
Trastuzumab Emtansin (T-DM1)	3,6 mg/kg	i. v.	Tag 1	Alle 3 Wochen (1. Infusion 90 Min, ab 2. Infusion 30 Min)
»FEC«				
5-Fluoruracil	500 (600) mg/m^2	i. v.	Tag 1	
Epidoxorubicin	90 (75–100) mg/m^2	i. v.	Tag 1	
Cyclophosphamid	500 (600) mg/m^2	i. v..	Tag 1	Alle 3 Wochen 6 Zyklen
»FAC«				
5-Fluoruracil	500 mg/m^2	i. v.	Tag 1	
Doxorubicin	50 mg/m^2	i. v.	Tag 1	
Cyclophosphamid	500 mg/m^2	i. v.	Tag 1	Alle 3 Wochen 6 Zyklen
»ET«				
Epidoxorubicin	75 mg/m^2	i. v.	Tag 1	
Docetaxel	75 mg/m^2	i. v.	Tag 1	Alle 3 Wochen 6 Zyklen
»AP«				
Doxorubicin	50–60 mg/m^2	i. v.	Tag 1	
Paclitaxel	175 mg/m^2	i. v. (3 h)	Tag 1	Alle 3 Wochen 6 Zyklen
»EP«				
Epidoxorubicin	60–90 mg/m^2 (Bolus)	i. v.	Tag 1	
Paclitaxel	175 mg/m^2	i. v. (3 h)	Tag 1	Alle 3 Wochen 6 Zyklen
»CMF I«				
Cyclophosphamid	600 mg/m^2/Tag	i. v.	Tag 1+8	
Methotrexat	40 mg/m^2/Tag	i. v.	Tag 1+8	
5-Fluoruracil	600 mg/m^2/Tag	i. v.	Tag 1+8	Alle 4 Wochen 6 Zyklen
Folinsäure	Je 30 mg	Mundspülung	Tag 1+8	Kann zusätzlich indiziert sein: Stunde 2+6 nach Methotrexat-Gabe
Mesna	Je 20% der Cyclophosphamid-Dosis	i. v.	Tag 1+8	Stunde 0 in Bezug auf die Cyclophosphamid-Gabe, zusätzlich Stunde 2+6: je 40 % der Cyclophosphamid-Dosis p. o.
»CMF II«				

■ Tab. 27.1 Fortsetzung

Schema	Dosierung	Applikationsform	Applikationstag	Intervall, Bemerkungen
Cyclophosphamid	100 mg/m²/Tag	p. o.	Tag 1–14	
Methotrexat	40 mg/m²/Tag	i. v.	Tag 1+8	
5-Fluoruracil	600 mg/m²/Tag	i. v.	Tag 1+8	Alle 4 Wochen 6 Zyklen
Folinsäure	Je 30 mg	Mundspülung	Tag 1+8	Kann zusätzlich indiziert sein: Stunde 2+6 nach Methotrexat-Gabe
»ETC dosisdicht«				
Epidoxorubicin	150 mg/m²	i. v.	Tag 1	Woche 0, 2, 4
Paclitaxel	225 mg/m²	i. v. (3 h)	Tag 1	Woche 6, 8, 10
Cyclophosphamid	2500 mg/m²	i. v.	Tag 1	Woche 12, 14, 16
Mesna	Je 20% der Cyclophosphamid-Dosis	i. v.	Tag 1	Woche 12, 14, 16 Stunde 0, 4, 6 in Bezug auf die Cyclophosphamid-Dosis
+ GCSF		s. c.		
Vinflunin	280 mg/m²	i. v.	Tag 1	
Capecitabin	1650 mg/m²/Tag (aufgeteilt auf 2 Dosen)	p. o.	Tag 1–14	Alle 3 Wochen
»NX«				
Vinorelbin	25 mg/m²/Tag	i. v.	Tag 1+8	
Capecitabin	2000 mg/m²/Tag (aufgeteilt auf 2 Dosen)	p. o.	Tag 1–14	Alle 3 Wochen
Vinorelbin	25 mg/m²/Tag	i. v.	Tag 1+8	
Epidoxorubicin	75 mg/m²	i. v.	Tag 1	Alle 3 Wochen
PEG-liposomales Doxorubicin (Caelyx)	30 mg/m²	i. v.	Tag 1	
Gemcitabin	650 mg/m²/Tag	i. v.	Tag 1+8	Alle 4 Wochen
Liposomales Doxorubicin (Myocet)	60 mg/m²	i. v.	Tag 1	
Cyclophosphamid	600 mg/m²	i. v.	Tag 1	Alle 3 Wochen
Liposomales Doxorubicin (Myocet)	60 mg/m²	i. v.	Tag 1	
Docetaxel	75 mg/m²	i. v.	Tag 1	Alle 3 Wochen
+ GCSF				

Tab. 27.1 Fortsetzung

Schema	Dosierung	Applikationsform	Applikationstag	Intervall, Bemerkungen
Liposomales Doxorubicin (Myocet)	20 mg/m²	i. v.	Tag 1	
Paclitaxel	80 mg/m²	i. v.	Tag 1	
Carboplatin	AUC 1,5 (-2)	i. v.	Tag 1	Alle 3 Wochen
PEG-liposomales Doxorubicin	40–45 mg/m²	i. v.	Tag 1	Alle 4 Wochen
Eribulin	1,23 mg/m²	i. v.	Tag 1+8	Alle 3 Wochen
Gemcitabin	(1000–) 1250 mg/m²	i. v.	Tag 1+8+15	Alle 4 Wochen
Vinorelbin p. o.	60–80 mg/m²/Tag	p. o.	Tag 1+8+15+21	Alle 4 Wochen
Docetaxel	(80–)100 mg/m²	i. v.	Tag 1	Alle 3 Wochen
Docetaxel	35 mg/m²/Tag	i. v.	Tag 1+8+15	Alle 4 Wochen
Paclitaxel	80–90 mg/m²/Tag	i. v. (1 h)	Tag 1	Wöchentlich 6-mal, danach 4 Wochen Pause
Capecitabin	(2000–) 2500 mg/m²/Tag	p. o.	Tag 1–14	Alle 3 Wochen
Doxorubicin	75 mg/m²	i. v.	Tag 1	Alle 3 Wochen
Epidoxorubicin	75–90 mg/m²	i. v.	Tag 1	Alle 3 Wochen
Mitoxantron	20 mg/m²	i. v.	Tag 1	Alle 3 Wochen
»MMM«				
Methotrexat	35 mg/m²/Tag	i. v.	Tag 1+22	
Mitoxantron	7 mg/m²/Tag	i. v.	Tag 1+22	
Mitomycin C	7 mg/m²	i. v.	Tag 2	Alle 6 Wochen 6 Zyklen
Folinsäure	15 mg	Mundspülung	Tag 2+23	Alle 4 Stunden 6-mal
»NMC«				
Mitoxantron	12 mg/m²	i. v.	Tag 1	
Methotrexat	40 mg/m²	i. v.	Tag 1	
Cyclophosphamid	500 mg/m²	i. v.	Tag 1	Alle 3 Wochen

Tab. 27.1 Fortsetzung

Schema	Dosierung	Applikationsform	Applikationstag	Intervall, Bemerkungen
Folinsäure	30 mg	Mundspülung	Tag 1	Stunde 2, 4, 6 nach Methotrexat-Gabe
Vinorelbin	25 mg/m²/Tag	i. v.	Tag 1 + 8	
Epidoxorubicin	60 mg/m²	i. v.	Tag 1	
5-Fluoruracil	600 mg/m²	i. v.	Tag 1	Alle 3 Wochen
»MM«				
Methotrexat	30 mg/m²	i. v.	Tag 1	
Mitoxantron	7 mg/m²	i. v.	Tag 1	Alle 3 Wochen
Bendamustin	80 mg/m²	i. v.	Tag 1 + 8	
Capecitabin	2000 mg/m²	p. o.	Tag 1-14	Alle 3 Wochen
Trastuzumab	2 mg/kg	i. v.	Tag 1	Wöchentlich (1. Infusion 4 mg/kg)
Trastuzumab	6 mg/kg	i. v.	Tag 1	Alle 3 Wochen (1. Infusion 8 mg/kg)
Trastuzumab	600 mg	s. c.	Tag 1	Alle 3 Wochen
Paclitaxel	90 mg/m²/Tag	i. v.	Tag 1 + 8 + 15	
Bevacizumab	10 mg/kg	i. v.	Tag 1 + 15	Alle 4 Wochen
Docetaxel	100 mg/m²/Tag	i. v.	Tag 1	
Bevacizumab	(7,5–)15 mg/kg	i. v.	Tag 1	Alle 3 Wochen
Capecitabin	2000 mg/m² (aufgeteilt auf 2 Dosen)	p. o.	Tag 1–14	
Bevacizumab	15 mg/m²/Tag	i. v.	Tag 1	Alle 3 Wochen
Capecitabin	2000 mg/m²	p. o.	Tag 1–14	
Lapatinib	1250 mg/Tag	p. o.	Tag 1–21	Alle 3 Wochen
Lapatinib	1500 mg/Tag	p. o.	Tag 1–21	
Letrozol	2,5 mg/Tag (=1 Tbl.)	p. o.	Tag 1–21	Alle 3 Wochen
Everolimus	10 mg/Tag	p. o.	Täglich	
Exemestan	25 mg/Tag (= 1 Tbl.)	p. o.	Täglich	Bis Progression/Toxizität

Tab. 27.2 Endometriumkarzinom (Auswahl)

Schema	Dosierung	Applikationsform	Applikationstag	Intervall, Bemerkungen
Cisplatin	70 mg/m²	i. v. (1,5 h)	Tag 1	Alle 3 Wochen 7 Zyklen
Doxorubicin	50 mg/m²	i. v.	Tag 1	Alle 3 Wochen 6 Zyklen
Carboplatin	AUC 5–6 (laut Calvert-Schema)	i. v.	Tag 1	
Paclitaxel	175 mg/m²	i. v.	Tag 1	Alle 3 Wochen 6 Zyklen
Carboplatin	AUC 5 (laut Calvert-Schema)	i. v.	Tag 1	
Epidoxorubicin	60 mg/m²	i. v.	Tag 1	Alle 3 Wochen 6 Zyklen
Carboplatin	AUC 4 (laut Calvert-Schema)	i. v.	Tag 1	
Epidoxorubicin	60 mg/m²	i. v.	Tag 1	
Paclitaxel	175 mg/m²	i. v.	Tag 1	Alle 3 Wochen 6 Zyklen
Carboplatin	AUC 5 (laut Calvert-Schema)	i. v.	Tag 1	
PEG-liposomales Doxorubicin	30 mg/m²	i. v.	Tag 1	Alle 4 Wochen 6 Zyklen
Paclitaxel	80 mg/m²/Tag	i. v.	Tag 1	Wöchentlich 6 Zyklen, danach 4 Wochen Pause

Tab. 27.3 Epitheliales Ovarial-, Tuben-, und Peritonealkarzinom (Auswahl)

Schema	Dosierung	Applikationsform	Applikationstag	Intervall, Bemerkungen
Carboplatin	AUC 5 (–6) (laut Calvert-Schema)	i. v.	Tag 1	
Paclitaxel	175 mg/m²	i. v.	Tag 1	Alle 3 Wochen 6 Zyklen
Carboplatin	AUC 6 (laut Calvert-Schema)	i. v.	Tag 1	
Paclitaxel	80 mg/m²	i. v.	Tag 1 + 8 + 15	Alle 3 Wochen 6 Zyklen
»Bevacizumab + Carbo/Paclitaxel (GOG 182)				
Bevacizumab	15 mg/kg	i. v.	Tag 1	Alle 3 Wochen ab 2. Zyklus für insg. 15 Monate

Tab. 27.3 Fortsetzung

Schema	Dosierung	Applikationsform	Applikationstag	Intervall, Bemerkungen
Carboplatin	AUC 5	i. v.	Tag 1	Alle 3 Wochen 6 Zyklen
Paclitaxel	175 mg/m^2	i. v.	Tag 1	Alle 3 Wochen 6 Zyklen
»Bevacizumab + Carbo/Paclitaxel-(ICON 7)«				
Bevacizumab	7,5 mg/kg	i. v.	Tag 1	Alle 3 Wochen ab 2. Zyklus für insg. 12 Monate
Carboplatin	AUC 5	i. v.	Tag 1	Alle 3 Wochen 6 Zyklen
Paclitaxel	175 mg/m^2	i. v.	Tag 1	Alle 3 Wochen 6 Zyklen
Carboplatin	AUC 5–6 (laut Calvert-Schema)	i. v.	Tag 1	
Docetaxel	75 mg/m^2	i. v.	Tag 1	Alle 3 Wochen 6 Zyklen
Carboplatin	AUC 5	i. v.	Tag 1	
PEG-liposomales Doxorubicin	30 mg/m^2	i. v.	Tag 1	Alle 3 (!) Wochen 6 Zyklen (adjuvantes Schema)
Carboplatin	AUC 5 (laut Calvert-Schema)	i. v.	Tag 1	
PEG-liposomales Doxorubicin	30 mg/m^2	i. v.	Tag 1	Alle 4 Wochen (palliatives Schema)
PEG-liposomales Doxorubicin	30 mg/m^2	i. v.	Tag 1	
Trabectedin	1,1 mg/m^2	i. v. (3h-Infusion via Port a cath-System)	Tag 1	Alle 3 Wochen
Beracizumal	15 mg/kg	i. v.	Tag 1	
Carboplatin	AUC 4 (laut Calvert-Schema)	i. v.	Tag 1	
Gemcitabin	1000 mg/m^2/Tag	i. v.	Tag 1 + 8	Alle 3 Wochen
Cisplatin	75 mg/m^2 (1,5 h)	i. v.	Tag 1	
Gemcitabin	1000 mg/m^2/Tag	i. v.	Tag 1 + 8	Alle 3–4 Wochen
Carboplatin	AUC 5 (laut Calvert-Schema)	i. v.	Tag 1	
Topotecan	0,75 mg/m^2/Tag	i. v.	Tag 1–3	Alle 3 Wochen
Cisplatin	70 mg/m^2	i. v.	Tag 1	

Tab. 27.3 Fortsetzung

Schema	Dosierung	Applikationsform	Applikationstag	Intervall, Bemerkungen
Etoposid	100 mg/m²/Tag	i. v.	Tag 1–3	Alle 4 Wochen
Carboplatin	AUC 4–5 (laut Calvert-Schema)	i. v.	Tag 1	
Etoposid	100 mg/m²/Tag	i. v.	Tag 1–3	Alle 4 Wochen
Carboplatin	AUC 4–6 (laut Calvert-Schema)	i. v.	Tag 1	Alle 3 Wochen
Cisplatin	70 mg/m²	i. v. (1,5 h)	Tag 1	
Paclitaxel	175 mg/m²	i. v.	Tag 1	Alle 3 Wochen
Cisplatin	70 mg/m²	i. v. (1,5 h)	Tag 1	Alle 3 Wochen
PEG-liposomales Doxorubicin	(40–) 45 mg/m²	i. v.	Tag 1	Alle 4 Wochen
Topotecan wöchentll-ich	4 mg/m²/Tag	i. v.	Tag 1 + 8 + 15	Alle 4 Wochen
Topotecan 3-wö-chentlich	1,25 (1,5) mg/m²/Tag	i. v.	Tag 1	Alle 3 Wochen
Treosulfan	5000–7000 mg/m²	i. v.	Tag 1	Alle 3–4 Wochen
Treosulfan	750 mg/Tag (=3 Tbl./Tag)	p. o.	Tag 1–28	Alle 8 Wochen
Treosulfan	5000 mg/m²	i. v.	Tag 1	
Gemcitabin	1000 mg/m²	i. v.	Tag 1	Alle 3 Wochen
PEG-Liposomales Doxorubicin	50 mg/m²	i. v.	Tag 1	
Vintafolide	2,5 mg	i. v. (Bolus)	Tag 1 + 3 + 5, Tag 15 + 17 + 19	Alle 4 Wochen
Gemcitabin	1000–1250 mg/m²	i. v.	Tag 1 + 8 + 15	Alle 4 Wochen
Gemcitabin	1250–1500 mg/m²	i. v.	Tag 1 + 15	Alle 4 Wochen

Tab. 27.3 Fortsetzung

Schema	Dosierung	Applikationsform	Applikationstag	Intervall, Bemerkungen
Paclitaxel	80(–90) mg/m²/Tag	i. v.	Tag 1	Wöchentlich 6 Zyklen, danach 4 Wochen Pause
Paclitaxel	175 mg/m²	i. v. (3 h)	Tag 1	Alle 3 Wochen
Bevacizumab	10 mg/kg	i. v.	Tag 1+15	Alle 4 Wochen
Paclitaxel	90 mg/m²	i. v.	Tag 1+8+15	Alle 4 Wochen
Nanopartikel-Albumin-Paclitaxel (Abraxan)	100 mg/m²	i. v.	Tag 1+8+15	Alle 4 Wochen
Carboplatin	AUC 6 ((laut Calvert-Schema)	i. v.	Tag 1	
Nanopartikel-Albumin-Paclitaxel (Abraxan)	100 mg/m²	i. v.	Tag 1+8+15	Alle 3 Wochen
Docetaxel	(80–)100 mg/m²	i. v.	Tag 1	Alle 3 Wochen
Etoposid	130 mg/m²/Tag	i. v.	Tag 1–3	Alle 4 Wochen
Olaparib	400 mg 2×1/Tag	p. o.	täglich	Kontinuierlich

Tab. 27.4 Ovarial-, Tuben-, und Peritonealkarzinom: palliative intraperitoneale Chemotherapie nach vorheriger Entleerung des Aszites (adjuvante intraperitoneale Chemotherapie (▶ Kap. 8)

Schema	Dosierung	Applikationsform	Applikationstag	Intervall, Bemerkungen
Mitoxantron	20 mg Gesamtdosis[a]	i. p.	Tag 1	Alle 3–4 Wochen

[a] Mit ca. 2 l auf 37°C vorgewärmter 0,9% NaCl- oder Ringer-Lösung; anschließend Lagewechsel über mehrere Stunden zur besseren intraperitonealen Verteilung

Tab. 27.5 Maligne Stromatumoren des Ovars (Auswahl)

Schema	Dosierung	Applikationsform	Applikationstag	Intervall, Bemerkungen
»BEP«				
Bleomycin	30 mg/Tag	i. v. (Bolus)	Tag 1, 8, 15	Max. Grenzdosis 270 mg
Etoposid	100 mg/m²/Tag	i. v.	Tag 1–5	
Cisplatin	20 mg/m²/Tag	i. v.	Tag 1–5	Alle 3 Wochen 3–4 Zyklen
»VAC«				
Vincristin	1,5 mg/m² (max. 2 mg)	i. v.	Tag 1 + 15	
Actinomycin D	0,35 mg/m²/Tag	i. v.	Tag 1–5	
Cyclophosphamid	150 mg/m²/Tag	i. v.	Tag 1–5	Alle 4 Wochen 6 Zyklen
»PAC«				
Cisplatin	50 mg/m²	i. v.	Tag 1	
Doxorubicin	50 mg/m²	i. v.	Tag 1	
Cyclophosphamid	500 mg/m²	i. v.	Tag 1	Alle 4 Wochen
Cisplatin	20 mg/m²/Tag	i. v.	Tag 1–5	
Vincristin	1 mg/m²/Tag	i. v.	Tag 1 + 2	
Bleomycin	30 mg/Tag	i. v.	Tag 2 + 15	Alle 4 Wochen 3–4 Zyklen

Tab. 27.6 Maligne Keimzelltumoren des Ovars (Auswahl)

Schema	Dosierung	Applikationsform	Applikationstag	Intervall, Bemerkungen
»BEP I« (Cisplatin)				
Bleomycin	30 mg/Tag	i. v. (Bolus)	Tag 1, 8, 15	Grenzdosis 270 mg
Etoposid	100 mg/m²/Tag	i. v.	Tag 1–5	
Cisplatin	20 mg/m²/Tag	i. v.	Tag 1–5	Alle 3 Wochen 3–4 Zyklen
»BEP II« (Carboplatin)				
Bleomycin	15 mg/Tag	i. v. (kontinuierliche Infusion)	Tag 1–5	
Etoposid	100 mg/m²/Tag	i. v.	Tag 1–5	
Carboplatin	AUC 4 (laut Calvert-Schema)	i. v.	Tag 1	Alle 4 Wochen 3–4 Zyklen
Cisplatin	50 mg/m²/Tag	i. v.	Tag 1 + 2	
Etoposid	100 mg/m²/Tag	i. v.	Tag 1–3	Alle 3 Wochen
Cisplatin	20 mg/m²/Tag	i. v.	Tag 1–5	

Tab. 27.6 Fortsetzung

Schema	Dosierung	Applikationsform	Applikationstag	Intervall, Bemerkungen
Vincristin	1 mg/m²/Tag	i. v.	Tag 1+2	
Bleomycin	30 mg/Tag	i. v.	Tag 2+15	Alle 4 Wochen 4 Zyklen
»VAC«				
Vincristin	1,5 mg/m² (max. 2 mg)/Tag	i. v.	Tag 1+15	
Actinomycin D	0,35 mg/m²/Tag	i. v.	Tag 1–5	
Cyclophosphamid	150 mg/m²/Tag	i. v.	Tag 1–5	Alle 4 Wochen 6 Zyklen
»PAC«				
Cisplatin	50 mg/m²	i. v.	Tag 1	
Doxorubicin	50 mg/m²	i. v.	Tag 1	
Cyclophosphamid	500 mg/m²	i. v.	Tag 1	Alle 4 Wochen
Ifosfamid	1,2 g/m²/Tag	i. v. (1 h)	Tag 1–5	
Mesna	240 mg/Tag	i. v. (Bolus)	Tag 1–5 (Beginn zugleich mit Ifosfamid)	
	320 mg/Applikation	i. v.	Tag 1–5 (alle 6 h × 4 /Tag)	
Cisplatin	20 mg/m²	i. v.	Tag 1–5	Alle 3 Wochen

Tab. 27.7 Zervixkarzinom (begleitende Radiochemotherapie, Auswahl)

Schema	Dosierung	Applikationsform	Applikationstag	Intervall, Bemerkungen
Cisplatin	40 mg/m²/Tag	i. v. (1,5 h)	Tag 1	1-mal/Woche 5–6 Zyklen
5-Fluoruracil (I)	1000 mg/m²/Tag	i. v. (kontinuierliche Infusion)	Tag 1–4 bzw. Tag 29–32	2 Zyklen
5-Fluoruracil (II)	750 mg/m²/Tag	i. v. (kontinuierliche Infusion)	Tag 1–5 bzw. Tag 29–33	2 Zyklen
Cisplatin	70 mg/m²/Tag	i. v. (2 h)	Tag 1 und 22	
5-Fluoruracil	1000 mg/m²/Tag	i. v. (kontinuierliche Infusion)	Tag 1–4 bzw. Tag 22–24	2 Zyklen, anschließend noch 2 Zyklen ohne Radiotherapie, beginnend am Tag 43 bzw. 64

Tab. 27.8 Zervixkarzinom (Chemotherapie, Auswahl)

Schema	Dosierung	Applikationsform	Applikationstag	Intervall, Bemerkungen
Cisplatin	70 mg/m²/Tag	i. v. (1,5 h)	Tag 1	Alle 3 Wochen 6 Zyklen
Cisplatin	50 mg/m²	i. v. (1,5 h)	Tag 1	
Topotecan	0,75 mg/m²/Tag	i. v.	Tag 1–3	Alle 3 Wochen 6 Zyklen
Paclitaxel	80–90 mg/m²/Tag	i. v. (1 h)	Tag 1 + 8 + 15	Alle 4 Wochen
Cisplatin	60 mg/m²	i. v. (1,5 h)	Tag 1	
Paclitaxel	135 mg/m²	i. v. (3 h)	Tag 1	
Bevacizumab	15 mg/kg	i. v.	Tag 1	Alle 3 Wochen
Cisplatin	60 mg/m²	i. v. (1,5 h)	Tag 1	
Paclitaxel	135 mg/m²	i. v. (3 h)	Tag 1	Alle 3 Wochen
Cisplatin	60 mg/m²	i. v. (1,5 h)	Tag 1	
Paclitaxel	60 mg/m²	i. v. (1 h)	Tag 1	Alle 10 Tage 3 Zyklen
»PVB«				
Cisplatin	50 mg/m²/Tag	i. v. (1,5 h)	Tag 1	
Vincristin	1 mg/m²/Tag	i. v. (Bolus)	Tag 1	
Bleomycin	30 mg/Tag	i. v. (in 250 ml NaCl, 6 h)	Tag 1–3	Alle 10 Tage 3 Zyklen
Cisplatin	50 mg/m²	i. v. (1,5 h)	Tag 1	
Ifosfamid	2000 mg/m²/Tag	i. v. (Infusion 1 h)	Tag 1–3	
Mesna	20 % der Ifosfamid-Dosis/Tag	i. v. (kontinuierliche Infusion während 24 h)	Tag 1–3	Alle 3–4 Wochen
Cisplatin	70 mg/m²	i. v. (1,5 h)	Tag 1	
Epidoxorubicin	60 mg/m²/Tag	i. v.	Tag 1	Alle 3–4 Wochen
Mitomycin C	12 mg/m²	i. v.	Tag 1	Alle 6 Wochen
Irinotecan	300–350 mg/m²	i. v. (30 min)	Tag 1	Alle 3 Wochen

Tab. 27.9 Vulvakarzinom (begleitende Radiochemotherapie, Auswahl)

Schema	Dosierung	Applikationsform	Applikationstag	Intervall, Bemerkungen
»Mitomycin-5-FU Schema I«				
Mitomycin C	15 mg/m²/Tag	i. v.	Tag 1 (= 1 Zyklus)	
5-Fluoruracil	750 mg/m²/Tag	i. v.	Tag 1–5 und Tag 29–33 (= 2 Zyklen)	Während der begleitenden Radiotherapie (= 4–6 Wochen)
»Mitomycin-5-FU Schema II«				
Mitomycin C	10 mg/m²/Tag	i. v.	Tag 1 (= 1 Zyklus)	
5-Fluoruracil	1000 mg/m²/Tag	i. v.	Tag 1–4 und Tag 29–32 (= 2 Zyklen)	Während der begleitenden Radiotherapie (= 4–6 Wochen)
Cisplatin	50 mg/m²/Tag	i. v.	Tag 1 + 2 (= 1 Zyklus)	
5-Fluoruracil	1000 mg/m²/Tag	i. v.	Tag 1–4 (evtl. 1–5) und Tag 29–32 (evtl. 29–33) (= 2 Zyklen)	Während der begleitenden Radiotherapie (= 4–6 Wochen)

Tab. 27.10 Karzinome der Vulva, Vagina und Bartholin-Drüse (Chemotherapie, Auswahl)

Schema	Dosierung	Applikationsform	Applikationstag	Intervall, Bemerkungen
Methotrexat	30 mg/m²	i. v.	Tag 1	
Vinblastin	3 mg/m²/Tag	i. v.	Tag 2 + 15 +22	
Doxorubicin	30 mg/m²	i. v.	Tag 2	
Cisplatin	70 mg/m²	i. v.	Tag 2	Alle 4 Wochen
Cisplatin	70 mg/m²	i. v.	Tag 1	Alle 3 Wochen
Mitomycin C	12 mg/m²	i. v.	Tag 1	Alle 6 Wochen
Doxorubicin	60-90 mg/m²	i. v.	Tag 1	Alle 3 Wochen

Tab. 27.11 Melanom der Vagina (Auswahl)

Schema	Dosierung	Applikationsform	Applikationstag	Intervall, Bemerkungen
Dacarbazin	4–6 mg/kg/Tag	i. v.	Tag 1–5	Alle 3-4 Wochen

Tab. 27.12 Gynäkologische Sarkome (Auswahl)

Schema	Dosierung	Applikationsform	Applikationstag	Intervall, Bemerkungen
Cisplatin	20 mg/m²/Tag	i. v.	Tag 1–4	
Ifosfamid	1,5 g/m² (Infusion 1 h)	i. v.	Tag 1–4	
Mesna	120 mg (Bolus, 15 min), danach	i. v.	Tag 1	
	1,5 g/m² (24 h)	i. v.	Tag 1–4	Alle 3 Wochen (vor Chemotherapie-Applikation ausreichende Hydratation mit mind. 2 l NaCl 0,9 % über mehrere Stunden)
Carboplatin	AUC 5–6 (laut Calvert-Schema)	i. v.	Tag 1	
Paclitaxel	175 mg/m²	i. v.	Tag 1	Alle 3 Wochen
Ifosfamid	2 g/m²/Tag	i. v.	Tag 1–3	
Mesna	2 g/m²/Tag	i. v. (Infusion 24 h)	Tag 1–3	Alle 3 Wochen
Ifosfamid	1,5 g/m²/Tag	i. v.	Tag 1–5	
Mesna	300 mg/m²/Tag, Stunde 0, 4, 8	i. v.	Tag 1–5	Alle 3 Wochen
Ifosfamid	1,5 g/m² (1-h-Infusion)	i. v.	Tag 1–5	
Mesna	120 mg (Bolus, 15 min), danach 1,5 g/m²/Tag (24 h)	i. v.	Tag 1–5	
Doxorubicin	50 mg/m²	i. v.	Tag 1	Alle 3–4 Wochen (vor Chemotherapieapplikation ausreichende Hydratation mit mind. 2 l NaCl 0,9 % über mehrere Stunden)
Gemcitabin	900 mg/m²/Tag (90 min)	i. v.	Tag 1 + 8	
Docetaxel	100 mg/m²	i. v.	Tag 8	
+ GCSF		s. c.	Tag 9–15	Alle 3 Wochen
Trabectedin	1,5 mg/m²	i. v. (24-h-Infusion via Port-a-cath-System)	Tag 1	Alle 3 Wochen

Tab. 27.12 Fortsetzung

Schema	Dosierung	Applikationsform	Applikationstag	Intervall, Bemerkungen
Pazopanib	1x 800 mg (= 1x 2 Tabl. a 400 mg)	p. o.	Täglich, kontinuierlich	Kontinuierlich bis Progression/ Toxiziät
Carboplatin	AUC 5 (laut Calvert-Schema)	i. v.	Tag 1	
PEG-liposomales Doxorubicin	30 mg/m^2	i. v.	Tag 1	Alle 4 Wochen
»VAC«				
Vincristin	1,5 mg/m^2 (max. Einzeldosis 2 mg)	i. v.	Tag 1	
Actinomycin D	0,5 mg/m^2/Tag	i. v.	Tag 1–5	
Cyclophosphamid	300 mg/m^2/Tag	i. v.	Tag 1–5	Alle 4 Wochen
»CYVADIC«				
Cyclophosphamid	500 mg/m^2	i. v.	Tag 2	
Vincristin	1 mg/m^2/Tag	i. v.	Tag 1 + 5	
Doxorubicin	50 mg/m^2	i. v.	Tag 2	
Dacarbazin	200 mg/m^2/Tag	i. v.	Tag 1–5	Alle 3–4 Wochen
Cisplatin	20 mg/m^2/Tag	i. v.	Tag 1–5	
Dacarbazin	200 mg/m^2/Tag	i. v.	Tag 1–5	
Epidoxorubicin	80 mg/m^2	i. v.	Tag 1	Alle 4 Wochen
Etoposid	100 mg/m^2/Tag	i. v.	Tag 1 + 2	
Cisplatin	80 mg/m^2	i. v.	Tag 1	
Doxorubicin	50 mg/m^2	i. v.	Tag 1	Alle 4 Wochen
Cisplatin	100 mg/m^2/Tag	i. v.	Tag 1	
Doxorubicin	50 mg/m^2	i. v.	Tag 1	Alle 3–4 Wochen
Doxorubicin	60 mg/m^2	i. v.	Tag 1	Alle 3 Wochen

▪ Tab. 27.13 Maligner Trophoblasttumor (Auswahl)

Schema	Dosierung	Applikationsform	Applikationstag	Intervall, Bemerkungen
Monotherapie				
Methotrexat	1 mg/kg/Tag	i. m.	Tag 1, 3, 5, 7	
Folinsäure	0,1 mg/kg/Tag	i. m.	Tag 2, 4, 6, 8	Alle 2 Wochen
Actinomycin D	1,25 mg/m²	i. v.	Tag 1	Alle 2 Wochen
Kombinationstherapie (erste oder zweite Linie)				
»MAC I«				
Methotrexat	1 mg/kg/Tag	i. v.	Tag 1, 3, 5, 7	
Actinomycin D	12 µg/kg/Tag (max. 1 mg/Tag)	i. v.	Tag 1–5	
Cyclophosphamid	3 mg/kg/Tag	i. v.	Tag 1–5	
Folinsäure	0,1 mg/kg/Tag	i.m.	Tag 2, 4, 6, 8	Alle 2 Wochen Nach Normalisierung des HCG-Titers noch 2–3 Zyklen!
»MAC II«				
Methotrexat	1 mg/kg/Tag	i. v.	Tag 1, 3, 5, 7	
Actinomycin D	12 µg/kg/Tag (max. 1 mg/Tag)	i. v.	Tag 1–5	
Chlorambucil	8 mg/Tag	p. o.	Tag 1–5	
Folinsäure	0,1 mg/kg/Tag	i.m.	Tag 2, 4, 6, 8	Alle 2 Wochen Nach Normalisierung des HCG-Titers noch 2–3 Zyklen !
»EMA-CO«				
Etoposid	100 mg/m²/Tag	i. v.	Tag 1+2	
Methotrexat	300 mg/m²	i. v. (als 12-h-Infusion)	Tag 1	
Actinomycin D	0,5 mg/Tag	i. v. (Bolus)	Tag 1+2	
Folinsäure	15 mg 2-mal/Tag (alle 12 h)	p. o., beginnend 24 h ab Methotrexat-Gabe	Tag 2+3	
Cyclophosphamid	600 mg/m²	i. v.	Tag 8	
Vincristin	1 mg/m²	i. v. (Bolus)	Tag 8	Alle 2 Wochen Nach Normalisierung des HCG-Titers noch 2–3 Zyklen!
»EP-EMA«				
Etoposid	150 mg/m²	i. v.	Tag 1	
Cisplatin	75 mg/m² (in 3 l NaCl 0,9%)	i. v. (12 h)	Tag 1	
Etoposid	100 mg/m²	i. v.	Tag 8	

Tab. 27.13 Fortsetzung

Schema	Dosierung	Applikationsform	Applikationstag	Intervall, Bemerkungen
Methotrexat	300 mg/m²(in 1 l NaCl 0,9%)	i. v. (12 h)	Tag 8	
Actinomycin D	0,5 mg	i. v. (Bolus)	Tag 8	
Folinsäure	2-mal 15 mg/Tag (alle 12 h)	p. o.	Tag 9+10	Beginn 24 h nach Methotrexat, alle 2 Wochen Nach Normalisierung des HCG-Titers noch 2–3 Zyklen !
Methotrexat	20 mg/m²/Tag	i. v.	Tag 1–5	
Actinomycin D	0,3 mg/m² /Tag (max. Einzeldosis 0,5 mg/Tag)	i. v.	Tag 1–5	Alle 2–3 Wochen Nach Normalisierung des HCG-Titers noch 2–3 Zyklen !
»CHAMOCA«				
Hydroxyharnstoff	4-mal 500 mg/Tag	p. o.	Tag 1	
Actinomycin D	0,2 mg/Tag	i. v.	Tag 2–5	
Vincristin	1 mg/m²	i. v. (Bolus)	Tag 2	
Methotrexat	100 mg/m²	i. v. (Bolus)	Tag 2	
	200 mg/m²	i. v. (12 h)	Tag 2	
Cyclophosphamid	500 mg/m²	i. v.	Tag 3	
Folinsäure	14 mg/Applikation	i.m.	Tag 3–5	Beginnend am Tag 3 abends (19 Uhr) für insgesamt 6 Dosen alle 12 h
Melphalan	6 mg/m²	i. v.	Tag 8	
Doxorubicin	30 mg/m²	i. v.	Tag 8	Alle 3–4 Wochen Nach Normalisierung des HCG-Titers noch 2–3 Zyklen !
Zweit- oder Drittlinien-Schemata				
»BEP«				
Etoposid	100 mg/m²/Tag	i. v.	Tag 1–5	
Cisplatin	20 mg/m²/Tag	i. v.	Tag 1–5	
Bleomycin	15 mg=15 E/Tag (24-h-Infusion)	i. v.	Tag 1–5	Alle 3 Wochen
»APE«				
Actinomycin D	0,3 mg/m²/Tag	i. v.	Tag 1, 2, 3, 14, 15, 16	
Etoposid	100 mg/m²/Tag	i. v.	Tag 1, 2, 3, 14, 15, 16	
Cisplatin	100 mg/m²	i. v.	Tag 1	Alle 4 Wochen
Cisplatin	75 mg/m²	i. v.	Tag 1	
Paclitaxel	175 mg/m²	i. v. (3 h)	Tag 1	Alle 3 Wochen

Stichwortverzeichnis

D

E

F

G

L

M

N

P

W

Z